中医名谚阐释

编著 刘静远

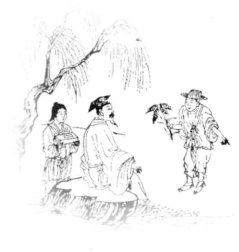

四川科学技术出版社

图书在版编目（CIP）数据

中医名谚阐释/刘静远编著. –成都：四川科学技
术出版社，2009.8（2022.1重印）
　ISBN 978–7–5364–6882–5

　Ⅰ.中… Ⅱ.刘… Ⅲ.中医学–谚语–基本知识 Ⅳ.R2

中国版本图书馆CIP数据核字（2009）第152931号

中医名谚阐释

编　　著　刘静远

出 品 人　程佳月
责任编辑　戴　林
封面设计　韩建勇
版式设计　康永光
责任出版　欧晓春
　　　　　成都市槐树街2号　邮政编码 610031
　　　　　官方微博：http://e.weibo.com/sckjcbs
　　　　　官方微信公众号：sckjcbs
　　　　　传真：028-87734035
成品尺寸　146 mm × 210 mm
印　　张　13.625 字数 350 千
印　　刷　成都市新都华兴印务有限公司
版　　次　2009年8月第 1 版
印　　次　2022年1月第 2 次印刷
定　　价　98.00元

ISBN 978–7–5364–6882–5

邮购：四川省成都市槐树街2号　邮政编码：610031
电话：028-87734035　电子信箱：sckjcbs@163.com

作者简介

　　刘静远,字文轩,1945 年 9 月生于四川叙永,1962 年毕业于原泸州医学专科学校。退休前供职于兴文县医院,历任该院中医科副主任、中医技术顾问,1995 年晋升为副主任中医师,2000 年被评选为宜宾市(首届)市级名中医,20 世纪 80 年代中期担任"成都中医药大学函授学院兴文辅导站"《医古文》《伤寒论》等多学科教辅任务,得到各方面好评。退休前担任兴文县医学会中医学组长,县医学论文评审组成员,职称初评委,医疗事故鉴定委员会成员。为政协兴文县第一、二、三、四、五届委员,政协宜宾市第一、二、三届委员。从医四十余年,以医德医技享誉远近,深得病家称道及同行认可。虽有微名,毋忘奋进,学术上博采众家,特重经典,于历代医论医案亦是悉心研读。所学以经典为绳墨,藉诸家启灵性。取众家之长以为己用,理论实践并重,笔记盈篋,有多篇论文参加市、县学术交流及在省级医刊发表。

内容提要

祖国医学，源远流长，医经典籍，汗牛充栋。在这浩如烟海的医学文献中蕴藏着无以穷计的名言、警句、箴言、妙语，本书统以"中医名谚"称之。这些名谚寓涵着极强的理论底蕴、沉淀着古代医家丰富的经验，很有认真发掘、深度整理的必要。本书作者精选其较为熟悉且个人较为常用者数十条，予以阐释。首先是溯其源，落实该谚最早出处，然后以祖国医学传统理论予以详尽的阐释，旁征博引，每条医谚的阐释选用了古今医籍的相关论述，再加上作者的认识见解，在每谚条下还附以古今名家的临床实例。这样有理论有实践，理论实践有机地紧密结合，更有利于对"名谚"的确切理解和在临床的实际运用。

"十五"期间，国家中医药管理局推出了"乡村医生中医专业学业教育"等项目，其目的意义就在于提高基层中医药人员的基础理论知识和专业技术水平，发挥基层中医药人员的雄厚优势，尽快造就一批可用、能用的中医药专业队伍，更好地为继承和发扬祖国医学遗产再创辉煌，更好地为基层人民的健康服务。

本着对祖国医学的深挚感情，作者凭借数十年的理论探讨和临床工作经验，利用退休后的数年时间，整理旧稿，重加撰述，几经论证，反复审察，数易其稿，编著而成。本书以医谚为脉络，融入了作者数十年从理论到实践的体验和感悟。通过对中医学名谚的整理、阐释，以期达到对中医学基础理论的发掘、认识和提高；同时，还附以临床实际案例，使之更能了解灵活运用"名谚"于临床实践的法度。本书理论与实践相结合，理论发掘与临床运用并重，继承整理与发扬提高并举，力求言之有据，论之有理，读之有益，验之可证，文字通俗平易，容易接受。在中医专业素质水平和临床工作能力的提高上，将会起到积极的促进作用。同时对中医职称晋升的论文撰写和论文答辩都将有积极的辅助和参考、启迪意义。实在是值得向中医药院校学生、中医临床者推荐的一本好书。

六十初度

——调寄西江月

本是一场春梦,历经几多秋凉。
得失穷通视寻常,奚能沮丧惆怅。

俯仰无愧天地,春秋尽赋岐黄。
但得青史留名姓,任君指笑痴妄。

2005 年 9 月

重游成都青羊宫百花潭

七 律

廿五年前居停此,
而今重游老且痴。
漫步先觅息脚处,
过街唯恐避让迟。
园林风景仍无异,
危楼宽街犹对峙。
回首岁月悠然逝,
夕照余辉映秋池。

2007 年 10 月

汪　序

　　中国医药学，源远流长，经典著作，浩如烟海。可以说：祖国医学肇岐黄，道经千载更辉光；历代名医传精妙，诸家著作寓宝藏；整体观念为基核，辨证论治是特长；必须努力勤发掘，整理提高大发扬。这是我长期以来对中医药学的认识和向往。

　　戊子年仲春月，春暖花开之际，收阅了得意门生刘静远编著的《中医名谚阐释》一书，令我非常高兴！本书将中医学历代典籍中的名言、警句、箴言、妙语，统称为"中医名谚"，共收录了名谚六十余条。对每条谚语的阐释，都较详尽，首先指出谚语出自何书，然后引用前人医籍的有关资料对该谚语进行理论阐释，并附以前人典型临床案例，旁征博引，每条谚语的阐释采用了古今医籍相关论述达十余种之多，再加上著者个人的认识体会，确实起到了"言之有据，论之有理，读之有益，验之可证"的作用。读后令人有"博览群书"之感，亦有"读经典做临床"之意味。

　　刘静远于1962年在泸州医学院首届中医专科班毕业后，即分配去叙永、兴文人民医院，从事中医临床工作。由于他医德良好，医术较精，服务态度好，治病疗效佳，深受病人喜爱，在世纪之交即被评为宜宾市首届名中医。由于他热爱中医事业，在临床工作之余，还不断刻苦学习中医经典的基本理论和历代中医名家的临床经验，几十年如一日，积累了大量资料。退休后，带病坚持将这些资料整理编写成《中医名谚阐释》一书。这种热爱中医事业的精神，令人钦佩！

　　本书行将付梓，它将对振兴中医事业、发展中医学术起到积极作用。是为序。

泸州医学院　原中医系主任、教授

八十五叟　汪新象

2008年4月于泸医忠山宿舍

前　言

20 世纪 60 年代的第一个秋天，未届 15 岁的我，还戴着红领巾便考进了"泸州医专"（现"泸州医学院"），从此将整个人生贡献给了中医药事业。弱冠之年，临床应诊，迄今已四十余年矣。其间曾先后参加过"宜宾市中医师资进修班"、成都中医学院举办的"全国中医经典著作理论重点提高班"学习。深知祖国医学源远流长，博大精深，虽穷毕生，难臻至善。历数十载，从理论到临床，始终孜孜汲汲，唯真唯实，唯博唯深以求。虽能锲而不舍，以勤补拙，临床固有所获，然学业却无多成，此诚一憾事也。

祖国医学，浩如烟海，医经典籍，汗牛充栋。在浩瀚如海的医学文献中，甚多名言、警句、箴言、妙语，我则一律以"中医名谚"称之。这类名谚俯拾皆是，皆为前辈医家睿智和经验之积累，寓涵着极强的理论底蕴，沉淀着丰富的经验。留存于心，常思常悟，多有启迪；明识其理，用于临床，每能触机挈要。初始，凡有所见即录以备忘，学有所悟则附笔于后。其后，则对其中稍有心得者，着意进行一些探讨总结。时日既久，积稿成册，而遂为本书之雏形。退休之后，集旧稿重新审定，几经剖析，再事阐释，并附以前人临床典型案例，使之从理论探讨到临床实践有机地结合起来，愈渐充实，更臻完善，益利其学。尤其是个人在市县取得相应荣誉之后，更感义不容辞，责无旁贷，完著之思，欲罢不能。

近年来，又见中医兴废之议。这本该是一个已成定论的问题，却又似乎还闹得沸沸扬扬。在新世纪的今天，尚出现如斯现

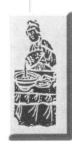

中医名谚阐释

1

象,这不能不引起业内人士的深刻反思。我认为:责任首先应该在我们中医自己,仍然是一个推广普及和自身素质提高的问题。作为业内一员,虽已退休,难卸其责,有责任用明畅易晓、准确扼要的文字,把中医理论推向人民大众,深厚其感情联络,增强其理解,加强其信任和使用。本书首先就有这样一个目的。其次,如能通过本书对专业者在认识上和自身素质的提高上有所帮助,此私心之所望也。再者,亦有抛砖引玉之意,希望方家学者也有兴来做一做这项工作。惟其马齿徒增,更兼诸恙缠扰,虽有补牢之心,不乏亡羊之忧;空怀成钢之望,徒具炼铁之恨;位卑言轻,欲效填海精卫;振翼乏力,每多望洋之叹。然师友激励,敢不勉为其力欤! 于是终有本书《中医名谚阐释》之问世。本书既是中医理论的探讨,亦是个人的一点体悟、心得。

　　立意固属至善,思路似亦宏博,然真正动起笔来,却是困难重重。首先是身体状态,每况愈下,繁重的诊务之余,劳心耗神,多感精力难继;加之学识尚浅,临床局限,诸多问题,似未透彻;再者,地处川南边陲,资料匮乏,个人藏书,毕竟有限。凡此种种,几欲搁笔,承师友殷殷督促、鞭策,历时数载,反复寻隙而作,反复挑剔所为,终能如愿得以息笔掩卷。以我粗见,与同道交流,更求就教于大方之家。

　　书成之日,感慨良多,仅以本书,感谢诸多师友的鼓励、鞭策、关心、支持。尤其是恩师泸州医学院汪新象教授,以耄耋高龄,在繁重的科研、教学、临床之余暇,通审全稿,详加批正,欣然赐序;书法名家侯开嘉先生赐题书名;挚友张正和先生设计封面,均我感谢之至也!

刘静远

2008 年 3 月

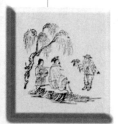

凡 例

● 历经几千年历史长河,浩瀚如海的医经典籍留下了无以穷计的中医名谚,能对其潜心钻研,索心体会,深刻认识,对我们在理论的研讨和实践的运用中都将起到提高、促进、升华的作用,很有必要发掘、整理和探讨学习。然中医名谚何止千万,本书仅择个人常思常悟、稍有心得者数十条而为,与同道交流,希望能对大家有一点益处。

● 名谚的产生,往往是前人所立,后人在理论上辗转引证,在实践中反复运用,不断体会、发扬、深化,其间难免间或有与原义不尽相符合之处。欲求本义,需究语源,本书首先就是尽可能地落实名谚最早出处。资料缺乏,张冠李戴者,容或有之,无须谅解,但求能就正于高明。

● 对名谚的阐释,立足于中医基础理论,旨在对名谚的正确理解和灵活运用,尽量注意语言通俗简练,形象易懂,间有引文艰涩生僻者则以"(按:……)"夹注形式示之。力求做到言之有据,论之成理,读之有益,验之可证。有这样的希望,是否能如斯,则又当别论。

● "实践是检验真理的唯一标准。""中医名谚"既然是医理之浓缩,经验之沉淀,因此,探究其至理之所在并用以指导临床实践当为其亮点。先哲章太炎曾说:"中医之成绩,医案最著,欲求前人之经验心得,医案最有线索可寻。循此钻研,事半功倍。"医案是前人医疗实践的真实记录,从中我们可以体味得到医谚的科学性、针对性、实用性及其具体运用于临床的灵活性。因此在对医谚作了相应阐释之后,又皆采撷前人典型案例附录

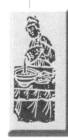

1

以证,以期作为实践运用之范例。

● 读前人医案,实如名师在侧。凡前人医案皆能诲我以灵活,示我以圆通。读医案需当调动读者的既有知识和临证经验。尤其是案后之评析、按语更是不能草草读过。以其或提示要点,或阐明新见,或论其辨证精要、立法原则、遣药法度,可使读者探知要领,开阔视野,拓展思路,提高认识,增强理解,易于师法。因此,对所录医案,均精心审慎以行筛选。对所录者,时无分古今,地无求区域,不论流派,不计名望,不别科目,不究短长,要求公开发表,旨在真实可靠(个人临床体悟,夹叙于阐释、综述之中。另附"名谚运用实例"以证实际指导之意义)。所选案例,特别是对案、按俱佳,能对医谚的理解及临床的灵活运用足资启迪者,尤属首选。

● 所录医案,均转引自诸多书刊。①参考文献中已列出,不再在文中注释。②忠实于原作,保持原貌,对其案、按均不作任何增删改动(间有明显为排版校审错误者,为避免读者产生混淆,则径予纠正。如"上工治未病"条下所录焦树德"治刘××上腹部剧痛案·分析"之"鸟梅丸",当为乌梅丸,径正之。又如"金实不鸣,金破不鸣"条下所录宋鹭冰"治失音案",其二诊方用细辛 10 克,虽有所疑,不敢擅动,仅予提示)。③因无法一一与原作者取得联系,未予事前协商,敬请原谅。

● 个人的认识、见解和体会,已隐然概括蕴涵在对医谚的阐释和对案例的选用之中,不另加陈述。间有概括之语,未竟之言,于每条末列"综述"一项为之。为避繁冗,该项力求简约。

● 对学术上至今尚有争议者,一律以"中医学院试用教材(全国中医教材会议审定)"为准。见仁见智,容或读者思考自悟,尚祈见谅。

● 本书目录以每条名谚首字笔画多少为序。因医谚的价值意义涉及范围广泛,其运用可及多个学科,实在不宜硬性分门别类。

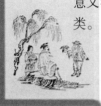

目　录

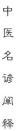

中医名谚阐释

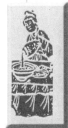

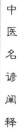

2

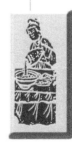

3

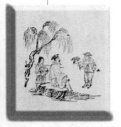

中医名谚阐释

二阳之病发心脾

　　语出《素问·阴阳别论》。原句为："二阳之病发心脾，有不得隐曲，女子不月；其传为风消，其传为息贲者，死不治。"二阳，指手、足阳明，即足阳明胃与手阳明大肠。风消，如风邪摧残销蚀物体。心脾之病，心病则血为之不和，脾病则运化不行，营卫气血缺乏生化来源，渐而精血虚衰，虚风内生，身体羸瘦，如风之消物，故名风消。息贲，呼吸喘促气逆。

　　对于本谚，历代诸家有颇多不同的见解。大体可归纳为两种：一种认为是由二阳的病发展延及心脾。如唐·王冰："二阳者，足阳明胃经也。夫人之精血，由胃腑水谷之所滋生，脾主为胃行其津液者也。二阳病，则中焦之汁竭，无以奉心神而化赤，则血虚矣。水谷之精，脾不能输转五脏，则肾无所藏而精虚矣。男子无精，有不得为隐曲之事，在女子无血，则月事不得以时下矣。此病本于二阳而发于心脾也。"他就认为是由阳明胃之病而发展到心脾。王履亦谓："夫二阳，阳明也，胃与大肠之脉也。肠胃有病，心脾受之。发心脾犹言延及于心脾也。……盖胃为受纳之腑，大肠为传化之腑。食入于胃，浊气归心；饮入于胃，输转于脾者，以胃之能纳，大肠之能化也。肠胃既病，则不能受，不能化，心脾何所资乎？心脾既无所资，则无所运化而生精血矣。故肠胃有病，心脾受之，则男为少精，女为不月矣。心脾当总言男女，不当分说，至隐曲、不月方可分说耳。"另一种见解是疾病本发生在心脾而影响到胃肠。马莳就说："此病由心脾所发耳。正如女子有不得隐曲之事，郁之于心，故心不能生血，血不能养脾，始焉胃有所受，脾不能运化，而继则胃渐不能受

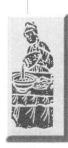

1

纳矣。故知胃病发于心脾也。"沈又彭《沈氏女科辑要》亦谓:"二阳之病发心脾者,阳明为多血之经,血乃水谷之精气,藉心火煅炼而成。忧愁思虑伤心,困及其子,不嗜饮食,血无以资生,阳明病矣。"

归结起来,争议的焦点是胃先发病而后影响波及心脾,还是由心脾先病而后累及到胃的问题。结合经文"有不得隐曲(按:当指男子性无能、阳痿等性事障碍),女子不月(按:当指包括闭经等月经病变)",笔者宗张景岳《类经》之论而倾向于由心脾发病而后累及肠胃的观点。张景岳说:"二阳,阳明也,为胃与大肠二经。然大肠小肠皆属于胃,故此节所言则独重在胃耳。盖胃与心,母子也,人之情欲本以伤心,母伤则害及其子。胃与脾,表里也,人之劳倦本以伤脾,脏伤则病连于腑。故凡内而伤精,外而伤形,皆能病于胃,此二阳之病,所以发于心脾也。不得隐曲,阳道病也。夫胃为水谷气血之海,主化营卫而润宗筋。如《厥论》曰:前阴者,宗筋之所聚,太阴阳明之所合也。《痿论》曰:阴阳总宗筋之会,会于气街而阳明为之长。然则精血下行,生化之本,惟阳明为最。今化源既病,则阳道外衰,故为不得隐曲。其在女子,当为不月,亦其候也。"张氏此论是说,心与胃是母子关系,七情六欲过甚则伤心,母病则其害连及其子;脾与胃是脏腑表里关系,思虑过度,劳倦伤脾,脾脏伤其害连及胃腑,可见肠胃二阳的病是由心脾的病而延发所引起。正因为胃是饮食水谷受纳聚集的仓库,是营卫气血化生的物质来源之处,化源既病,则人体精血渐衰而无以下资为肾精、为经血,故在男子则无精而有不得隐曲之事,在女子则无血而患经闭等月经病证。

重温《素问·举痛论》"思则心有所存,神有所归,正气留而不行,故气结矣",《素问·本病论》"人忧愁思虑即伤心"等经文,参照名家之注,对本谚我们可以作这样的理解:忧惕焦虑、忧愁思虑等精神因素,七情内伤而害及心脾,久而累及胃肠的受纳、腐熟、消化、吸收等功能的正常发挥。胃为水谷之海,五脏六

2

腑之大源，胃伤则摄纳不行，致营卫气血的生化、精血的化生等资源匮乏，从而继发男子性功能障碍、女子月经病变等血亏津伤之证。对此秦伯未《内经知要浅解》就译为："二阳病的发生多起于心脾两经，为了情绪抑郁难以表达，可以影响到女子月经不调……"秦老并对其病机演变作了进一步分析："凡是怵惕思虑和忧愁不解都能损害心脾……故有不愉快的情况，容易引起气分郁结，影响到胃机能的消化，从而饮食减少，营养不良，体力逐渐衰弱，在女子所显见的是月经由量少而至停止。进一步像风化一样地形体消瘦，随着呼吸也困难急促，说明消化系统和循环系统都受障碍。"秦老之论，清晰地明示了"二阳之病发心脾"的确定诠释及病机演变过程。证之临床，由内伤七情、情志过极损害心脾而累及胃肠消化功能进而造成性功能障碍、月经病变的，确也并不鲜见。其治疗之本首在调摄补养心脾，以心为主血之脏，脾为生化之源，心脾得调则气血渐生，气血乃可愈。归脾汤是其首选之方。《中医百家方论荟萃》盛赞本方曰："本方益气补血，健脾养心，为补养心脾之名方。主治思虑过度，劳伤心脾……"而《名医方论》罗东逸论此方曰："方中龙眼、枣仁、当归所以补心也。参、芪、术、苓、草所以补脾也。立斋加入远志，又以肾药之通乎心者补之，是两经兼肾合治矣。而特名归脾，何也？夫心藏神，其用为思，脾藏智，其出为意，是神智思意，火土合德者也。心以经营之久而伤，脾以意虑之郁而伤，则母病必传诸子，子又能令母虚，所必然也。其证则怔忡、怵惕、烦躁之证见于心。饮食劳倦，不能运思，手足无力，耳目昏瞀之证见于脾。"罗氏从本方用药配伍与心脾病变机理的关系进行了论述。

〔典型案例〕

腹胀医案四则·心脾两虚

万××，女，20 岁，教师。1985 年 7 月 8 日诊。腹胀十月余。因长期伏案工作，夜以继日，渐致头昏，失眠，多梦纷纭，食

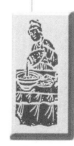

3

不知味,脘腹闷胀,曾服天王补心丹、朱砂安神丸、保和丸等乏效,腹胀反而加重。刻诊:面色苍白,头昏失眠,心悸乏力,自觉脘腹胀满难受,但按之柔软而不拒,终日不知饥,勉强进食两许,便感胃脘堵塞,腹胀有加,舌质淡苔薄白,脉细乏力。拟诊为心脾气血亏虚,胃气不降,投以归脾汤合六君子汤加味:黄芪30克,泡参、建曲、麦芽各15克,茯苓12克,陈皮、白术、当归、酸枣仁、法夏、广木香各10克,炙甘草3克。服4剂,腹胀明显减轻,已知饥,每日可食八两(1两等于50g),余症亦稍减。原方加厚朴20克,干姜6克,又服4剂,腹胀消失。乃嘱其晨服归脾丸10克,晚服香砂六君子丸12克,不及一月,头昏、头胀、心悸、乏力诸症渐愈。

按:长期伏案工作,思虑劳神,则心血暗耗,既而脾失濡润,焉能升清?《内经》云:"脾气不濡,胃气乃厚",何能降浊?脾胃升降失调,腹胀在所难免,此乃"二阳之病发心脾"之要妙也。陈修园曰:"归脾汤,二阳旨",故选归脾汤合六君子汤加味,养心血,健脾气,升脾兼降胃,实为图本之治。

录自《四川中医》1987年第8期26页

闭经

王××,20岁,月经闭止八个月,大便时稀,睡眠多梦,乏力,恶心,面色黄,舌质淡苔薄白,脉弱,心脾两虚,以脾虚为主,《素问·阴阳别论》云"二阳之病发心脾,有不得隐曲,女子不月",治为补脾益气以养血。当归六君子汤加黄芪,服9剂月经即来潮,唯仍腰痛心慌,以归脾丸善后。未用通利之剂,单纯养血补脾益气而获愈。

录自《岳美中医话集·李东垣学说思想的探讨与运用》

综述:由于"二阳之病发心脾"的"发"之一词,有发生(在)、发展(到)的不同解释,于是古人有"二阳的病发展、延及心脾"和"二阳的病发生在心脾"的不同意见。对此,我们没有必要纠缠在是哪个脏腑首先发病的问题上,应该认识到的是本医诊所指乃是心脾胃肠多个脏腑病变的客观现象,即如秦伯未所说:

"消化系统和循环系统都受障碍"，由此造成精血来源匮乏，进而导致津伤血亏，阴虚阳弱，诸证踵然的病证。临证只要能认识到是多脏腑综合病变，而采用综合治疗。其间虽然不免有所侧重，但终不至于顾此而失彼。

上 工 治 未 病

语出《灵枢·逆顺》。原句为："上工治未病，不治已病"。工，这里指医生。古代把医生分为上、中、下三级，《素问·八正神明论》谓："上工救其萌芽，必先见三部九候之气，尽调不败而救之，故曰上工。"这就是《内经》给上工的定义，观察脉气变化，能救治病情于尚未恶化之前谓之上工。即医疗技术高明，能救治疾病于萌芽时期，治愈率最高的医生称做上工，其次称做中工，再次者则称做下工。"治未病"，有的注家认为是"在人体还没有发病以前进行防治"，我认为这种说法不够确切，从以上引《八正神明论》之言即可为证。问题是在对于"病"字的理解上，这里牵涉到古今词义变化的问题。《说文》曰："病，疾加也。"《玉篇》谓："病，疾甚也。"在古代一般的病叫"疾"，严重的才叫"病"。"未病"，是言疾病尚未趋于严重，"治未病"是说治疗疾病在其萌芽状态或初发阶段，因此本谚"上工治未病"应该作如是解：高明的医生善于早期治疗，能够诊治疾病在其初发阶段。这样才与《素问·阴阳应象大论》"善治者治皮毛，其次治肌肤，其次治筋脉，其次治六腑，其次治五脏。治五脏者，半死半生也"及《素问·八正神明论》"上工救其萌芽……下工救其已成，救其已败"之旨相符。古人亦有有见于此者，如陆懋修的《世补斋医书》中就有对疾和病的词义辨析。孙思邈《千金要

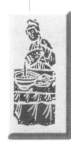

方》有言:"圣人消未起之患,治未病之疾",疾与病同句使用,"未病之疾"即是疾病之未到严重程度者。至于认为本谚包含有防患于未然的预防思想,可以看作是后世医家在运用中的发挥和深化。

"治未病"是中医学的重要学术思想,贯穿在中医学的整个治疗学中。历代医家通过无数次的医疗实践和理论上的整理提高,"治未病"的思想显得更加灿烂夺目,值得重视和研究,探讨"治未病"思想在临床中的作用意义更是有其极重要的价值。

"治未病"思想,主要表现在以下几个方面:

首先,未病先防,无病重调。古人曾有言:物必先腐,而后虫生;堤必先溃,而后水决;木必先枯,而后风摧之;在人则如《内经》所谓:"邪之所凑,其气必虚。"《素问·上古天真论》说:"其知道者,法于阴阳,和于术数,饮食有节,起居有常,不妄作劳,故能形与神俱,而尽终其天年。"《素问·生气通天论》也说:"是以圣人陈阴阳,筋脉和同,骨髓坚固,气血皆从。如是则内外调和,邪不能害。"就是从保健养生的角度,强调要顺应阴阳的变化规律,生活要有规律,劳逸需要适度,饮食全面合理,恰当进行锻炼,注意精神调摄,才能提高身体素质,增强免疫功能,抗病防衰,抵御疾病。这就是《内经》一直强调的"正气存内,邪不可干",注意养生调摄,积极预防,避免疾病的发生、感染的一贯主张。

其次,洞察先机,及早治疗。袁班《证治心传》说:"欲求最上之道,莫妙于治其未病。大凡疾病虽发于一朝,已实酿于多日,若于未发之先必呈于形色,遇明眼人预为治疗,可期消患于未萌也。"很多疾病在未发作之前,往往先有征兆。若能掌握了解病证发生发作前的先兆,且能积极地进行预防治疗,防范其发生是十分重要而且十分有效的,即现在流行的"三分治疗,七分预防"。如当今世界多发病证之一的脑血管意外(中风病),其发病之先就往往有先兆,若能抓住其先兆就进行严防控制,则可

6

以在很大程度上减少甚至避免中风病的发生。对此古人就曾多有提示，早一点的可追溯到金·刘完素的《素问病机气宜保命集》。又如清·陈梦雷《古今图书集成·医部全录·张三锡医学准绳六要·预防》就说道："中风证，必有先兆，中年人但觉大拇指时作麻木，或不仁，或手足少力，或肌肉微掣，三年内必有暴病。急摒除一切膏粱厚味，鹅、肉、面、酒、肥甘生痰动火之物……更远色戒性，清虚静摄，乃得有备无患之妙。肥人更宜慎口绝欲……"其言凿凿可信，且示人以调摄预防之法，确为可贵，实为经验阅历之语。叶天士对中风先兆的病理机制作了如是分析："此本先虚，风阳夹痰火壅塞，以致营卫经络失和。"(《临证指南医案·中风》)叶氏认为中风所呈现的先兆之征，是由于正气已先虚于内，风阳痰火之邪，乘虚壅塞而致经络失于和畅所产生。若能预见到这种病变，预为防护治疗，当可杜绝中风病的发生，这就是"治未病"的思想方法。

　　其三，见微知著，防微杜渐。张景岳说："祸始于微，危因于易，能预此者，谓之治未病；不能预此者，谓之治已病"(《类经》)。任何疾病在发病之初总是病情较轻，病位较浅，变化较少，治疗相对容易。若能见微知著，把握好治疗时机，杜绝病证的深入发展，截断病情传变，即乃张氏之说"谓之治未病"，亦即所谓"上工救其萌芽"的道理。其中一种是就地歼敌，莫让病邪深入发展，甚而让病邪逆转而出，从轻浅处得以解除。如叶天士《温热论》之"入营犹可透热转气"一语，就指出邪初入营，不必即用大剂清营之品，尚可以透营分之热使其转出气分而解(读叶氏《温热论》，于此一"透"字，当痛下工夫)，叶氏原篇用犀角、元参、羚羊角作为治疗邪气乍入营分的透热转气之品，后世医家提出用生地、豆豉之类，就更趋完善合理了。莫让病邪深入，转而从轻浅处得以解除，此亦治未病之一法。另一种是预知传变，阻止损害向未受邪处的深入影响。对此《难经·七十七难》有言："所谓治未病者，见肝之病，则知肝当传之于脾，故先实其脾

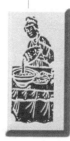

中医名谚阐释

气,无令得受肝之邪,故曰治未病焉。中工治已病者,见肝之病,不晓相传,但一心治肝,故曰治已病也。"讲的就是掌握了解疾病的传变规律,"先安未受邪之地"。《难经》以肝(木)病必传其所胜之脾(土)为例,言先补脾土防范肝病的传变损害,从而制止疾病的传变发展。预见病势的可能发展而先期为之防护,此亦治未病之一法。

其四,病愈正弱,慎防遗复。在病证的整个病变过程中,正气与邪气总是在不断地进行抗争。通过治疗,邪去病愈,"炉烟虽熄,灰中有火"(《温热论》语),病虽愈,邪气未必尽净,通过一定阶段的斗争,正气相对地自然也有所亏虚。这个时候如果调摄不当,很容易出现证情的反复和后遗症的产生。《内经》及《伤寒论》就都有"食复""劳复"的论述,如《素问·热论》谓"病势少愈,食肉则复,多食则遗"。而《临证指南医案·痹》有"病后过食肥腻,气滞热郁,口腻黏涎,指节常有痹痛"的记载。邪去正虚,康复待时,此时尤须注意根据不同疾病的病变规律,善于调养和做好善后治疗工作。如久病之后、产后、术后,就有诸多禁忌,病家未必知晓明了,医者就有责任告诫和提醒。防止病证的复发和后遗症的形成,这也是"治未病"思想极重要的内容。

高明的医生对待疾病,总能洞察变化,做好养生保健,防重于治;抓住时机,早期治疗;意在机先,截断扭转,杜绝传变;加意调摄,防遗防复,这都是"上工治未病"的重要方法手段,亦是"上工"较之于"中工""下工"的高明之处。

〔典型案例〕

刘××,女,31 岁。

突然发生上腹部疼痛,已经 1 天半,因剧痛而发生昏厥 6次。曾在两个医院急诊治疗,诊断为"胆道蛔虫症",经注射杜冷丁(哌替啶)、654-2,口服止痛药等治疗,疼痛不能缓解。于1984 年 11 月 29 日来我院急诊,收住观察室,经 B 超检查,仍确诊为胆道蛔虫症。又经注射红霉素、庆大霉素等抗生素和阿托品、安定、安痛定、杜冷丁、非那根等镇静止痛剂,并加针刺,治疗2天多,仍不能止痛,病情不减,痛苦不已。

12月1号邀余会诊:神情衰惫,上腹疼痛有上撞之感,呕吐物为绿色稀水,口干不欲多饮,便意频频而大便不利,喜热饮食。舌苔白,右脉沉细弦,左手正在输液未诊。趺阳脉弦细,太溪脉滑,太冲脉弱。据其疼痛夜间加重,痛时波及两肩,气上撞心,太冲脉弱,寸口脉弦,知为肝经气滞,肝气犯胃,胃失和降;结合B超检查,胆道有"双条状强回声",喜热饮食,诊为胃寒虫动,随胃气上逆,发为胃脘痛,欲作蛔厥之证。治用调肝和胃,温中安蛔,佐以驱虫之法。

处方:柴胡10克　高良姜10克　香附10克　白芍18克　乌梅6克　干姜6克　川椒5克　使君子12克　鹤虱10克　细辛3克　黄连9克　川楝子10克　生赭石30克(先煎)　生大黄6克　元明粉10克(分冲)　焦槟榔12克

二诊(12月4日):药后疼痛仅小发作1次。腹痛已下降在脐周部,今日已有饥饿感,食欲增加,精神已基本正常,大便隔日1次,舌苔同前,脉象沉滑,已现和缓之意。前法有效,症情已稳,再拟调胃降逆,杀虫通导之剂。

处方:乌梅9克　干姜6克　川椒6克　细辛3克　使君子12克　黄连9克　川楝子12克　高良姜10克　香附10克　白芍15克　当归10　吴萸9克　焦槟榔12克　生大黄9克(后下)　元明粉12克(分冲)

又服此方两剂,诸证痊愈。B超检查胆道蛔虫已无,胆管直径为0.5厘米(入院时0.8厘米)。

分析:本例的处方,并无专门止痛之品。而取良附丸温胃理气以安中,大柴胡的一部分调肝和胃而降逆,乌梅丸的一部分辛酸入肝、苦降顺逆而安蛔,加使君子、鹤虱等加强杀虫。发挥了中医"治病必求于本"的特长。辨证为胃寒虫动,治法当用温中

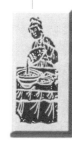

中医名谚阐释

安蛔。故方中高良姜、干姜、川椒同用。病人有气上撞心之感，知中焦气逆，故以川楝子、黄连、生赭石、焦槟榔等苦降中气之上逆。既治此疾病之本，又结合蛔虫见寒而动，得温则安，见酸则软，见辛则伏，见苦则下的特点，使药方中辛酸苦温俱全，使蛔虫无处躲藏，随药力的温酸辛苦而下，以治蛔虫，胃脘自然不痛。同时又在治未病学术思想的指导下，结合化虫丸的精神，安和中焦，增强运化，使虫不得化生，以减少生虫之机，而防止其病再发。这种未病先防，已病防变，防微杜渐的论治精神，也体现了治未病的学术思想。

但是，在运用治未病的方法时，也要注意不要犯"开门揖盗"之弊。例如叶天士曾说："上焦气热烁津，急用凉膈散，散其无形之热……慎勿用血药，以滋腻难散。"此又说明病在气分，若误用血药，则可引邪深入血分，而使病迁延难愈。告诫后人既要注意"先安未受邪之地"，又不可引邪深入，一定要注意辨证论治。这些都是值得我们深刻注意的。

录自《焦树德临床经验辑要·医理临床体验》

综述："治未病"是中医学的重要思想之一，是中医治疗学的一大特色。自《内经》提出"治未病"思想后，后世医家无论从临床实践，还是从理论探讨，都进行了广泛的运用和不同程度的发展，并将此作为评价一个医生优劣高低的标准。今天我们再进行"上工治未病"思想的学习探讨，对于提高医生的思想境界和专业素质，对于指导临床实践，都有着非常积极的意义，亦很有必要的。

上燥治气　下燥治血

语出《临证指南医案·燥门》。原句为："上燥治气，下燥治

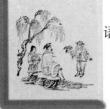

血,此为定评。"上燥侧重从肺气论治,下燥侧重从阴血论治。本谚指出了上燥、下燥总的治疗原则。

对燥证,叶天士在其《三时伏气外感篇·秋燥》中有较为概括精确的论述:"秋燥一证,气分先受,治肺为急。若延绵数十日之久,病必入血分,又非轻浮肺药可医,须审体质证端。古谓治病当活泼泼地,如盘走珠耳。"叶氏指出秋燥之证,初起在肺,伤在气分,以治肺气为急;如迁延不愈,病邪则深入血分,燥邪伤及肺络而致气血两燔,或肺胃阴伤,或肝肾阴亏,又不可拘泥于轻浮以治肺气的定法,而应该随证变通,灵活采用治疗方法。

燥本六气之一,致人为病者则为"燥邪"。刘完素根据《内经》"燥胜则干"之旨于《素问·玄机原病式》补"病机十九条"曰:"诸涩枯涸,干劲皴揭,皆属于燥",须知燥气为病以干燥枯涩、最易伤人津液阴血为特点,其症常见皮肤干燥,甚则皲裂,咽干鼻燥,口渴少津,便结溲少。

燥证以伤津耗液为特点,从其感受途径而言,燥证乃有内外之别。外燥,指外伤六淫燥邪为害。燥为秋令之气,故而外燥通常称为"秋燥",如《医门法律》之谓"秋伤于燥"。内燥,乃由机体内津伤液耗所致,为内生五邪之一,多由热病后期,津液亏耗,或因吐泻过甚、出汗出血过多而致津液伤、阴血损所致。《临证指南医案·燥门》谓:"燥为干涩不通之疾,内伤、外感宜分。外感者,由于天时风热过胜,或因深秋偏亢之邪,始必伤人上焦气分,其法以辛凉甘润肺胃为先。喻氏清燥救肺汤,及先生用玉竹、门冬、桑叶、薄荷、梨皮、甘草之类是也。内伤者,乃人之本病,精血下夺而成,或因偏饵燥剂所致,病从下焦阴分先起,其法以纯阴静药,柔养肝肾为宜,大补地黄丸、六味丸之类是也。要知是证,大忌者苦涩,最喜者甘柔。"此论可为本谚"上燥治气,下燥治血"的最佳诠释。

肺为清虚之脏,最忌湿伤燥损。肺主气,司呼吸,外合皮毛,与大气相通。燥邪伤人,多从口鼻而入,叶天士说"始必伤人肺

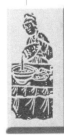

气"者,以肺为燥金之脏,故燥气伤人,首先伤肺,是为上燥。燥邪伤肺,肺失清润,影响其宣降清肃功能,出现咳呛气逆,干咳少痰,痰黏难咯,甚或痰中带血等,治宜辛润宣肺,结合养阴清气之法,常用方如桑杏汤、清燥救肺汤之类,方以桑、杏、枇杷叶疏邪利肺,石膏、麦冬、甘草清火生津,人参补益气阴,阿胶、麻仁滋阴润燥,伤在上焦肺之气阴,治疗的侧重点也就在补养上焦肺之气阴。"下燥治血",血者阴之属,指阴血津液之类也。燥邪日久,势必损及肝肾之阴,是为下燥。肝肾为阴血藏匿之脏,肝肾受损者乃指其阴精血液受损,此或由汗、吐、下过剧,或失血过多,或久病精血内夺等等造成。其症常见口咽干燥,皮肤干糙,毛发失荣,肌肉枯瘦,溲少便结,其因燥甚而虚火上炎者更可见头晕目眩,耳鸣耳聋,或五心烦热,或腰脊酸软,盗汗遗精,或骨蒸潮热,夜寐不宁,其脉沉细而数,舌红少苔。因其伤在下焦肝肾阴血,其治自宜以滋养肝肾之阴为重点,伍以清润肺金之品,亦乃金水并调之法,常用百合固金汤、参麦六味饮之类,方以六味地黄汤滋补肝肾阴血,阴血足,阳不偏亢则燥火不灼,更以百合、玄参、麦冬、沙参、贝母等润肺滋燥,肺阴得滋则上源不绝而燥证可愈。

〔**典型案例**〕

温燥伤肺案

[病者]王敬贤,35岁,业商,住南街柴场弄。

[病名]温燥伤肺。

[病因]秋深久晴无雨,天气温燥,遂感其气而发病。

[症候]初起头疼身热,干咳无痰,即咯痰多稀而黏,气逆而喘,咽喉痛,鼻干唇燥,胸潃胁疼,心烦口渴。

[诊断]脉右浮数,左弦涩,舌苔白薄而干,边尖俱红,此《内经》所谓"燥化于天,热反胜之"是也。

[疗法]遵经旨以辛凉为君,佐以苦甘,清燥救肺汤加减。

[处方]冬桑叶三钱(一钱等于5g)　生石膏四钱(冰糖水

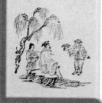

炒) 原麦冬钱半 栝蒌仁四钱(杵) 光杏仁二钱 南沙参钱半 生甘草七分(制) 月石二分 柿霜钱半(分冲)。先用鲜枇杷叶(去毛筋)、雅梨皮各一两,二味煎汤代水。

[次诊]连进辛凉甘剂,肃清上焦,上焦虽见清解,然犹口渴神烦,气逆欲呕。脉右浮大搏数者,此燥热由肺而顺传至胃经也。治用竹叶石膏汤加减,甘寒清镇以肃降之。

[处方]生石膏六钱(杵) 毛西参钱半 生甘草六分 竹沥、半夏钱半 原麦冬钱半 鲜竹叶三十片 甘蔗浆、雅梨汁各两瓢(冲) 先用野菰根二两、鲜茅根二两(去皮)、鲜刮竹茹三钱、煎汤代水。

[三诊]烦渴已除,气平呕止,唯大便燥结,腹满似胀,小溲短涩,脉右浮数沉滞。此由气为燥郁,不能布精下输,故二便不调而秘涩。张石顽所谓:"燥于下,必乘大肠"也。治以增液润肠,五汁饮加减。

[三方]鲜生地汁两大瓢 雅梨汁两大瓢 生莱菔汁两大瓢 广郁金三钱(磨汁约二小匙) 用净白蜜一两,同四汁重汤炖温,以通便为度。

[四诊]1剂而频转矢气,2剂而畅解燥矢,先如羊粪,继则挟有稠痰,气平咳止,胃纳渐增,脉转柔软,舌转淡红微干,用清燥养营汤调理以善其后。

[四方]白归身一钱 生白芍三钱 肥知母三钱 细生地三钱 生甘草五分 天花粉二钱 蜜枣二枚(劈) 蔗浆两瓢(冲)

[效果]连投4剂,胃渐纳谷,神气复元而愈。

[按语]喻西昌谓《内经·生气通天论》"秋伤于燥,上逆而咳,发为痿厥。"燥病之要,一言而终,即"诸气膹郁,皆属于肺","诸痿喘呕,皆属于上"。二条指燥病言明甚。至若左胁痛不能转侧,嗌干面尘,身无膏泽,足外反热,腰痛筋挛,惊骇,丈夫癫疝,妇人少腹痛,目眛眦疮,则又燥病之本于肝而散见不一者也,

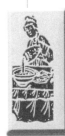

而要皆秋伤于燥之征也。故治秋燥病，须分肺肝二脏，遵《内经》"燥化于天，热反胜之"之旨，一以甘寒为主，发明《内经》"燥者润之"之法，自制清燥汤，随症加减，此治秋伤温燥之方法也。此案前后四方，大旨以辛凉甘润为主，对症发药，药随症变，总不越叶氏上燥治气、下燥治血之范围。

录自《全国名医验案类编·燥淫病案》（何拯华）

综述：燥之为病，总在亏耗津液阴血，可发生于多个脏腑组织，以肺、胃（大肠）、肾为最易损伤的脏腑。肺为燥金之脏，治节全身精血津液的敷布，肺受燥伤而气阴虚则水精不能四布发为上燥，故其治总在润补肺气。病久不愈，必然损及下焦肝肾阴血；肾藏精，为一身气化之总司，若气化失司，阴血枯乏，无津可布，下燥之证由是而生，虚火因之上炎。病本在下，其治又重在滋养阴血。上燥与下燥，临床表现有异，病变脏腑不同，其治疗也就各有侧重，故叶天士乃说"上燥治气，下燥治血"。

另者，胃为燥土，大肠属燥金，胃肠燥热过甚灼伤其阴液，亦常致燥而使大肠传导失司，症见烦渴便结等，叶天士主张"甘寒清补胃阴"，可选用沙参麦冬汤、益胃汤甘寒生津、滋养肺胃。俞根初《重订通俗伤寒论》补有"中燥增液"之句，如是"上燥治气，中燥增液，下燥治血"，使诸燥证的治疗侧重就更臻于完善了。

凡十一脏，取决于胆也

语出《素问·六节脏象论》。本谚高度概括了胆的功能活动的重要性。人体五脏六腑能够阴阳和调、气血顺畅，均需依赖于少阳胆气的升发、疏泄的协调功能。胆主少阳春升之气，胆气升则人体生机勃勃、欣欣向荣，所以说十一脏取决于胆。

对此谚历代医家也有多种不同见解。其中周学海《读医随笔》说："肝为将军之官，而胆附之，凡十一脏，取决于胆也。东垣曰：胆木春升，余气从之，故凡脏腑十二经之气化，皆必借肝胆之气化鼓舞之，始能调畅而不病。"本人崇信东垣之论而采纳周氏之说。

胆的生理功能有其特殊性：

诸脏腑中，"藏精气而不泻"者是为脏，"传化物而不藏"者是为腑。胆为"地气之所生也，皆藏于阴而象于地，故藏而不泻，名曰奇恒之腑"（《素问·五脏别论》）。高士宗曰："奇者，异也。恒者，常也。言异于常腑。"奇恒之腑者，以其尚具有藏精的功能而不同于一般的传化之腑。张景岳《类经》说："胆居六腑之一，独其藏而不泻，与他腑之传化者为异。"胆的功能不与外界接触，不接受水谷与精微，具五脏之用及六腑之形。《灵枢·本输》说："胆者，中精之腑"，胆汁乃"肝之余气"所化生，内藏精汁，其功能有别于其他各腑，而类乎五脏。虽象于地而属于腑，却是既属于六腑又属于奇恒之腑的唯一脏器。胆的生理功能确有超然独特之处。细玩《素问·六节脏象论》经文，在论述诸脏腑时都能完整地分别交代，且条清理晰，独至于胆则一言以蔽之："凡十一脏，取决于胆也。"可见《内经》亦以为其具有特殊之处。

肝为将军之官，主谋虑；胆为中正之官，主决断。《类经》谓："胆禀刚果之气，故为中正之官，而决断所出。胆附于肝，相为表里，肝气虽强，非胆不断，肝胆相济，勇敢乃成。"二者脏腑相连，功能相关，作用相协。

心为君主之官，"五脏六腑，心为之主"，其主宰人的精神情志、意志思维活动。心与胆，母子也，胆对人的情志有调节作用，有利于心主神明功能的正常施行。但心的主宰之能，肝的谋虑之职，均须借胆决断功能的协调、参与才能共同完成，也才能处事从容，果断中正。

15

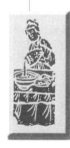

《经》云:"少火生气。"胆属少阳,内寄相火,与肝的阳和之气敷布诸脏,诸脏均得以受益。譬如中焦脾胃,李杲谓"脾者,阴土也,至阴之气主静不主动",此湿土至阴之脾,需借胆腑的少阳之气襄助,才能起到行运化、司升降的功能。此即张锡纯所说:"为其寄生相火也,可借火以生土,脾胃之饮食更赖之熟腐……"脾得胆中少阳之气的升发之力才能行运化、输转营卫气血以灌注五脏六腑、四肢百骸。脾得运化,清气乃升,清气能升,浊阴乃降,浊阴降,诸腑始通降,此皆少阳胆气之功也。

《素问·阴阳离合论》说:"是故三阳之离合也,太阳为开,阳明为阖,少阳为枢。"少阳者,足少阳胆经是也。开主出,阖主入,枢者,枢纽也,阳气之出入皆主权于枢纽之间。如张景岳所言:"太阳为开,谓阳气发于外,为三阳之表也;阳明为阖,谓阳气蓄于内,为三阳之里也;少阳为枢,谓阳气在表里之间,可出可入,如枢纽也。"有开则阳气才能通达于外,有阖则阳气才能积蓄于内,无开则出废,无阖则入废,而司开阖出入、通达表里阴阳者,实乃少阳枢纽之权能也。

胆的病理影响呈现出多向性:

胆腑本脏之病,总的不外虚寒实热,而其胆病之实者乃是由于其热所致,其寒者则是由于胆虚所生。

《千金要方》指出:"大病后虚烦不得眠,此胆寒也。"大病久病之后,胆气虚弱,失其温煦乃属寒证,症见目眩、口苦、常喜太息,呕逆清水,目黄失精,四肢不温,舌淡白,脉弦迟。胆气不足,病后体虚,气虚胆失决断,谋而不成,症见虚烦不得眠,易感惊恐,缺乏决断,心悸多疑,惊恐不能独卧,喜太息,目眩昏瞀,舌淡苔白,脉多细弦。此皆由胆气虚怯,失其升发之性的阳和温煦所表现出寒象,即所谓"气不足便是寒"。

而胆实证皆由胆之火热所致,胆火旺盛,胆经受热,相火移位,火性炎上,症见目红目赤,口渴喜饮,急躁狂乱,便秘尿黄,舌红苔黄,脉弦数等。胆热之证喜多眠。《圣济总录》说:"论曰胆热多睡者,胆腑清净,决断所自出。今肝胆俱实,荣卫壅塞,则清净者浊而扰,故精神昏聩,常欲寝卧也。"胆腑实热,熏蒸胸膈,痰浊上蒙,清窍不利,故神思不爽,昏闷多睡,心胸烦闷,口苦苔腻,舌红脉弦滑。胆火盛亦可见不得卧,乃是由于情志不畅,胆郁气结,郁而化火,火扰心神而不得眠卧,常伴见急躁易怒,胸肋烦闷,咽干口苦,呕恶频频,失眠头晕,耳聋,舌红,苔黄,脉弦数。

凡此(虚)寒、实(热)之证皆胆腑本脏之病也。

胆病之病理变化与其余十一脏有着十分密切的联系。

胆附于肝,脏腑相为表里。脏腑相连,功能相系,相互作用,同应春升木荣之气,其生理功能既密切配合,其病理变化更是互相影响。若肝失疏泄,或胆汁郁阻,其病理表现首先就是胁肋疼痛(胁肋为肝经循行之地);郁阻过久,化火生热,湿热内郁,熏蒸胆汁,外溢上犯,常见口苦、黄疸等症,此又肝之与胆共与为患者也。

胆病最易横克胃土,常见纳少、厌食,尤恶油腻;伴恶心呕逆、脘肋攻痛、大便不调等症。脾胃虽为气机升降的枢机根本,然须藉肝胆之气的升降,乃能保持协调统一的正常枢运。病则胆虚不能助运脾土而湿滞痰生;胃失和降,上则口苦呕恶、脘腹胀痛,下则便秘便结。

心主神明,肝主谋虑,主管着人的精神情志思维活动,然必藉胆之决断的参与,古人有"心胆相通"之说,故可知胆主决断与心主神明的密切关系。胆气壮则勇,虽突受刺激,仍能沉着冷静,且恢复较快;胆气虚则怯,若受刺激,则易惊善恐,多梦失眠,惊惕怔忡。胆气实,由情志之内发,或气结湿生,化为痰浊,痰火内逼,上扰心神,轻者噩梦纷纭,惊悸不安,严重者可发生癫狂诸证。

肺主治节,五脏六腑皆受其制。金本克木,少阳胆木本受肺金所制约。若其病胆气郁滞,势必胆木反侮肺金,而影响肺气之宣发肃降功能的正常发挥。《素问·阴阳别论》曰:"一阳发病,

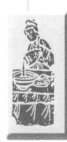

少气善咳……"张景岳《类经》注曰："一阳，少阳也，为胆与三焦二经。胆属风木，三焦属相火。其为病也，壮火则食气伤肺，故为少气为咳。"此胆病而致肺亦为病者也。

胆属木，肾属水，木本生于水，胆气通于肾。胆的功能的发挥，必赖肾精的滋养涵育。其病常表现为胆肾同逆，《素问·阴阳别论》曰："二阴一阳发病，善胀心满善气。"二阴，即少阴，指心与肾；一阳，即少阳胆。善气者，喜太息也。王冰注此曰："肾胆同逆，三焦不行，气蓄于上则心满，下虚上盛故气泄出也。"

六腑以通降为顺，治胆以和畅、疏泄、通降为不变之法。

肝胆为病，相互影响。临床论治，每每肝胆同治，脏腑同调。如七情为病，肝胆之气郁结而致疏泄失能，或"饮食自倍，肠胃乃伤"，脾胃运化失司而致湿滞热蕴，湿热郁结，影响肝胆疏泄而发病者，治宜疏泄肝胆湿热，疏肝之中寓泄胆之用，泄胆之中亦蕴疏肝之力。

胆有贮藏和排泄胆汁的功能。如胆汁内闭过久，或排出受阻，导致胆囊疾病而出现右上腹绞痛，伴恶心呕吐者，常用仲景大柴胡汤清泄胆腑，通降腑气为治。胆石胆囊炎常由湿热内结、熏灼胆腑而成，胆汁泛溢于外则发为黄疸。湿毒化火，火毒炽盛而见高热寒战；肝胆失疏，不通则痛，故见肝胆部位的右上腹绞痛，严重时黄疸、疼痛、发热、寒战常相伴出现。清利肝胆湿热，通腑解痉，是治疗胆石胆囊炎、阻塞性黄疸的最佳方法。

少阳为三阳之枢，职司开阖出入，通达表里阴阳。若邪犯少阳，气机不畅，枢机不利则见"往来寒热，胸胁苦满，嘿嘿不欲饮食，心烦喜呕"等症(《伤寒论》第98条)，仲景立小柴胡汤疏利少阳，和解表里。少阳气机为邪所郁而不疏，影响其他脏腑气机的上下升降的调达和表里内外的宣通，故总以小柴胡汤升清降浊、通调经腑、和解少阳、宣通内外而为治。

〔典型案例〕

胆心综合征治验

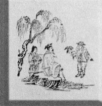

黄某,女,29 岁,1984 年 4 月 6 日初诊。病者患胆结石 3 年余,经常心慌心悸,胸闷气短,胆区痛放射到肩背部,曾在市某医院 B 超检查为"多发性胆囊结石",收外科准备手术治疗,但因心电图检查有"频发室性早搏(期前收缩)"未能进行。出院后经常胆区痛,心慌心悸。近年来不仅胆痛发作时伴心律不齐,而且胆痛缓解后依然心律不齐,曾服慢心律(美西律)等药治疗也未见效。主诉右胁隐痛,心悸胸闷,口苦纳差,腹胀便秘,脉结代,舌暗红,苔薄黄腻,心率 74 次/分钟,无杂音,频发期前收缩,右上腹压痛,其余正常,诊断为胆心综合征。中医辨证系肝郁湿热,上扰心神。拟清热利胆法,处方:柴胡 8 克,枳壳 10 克,赤芍10 克,木香 10 克,黄芩 10 克,郁金 10 克,川楝子 10 克,炒三仙各 10 克,厚朴 10 克,玄明粉 10 克,鸡内金 10 克,黄连 6 克,甘草 8 克,熟军 8 克。水煎服,每日 1 剂。服药 15 剂后,症状减轻,大便通畅,诊脉弦细,舌质红,苔薄黄,心率 82 次/分钟,律齐。药证相得,再守原法增损治疗月余,胆痛止,复查两次心电图均属正常,诸症悉除,随访 1 年多,未发胁痛心悸等症,嘱其清淡饮食,禁荤油,继服消石利胆丸巩固疗效。

　　现代医学认为,胆、心均受自主神经支配,胆道结石和感染引起的疼痛,通过神经系统反射性影响心脏,导致心律失常。我们观察到,长期患胆石症的病人,常伴有心电图改变。对心悸、怔忡、胸痛者,往往从心论治,忽略治胆,故难获效。笔者认为,胆心综合征虽表现有心系症状,但病源于胆,多因肝胆气滞,郁而化火,煎熬胆汁结为砂石,阻滞胆腑降泄,日久影响脾胃运化,症见纳呆口苦、腹胀便秘等。若相火旺,则君火不宁,此非心虚胆怯,而是胆火上扰心神,导致心慌心悸等。其本在胆,其标在心,故拟清热利胆法,直折相火,方中四逆散,郁金、川楝子辛散解郁,大承气汤清热泻火,黄芩、黄连苦寒利胆,木香、鸡内金、炒三仙和胃导滞,诸药合参具有清泻相火、调理气机之功,俾肝胆条畅,胁痛止,脾胃运化,心神安宁,心悸自平。由此说明,虽然

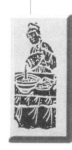

心为君主之官,但"凡十一脏,取决于胆"的理论,具有临床指导意义。

录自《章真如临床经验辑要·临床论理》

综述:胆以其形态像腑,而其功能又类似于脏,故既属六腑又位列于奇恒之腑,此乃胆在生理上的超然独特之处。胆秉少阳春升蓬勃之气,蓄藏胆汁,为中精之腑,主决断,为中正之官,以其升发、疏达和决断之能,直接参与其余十一脏的功能作用,直接影响着其余十一脏的生理病理变化,故《内经》乃有"凡十一脏,取决于胆"的提法,言简意赅,寓意深广。在人体生理、病理、临床诊疗各方面都具有十分广泛而实用的指导意义。

五脏相因,移皆有次,肝胆之病最易横克中土脾胃,常出现脘腹胀痛、纳呆食少、大便不调诸症。病变之本在肝胆,遵"知肝传脾,当先实脾"的古训,在治肝胆的同时更需时时顾及脾胃之气,在疏肝利胆方中就常加入健脾助运之品。

前人曾有本谚的"十一"应为"土"之误的说法,认为本谚当是"凡土脏,取决于胆",固然可存以一说,但这样未免局限了胆腑的功能,抹杀了胆对其他脏腑的重要作用,笔者不敢苟同。仅以胆对心的作用为例:心主神明,主宰人的精神意志,胆主决断,对人的情志活动有调节作用,胆气的盛衰直接影响心主神明作用的发挥。胆气壮则勇,遇事果断,心亦安宁镇静;胆气虚则怯,遇事犹豫,心亦多疑怔忡[上录章真如教授"胆心综合征治验","虽表现有心系症状,但病源于胆……其本在胆,其标在心,故拟清热利胆法,直折相火(四逆散合大承气汤加减)"而取效,即为临床有力的例证],也足可证明胆的作用非仅仅只针对脾土而言。

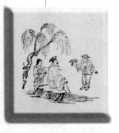

凡病,阴阳自和者,必自愈

　　语出《伤寒论·辨太阳病脉证并治中》第 58 条。原文为:
"凡病,若发汗,若吐,若下,若亡血,亡津液,阴阳自和者,必自
愈。"全国统编教材《伤寒论讲义》释义为:"凡病,指一般疾病,
不限于中风伤寒。凡病若用发汗、或吐、或下等治法不当致亡津
液;或因吐衄、便血、金疮、痈疽、产后崩漏等亡血,此时倘病人本
身机能不衰,阴阳自趋调和者,则病必自然向愈。"李心机《伤寒
论通释》简捷地释谓:"病证,不论是否经过汗吐下,只要机体阴
阳能够自和,那么都有自愈的可能。"对本条的语译,诸注家似
都没有什么大的矛盾分歧。"凡病",是包括中风、伤寒、杂病在
内的一切病证,本条的要点重点在"阴阳自和者,必自愈"。柯
韵伯说:"其人亡血、亡津液,阴阳安能自和? 欲其阴阳自和,必
先其调阴阳之所自。阴自亡血,阳自亡津,益血生津,阴阳自和
矣。……不益血生津,阴阳必不自和。"柯氏是提倡使用益血生
津之法,通过治疗促使阴阳趋于自和。而丹波元简则说:"今察
原文语意,自和自愈两自字,分明不暇药力可以见耳。"丹波氏
是提倡不假药力待其自和自愈。临床面对病家,柯氏之议似更
积极,而丹波氏之说就似显得过于消极等待了。冉雪峰就有识
于此而提出:"吾人治疗,固当知在机先,勿令败坏而不可收拾,
即在最后阶段,不能用力,亦当为病者预造种种条件,俾能走向
自和自愈途径。自字里大有工夫,非泛泛优游坐俟"(《冉注伤
寒论》)。冉老之论高屋建瓴,指导学者,教育后人,治病之初,
要"知在机先,勿令败坏"而不可收拾;既坏之后,又不能优游坐
待,应积极地创造条件,促进其尽快走向自和自愈。这才是真知

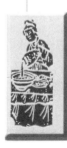

灼见的大师之论,读之使人有所收益,有所启迪。

本谚"凡病,阴阳自和者,必自愈",提出了一个极高层次的卓绝见解。中医学的最高境界就是阴阳和,中医治疗学的最终追求目的就是阴阳和。只要阴阳和调,则病者愈,弱者健,瘠者养,羸者寿。

阴阳是古代哲学用以认识自然、解释自然的方法,《周易》云:"易有太极,是生两仪,两仪生四象,四象生八卦。"(《系辞上传》)。太极为宇宙的终极本原,亦即元气;元气因其动静而分为阴阳二气,以成天地;天地阴阳二气的运动而产生了四象八卦。四象更替、八卦相错从而构成了运动着的世界状况。

阴阳是事物的不同运动趋势,有不同的功能属性,有不同的时空概念,是古人通过对运动着的世界种种变化的观察、比较、归纳出来的理念。阴阳属性是一个对立统一的概念,其间是一种对立统一的关系,是事物的两个面,这两个面既是统一协调的,又是矛盾对立的。中医学引进了哲学的阴阳学说,形成了自成体系的中医阴阳学说理论。中医学借用了阴阳学说的对立统一、相互制约、相互转化、互为寓含的关系来阐释人体的生理功能和病理变化,并用以指导养生保健和防病治病。

《素问·宝命全形论》指出:"人生有形,不离阴阳。"《素问·生气通天论》亦谓:"生之本,本于阴阳。"阴阳是生命形成和生命存在的最基本要素,即如张志聪集注素问之言:"言有天地,然后万物生焉。然天地之化育万物,由四时之阴阳出入,而能生长收藏,为万物之终始。"万物是由阴阳的变化乃生,生命亦是由于阴阳的变化得以形成。《素问·生气通天论》说"阴平阳秘,精神乃治;阴阳离决,精气乃绝",就强调了只有"阴平阳秘"的阴阳和调平衡才有"精神乃治"的健康生理状态。阴阳二气是生命存在的基本要素,阴阳在运动中的相对平衡是机体健康的根本保证,"阴阳离决,精气乃绝",阴阳的相对平衡一旦失调就发生疾病,这种失调到了极度而出现离绝,生命也就夭亡。

王莘农《医学一贯》就说："盖人身本阴阳二气化成。二气和平，人无疾病；二气一有偏胜，则病患生焉。""阴阳相合则生，偏胜则病，离脱则死。病之现也，大偏则大病，微偏则微病。"亦即张锡驹《伤寒论直解》所论："天地之道，总不外乎阴阳二气。故人身中虽有千般疢难，何曾离得阴阳？"凡此都是强调阴阳应保持其协调平衡，一有偏胜偏衰则发生疾病。阴阳间的平衡失调是发生疾病的根本原由，正有阴阳，邪也有阴阳，疾病的发生、发展，总不越正邪的消长盛衰，这种正邪消长就是阴阳的偏盛偏衰在临床的反应。《素问·阴阳应象大论》之"阳胜则热，阴胜则寒"，及《灵枢·刺节真邪篇》之"阴气不足则内热，阳气有余则外热"，即是以阴阳为纲，提纲挈领地辨证寒热虚实的病理病机的归属。寒热虚实是阴阳失去平衡协调的表现形式和病变状况。《内经》即基于疾病的阴阳属性而提出了"审其阴阳，以别柔刚，阳病治阴，阴病治阳"（《素问·至真要大论》），"阴盛而阳虚，先补其阳，后泻其阴而和之。阴虚而阳盛，先补其阴，后泻其阳而和之"（《灵枢·终始》）的治疗总则。阴阳之气偏盛偏衰，先补其虚，后泻其盛，总的目的就是一个"和之"，使已经出现不平衡的阴阳重新趋于协调平衡。"和之"，就是使阴阳不偏不倚，平衡、中正、和谐、协调，阴阳能够达到"和之"则标志疾病的趋于痊愈。这就是中医治疗学的终极目的。

《素问·生气通天论》云："是以圣人陈阴阳，筋脉和同，骨髓坚固，气血皆从。如是则内外调和，邪不能害，耳目聪明，气立如故。"《素问·至真要大论》亦谓："谨察阴阳所在而调之，以平为期。"《内经》这两句话，前者讲能调节顺应阴阳的变化，达到筋脉和顺，骨髓坚固，气血冲和，这样内外协调，就能避免邪气的侵害，七窍功能正常，真气牢固坚实。这是从养生保健、修身养性的角度论调顺阴阳的意义。后者说认真周密地辨析疾病之阴阳的矛盾所在，而进行调理治疗，使之恢复阴阳协调平衡状态为目的。这是从对疾病的调治讨论辨阴阳、调阴阳而使之平衡的

23

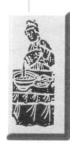

方法目的。中医讲辨证论治,实不离阴阳二气。药以升降浮沉、四气五味而有阴阳,方以固塞通滑而有阴阳,法以温清补泻而言阴阳,人有阴阳,体有阴阳,病有阴阳,证有阴阳,病因有阴阳,病机有阴阳,阴阳为辨证论治之总纲,是故《素问·四气调神大论》说:"故阴阳四时者,万物之终始也,死生之本也,逆之则灾害生,从之则苛疾不起……从阴阳则生,逆之则死,从之则治,逆之则乱。""治病必求于本",本者,本于阴阳。中医的辨证施治就是以治法方药的阴阳之偏,调整纠正机体内的阴阳之偏,而使已失去相对平衡的阴阳之气重新恢复,重建协调平衡。仲景讲"阴阳自和"与《内经》讲"以平为期",讲的完全是一个道理。未病之先,顺应阴阳,使"内外调和,邪不能害";既病之后,"谨察阴阳所在而调之,以平为期";坏病之后,创造有利条件,发挥和调动机体的内在潜能,修复和促使"阴阳自和",尽快恢复阴阳的协调平衡。这就是中医学对疾病的认识观,就是中医治疗学的重要观点,也是对待机体病变所采用的重要手段和中医学的精粹之所在。

〔典型案例〕

双向调节法治愈阴阳失调一例

朱××,男,45岁。

主诉:患者于三年前因抢救病人连续四夜未睡,劳累过度而突然晕倒,继则高热恶寒,骨节酸痛,全身乏力,肢体沉重,精神萎靡,嗜睡多汗,胁痛。以后发热退而恶寒更甚(体温35℃左右),虽值酷暑炎夏,仍穿棉衣棉裤,别人挥汗如雨,患者却恶寒不已。经用各种方法治疗无效,转上海请西医内分泌专家及神经科教授检查会诊,诊断为"中枢神经功能失常,脑垂体体温调节功能低下症",无特效治疗方法。后由江西中医学院某医师介绍至姜老处就诊。

诊查:诊见舌苔黄腻而舌质淡,恶风畏寒而口苦咽干,渴喜冷饮,神倦溲浑,脉弦细。

辨证:为中气内耗,营卫不和,少阳之邪未解,寒热虚实错杂,以致阴阳失调,阳虚外寒,内伏郁热。

治法:治拟温补体虚之阳,清泄遏伏之热,平和阴阳,双向调节。

处方:党参15克　黄芪15克　白术12克　桂枝9克　白芍9克　柴胡6克　黄芩9克　附子9克　肉桂3克　仙茅9克　黄柏9克　黄连3克　生姜3克　大枣15克　7剂

二诊:药后畏寒明显好转(体温上升至36℃),余恙也减。尚感腰酸神疲。原方去仙茅,加益智仁9克,仙灵脾9克,生姜易干姜3克。又服7剂,恶寒尽除(体温37℃),诸恙悉平,全身轻松,恢复如常人。后又续服药数剂而返江西工作。患者来函告一切正常,虽历严冬霜雪,亦能在室外活动。经当地神经科复查:脑垂体及中枢神经功能正常。

[按语]现代生理学研究证明,丘脑下部,尤其是灰结节,是体温调节中枢所在的主要部位。下丘脑—垂体与中枢自主神经系统的功能紊乱,可以出现体温调节的严重障碍。此例患者病起疲劳过度,引起中枢自主神经系统功能紊乱及下丘脑—垂体体温调节功能低下,中医辨为阴阳失调。从病史看,患者病程较长,以前曾用过大量温热扶阳之剂罔效;从辨证看,患者既有劳倦伤气、气阳不足的畏寒嗜睡、肢清神萎之症,又有渴喜冷饮、溲黄、苔黄等郁热伏结之象。恶风汗出,口苦咽干胁痛,系少阳不和,营卫失调。因此呈现表与里、寒与热、虚与实的多层次双向性病理差异。姜老抓住矛盾对立的辨证关系,用党参、黄芪、白术、附子、肉桂、干姜、益智仁、仙灵脾等大剂温补扶正;又用黄连、黄芩、黄柏清泄伏热,温补清泄,双向调节,相反相成;参以桂枝、芍药、柴胡调和营卫,和解少阳;使多层次的双向性病理差异转向正常的生理平衡,阴阳归于协调。通过中医复方双向调节的治疗,使垂体功能和中枢神经系统的兴奋与抑制调节功能恢

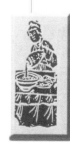

复正常,数年顽疾得以迎刃而解。

〔编者评注〕姜老先生行医 60 年,临床积累了丰富的经验。本例阴阳失调,前医用过大量的温热扶阳药而失效,乃失阴阳互根之道也。阴阳不仅是对立的,而且也是相互依存的,孤阴与独阳不能化生和滋长,人体就会发生种种病变。所以善治者必于阴中求阳,阳中求阴。姜氏治本例,温补体虚之阳,清泄遏伏之热,就是从阴中求阳。他用肉桂、仙茅之温肾,黄芩、黄连、黄柏之苦寒,肉桂、附子之辛热,党参、黄芪之甘温,柴胡、白芍之调和,共成平和阴阳之剂,使阴阳归于协调,终于使数年顽疾迎刃而解。医案精炼,寓意深刻,堪为后学者借鉴。

录自《中国现代名中医医案精华》(姜春华)

综述:本谚"凡病,阴阳自和者,必自愈",讲的是一切病证,运用了多种治疗手段,虽然严重地伤害了正气、损伤了津血,但邪气也同正气一样,受到相应的克伐,正邪同衰。只要机体的生机尚存,就能趋于自愈。我们的任务是积极创造有利条件,调动机体本身的内在潜能,促使阴阳之气平衡协调的恢复和重建。

中医学认为疾病的发生是机体的阴阳二气失去了相对的协调平衡的结果,治疗的作用仅仅是解除那些造成阴阳之气失衡的原因。调治疾病的根本目的,在于协调、促进机体的阴阳之气尽快地修复,重建其协调统一和相对平衡。只要能达到"阴阳自和",病证就必然能够自愈。

通过对本谚"凡病,阴阳自和者,必自愈"的学习,我们还应该清晰地认识到机体的阴阳二气有自身修复和自我调整的能力。临床治病不能纯粹仰仗和依赖药物的作用,任何治疗都只能是一种手段,其目的都是创造条件促进和调动机体内阴阳之气的自救、修复、自愈能力。只要机体的生机尚存,阴阳之气就有自和的能力,疾病就有自愈的趋势。医疗的作用只不过是促进和调动机体阴阳之气的潜在能动力,促进、帮助阴阳之气的修复和重建能力。

久风入中，则为肠风飧泄

语出《素问·风论》。"久风入中，则为肠风飧泄"。意为风邪久留不去，内犯肠胃，则形成肠风飧泄等病证。

本谚词义浅显明白，当不难理解。

"久风"：根据秦伯未《谦斋医学讲稿·温病一得》"新感即发，伏气不即发"的定义，结合《素问·生气通天论》"春伤于风，邪气留连，乃为洞泄"及《灵枢·论疾诊尺篇》之"春伤于风，夏生后泄肠澼"的经旨，综合分析，可知所谓"久风"乃是感受于春，"入中"之后，"留连"而不即发，伏至夏季乃发为肠风飧泄的一种伏气病证。

肠风飧泄：《中国医学大辞典·肠风下血》谓："由风从经脉而入，客于肠胃；或外淫风木之邪，内乘于肠胃所致。时时便血（多在便前），随感随发，血清而色鲜，四射如溅。内经所谓久风入中，则为肠风飧泄是也。"张景岳《类经》指出："久风不散，传变而入于肠胃之中，热则肠风下血，寒则水谷不化而为飧泄泻痢。"张氏认为风邪不散，伏而传变肠胃之中，或从阳化热，损伤肠络而发为肠风下血；或从阴化寒，乘克中土，脾胃升降失司，发为飧泄泻利。肠风下血的特点是：先血后便，下血鲜红，血下如溅，诚如《证治要诀》所说的"血清而色鲜者为肠风"，肠风下血当今皆归属于便血门中论治。

飧泄：《圣济总录·泄泻门》释之曰："夕食谓之飧，食之难化于夕，故谓之飧泄。"飧泄为慢性泄泻的一种，属于"风泄"的范畴，王肯堂说："风则水谷不化而完出。"其特点是来势迅速，日泻数次，时缓时作，餐后即泻，夹有完谷不化，如李士材所说：

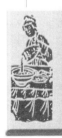

"飧泄者,水谷不分。"

《素问·风论》对风病的病因、病机、发病特点及证候分类都进行了较为系统的论述,在发病上尤其强调内因、外因相结合。风邪为病,外因只是发病的条件,内因才是决定的因素。感受风邪,发病与否,主要取决于人体正气盛衰和体质的强弱。久风入中,发为肠风飧泄者,以风为肝木之气,木必克土,风邪入中,必然克伐脾土,何况更有脾气本虚,风木乘而克之。脾虚湿阻气滞而泄泻,泄泻则脾气更虚,伏风犯脾,土虚木乘,升降失常,互为因果,即叶天士《临证指南医案·泄泻》所说:"此阳明胃土已虚,厥阴肝风振动内起,久病而为飧泄"者,亦即《素问·气交变大论》"岁木太过,风气流行,脾土受邪。民病飧泄食减……"者也。喻嘉言释谓:"风邪伤人,必入空窍。而空窍,惟肠胃为最。风既居于肠胃,其导引之机,如顺风扬帆,不俟脾之运化,食入即出,以故餐后即泄也。"形象地讲述了久风入中,发为飧泄的病机变化过程。

泄泻多由湿胜,故有"湿胜则濡泄""无湿不成泄"之说。而湿之胜必源于脾之虚,脾虚不运,升降失司,水湿乃滞聚而泄泻作,即经所谓"清气在下,则生飧泄"。叶天士《临证指南医案·泄泻》说:"飧泄之完谷不化,湿兼风也。"明确指出飧泄乃是由脾虚湿胜,肝木挟风乘克而作。故总以补脾运湿,益气升清,抑肝和木兼以驱风为其治疗大法。

当代中医名家焦树德教授对此有一段既精辟又生动的经验之谈,很值得我们认真领悟学习:"肠风飧泄证,来势迅速,日泻数次,时作时止,餐已即泄,故古人称飧泄。与西医所称之'食物过敏性慢性腹泻'相似。《内经》中说:'久风入中,则为肠风飧泄','春伤于风,夏生飧泄。'……对此证笔者则常用胃风汤随证加减,疗效甚为满意。组方如下:党参、煨葛根各 10 克,白术、肉豆蔻、防风各 9 克,白芍 9~12 克,茯苓 12 克,土炒当归、荆芥、川芎各 6 克,桂心(或桂枝 10 克)、升麻各 5 克,水煎服。

28

此方以四物汤的3/4,用以养血柔肝调营;以四君子汤的3/4,用以健脾固卫。桂枝、荆芥驱风外出;防风引祛风药入肠胃治肠风;升麻、葛根以升阳;肉豆蔻固肠。诸药相合则具有祛风邪、调营卫、和肝脾、固肠胃之功,风泄自愈。"(《焦树德临床经验辑要·诊治慢性泄泻经验撷要》)

〔**典型案例**〕

叶天士医案

肠鸣晨泄,巅眩脘痹,形质似属阳不足。诊脉小弦,非二神、四神温固之证。盖阳明胃土已虚,厥阴肝风振动内起,久病而为飧泄。用甘以理胃,酸以制肝。人参、茯苓、炙甘草、陈皮、乌梅、木瓜。

评析:本案为叶天士治疗泄泻案之一。本案为肝脾不和型腹泻,患者头巅昏眩,诊脉稍弦,为肝气上逆之象。而肠鸣脘痹,久病飧泄,足见脾气不足。立法宜健脾益气、敛肝之逆。泄泻之本,无不由于脾胃。故处方为四君子汤加减,因久泻伤阴,故去白术之燥,用参、苓、草健脾益气以治本,加陈皮行气和胃,加木瓜、乌梅敛肝止痛酸收止泻。药仅6味,功分两路。观此案可知叶氏书案突出主证,明辨病机,用药精简平和,要言不烦。

录自《古今名医医案赏析·泄泻》

泄泻(飧泄)

飧泄,为泄泻的一个类型。由肝旺脾虚,清气下陷所致。临床一般多见大便泄泻清稀,并有不消化食物残渣,肠鸣腹痛,舌淡红,脉弦等症。治疗多以抑肝扶脾、升清止泻为主。防风对本病的治疗有较好效果。前人应用较多的如升阳除湿汤、痛泻要方等。余治一方姓病人,女,34岁,1989年7月3日诊。患者六月前,因一次过食油腻,复受寒凉而发病。后每遇进食稍多、油腻过重,或精神不爽时腹痛,大便清稀,每日少则2~3次,多则6~8次,多次大便培养阴性。初服吡哌酸及酵母片,症状能够

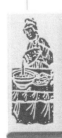

控制。近二周症状明显加重,且按上法治疗效果不显。诊见肠鸣腹痛,痛即腹泻,大便清稀,挟少许不消化食物,每日4～6次,限制饮食腹泻减轻,无里急后重及红白冻子。伴头昏乏力,舌质淡红,苔薄,脉弦缓。中医诊断为泄泻(飧泄)。证属肝旺脾虚,清气下陷。治以抑肝扶脾、升清止泻。药用:炒防风9克,白芍、山药各15克,陈皮、白术各10克,藿香6克,炒三仙各15克。服3剂后,腹痛腹泻明显缓解;6剂后,大便基本恢复正常。后给补中益气丸调理善后。观察三月,病情稳定。

录自《四川中医》1991年第2期25页

综述:"久风入中,发为肠风飧泄",论述的是一种慢性泄泻的病因、病机及临证表现。从外因讲是感受风邪伏而迟发,从内因讲是土虚湿滞,木乘风扰。本证既有正气不足兼有邪气留害,即既有土虚,又见木乘,虚中夹实,升降失司。我在临床辨证论治,皆以参苓白术散合刘草窗痛泻要方加减为用。《局方》参苓白术散健脾运湿,"补中有消,不燥不寒,不似四君子汤之纯补,不似香砂六君子汤之温燥"(俞长荣语),实为脾虚湿滞之正方,尤其方中桔梗、砂仁调气行滞,升清去浊,更是奇妙。痛泻要方药仅四味,然抑木扶土莫过于此。特别值得一讲的是白芍、防风二药。白芍酸苦微寒,能益脾补中焦,更能于土中泻木,李东垣赞其为"性寒味酸,气厚味薄,升而微降,阳中阴也。其用有六:安脾经,一也;治腹痛,二也;收胃气,三也;止泻利,四也;和血脉,五也;固腠理,六也;……泻肝补脾胃。"(《医学启源》)。防风辛、甘、微温,祛风解表,胜湿止痛。味辛能逐秽行气,祛风可胜湿除浊,辛温还可开发脾胃郁阳。《长沙药解》析其能曰:"防风辛燥发扬,最泄湿土而达木郁,木达而风自息。"二药合用,功兼内外,祛风胜湿,升阳化浊。针对久风入中而致飧泄的病机为脾虚湿胜,风木乘克,可说是十分吻合。本人选用参苓白术散与痛泻要方合而加减为用者,以前方健脾运湿,后方抑肝和木,且兼升清去浊之力,临证时还酌情加入粉葛、升麻、羌活等增强升

中医名谚阐释

清以去浊之力。二方协用,乃久风入中之首选,具肝脾同调之要妙。临床对久风入中之飧泄的治疗,要权衡虚实、因果、标本、缓急,掌握好治疗的主次先后,"圆机活法",随机用药,尤其应以恢复脾胃气机升降为根本,同时解决好邪与正、肝与脾、湿与风的孰轻孰重和兼夹症、善后症的处理。

久而增气,物化之常也;气增而久,夭之由也

　　语出《素问·至真要大论》。原文为:"夫五味入胃,各归所喜,故酸先入肝,苦先入心,甘先入脾,辛先入肺,咸先入肾,久而增气,物化之常也;气增而久,夭之由也。"由于人体脏腑各具特性,各有其的生理功能,对饮食五味有不同的选择性;而饮食五味因其不同的性味,同样的对脏腑有其不同的亲和作用。这就是说凡物皆各具其性味,对人体脏腑各具其亲和作用,久服或偏嗜某种饮食(包括药物),其性味就会引起某一脏腑之气的增强或偏胜,这是物理变化的自然规律;如果这种增强或偏胜长期地过分地持续发挥作用,就会导致五脏间相对平衡的失调,从而成为产生疾病、影响健康甚至危及生命的因素。

　　《素问·五脏生成篇》说:"多食咸,则脉凝泣而变色;多食苦则皮槁而毛拔;多食辛,则筋急而爪枯;多食酸,则肉胝䐬而唇揭;多食甘,则骨痛而发落,此五味之所伤也。"《内经》在这里提出了饮食五味不可偏嗜、过食,"多食"则为过,"过"则必有损害,造成脏腑的平衡失调,影响健康,危及生命。张景岳《类经》谓:"凡五味之性,各有所入,若味有偏用,则气有偏病,偏用即久,其气必增,此物化之常也。气增而久,则脏有偏胜,脏有偏

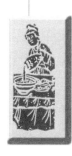

31

胜,则必有偏绝矣,此致夭之由也。如《生气通天论》曰:味过于酸,肝气以津,脾气乃绝;味过于咸,大骨气劳,短肌,心气抑之类是也。"秦伯未亦说:"五味入胃,各走性质上接近的一面。例如:酸味先入肝经,苦味先入心经,甘味先入脾经,辛味先入肺经,咸味先入肾经。久服之后,因受药性的偏胜而使脏气偏盛,这是物理之常。这种偏盛,经过较长时间,将会成为损害的因素。"(《内经知要浅解》)

医谚在这里提出了药、食各具偏性,进入人体之后有一个从"久而增气"到"气增而久",从量变到质变的转化过程。指出长期服用某种药食,必然会对相应脏腑产生"增气"的有益(正向)效应。然而这种"增气"效应过分的持续存在,又将对脏腑产生有害的反向作用,即所谓"夭之由也"。即是说治疗效应在达到了一定的阶段后,治疗的正效作用出现之后,随着使用时间的延长和药物效应的积蓄,机体就会出现与治疗目的相反的反向效应,甚至导致机体的非药毒性损害。医谚在这里提出了药食疗程问题(药食的时效反应),即"气增而久,则脏有偏胜,脏有偏胜,则必有偏绝"。这一问题不仅关系到用药时限和用药剂量,也涉及中药药膳和保健品的使用效应作用。

明白了这些,我们在临床上就必须严格强调以下几点:

1. 养生保健,贵在冲和协调

提到养生保健,往往出现这样一个误区:一般总是把养生保健和补药、补剂相联系,视为同一概念。须知中医的养生保健包含内容甚多,古人多有论及,如张谔《养生须知》即分年龄段提出了养生的注重点:"其养生也,在培养根基。根基固,然后枝叶茂,此幼时养生之必要也。自长成至少壮……其养生也,在节欲。务使精气充足,有如灯油常满,而后灯火常明,此壮年养生之所以宜注重也。自少壮至耄耋……其养生也,在调养。务使心气和悦,饮食消化,得其自然,乃得尽其天年,此老年养生之所以更要也。"华佗《中藏经》则概括地说"调神气,慎酒色,节起居,省思虑,薄滋味者,长生之大端也。"而早在《素问·上古天真论》就提出了养生保健的总纲领:"法于阴阳,和于术数,食饮有节,起居有常,不妄作劳。"诸家所论都未见有倡言补药补品者,徐灵胎《医学源流论·用药如用兵论》谓:"古人好服食者,必生奇疾,犹之好战胜者,必有奇殃。是故兵之设也,以除暴,不得已而后兴;药之设也,以攻疾,亦不得已而后用,其道同也。"当知"养寿之法,但莫伤之而已",讲到药疗、食疗已属于末流之论。而且重视食疗尤当胜于药疗,民谚即有"药补不如食疗"之说,对此《内经》就强调"谷肉果菜,食养尽之",《素问·脏气法时论》就有"五谷为养,五果为助,五畜为益,五菜为充,气味和而服之,以补精益气"之论。

饮食五味,为机体营养的主要来源。膏粱肥腻,油烹烘炸,虽各有所嗜,各有偏好,然皆当注意尺度,有所分寸,如韩婴《韩诗外传》所言:"饮食适乎脏,滋味适乎气,劳逸适乎筋骨,寒暖适于肌肤。"刘世廉《医学集成》也有言:"过嗜肥甘则痰生,过嗜醇酿则饮积。……五味偏啖,久而增气,皆令夭殃,可不慎哉!"五味之性,各有所入,若味有偏用,则气有偏病,偏用既久,其气必增,此物理变化之常理也;气增而久,必有偏胜,有偏胜就有偏衰而会造成损伤。饮食五味必须多样化,营养才可能丰富全面。由于饮食五味的各有偏性,久嗜、偏食将因"气增"而造成某脏气的偏盛,有偏盛就会有偏衰,五脏之气的偏胜偏衰就意味着失去了相对平衡,从"气增而久"发展为"夭之由也"。因此,仅从养生保健的角度讲,也必须注意调节饮食五味的平衡,勿使过剩,勿使过偏,勿使过久。过则气增,必生灾害。更不能盲目进补,否则,其危害比一般的营养摄入不足更为严重。大要总以机体的需要为原则,以协调冲和为法度。

2.疗疾治病,旨在平衡阴阳

人之所以病,乃由脏腑阴阳平衡失调而有所偏颇;药之所以能疗疾,即取其性味之偏以纠正阴阳之偏,而使之恢复平衡。这

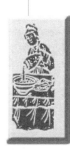

就是利用了五味入胃，"久而增气"的原理。

"虚则补之"，虚者脏气虚，五脏脏气有所不足者固宜使用补法使脏气"气增"。补法为病者所喜服，为医者所好用。然补剂之用，用之得当，确能补漏救偏；若用之不当，又多足误事，尤宜谨慎为之。吴鞠通《温病条辨·万物各有偏胜论》即谓："用药治病者，用偏以矫其偏，以药之偏胜太过，故有宜用，有宜避者。合病情者用之，不合者避之而已。无好尚，无畏忌，惟病是从。"运用补法，首先，是不可盲目事补，"必观病人之可补者，然后补之"（张子和语）。其如"大实有羸状"者，就不可因其表现之像似有不足而误用补法，须辨明其病之根结是为实证，当泻实以为治，非补法所宜，否则抱薪救火，反受其殃；虚人感邪，邪势鸱张者，不可轻言事补，否则，不但闭门留寇，且反资邪势，又事与愿违也；肥胖痰盛之体，自宜豁痰除湿理气为治，不可骤施补剂，否则如油入面，痰水湿浊之邪，势必更胶结难化。此皆不当补而用补，所用非病证所宜，由于药物的增气效应，于正气未必有益，反助邪势而为害。张子和《儒门事亲》中就一再告诫："无邪无积之人，始可议补"；"邪未去而不可言补，补之则适足资寇。"不当补固不宜补，纵然某脏有所亏虚，当用补法以增益脏气者，亦当择善为之。毛祥麟《对山医话》有精辟之说："君知'补'字之义乎？凡物缺则补。譬冠服未损，而欲补之使坚厚，则反为疵累矣。药能利人，亦能损人。"毛氏此语，形象生动，振聋发聩，愿好补诸君细思之，善事之。程钟龄《医学心悟》犹言："有不当补而补误人者；亦有当补而不分气血、不辨寒热、不识开合、不知缓急、不分五脏、不明根本、不深求调摄之方以误人者，是不可不讲也。"程氏所举诸端是属于虽当用补而糊涂进补，乱补一通，亏虚之气未得其"增"，无损之处反受其益。体内失去平衡的脏腑阴阳将会越发趋于不平衡，实乃"夭之由"。

"邪气盛则实"，"实则泻之"。实者，邪气盛实，邪势强盛而为害者，治当攻逐，攻逐致病之邪气，邪去正乃可安。邪盛固宜泻之、攻之,攻邪之法甚多,在使用时都应掌握"大积大聚,其可犯也,衰其大半而止,过者死"(《素问·六元正纪大论》)。因为以药疗疾就是利用其"物化之常"的"久而增气"作用,就该掌握"衰其大半而止"的尺度,莫使过之,"过者死"。如果攻泻之品过久、过猛地使用,就会从量变发展为质变,从"久而增气"的正效作用,因"气增而久"而走向反向效应,造成机体一定程度的新的损害,而成为"夭之由"。所以《素问·五常政大论》谆谆告诫:"大毒治病,十去其六,常毒治病,十去其七,小毒治病,十去其八,无毒治病,十去其九,谷肉果菜,食养尽之,无使过之,伤其正也。不尽,行复如法,必先岁气,无伐天和,无盛盛,无虚虚,而遗人夭殃,无致邪,无失正,绝人长命。"就强调了攻邪之法的使用要掌握分寸,治病用药要掌握尺度,过用则伤其正气成为"夭之由"而绝人长命。

疗疾治病,不外攻补两途。无论是用补法扶正,还是用攻法逐邪,皆不可过久、过猛、过偏,否则"气增而久"之后必然会出现反向效应,导致反向的负面作用,造成新的损害,临证时必须随时警惕,切切注意。对此问题,名家们总是一贯审慎对待。除了详细辨证、准确立法选方外,在运用性味偏颇的药物时,往往配伍一些性味相反的药物,以制约其可能产生的偏性,防范其"气增而久"可能发生的负面影响。如六味地黄丸之用泽泻、丹皮、茯苓,补中益气汤之用陈皮、当归,一贯煎之用川楝,归脾汤之用木香等等,即为防范诸滋补药的性味过偏而设。融相互对立的药物于一方,目的是在功效作用的相反相成。相反作用的药物配伍在一起,既照顾了病情,又达到治疗的目的,且既能服务于主药,又能消除某些药物可能产生的不良影响。其目的意义总在平调脏腑阴阳,"无使倾移,其形乃彰,生气以长",对立统一,互制互利,乃能更臻完善。

〔典型案例〕

清热凉血法治愈吐血一例

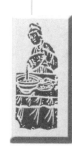

郑某,男,24 岁。

初诊:1972 年 2 月。

主诉:患者系独生子,素来体弱,身体较瘦,但精神饭食尚可,其母误信人言,自购关茸末予其服,每晚睡前以米酒冲服 1 克,无任何不适。一周后增至 1.5 克,觉夜间稍有烦躁不安之感,初不为意,服至第二周末,忽然口吐鲜血,乃来就诊。

诊查:患者面色红赤,自诉昨夜突然吐鲜血数大口,约有 100 毫升,整夜躁扰不得寐,今晨又吐血七八十毫升。诊察之时又吐两大口,色鲜红。神志清楚,口不渴,思冷饮,尚能进食。舌少苔,质纯红中心略有光泽,脉滑数。小便尚可,大便略干。

辨证:胃火上冲,热迫血液。

治法:清热凉血。

处方:犀角 9 克(用水牛角 18 克代之,先煎) 杭白芍 18 克 生地 24 克 丹皮 9 克 黄连 6 克 黄柏 9 克。2 剂。

二诊:服药 1 剂后,吐血量减少一半,服第 2 剂后,吐血已全止,夜寐较安,口干见好,舌中心光泽已除,仍纯红少苔,脉数见平。

处方:水牛角 9 克(先煎) 杭白芍 12 克 生地 18 克 丹皮 6 克 玄参 9 克 黄连 3 克 黄柏 6 克。7 剂。

三诊:未见吐血,神清气爽,烦躁已减,夜寐已安,纳见增,脉稍数,舌红转淡,苔薄黄。用下方为善后计,并嘱家属勿再滥服补药。

处方:北沙参 15 克 生地 9 克 玄参 9 克 麦门冬 9 克 甘草 3 克。5 剂。

[按语]古人有"误补益疾"之说。补药不可滥用也。本患者之母,因其子身体较瘦而妄用鹿茸,以致"胃火炽盛"发生此证。犀角地黄汤能凉血止血,故有显效。

录自《中国现代名中医医案精华》(张海峰)

综述:饮食五味各有偏性,与人体脏腑各有其亲和关系。五

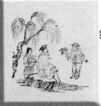

味入胃后,物理变化的正常状况,是对相应脏腑产生"增气"作用,如果这种"增气"的正面效果长期地、持续地,过久、过偏、过剩地存在,就会导致脏腑阴阳发生新的失衡而致病,影响健康,甚至危及生命。

养生保健要以机体的需要为准则,疗疾治病无论用攻、事补总以平衡阴阳为宗旨,唯病是从,不合者避之,合者用之,尤须强调中病即止,无使过之。医谚告诫"气增而久,夭之由也"就是提醒我们随时警惕,小心谨慎,牢记"无使过之,伤其正也"的宗旨。

上录张海峰治郑某吐血案,因郑某素来体弱,身体较瘦,其母听信人言,购关茸予其服。初未见任何不适,继服则现吐血之证。此正《经》所谓"气增而久,夭之由也"。张老以犀角地黄汤为治,可称治得其法。然以我陋见,方中犀角似宜改用郁金为佳。犀角一药价格昂贵,又不易购得。郁金价廉而易得,且味辛而苦,性寒而降,行血之中兼以降气,善治出血,缪仲淳推崇其为"治吐血之圣药"。尤在泾即有用犀角地黄汤以郁金易犀角之例,笔者在临床则每多仿尤氏之法而为。

久 病 入 络

语出《临证指南医案·胃脘痛》。原句为:"是病其要何在?所云:初病在经,久病入络。以经主气,络主血,则可知其治气治血之当然也。凡气既久阻,血亦应病。"(按:原句中的"痛"与"病"是为一个意思,病即是指痛证)。叶氏针对"诸医家不分经络","不明治络之法,则愈治愈穷"的现象,明确提出了经、络当分别论治,因"经脉主气,络脉主血",是必须清晰明确,然后

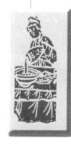

再论治的。根据邪气久羁，必然伤及血络，"其初在经在气，其久入络入血"，"久痛必入络，气血不行"，从而提出了本谚"久痛入络"，对中医痛证治疗提出了一条新的创见，并从临床实践中总结出了一套较为完整的治络方法。

《灵枢·本脏篇》指出："经脉者，所以行气血而营阴阳、濡筋骨、利关节者也。"又曰："血和则经脉流行，营复阴阳，筋骨劲强，关节清利矣。"经络是机体内通行气血、沟通上下表里、联系脏腑器官各部的独特系统。《灵枢·经脉篇》谓"经脉者，所以能决死生，处百病，调虚实，不可不通"，就论述了经络在机体的作用和对人的重要性。

讲经络系统，总的说是分为经脉、络脉两大部分。经者，径也，是气血通往各处的道路，故而称经；络者，网络也，是像网络样的错综连络。细言之，《内经》又将经络系统分为经脉、络脉、别络、浮络、孙络等，愈分愈小。一般而言，经粗而络细，经浅而络深，别走临经的叫别络，浮行于浅表部位的叫浮络，最小的分支叫孙络，病邪传变亦是由经而至络。讲到络脉，张景岳《类经》说："深而进于经脉者为阴络，浅而浮于皮毛者为阳络。"张氏是以络脉的深浅而分别为阴络、阳络。浮行于浅表部位的，《内经》叫做"浮络"，属于阳络范畴；分布于体内，位于深部，系于脏腑及其外廓的，《内经》叫做"阴络"，叶天士称为"脏络"，"腑络"。《临证指南医案》谓"阴络即脏腑隶下之络"，"久痛入络"之络应当是指的此类脏腑隶下之络。就部位而言，浮络（阳络）位浅属表；脏络、腑络（阴络）在脏腑隶下，位深属里；而经脉则介乎两者之间。这样，就构成了浮络、经脉、脏腑之络三个层次。邪气由表入里的传变一般顺序是浮络、经脉、腑脏之络，然后传至脏腑，渐次深入。《灵枢·百病始生篇》中就有邪气由浅入深、渐次深入的层次过程的描述："邪之中人也，始于皮肤……留而不去，传舍于经……留而不去，传舍于输……留而不去，传舍于伏冲之脉……留而不去，传舍于肠胃……留而不去，

38

传舍于肠胃之外,募原之间,留着于脉,稽留而不去,息而成积……邪气淫溢,不可胜论。"

初病邪气在经,经脉部位较浅,形态粗直,病理损害较轻;邪气动扰气分,尚不至于形成瘀血阻滞。病久,邪气则深入腑络、脏络,因其位深而属里,络脉形态细微曲折,气血津液的病理变化渐趋显著,或由热盛耗伤津血,或由寒盛凝滞脉络,或痰浊湿阻,或气滞血瘀,或气虚血涩,导致病理程度逐渐加重,病变部位逐渐深入,气机郁滞,血行不畅,络脉内运行的气血发生凝滞,而出现络脉瘀阻的病理变化。这就是"久痛入络"、络脉阻滞的病机之所在。

病痛日久,无论寒热虚实,邪气皆可从气分而入血分。因此对久病入络的治疗,多用活血化瘀以通络之品。叶氏认为,邪不在表,故散之不解;邪非著里,故攻之不驱;补正却邪,正邪并树无益;若以消导寒凉,不能中病,反伤胃口;寒温消克,理气逐血,总未能讲究工夫。提倡"络以辛为泄",故通络多以辛味之品为主。

大凡络病,通之最宜。通观叶氏治络大要,总在"缓""通"二字,大体可以归类为辛润通络、辛温通络、辛甘通络、搜剔通络、降气通络数法。

辛润通络法:叶氏认为"非辛香无以入络",本法多以辛香、辛咸与活血、柔润之品相合为用。适用于肝脾之络受伤,气血不行,营气痹窒,络脉瘀阻,症见胸胁脘肋作胀、刺痛,日久不已,甚而累及胃肠为患。肝性本刚,"若以刚治刚,一派苦、辛、燥,势必劫伤营络",强调"勿投燥热","刚燥决不可用",恐伤津劫液。故以辛味药参入润燥通络药中而为用,如是则辛不破气,润不滋腻,常用旋覆花、新绛、当归、桃仁、柏子仁、青葱管、郁金、泽兰之类。其中旋覆花、新绛、葱管即张仲景《金匮要略》治肝脏气血郁滞不行之肝着的旋覆花汤,叶氏以此为基础更配伍辛润之品,而扩大了原方的临床使用范围。

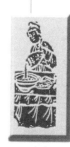

辛温通络法：本法以辛香、温络、散寒、活血之药相配合而组成。适用于阴寒入络、寒凝致瘀者。非温则寒邪不散，非通则瘀滞不行，故通血瘀、散寒凝并举。常用归、桂、荜茇、川楝、延胡、姜黄、五灵脂等。

辛甘通络法：以辛味、甘味药配以活血通络之品组成，适用于阳气虚怠、营络虚涩者，常以人参、当归、炙甘草、姜、枣、桃仁相伍为用。其中参、枣、草甘温补虚养营，桂、姜温通扶阳，更配之以当归、桃仁润血通络。

搜剔通络法：此法每取虫蚁飞走之品组成，适用于病程冗长，瘀滞严重，久治不愈之证，如疟母、癥瘕、积聚、顽痹、诸痛之病情深伏、迁延顽痼，一般通络之法，殊难奏效者，常以蜣螂、地鳖虫、全蝎、地龙、蜂房、穿山甲、水蛭等为用。叶氏认为："取虫蚁者有曰，意谓飞者升，走者降，灵动迅速，可追拔沉混气血之邪。"并谓其"搜剔络中混处之邪，治经千万，历经明验。"大大地拓展了虫类药在顽证痼证中的使用。

降气通络法：又叫做降气和络法、降气导血法，用以治疗络中瘀滞之血随火上升，致络血不宁者，如见吐血、咳血等。常用苏子、降香、桃仁、丹皮、牛膝、薤白汁等相伍为用。

叶氏对"久痛入络"的治络之法，大体可作如上归纳。

此外，叶氏对络病之在气分、在血分，是很强调分别论治的。"在气分者，不必病轻药重，攻动其血；在血分者，则必兼乎气治，所谓气行则血行是也。若证之实者，气滞血凝，通其气而散其血则愈；证之虚者，气馁不能充运，血衰不能滋营，治当养血补气，而兼寓通于补。"叶氏对络病之在气分、在血分，属虚、属实的不同提出了不同的施治方案。

〔典型案例〕

辨证治疗血管性颈痛·瘀血阻滞

邓××，男，47岁，1958年7月3日初诊。

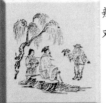

一年多来鼻咽及咽部疼痛，左侧头（太阳穴部）、颈疼痛。痛如针刺，夜不能寐，天亮前身热。曾疑为"鼻咽癌"而作过活检。面色晦暗，左颈动脉触痛，鼻根、左头侧颞浅动脉压痛，鼻、鼻咽及咽部（－），舌质紫黯，舌下静脉怒张而有瘀斑，脉沉细涩。诊为左颈动脉炎。证属瘀血阻络。治予活血化瘀，通络止痛。桃红四物汤加减：

桃仁10克　红花6克　当归10克　赤芍10克　炙黄芪30克　党参12克　地鳖虫6克　蜈蚣6克　生蒲黄10克　柴胡10克　丹皮10克。4剂。

二诊（7月9日）：药后痛大减，夜可安寐，颈动脉压痛仍存。瘀血渐化，守原方加减，续投16剂告愈。

［按语］本例痛发多处，然总在头颈咽部不移，且痛时如锥如刺。结合舌脉，显系瘀血为患，当以活血化瘀、疏通经络为治，故取桃仁、红花、赤芍、当归、生蒲黄等活血；叶天士治阳虚浊邪阻塞、气血瘀痹之头痛，每用虫蚁搜逐之法，今取其意，故加地鳖虫、蜈蚣搜剔络道而开瘀；气为血帅，气行则血行，故重用参、芪大补元气，以鼓动血脉；血瘀既久，多兼瘀热，故入丹皮、柴胡清血分之瘀热，柴胡亦为少阳头痛之引经药。诸药合之，令气行血畅，瘀去络通，病羔悉除。

录自《中医杂志》1986年第11期39页

综述：久病，中医有久病及肾、久病必虚、久病多瘀之说，久痛未必尽皆入络，宜详加辨析。"久痛入络"属于久病多瘀的范畴，久病是指其病久久不愈，缠绵冗长，这只是"久痛入络"的一个条件；气血混处，瘀滞络道，血瘀而络脉不通乃是其"久痛入络"的病机要领所在。血瘀为"入络"的基本病理。血瘀自有血瘀的特征，血瘀的首要表现是疼痛，常呈重痛、刺痛、刀割样痛，其痛总在一处，固定不移，伴见唇色乌紫，皮肤或发紫斑，甚则肌肤甲错，舌见紫斑、瘀点，脉多见弦涩、细涩。我尤其注重舌下静脉的观察，血瘀者往往出现舌下静脉怒张，紫黑粗长。掌握

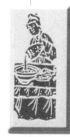

血瘀为病的这些特点,有助于对"久痛入络"的诊断。

"久痛入络"的络,当指脏络腑络等阴络。因其部位较深,细微曲折,病痛日久,无论虚实寒热之邪,皆可从气分而入于血分,瘀滞络道,故治络常以活血化瘀之品。如头痛用川芎,痹痛用姜黄,脘腹诸痛用桃仁、红花等皆此之属,临床若能知晓"久痛入络"之理,参照叶氏治络之法,举一反三,灵活运用,往往就能收到意料之外的疗效。

女子以肝为先天

语出《临证指南医案·淋带》。原句为"女科病多,倍于男子,而胎产调经为主要。淋带痕泄,奇脉虚空,腰背脊膂牵掣似坠,而热气反升于上,从左而起,女人以肝为先天也。"本谚指出肝脏对于女子像先天一样的重要。

先天:《中国医学大辞典》谓:"人体受胎时之真元也,故称人禀赋之强弱曰先天。其身体弱者,则曰先天不足。"张景岳说:"人之未生,此气蕴于父母,谓之先天之气。"(《质疑录》)所谓"先天"是指禀赋于父母之精气,以是决定人的体质的强弱,在人的一生中对人体的发育、成长、生育及防病、抗病都起着极重要的作用。《素问·六节脏象论》谓:"肾者主蛰,封藏之本,精之处也",肾为藏精之处,是为先天,故《医宗必读》乃有"先天之本在肾"之论。而如费伯雄《孟河费氏医案》之说"男以肾为先天,女以肝为先天。盖缘肝为血海,又当冲脉,故尤为女科所重",亦即本谚之意。肾既为先天之本,此谚又说"女子以肝为先天",岂不冲突?我们绝不可理解为女子有肝和肾两个先天,本谚只不过是极度地强调了肝脏对女子的重要程度,即费氏之肝脏"尤为女科所重"之谓而已。叶天士在《临证指南医案·木乘土》中更明确地说："肝脏之病，较之他脏为多，而于妇女尤甚。"吴克潜在《医药精华集》中更是说："女子肝脏之重要，女子百病十之七由于肝病引起。"这些论述都是强调肝脏对于女子的重要。

刘完素《素问·病机气宜保命集》说："妇人，童幼天癸未行之间，皆属少阴；天癸既行，皆从厥阴论之；天癸已绝，乃属太阴经也。治胎产之病从厥阴经者，是祖生化之源也。"从刘氏之说可知"天癸"为女子生理过程各阶段的主线，虽或有侧重，但妇人一生，天癸的行动，在妇人人生历程所占比例特大，经历岁月最久。厥阴者，肝也。从厥阴者，是讲以肝为中心而持以为论。

肝对妇人而言极其重要者，不外肝与藏血、肝与气郁两个方面。

肝之与血，是从妇人生理上讲。妇人以血为本，所重在血。《灵枢·五音五味篇》云："妇人之生，有余于气，不足于血，以其数脱血也。"肝为藏血之脏，有贮藏血液的功能，由中焦脾胃生化之营养精微化赤而成的血，除了营养全身各部外，余者皆藏之于肝，由肝脏进行调整、调控。而妇人经、孕、产、乳都以血为用，故对肝之藏血仰赖甚多。肝血调节有序，则和谐无病；肝血贮藏充足，则能下注冲脉，血海盈溢，经血乃能按时以下；若肝虚血少，冲脉失荣，血海空虚，则常发月事衍期；血虚多兼滞，血涩气滞而瘀，则可发经来滞涩，夹瘀夹块，痛经、经闭、癥瘕积聚等症。妇人怀孕，全赖血以养胎。肝为风木之脏，体阴而用阳，肝血虚亏，无血以养，则好发子痫、子晕、胎漏、小产等症。"虚者补之"，肝血不足，自宜滋润补养，养肝补血为正治。有气滞者，兼调气补血之品；夹风动者，兼柔肝缓肝以去风之品。局方四物汤为调血养血通用之正方。古人有"四物汤，通治血病"之说，《删补名医方论》中柯韵伯论此方曰："经云：心生血，肝藏血。故凡生血者，则究之于心；调血者，当求之于肝也。是方（四物汤）乃

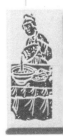

43

肝经调血之专剂,非心经生血之主方也。当归甘温和血;川芎辛温活血;芍药酸寒敛血;地黄甘平补血。四物具生长收藏之用,故能使营气安行经隧也。若血虚加参芪,血结加桃仁、红花,血闭加大黄、芒硝,血寒加桂、附,血热加芩、连;欲行血去芍,欲止血去芎,随所利而行之,则又不必拘泥于四矣。若妇人数脱其血,故用以调经种子。如遇血崩、血晕等症,四物不能骤补,而反助其滑脱,则又当补气生血,助阳生阴长之理。盖此方能补有形之血于平时,不能生无形之血于仓促。能调阴中之血,而不能培真阴之本。为血分立法,不专为女科套剂也。"柯氏对该方的组方之理、加减出入之法、临床使用的原则,都作了较为细致的论述,全文录之,以备体悟。对于此方的运用,要在临证随症加减化裁。对此,前人多有议论,如张山雷的《沈氏女科辑要笺正》、秦伯未的《谦斋医学讲稿》等都有很精到的发挥,都应该认真学习,仔细参读。

肝之与郁,是从心理、病理讲肝与妇人的密切关系。江笔花《笔花医镜》说:"妇人之证⋯⋯大要不离乎中情郁结者近是。盖妇人阴啬之性,识见拘墟,一有逆意,即牢结胸中,又不能散闷于外,则郁久而成病矣。"肝为刚脏,喜条达而恶抑郁,疏通血脉,宣畅气机,为"肝主疏泄"之职能。妇人之性多抑郁,有所不遂,无法开展,则情结于中多致肝气郁滞。肝失疏泄之能则冲任为之不利,气滞则血不畅行,必致月事为病;肝气郁而横逆,气滞经脉,则乳房胸肋胀痛、乳核乳癖、癥瘕积聚、外阴诸患等,最易发生。这些发病部位皆是厥阴经脉之分野,为肝脉循行之处,故肝气郁而横逆者易在这些部位出现病状。再者,肝为刚脏,其志为怒,而怒必伤肝,情志波动过甚常致肝气郁结。"气有余,便是火",肝郁既久,必然化火化热,而出现月事异常,如经来量多,如崩如漏,经行头痛,经行吐衄等。曹炳章在《增订医医病书·经闭论》中有按语谓:"妇人经病,实最重调肝,因女子以肝为先天。阴性凝结,易于佛郁,郁则气滞血亦滞。木病必妨土,故次重脾胃。余则血虚者养之,热者凉之,瘀者通之,气滞疏之,气弱补之。大要不出乎此。《内经》云"木郁达之","肝欲散,急食辛以散之",临床以疏肝解郁、条达其性、兼养其体为治。逍遥散调营扶土,条达肝木,宣畅肝气,最是解郁疏理之方,《陕西中医》1985年2期80页何伦语:"逍遥散是宋代和剂药局常用名方之一,脱胎于汉代张仲景的四逆散与当归芍药散两方之法,对于肝郁诸证甚有效验,正如王晋三所说:有消其气郁,摇其血郁,而无伤乎正气之妙。"郁而热者加丹、栀,阴血伤者合二至丸,甚或与六味地黄丸同用(上引《陕西中医》何伦等文,其对该方类方变革、配伍变化及运用有详细的归纳,值得一读)。对于因郁而所生之病,尤其对于妇女,在药物治疗的同时,还要做好心理疏导。即如萧赓六《女科经纶》所说:"凡治妇人诸病,兼治忧患,令宽其思虑,则病无不愈。"宽其思虑,解其致郁之由,再辅以药物调理,自当病无不愈。

〔典型案例〕

闭经(继发性闭经)

李某,女,41岁,工人。门诊病历。

1994年9月9日初诊。

主诉:闭经7个月。

患者既往月经正常,今年2月始无诱因月经不潮,曾在某医院妇科检查未见异常,予黄体酮注射两天后正常行经1次,以后近半年未再行经。

现症:头昏乏力,腰膝酸软,心烦燥热,小腹隐痛,大便偏溏,白带少。舌红,苔白,脉细弦。

辨证立法:肝肾两亏,冲任失调,血瘀胞宫,治宜滋肾柔肝,养血调经。方用五子衍宗丸合桃红四物汤加减。

处方:菟丝子10克　五味子10克　枸杞子10克　车前子10克(包)　韭菜子10克　川断15克　苍白术各10克　桃仁

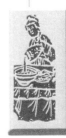

10克 红花10克 当归10克 川芎10克 生熟地各10克 赤芍10克

每日1剂,水煎服。

治疗经过:服药14剂,9月25日月经来潮,量不多,三天净,伴经行腹痛,白带增多,仍腰酸膝软,舌红,脉滑。守方加鸡血藤30克,再服14剂。1994年10月21日三诊:述1周前经至,量增多,未痛经,4天净,自觉周身舒畅,燥热心烦消失。舌淡红,脉细滑。嘱早服女金丹1丸,晚服八宝坤顺丸1丸,以资巩固。随诊3月余,月经每月时至,无明显不适。

[按语]补益肝肾、活血调经是祝师治疗闭经的常用方法之一。因冲任二脉隶属肝肾,肝主藏血,司血海,女子以肝为先天,肝血充盈,肝气畅达则冲盛任通,月事以时下;肾主藏精,为先天之本,天癸源于肾之精。若肝虚血枯或气滞肝脉,或肾精不足,无源化血均可导致冲任空虚,月事不行。如《医学正传》云:"月经全藉肾水施化,肾水即乏,则经水日以干涸。"祝师尝谓:"精血互生,肾水即肝血。养肝肾、调冲任是治闭经之本。"本案年届四十而阴气自半,腰膝酸软,心烦燥热乃肝肾阴虚,虚火内扰之象,故治以五子衍宗丸合桃红四物汤滋肾养肝,调理冲任,冲任充盈而经水自至。

录自《祝谌予临证验案精选》

综述:《内经》有"妇人之生,有余于气,不足于血"之说。所谓有余于气者,指肝之气郁,郁则气为之有余,其气有余或横逆克伐,或化火窜犯而为病;不足于血者,以经产孕乳皆耗血而造成(即所谓"数脱血者"也)。妇人以血为用,血之不足则病乱必生,而其血亟须依赖、仰仗藏血之肝的调节、给予。因此,无论从生理、病理,还是从心理的角度讲,妇人与肝的关系都是至为密切的,肝脏的疏畅之性、藏血之体对于妇人都是极为重要的,故古人乃有"女子以肝为先天"之说。

"女子以肝为先天"与"肾为先天之本"之说,并无悖逆,绝不是说女子有肝和肾两个先天。"女子以肝为先天"，只是极度地强调了肝脏对于女子所具有的重要程度，是像先天一样重要而已。

五郁证治（火郁发之，木郁达之，土郁夺之，金郁泄之，水郁折之）

　　五谚语皆出《素问·六元正纪大论》。原句为"郁之甚者治之奈何？岐伯曰：木郁达之，火郁发之，土郁夺之，金郁泄之，水郁折之，然调其气，过者折之，以其畏也，所谓泻之。"王琦等编著的《素问今释》对本句的语译为："人体五气抑郁过甚如何治疗呢？岐伯答：木气郁则应条达疏利肝气；火气郁则应该发散，使热气外越；土气郁则应该使用消导、吐下等方法；金气郁则应宣泄肺气；水气郁则驱逐水邪以制约水气的泛滥。这就是调和治疗各种气郁的方法。总之，气太过则用其所不胜的药味泻其太过。"祖国医学非常重视自然界的剧烈变化对人体发病的影响，大论在叙述了"五郁之发"造成的影响，对自然界气候的剧烈变化和机体发病的状况之后，对五郁为病提出了个别的治疗总原则。

　　"郁"为"鬱"字之简化体，本义为积也，滞也。郁者，滞塞不通之谓。即闭而不通，或通而不畅，气血运行受阻，郁而为病。叶天士《临证指南医案·郁门》指出："六气著人，皆能郁而发病。""邪不解散，即谓之郁"。郁有广义狭义之别，此处的"郁"是指广义的郁证。《内经》五郁虽以五行立名，实指六淫之邪导致五脏病变的郁证，因此诸郁治则的提出，是以五脏的生理病理

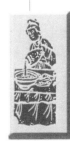

特点为依据。人与天地相应,天有五时应五行,人有五脏配五气,岁气太过则萌生多种病变。张景岳《类经》谓:"天地有五行之郁,人身有五脏之应,郁则结聚不行,乃至当升不升,当降不降,当化不化,而郁病作矣。故或郁于气,或郁于血,或郁于表,或郁于里,或因郁而生病,或因病而生郁。郁之太过者,宜裁之折之;郁而不及者,宜培之助之。大体诸病多有兼郁,此所以治有不同也。"《内经》五郁治则是针对"郁之甚者"(即五郁实证)而提出来的,临证运用时又须当明了。

火 郁 发 之

火郁的病证表现,据《素问·六元正纪大论》所载:"火郁之发……故民病少气,疮疡痈肿,胁腹胸背,面首四肢,膜(chēn)愤胕胀,疡痱呕逆,瘛疭骨痛,节乃有动,注下温疟,腹中暴痛,血溢流注,精液乃少,目赤心热,甚则瞀闷懊憹,善暴死。"张景岳《类经》注曰:"此皆火盛之为病也。壮火食气,故少气。火能腐物,故疮痈。阳邪有余,故为膜塞胕闷,胕腔胀满,疡痱疮毒等患。火气上冲,故呕逆。火伤筋则瘛疭抽掣,火伤骨则骨痛难支,火伏于节则节乃动,火在肠胃则注下,火在少阳则温疟,火实于腹则腹暴痛,火入肝则目赤,火入心则心热,火炎上焦则瞀闷,火郁膻中则懊憹,火性急速,败绝真阴则暴死。"张氏对火郁所发各病证一一进行了病机病理的剖析,总的结论是:皆火盛之为病也。重温经文与张注可见火郁致病最多最暴,因火郁部位不同,所发病证亦各异,往往错综复杂,变化多端。其中以心肝二经郁火病变最为急剧。以心属火,火为心之本气;肝属木,木为火之母。故心肝二经火病最多最烈。

火郁,是由邪气阻滞气机,导致气血循行障碍,内郁不宣,邪气不得泄越,怫郁于里,而成火郁之证。郁之愈甚其火愈炽,其火愈炽则郁又愈甚。即如刘完素《素问·玄机原病式》所说:

"郁,怫郁也,结滞壅塞而气不通畅。所谓热甚而腠理闭密而郁结也。如火炼物,热极相合而不能相离,故热郁则闭塞而不通畅也。"刘氏认为所谓火郁是由热之甚而闭密壅塞,气不通畅。热之与郁互为挟持、互为裹胁,相合而不相离。

"火郁发之",是《内经》对火郁证提出的治疗总原则。"发之",王冰诠为:"谓汗之,令其疏散也。"《类经》注为"发,发越也"。"凡火所居,其有结聚敛伏者,不宜蔽遏。故当因其势而解之、散之、升之、扬之,如开其窗,如揭其被,皆谓之发,非独止于汗也。""火郁发之",是指对火郁所致病证应该采用宣发、发越、疏散、宣泄一类方法来进行治疗,如开郁散结、宣通结滞、条畅气血、通达营卫等,如是则郁火乃有泄越之机。发汗令其疏散,仅是"发之"之一法,病初邪轻且邪居于外者,或可用之。且必取微汗,不可大汗,更非辛温发汗所宜,只宜辛凉清透,尤其要在一个"透"字上下工夫,以清透亦发之之义也。

对火郁之证,治以宣郁清热(切勿误投辛温燥热),宣郁则郁开,热有外出之路而得散;清热不可妄用苦寒,苦寒虽能清热泻火,然无宣郁开闭之能,内郁之热无外达之路,恐将冰伏凉遏,易使气机凝滞,则郁之更甚,欲清反滞,愈清而愈郁。燥热之品更当忌用,否则将更增火势,伤阴助热,郁不能开,气不能通,热势必更甚。正确的治法应当是寒热并用,清中有散,散而兼清,热有去路,乃可散郁伏之火于无形。

火郁之证,无论在外感疾病还是内伤杂证中均为多见。因其病变部位的不同,其临证表现亦错综复杂,变异万端。即如《素问·六元正纪大论》所载就有火热之邪上冲于肺胃的,有火热之邪内淫于筋骨的,有伏火内扰,经络脏腑受伤而动血耗血的,也有伏火窜扰内脏的……郁火所在部位不同,表现不一,发之之治亦有差异。此即丹溪所曰:"火郁可发,当看何经。"根据火郁经络脏腑部位的不同,在使用发越之法时,应选用专入某经某脏之药引以发散,同时再配以清法佐之。"火郁发之"运用极

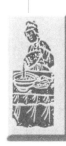

为广泛,对临证的组方用药有直接的指导作用,如麻杏石甘汤之用麻黄,普济消毒饮之用升、柴,清胃散之用升麻,泻黄散之用藿香、防风;栀豉汤之用香豉皆此之类,皆是在发越之中配伍相应清热散火之品而组成。

〔典型案例〕

升降散加味治疗胆囊炎

刘××,女,31岁。门诊病历号:5903。1987年2月11日初诊。四年前因饮食不节而引起右上腹痛,其后每因过食油腻或情志不遂而经常发作,且痛引背部,伴恶心欲吐、胃脘胀闷、口苦咽干、心烦易怒、纳少头晕、睡眠欠佳、小便短少、大便不爽。舌红苔薄黄,脉弦滑略数。查体:心肺正常,右上腹压痛,莫非氏征(+)。检查:腹平片无阳性结石征。TTT、GPT、TFT正常。我院B超检查结果为胆囊4.8厘米×2.0厘米×2.0厘米,壁厚0.4厘米,壁较模糊粗糙。诊断为"慢性胆囊炎",中医诊断为胁痛。辨证:此为肝气郁滞,郁久化火,气机阻滞,郁火内逼而发胁痛。综观舌脉症,虽病位在肝涉及胃,病性为火郁之证,然皆由气郁而起,故治从调畅三焦气机入手,郁解气行,其火自泄。用升降散加味:生大黄6克(后下),僵蚕、姜黄、香附、柴胡、黄芩、元胡、川楝子、陈皮、白芍各10克,甘草6克。水煎,服7剂后,右上腹痛减轻,胃脘胀闷消失,大便通畅,舌脉如前,故前方加赤芍10克,生大黄改为3克,再进7剂。药后病情缓解。二月后随访,患者胆囊炎未发作。

[按语]升降散为清代杨栗山制方,载于《伤寒温疫条辨》书中,对于外感及杂病之火郁证用之多验。本病为气机升降出入失常,邪气阻滞,气血失和,内郁不宣,郁而化火,遂成火郁之证。其治则为"火郁发之"。升降散四药相伍,寒热并用,升降相因,宣畅气机而使郁火外透,香附、柴胡、枳壳疏肝理气,调畅气机,元胡、川楝子、白芍、甘草调畅气血,缓急止痛,陈皮理气和胃。

诸药合用,共奏宣泄郁火、调畅气血之功。

录自《四川中医》1987 年第 9 期 33 页》

综述:对郁火之证,《内经》提出了"火郁发之",用宣畅郁结、发越郁滞的方法进行治疗。此法临床使用甚为广泛,然运用时需注意:①应宣郁与清热同行,清中有散,宣散兼清,寒温并用;②当根据火郁所在经脏不同部位,恰当地选择配置相应的不同药物。

火郁之证的治疗要点在于通畅气机,开郁发越,使邪有出路。否则气机不宣,热郁于内,清之不去,滋之不透,补之益炽。必须因势散发、宣郁清热同举,才能达到郁开热去的目的。尤其值得一读的是杨栗山的升降散,该方为近代大家蒲辅周、赵绍琴等所赏识和习用。原方载《伤寒温疫条辨》,本为治温疫而设,以其调畅气机,宣散郁热,借以用治火郁,实乃"火郁发之"的经典方剂。原方组为:僵蚕、蝉蜕、姜黄、大黄,为散,黄酒、蜂蜜送服。杨氏析原方谓:僵蚕味辛苦,气薄。轻浮而升,能胜风除湿,清热解郁,散逆浊滞之痰,辟一切怫郁之邪气而为君;蝉蜕气寒无毒,味咸且甘,能祛风胜湿,涤热解毒,而为臣;姜黄行气散郁,通瘀调营,而为佐;大黄味苦大寒,上下通行,盖亢甚之阳非此莫抑,苦能泻火,苦能补虚,一举两得而为之使。该方药仅四味,却配伍精当,寒温并用,升降相因,宣通三焦,条达气血,俾气血流畅而火郁之邪可得宣泄发越矣。受大师们的启发,笔者以本方为基本方,在辨证施治的原则指导下,配伍相关药物,广泛运用于头目、皮肤、口腔、喉舌、胸脘肋腹诸病证。凡属气机逆乱、气郁化火者,用之多能获效,实在是一个值得推广的方剂。

附:赵绍琴擅用升降散

升降散乃世之名方,以其调畅气机、透泄郁热而著称于世。为蒲辅周、赵绍琴诸名家所推崇和习用。笔者就《赵绍琴临证

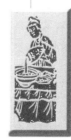

验案精选》,以下简称《精选》)所载用升降散案例进行归纳汇总,试图从中窥测赵老对升降散应用之活,使用之广,运用之巧,学习赵老之经验并以之作为进步之阶梯,临证之楷模。

原方简介:

升降散始载于清·杨璇(字玉衡,号栗山)之《伤寒温疫条辨·卷四》(以下简称《条辨》)。原方由僵蚕二钱、蝉蜕一钱、姜黄三分、生大黄四钱组成,为细末和匀,蜜、酒调匀冷服。具透泄邪热、调畅气机、升清降浊之功。杨氏《条辨》赞本方为:"温病总计十五方……而升降散,其总方也,轻重皆可酌用。"并谓:"用治温病,服者皆愈。""用此散,救大证、怪证、坏证、危证,得愈者十数人,余无算。"杨氏《条辨》析其方:"是方以僵蚕为君,蝉蜕为臣,姜黄为佐,大黄为使……僵蚕味辛苦气薄,喜燥恶湿,得天地清化之气,轻浮而升阳中之阳,故能胜风除湿,清热解郁,从治膀胱相火,引清气上朝于口,散逆浊结滞之痰也。故能辟一切怫郁之邪气。故为君。蝉气寒无毒,味咸且甘,吸风得清阳之真气,所以能祛风而胜湿;饮露得太阴之精华,所以能涤热而解毒也。故为臣。姜黄气味辛苦,大寒无毒,祛邪伐恶,行气解郁,能入心脾二经建功辟疫,故为佐。大黄味苦,大寒无毒,上下通行。盖亢甚之阳,非此莫抑,苦能清火,苦能补虚,一举而两得之,故为使。""蚕以清化而升阳,蝉以清虚而散火。君明臣良,治化出焉。姜黄辟邪而靖疫,大黄定乱而致治,佐使同心,功绩建焉。补泻兼行,无偏胜之弊,寒热并用,得时中之宜。"并总析其功效为:"盖取僵蚕、蝉蜕,升阳中之清阳;姜黄、大黄,降阴中之浊阴,一升一降,内外通和,而杂气之流毒顿消矣。"读杨氏之论,可知本方意在升清降浊,通行上下,补泻兼行,寒热并用,一升一降,而使内外通和,气机调畅,流毒得消。无怪乎杨氏言其"表里三焦大热,其证治不可名状者,此方主之"。

赵老运用:

人身之气贵流通不息,血贵循环有序。气之与血,相依相赖,气赖血以载,血依气以行,血之不行,其责全在于气,而气血能否正常不息地运动,则又须赖人身各脏腑之气化作用。若脏腑气化功能一有不足,一见淆乱,则气血运行必为之滞碍,而气血若见碍滞,则又势必影响机体气化的升降出入,气化功能失序而郁证生。即如何梦瑶《医碥》所说:"郁者,滞而不通之义。百病皆生于郁,人若气血流通,病安从作?一有怫郁,当升不升,当降不降,当化不化,或郁于气,或郁于血,病斯作矣。"吴澄《不居集》亦谓:"百病皆生于郁,故凡病之属郁者,十常八九。"气血流行有碍则结滞而为郁,郁证一生,则百病由起。百病由郁而起,郁证既由气化不行、气血结滞而生,故治郁之法总在透、泄、疏、达。《素问·六元正纪大论》有"郁之甚者,治之奈何?"的记载,提出了发、达、夺、泄、折等五种总的治疗原则。《条辨》所载升降散以调畅气机、通畅三焦、升清降浊、透泄郁热为其长,正可针对郁证产生的病机病证而为用。赵老推崇该方谓"解郁之法,首选升降散"(《精选》117 页。按:由于该书所载验案没有序号,姑以上述版本之页码为其序,以下皆同),由此可见赵老喜用、习用该方是有其理论依据的。

1. 统计处理

(1)《精选》共载案 166 例,使用升降散和明显由升降散增损者计 42 案,约为所载案数的 1/4,近 25% 。其使用率甚高,可见该方乃赵老喜用、习用和常用。

(2)就《精选》所载案,赵老对本方的运用遍及心血管、呼吸、消化、循环、泌尿、生殖各个系统及内科、外科、妇科、儿科、传染科等多个领域,涉及范围之广,治疗病种之多,实在使人有观止之叹。

2. 根据病证病机所在经脏不同,应配合相关治法

郁之为病,有本脏自郁者,有他脏传入者;有因病而生郁者,有因郁而生病者。朱丹溪说:"火郁可发,当看何经。"所在经脏不同,所治亦必有异。赵老之治就是在总的治疗原则下,再据病

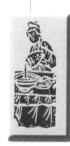

证所在经脏的不同,而配合相关的不同治法。

(1)心:《精选》98页载孙某胁痛案。两胁为厥阴肝经循行之处,乃肝之分野,胁痛多由于肝气之病,理气解郁是其常法。然该例由思虑过度,心情抑郁,木郁化火,灼伤心阴,故赵老用升降散合生脉散加柴、芩、川楝,"养心阴,以复其本;调郁结,以缓胁痛"。通过养心阴、安心神,先改善睡眠,安定情绪,胁痛亦从而得愈。对于睡眠障碍,《内经》以"决渎壅塞"、交通阴阳为治(见《灵枢·邪客》)。升降散具升清降浊、调畅气机、交通上下、通和内外之能,赵老本诸《经》旨,治睡眠障碍皆从肝以疏调气机为治。《精选》142页吕某嗜睡案和143页佟某失眠案皆以升降散加减而取效,乃是因为二者证似相反,病机则一,皆为湿热壅盛。只是前者湿热蒙闭,神明失聪,故赵老加入苏、藿、前、佩、槟榔、淡豉宣展气机、疏利三焦之品以求展气机,畅三焦,使湿热得去则神明清爽;后者肝胆郁热,热扰心神,故赵老合温胆汤之法泄肝胆、调气机以求寐安。"证情相反,皆以升降散加减取效,以其二证虽异,然气机郁滞则一,故皆用疏调气机、复其升降之法,随证加减,自可获效。"(《精选》143页,按语)

(2)肝:《精选》81页载张某失音案。肺主气,失音之证理应从肺而治,而赵老用升降散加减为治而取效者,以本案乃肝经郁热,气机不畅,升降失常,清浊不分,肺主治节不行致喑,故赵老用升降散加味,意在升清降浊,宣散郁结,调理人体之气机升降。如是则三焦气机宣畅,内郁之邪自能外达,声音亦自复。

(3)脾:泄泻一证,每多从脾论治,五更泻更被认为由脾肾阳虚所致,四神丸为习用之方。《精选》112页赵老治牛某、《精选》114页治朱某之晨泻案皆以升降散为治。赵老认为"寅卯属木,厥阴阴尽少阳初生,肝经郁热暴发,辄乘土位,脾胃升降失司,故而腹痛泄泻。用升降散加减,以宣郁清热,升清降浊。再以防风、陈皮、白芍乃痛泻要方去白术,以泻肝木补脾土,缓痛止泻。"故以疏调木土为治,肝热清,郁火散,脾胃和,晨泻止。

（4）肺:《精选》135页载治30年风湿性心脏病高龄心悸患者郝某案。辨证属湿热蕴郁,阻塞气机,肺失治节之权,三焦不畅。其治先用疏调三焦,宣畅气机;继以清泄肝胆夹用升降散之方;终以化瘀和络而收全功。赵老辨证奇巧,思路精妙,治不从俗,突破常规,故能旬日而获效。诚如原案按语所述:"患者风湿性心脏病30余年,又见心动悸脉结代之脉证。若从俗则必用复脉汤治之,今赵师宣肺以畅气机而复其治节之权,次调肝以泄郁热,而安谋虑之脏,终以化瘀通络,乃治心脉之本。治法井然有序,故能获效于旬日之间。"(《精选》136页,按语)

（5）肾:肾主二阴,故前阴疾患,每多从肾论治,此论其常。而赵老则从肝论治,此乃秉承《灵枢·经脉》"肝足厥阴之脉,循股阴入毛中,过阴器,抵小腹"之论为依据。《精选》178页李某阳痿案、《精选》179页赵某阳强案即是其例。二案皆前阴之病,前案"湿热两盛互阻不化,气机不畅,经脉瘀阻,发为阳痿。故以升降散调气机复升降",再配以柴、芩、川楝泄肝热,荆、防宣畅阳气而解肝郁,腹皮、槟榔疏利三焦,"如此则湿热去而阳痿愈矣"。次案"一派肝经湿热之象,故用清泄肝胆方法,用升降散加柴胡、黄芩、川楝子、龙胆草、炒山栀等,大清肝热,服之即愈"。二案所治,病证截然不同,而所用几近,而皆取效,其故何在?"证虽相反,其病机则相似,舌脉俱现湿热之象,肝主疏泄,被湿热郁阻,则疏泄不利,气机不能畅行,厥阴经脉郁滞,或勃为阳强,或萎而不举,皆当从肝调治,疏其气机,复其疏泄之职。故皆选用升降散之善调气机复升降者加减取效。"(《精选》180页,按语)此亦中医"异病同治"之理。

各经脏之病,皆可用调畅气机、升清降浊之法,予升降散以为治。五脏如斯,六腑亦然。如《精选》61页张某某温毒案,即是以升降散疏利气机,流行血气,加柴芩疏解少阳枢机,金银花清热解毒,皂角刺消痈破结,桔梗、甘草清咽利膈而愈;《精选》91页陈某某胃脘痛案,断为肝气郁结日久,横逆犯胃,投以升降

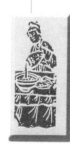

散疏调气机,以解肝郁,不用止痛之品,而立收止痛之效;《精选》115页陆某便秘案,为习惯性便秘,现证大便近2周未行,舌红苔白腻,脉濡滑而数,断为湿热积滞壅阻,胃肠三焦气机不畅,升降失常,传导失司,治以升降散疏调气机,调整升降,加腹皮、槟榔、焦三仙、枳壳等疏导三焦,气机调畅,传导自行,而便秘即除;《精选》189页阎儿遗尿案,患儿长期遗尿,既往多认为属先天肾气不足,膀胱失约所致。赵老据舌红苔黄、脉弦数、大便干结断为胃肠积滞,郁而化热,湿热蕴郁肝胆,内扰心神;湿热下移,热迫膀胱,乃用升降散升清降浊,调畅气机,荡涤胃肠积滞,再加柴、芩、川楝清泻肝胆,使郁散湿去热清而奏效。

3.根据不同见症,随症配伍出入

赵老在确立了用升降散以疏调气机、升清降浊、通和上下内外这个总的治疗原则的基础上,还根据临床见症的不同而灵活地配以相关的药物治疗。

火郁三焦,气血壅滞而见颌下肿块者,加柴、芩、银、翘、皂刺、桔梗之类以疏解少阳,清热解毒,消痈破结。如《精选》61页治张某温毒案,颌下包块,大如鸡卵,质硬疼痛,属火郁三焦,气血壅滞,3剂而热退身凉,肿消大半。

温热之邪,内陷心包者,赵老用疏调气机之升降散,合银翘、菖蒲、茅芦根宣肺泄热,使内陷之邪透达于外。如《精选》2页治张某某风温案,本为风温,前医误治而致邪陷心包、神昏谵语者。

颌下肿硬作痛,其为热毒上攻,结于少阳,邪热不得宣散,宜宣郁疏风透邪,赵老用升降散运转枢机,加入杏、前、薄荷、牛蒡宣肺散邪,浙贝、元参消肿散结,并据"火郁发之"之理倡用热敷之法,如《精选》48页孙某及《精选》49页黄某,均小儿痄腮案,皆能迅速痊愈。

温毒蕴热,内闭于肺,气血两燔,阴分已伤,其势见危,赵老用升降散加清热解毒、凉营开窍之品(银、翘、菖蒲、神犀丹、至宝丹),升降气机,宣透郁火,证情迅速缓减,终至痊愈。如《精选》58 页治张某烂喉丹痧案。

温热内陷，阳明腑实，日久津伤，必须通腑泄热，故赵老用升降散开郁展气，佐生津之法，加用安宫牛黄丸仿牛黄承气汤意攻下热结，如《精选》63 页治陈某高热昏迷案。

肝郁日久，横逆犯胃，伍以赭石、旋覆花之平肝降逆，又运用防风升阳运脾，有升有降，从而大大地增强了升降散疏调气机、升清降浊的作用，不用止痛之药，而收止痛之效。如《精选》91 页治陈某胃脘痛案。

便秘者，加腹皮、槟榔、焦三仙、枳壳以促进大肠传化，总以疏调气机、调整升降为治疗目的。如《精选》115 页治陆某便秘案。

头痛而属木郁化火、络脉瘀滞者，加柴、芩、川楝、钩藤、丹参、川芎，夏枯草、龙胆草等清泄肝胆，凉血化瘀，通络止痛。如《精选》127 页治宁某头痛案。

《精选》138 页治陈某心悸案，病为贫血，疑为再障，赵老在调整气机升降的同时，还加入腹皮、槟榔、枳壳、三仙等消食导滞，意在通过降胃之浊气以助升脾之清气，脾升胃降，运化复施，而有助于气血生化之源。

对冠心病之心绞痛或心肌梗死者，其根本病机在气机不畅、心血瘀阻，赵老在治疗中常佐以活血通络之品（薤白、瓜蒌、赤芍、丹参）以改善心脏冠状循环。如《精选》140 页蒋某及《精选》141 页李某之胸痛案，就都有心肌梗死史。

《精选》142 页治吕某嗜睡案，《精选》143 页治佟某失眠案，均为睡眠障碍，其病机同为气机郁滞，故其治皆以升降散疏调气机，复其升降，然前者由湿热蒙闭，神明失聪，故加藿、佩、前、苏、腹皮、槟榔、淡豉等以畅三焦、展气机、去湿热；后者由肝胆郁热，热扰心神，故加柴、芩、川楝、竹茹、枳壳，合入温胆汤意，以清泄肝胆郁热而求寐安。

血虚肝热，络脉失和者，赵老于方中亦配伍养血和络、养血

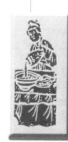

中医名谚阐释

育阴之品(赤白芍、阿胶珠、旱莲草、女贞子、丝瓜络、钩藤、桑枝)。如《精选》151页治张某震颤案。

热入血分者,于疏调气机方中,亦加入凉血化瘀、清泄热毒之品(茅根、小蓟、地榆、槐花、茜草、赤芍、丹参、川楝)。如《精选》152页刘小儿发斑案、《精选》153页治袁某齿衄案及《精选》154页崔某鼻衄案。

赵老论治癥瘕积聚,采取疏肝解郁为主,配合活血化瘀、咸寒软坚、调整阴阳之法。如《精选》156页治卢某臌胀(肝硬化)案。尤其是《精选》160页治周某癥(转移性肝癌)案,全案前后八诊,历时二月有余,都是在疏调气机、凉血化瘀这个总的治疗原则基础上,随正邪变化和证情差异而在具体用药上作相应的增损出入。如初期之时,舌红瘦,左脉弦细,右脉弦细滑,肝热气郁固为主要矛盾,然对术后脾虚失运及日久而气阴两伤亦未予忽视,故治方中虽加用了旋覆花、丹参活血和络,更加入香附、木香理气助运,杏仁、枇杷叶舒展肺胃,焦三仙消食开胃。中期之时,气机渐展,血瘀郁热已上升为主要矛盾,故加入半枝莲、半边莲、赤芍、茜草、白头翁等凉血化瘀,清热解毒。该案本为气阴两伤,脾胃亏损,正虚邪实之证,病久正气愈益亏损(七诊:脉象濡软),故在后期的治疗中,加入黄芪、沙参、茯苓益气养阴健中之品。脾胃为气血生化之源,"有胃气则生,无胃气则死",赵老在治疗中就注意时时顾护脾胃,本案全过程皆以升降散疏调气机贯彻始终,然却置其中大黄而不用,此乃宗仲景《伤寒论》第280条"当行大黄、芍药者,宜减之,以其人胃气弱",牢记莫伤脾胃运化之旨。

《精选》178页治李某阳痿案及《精选》179页治赵某阳强案,正如按中所言:"此案(赵案)为误服温补之剂而致肝胆郁热,表现为阳强不倒,上案(李案)乃湿热阻滞厥阴经脉而致阳痿不举。证虽相反,其病机则相似,舌脉俱现湿热之象,肝主疏泄,被湿热郁阻,则疏泄不利,气机不能畅行,厥阴经脉郁滞,或勃为阳强,或痿而不举,皆当从肝调治,疏其气机,复其疏泄之职。故皆选用升降散之善调气机复升降者加减取效。"二案病机相似,治法类同,然其见症总属相反,一为阳痿,一为阳强,故在配伍用药上,亦是有不同选择的。前者加柴、芩、川楝清泄肝热,荆、防宣畅阳气,腹皮、槟榔疏利三焦;后案则加柴、芩、川楝,尤其是用龙胆草、炒山栀以大清肝热。

《精选》235 页治王某崩漏案和《精选》236 页治袁某闭经案,虽同属月经紊乱病,其病机同为气机不畅,血分郁热,故同以升降散调复气机升降为治。然前者虽见下血不止,且见血虚之征,但舌红起刺,苔黄且干,脉弦滑细数,属阳盛热伏,扰动血海,迫血妄行,故还加入清泻血分郁热之品(荆芥炭、小蓟、炒槐花、苎麻根、茅芦根),待出血量减少之后,改加用养血育阴之品;后者室女经闭,舌红且暗,脉沉涩,乃属血分郁滞,冲任受阻,故加入调冲任、行经血之品(柴胡、川楝,赤芍、牛膝、香附、旋覆花)。同是月经病证,同用调理气机升降的升降散为基本方进行治疗,然因其证情差异,展示了病机的不同,故其治又配伍了各自不同的相关药物。

《精选》237 页治乔某头汗案,为肝经郁热,上迫为汗,以升降散加柴、芩、川楝疏调肝郁、清泄肝热为治,同时配入浮小麦、生牡蛎养心阴、敛汗液,此标本皆治之法。

通过以上各案例,可以了解赵老在运用升降散时,既注重了气机调整这个总原则,也是注意到随症的药物配伍。

4.严格掌握升降散的使用时机

升降散的运用固然十分广泛,但其使用时机,赵老却是掌握得非常严格的。

在《精选》用升降散的验案中,固然有全案始终以升降散疏调气机者,如《精选》144 页治徐某失眠案及《精选》160 页治周某癥(转移性肝癌)案。但更多见的是在治疗过程中兼杂使用其法其方者。如《精选》58 页治张某烂喉丹痧案,温邪蕴热,气

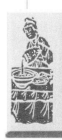

59

营两燔,前医误用辛温,致使热势更张,阴分已伤,有昏厥之势,故急用升降散升降气机、宣透郁火加清热解毒、凉营开窍之品。药后内闭得解,继用两清气营、解毒透疹。待疹透毒泄,再用养阴生津、调理脾胃而收功。又如《精选》148 页治陈某耳聋案,其为肝胆湿热上蒸,升降失常,先用清泻肝胆湿热、疏调气机升降之法,待湿热大清,气机得畅,耳聋见轻,然后改用填补下元方法,使耳聋得除。又如《精选》235 页治王某崩漏案及《精选》236 页治袁某闭经案,皆月经紊乱之证,因其病机皆属血分郁滞,气机不畅,故皆先用疏调气机加入对症之药以为治,然后再以养血育阴以全功。以上所举验案,皆是先以升降散配合相关方法疏调气机、透泄郁热为治,然后再辅以其他治法而收功之例,此亦急则治其标,标证得到控制,再行缓则治其本之法。同样,《精选》验案中亦不乏先用它法治疗,再继以升降散调疏气机于后的。典型者如《精选》234 页治于某经期发热案,证见经绝期经前发热,赵老断为肝经郁热,气机不畅,故先以丹栀逍遥散舒肝解郁清热,待发热清解,未再发作后,再继用升降散加味以凉血育阴、疏调升降以治其本而求远期疗效。又如《精选》190 页治孙某小儿遗尿案,初用清化湿热、化瘀通络为治,疗效并不理想。赵老及时调整用宣展肺气、通利三焦之法,尤其是四诊加入升降散调复升降,宣透气机之后,果然取得显著效果,未再发生遗尿。

赵老用升降散疏调气机,透泄郁热,在验案中既有先用之例,也有后用之案,更有贯穿全疗程而始终不离此方此法者。可见赵老对升降散的运用是非常注意其使用时机的严格掌握的。

〔原案例录〕

失眠(神经衰弱)

徐某某,女,43 岁。初诊。

患者做财会工作 20 余年如一日,恪尽职守,颇得好评,近破格晋升中级职称。因领导委以重任,致有人不满,散布流言,心中因此郁闷。加之工作压力颇重,遂致夜不能寐,病已月余,以致不能坚持正常工作。形容憔悴,疲惫不堪。心烦急躁,时欲发怒,又时欲悲泣。诊脉弦细滑数,重按有力,舌红苔白浮黄,大便干结,小溲色黄。此肝胆郁火不得发越,内扰心神,魂魄俱不安宁。治宜疏调气机,宣泄木火之郁。用升降散加减。

蝉衣6克　僵蚕10克　片姜黄6克　大黄3克　柴胡6克　黄芩10克　川楝子10克　菖蒲10克　钩藤10克(后下)

7剂。

二诊

药后大便畅行,心烦易怒俱减,夜晚已能安睡3~4小时。患者精神状态较前判若两人。诊脉仍弦滑数,舌红苔白,郁热尚未全清,继用升降散方法。

蝉衣6克　僵蚕10克　片姜黄6克　大黄3克　柴胡6克　黄芩10克　川楝子10克　炒枳壳6克　焦三仙各10克

7剂。

三诊

患者心情显著好转,入夜已能安然入睡,食欲较前大增,面色已显润泽。意欲上班,恢复工作。但思之仍不免心有余悸,唯恐上班后再导致失眠症发生。诊脉弦滑且数,舌红苔薄白,仍宜前法进退。并嘱其每日坚持散步锻炼,饮食当忌辛辣厚味。并注意思想开朗,勿以小事为意。

柴胡6克　黄芩10克　川楝子10克　丹参10克　茜草10克　赤白芍各10克　蝉衣6克　僵蚕10克　片姜黄6克焦三仙各10克　7剂。

[按语]此例患者由于工作压力不堪重负,致精神高度紧张,夜不能寐,属精神情志因素所为,故责之于肝经郁热不得宣散,木旺则火生,而成木火同盛,神魂不安。故选杨栗山升降散之善能疏调气机解郁散结者,合疏肝泄热之品组方,以治其本。药对其症,故能7剂而获显效。真不亚于西药之镇静剂也。按

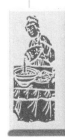

61

失眠一症，多从心神不安、心肾不交辨之，动辄堆砌大队安神之品，如酸枣仁、茯神木、远志、合欢皮、珍珠母之类。此所谓对症下药，非辨证施治也。先生此案，不用一味安神之药，而收安神定志之效，中医辨证论治之特色，于斯见矣。

录自《赵绍琴临证验案精选》

木 郁 达 之

本谚出处同上谚。

木郁之病证，其临床表现据《素问·六元正纪大论》所载为："民病胃脘当心而痛，上支两胁，鬲咽不通，食饮不下，甚则耳鸣眩转，目不识人，善暴僵仆。"张景岳《类经》注曰："此皆风木肝邪之为病。厥阴之脉，挟胃贯膈，故胃脘当心而痛，鬲咽不通，食饮不下也。上支两胁，肝气不下也。肝经循喉咙，入颃颡，连目系，上会于巅，故为耳鸣眩转，目不识人等证。风木坚强，最伤胃气，故令人善暴僵仆。"张氏对木郁过甚所发的病证，进行了病机分析，总的结论是："此皆风木肝邪之为病"。重温经文及张氏之注，可明白木郁所致病证皆为肝脏本经之病及肝之病横克胃土，而致肝胃不和等继发病证。

通过大量的临床实践和理论探讨，古代医家逐渐总结出木郁—气郁—肝郁，讲的是一回事，一个道理，是一个病理概念，故前人有"郁不离肝"之说。"木郁"即指肝气郁滞，何梦瑶《医碥》即谓"木郁者，肝气不舒也"。究其病之因，往往是与精神情志密切相关。《临证指南医案·郁门》谓："郁，七情之郁居多，如思伤脾、怒伤肝之类是也。"木郁，大都由气郁不舒，木失条达所致。朱丹溪曾说"气血冲和，百病不生，一有怫郁，诸病生焉。"木郁为诸郁之初始，木失条达，气机郁滞，久不开泄，则进而引起血瘀、湿阻、化火、生痰、食停诸郁接踵而生。是故古人有"气郁则生湿，湿郁则为热，热郁则生痰，痰郁则血不行，食郁则血不

62

化"之说。

如是,可将"木郁"之证作如下概括:①以情志因素为首要病因。②病机变化是由气机郁滞,进而横逆莫测,遂致湿、痰、火、血、食诸郁的相继发生。③病位以肝为主体。肝为风木之脏,主疏泄,喜条达而恶抑郁,一有不畅则气机郁滞,由此影响其他脏腑气机逆乱而同为之病。上冲可干犯心肺,横逆可乘克脾胃,下侵可损及肾与冲任,由肝气郁滞而干犯相关脏腑使之协同共病的现象,在临床上是极为多见的。

"达之",是《内经》对"木郁"提出的总治则。《类经》说:"达,畅达也。""诸家以吐为达者,又安足以尽之。"并谓:"凡木郁之病,木之属也……在表者,当疏其经;在里者,当疏其脏。但使气得通行,皆谓之达。"达之之法应包括清宣、和解、理气、调血等疏导通调多项手段。

产生肝郁(木郁)多以情志因素为主因,因此精神心理治疗也是很重要的一个环节。《灵枢·师传篇》"告之以其败,语之以其善,导之以其所便,开之以其所苦",即是很早就重视到了精神疏导的作用,《经》中所说"导之""开之",亦即"达之"之一法也。程钟龄说:"肝郁气结,五郁相因,当顺其性而升之,所谓木郁则达之。"如果郁结仅局限在肝之本经脏,则径用"达之"之法,疏理其气,自可获愈。

如果肝郁而累及其他脏腑,出现诸多夹杂变证,其治疗"可扩焉而充之",当本五行相因、脏腑相传的理论指导,参以相关的治法,才能取得"疏其气血,令其条达,而致和平"的治疗效果。

郁结而干犯脾土者,宜抑木之中参以扶土以达之。以脾胃位处中州,具受纳、腐熟、消化、吸收的功能,此一功能亟须肝之疏泄功能的配合才能升降有序,正常发挥。若肝郁气滞,失于疏调,必木胜克土致脾胃功能紊乱而产生肝脾不调、肝胃不和之证,此乃肝之太过而"制己所胜"所造成,治宜扶土抑木以达之;

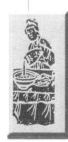

抑木达之之中决不可忘却扶助中土。

肝郁及肺，又宜清金制木以达之。以肺主肃降，调畅气机，肝主疏泄，其性升发。两脏升降相因，相互协调，共同完成全身气机的调节、平衡。若肝气太过，亢盛无制，反侮肺金，故宜平肝开郁，清金制木以达之。

肝郁犯心，又宜疏肝理气、养心宁神以达之。以肝藏血，主疏泄，畅达气机，气和血和；心藏神，主血脉，载运血行，二者共同维护血液的循环和畅通。《素问·玉机真藏论》说的"五藏受气于其所生……肝受气于心"，就讲的是心与肝的关系。肝的功能有赖于心之气血的流通和濡养；反之，肝郁气滞，疏泄失司，亦必然影响心血的运载、流畅而为病。肝郁日久，郁而化火，伤及肝阴，母（木）令子（火）实而心火亦亢，久之耗伤心血而为病，故宜清心泻肝、养血宁神以达之。

木郁而及肾者，又宜滋肾养肝以达之。《格致余论》说："主闭藏者，肾也；司疏泄者，肝也。"肾主水，司开阖，为调控排泄水液、维持体内水液平衡的主要脏器，其开阖之能又直接与肝之疏泄密不可分。再者，肝与肾，母子也，肝藏血，肾藏精，精血本为一体，肝之血需赖肾精的滋养，肾精又有待肝血所化生之精的补充，二者相互滋生，故有肝肾同源、精血同源之说。肝郁日久，耗伤阴血，肾精无以为济而渐形亏乏；反之，肾精有亏，无以滋生肝血，肝血亦必为之不足。如是，互为因果，终至肝肾阴虚之证，此即乙癸同源、肝肾同源的机理所在，是时则又当滋肾与柔肝同举而达之。

至于郁而伤及冲任，必致妇人月经等病，则又宜疏达木郁而调经。因肝的疏泄功能对妇人月经的调节有非常重要的意义，因此古人乃有"女子以肝为先天"，"调经肝为先，疏肝经自调"之说。凡肝滞木郁，损及冲任，气血运行有碍而导致月经诸证者，临床上都把疏肝达郁作为调治月经病的首选方法。

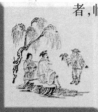

〔典型案例〕

咳嗽(慢性支气管炎)

郑某,女,54 岁,工人。1992 年 1 月 31 日初诊。患者咳嗽咯痰 3 年,加重 1 月,每生气则屡发。西医诊断"慢性支气管炎",给予肌注青霉素,口服含氨棕色合剂、必嗽平等药物及服中药清热、宣肺、散寒、润燥之剂未效。近 1 个月前,因家中琐事而忧恼,再次发病并症状加重,而来求治于高师。症见咳嗽频仍,咳痰白而黏,胸膈满闷,气上逆为甚,咽喉似有物梗阻,嗳气纳少,神情抑郁,口苦气急,二便尚调,舌质淡红,苔薄白微腻,脉细弦滑。证属七情郁结,宣降失常。治拟疏肝解郁、理气化痰之法。

处方:苍术 10 克　香附 10 克　法夏 10 克　茯苓 10 克　浙贝 10 克　川朴 10 克　建曲 10 克　橘红 8 克　柴胡 8 克　白芍 8 克　川芎 8 克　苏叶 8 克　炙甘草 5 克

此方连投 14 剂,自觉精神好转,咳嗽咯痰明显减轻,喉间如物梗阻消失。再守原方稍加出入调治半月余,咳嗽气急皆平,纳谷知馨,病情稳定,其间虽有情绪急躁情况,也未再反复。

[按语]本例系肝郁气结,气郁津阻生痰,而发此病,此已非外感咳嗽,实为内伤致病之证。肺失清肃,金不制木,肝气上逆,故生痰致咳。木郁达之,气滞则利之,故高师以逍遥散合越鞠丸、半夏、厚朴汤化裁。逍遥散重在疏肝,越鞠、半夏、厚朴则重在理气,均非治咳之剂。然妙在三方合为一体,疏肝理气解郁,实为对症之方,故服后气顺则郁解,咳嗽咯痰乃愈。故为医者凡治咳嗽最要分清内外所因及新病久病之异,若久而郁结,务要开郁。若不详审细辨,拘泥常法,以板法治活病,其结果势必加剧肝气上逆,肺失清肃之势,咳嗽则随之益甚矣。

录自《高辉远临证验案精选》

综述:"木郁达之",木郁—气郁—肝郁,指的实乃是同一病

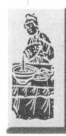

机病证。气有郁滞则势必有碍血液畅行、水液运行和食物消化，久则更能化热化火，于是血、痰、湿、食、火诸郁，皆因是而生，相杂为病。因此，在以达之之法治木郁时，尚须观察是否有其他各郁的伴杂状况发生而配伍相应治法和药物。其次，肝气郁结必然干犯其他脏腑而同时为病。因此，运用达之之法以治木郁时，更应该视其所影响到的脏腑及所现病证而灵活地施法、选方、用药，才能丝丝入扣，不致犯"拘泥常法，以板法治活病"之诫。

土 郁 夺 之

　　土郁病证，张景岳《类经》在对《素问·六元正纪大论》所载病证一一进行了病机分析之后，以一语概之"此皆湿土为病"。"土郁"病变中心在脾，重点是脾胃的湿土壅滞为患。脾主运化，为湿土之脏。土性畏滞，凡食滞胃肠、痰湿壅碍、水饮遏伏、湿阻中焦，其过甚者势必造成中土壅塞，脾胃呆困，运化不行而为"土郁"之证。"凡土郁之病，湿滞之属也。其脏应脾胃，其主在肌肉四肢，其伤在胸腹。"（《类经》）

　　"土郁夺之"的"夺"，原则上是指通下之法，但又并非仅指通下一途。孙一奎《医旨绪余》即谓："土郁者，脾郁也。夺者，攘夺之谓也。"而张氏《类经》则谓："夺，直取之也……土畏壅滞，凡滞在上者夺其上，吐之可也；滞在中者，夺其中，伐之可也；滞于下者，夺其下，泻之可也。凡此皆谓之夺，非独止于下也。"可见"夺之"之法甚多，非仅通下一种，诸凡消食、去积、豁痰、蠲饮、行湿、导滞，使食痰湿浊之郁于内者从里消散的方法，皆属于"夺之"之法。如涌吐痰涎宿食的瓜蒂散，燥湿化痞、消胀和中的平胃散，泻热破结的大陷胸，消食和胃的保和丸，温下逐水的己椒苈黄丸，化痰去风的半夏白术天麻汤，健脾消痞的枳术丸等等，都应该属于"土郁夺之"的"夺之"之法的范畴。《沈氏尊生书》载有夺郁汤一方，言治土郁，当是取义于《内经》"土郁夺之"

之旨。其组方为苍术、藿香、香附、陈皮、砂仁、苏梗、生姜、草蔻，全方皆为燥湿理气、化浊辟秽之品，径言治土郁而名夺郁汤，此可证"土郁夺之"的"夺之"之法是非常广泛的。

土郁，其脏在脾；土畏壅滞，壅滞过甚则郁。邪郁之处往往脏虚不运，故土郁之证多虚实相杂，本虚标实。在采用"夺之"之法时，不可一味事攻，应辨明正邪虚实，标本缓急，尤须顾及本脏之气。如东垣枳术丸，药仅枳实、白术、荷叶三味，却是一个消补兼施的方剂，乃《金匮要略》枳术汤的演变，其中枳、术用量的调整，即意味着制方、用方的意义产生了变化。再者，痰阻湿滞，食停水蓄而为郁，必妨碍中土之气的运行而致气滞，故以"夺之"治"土郁"，必当兼理气行气之法，气行则痰湿水食皆行；土郁既久，或随人体之阴阳而寒化热化，"夺之"之时又当辨其寒热而随证选药。

金 郁 泄 之

张景岳《类经》在析《素问·六元正纪大论》所载"金郁"病证的病机时讲："咳逆嗌干，肺病而燥也。心胁满引少腹，善暴痛不可反侧，金气胜而伤肝也。陈，晦也。金气肃杀，故面色陈而恶也。"从张注可知"金郁"之证实为燥伤本脏及肺金郁甚而伤及肝木者。

肺属金，为娇脏，其位居高如华盖，主秋金之令。"肺为气主，最忌贲郁"（《吴医汇讲》），"金郁"者，乃肺气郁滞及燥邪郁结肺金之病。邹澍《本经疏证》说："肺为娇脏，既恶痰涎之塞，尤畏火炎之铄。"肺主皮毛而为娇脏，以清肃为顺，以宣发为事，肺气郁滞或外邪侵扰，或燥邪郁结，或痰浊阻肺，或水饮犯逆，发生"金郁"则往往表现为敛束、为闭室、为燥郁、为壅塞，《内经》以"泄之"之法以为治。

"金郁泄之"的"泄"，《类经》说："泄，疏利也。凡金郁之

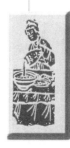

病，为敛为闭，为燥为塞之属也。其脏应肺与大肠，其主在皮毛声息，其伤在气分，故或解其表，或破其气，或通其便，凡在表在里，在上在下，皆可谓之泄也。"张氏明确地指出，肺气贲郁，多采用疏利的治法。诸凡解表、利气、清肺、豁痰、通便，皆属于"泄之"之法的范畴。如风寒外束，肺气失宣，用三拗汤、华盖散以散寒宣肺，平喘止咳；痰浊内生，上逆壅遏，予三子养亲汤化痰理气，降气平喘；燥伤本脏，予杏苏散轻宣凉燥，宣肺化痰；肺气郁闭，浊阴上逆，《温病条辨》予宣痹汤宣痹开结；风热壅肺，气机受阻，喘不得卧，予葶苈大枣泻肺汤峻药攻利，急泻肺中邪实；外寒束表，寒痰犯肺，寒热喘咳，予小青龙汤散寒温肺，化痰平喘；外有水气，内夹热邪，风邪外袭，肺气失宣，发为风水浮肿证，予越婢加术汤加减以疏散外风，宣肺行水；阳明温病，痰涎壅滞，予宣白承气汤清热通腑、肃降肺气等等，皆属于"金郁泄之"在实践中的具体运用。

"金郁"者，即肺气郁滞，或由外邪敛束，肺失其宣；或由水饮痰浊，闭窒气机；或由燥伤肺津，失其清肃；或由气滞血瘀，壅塞肺气。"泄之"即疏利之法，凡解表、利气、宣闭、清肺、豁痰、通便，皆"泄之"之法。病因不同，兼证必异，临证宜根据证情而详细辨察其病因，运用疏利以治金郁，当辨明致郁之因而有针对性地采用具体的疏利之法。笔者曾以《温病条辨·上焦篇》之宣痹汤加当归、桃仁、蝉蜕、桔梗治"慢性咽炎"咳嗽逾半年之久，他医曾反复运用宣散表邪、养阴降逆、润燥止咳等，诸法枉效者，即是本肺气贲郁，宜开宣上焦之闭的思路，而用上焦宣痹汤加味拟"金郁泄之"之法。果然三剂见效，咳嗽大减，十余剂而愈。嘱戒烟酒辛燥及避免情绪过激，随访年余，未见复发。

水　郁　折　之

张景岳《类经》对《素问·六元正纪大论》所载"水郁"病证

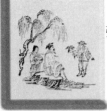

一一进行了病机分析后,以一言概之曰:"此皆寒水之气为病","凡水郁之病,为寒为水之属也"。

"水郁"者,寒水之病。《素问·逆调论》说"肾者水脏,主津液",肾为真阳蛰藏之脏,体内津液的输布流行,整个水液的正常代谢过程均有赖肾主水液的蒸腾气化作用才能实现;肾阳虚惫则寒水停蓄不化,郁滞而为"水郁"之病。喻嘉言《医门法律》即谓:"肾藏真阳,阳盛则百骸温暖,阳衰则一身沍寒。"水郁为病,或为水气泛溢而肿,或则水液内蓄而为饮。

"水郁折之"的"折",王冰解谓:"折,抑制其冲逆。"而孙一奎《医旨绪余》则谓:"折者,决折之谓也……决而折之,以导其东归之常。"这就是说对寒水郁滞者,通过调控、抑制、输利,使水液循常路而去,恢复其正常的代谢。笔者认为尤以张景岳《类经》之释为确切:"折,调制也。凡水郁病,为寒为水之属也。水之本在肾,水之标在肺,其伤在阳分,其反克在脾胃。水性善流,宜防泛滥。凡'折之'之法,如养气可以化水,治在肺也;实土可以制水,治在脾也;壮火可以胜水,治在命门也;自强可以帅水,治在肾也;分利可以泄水,治在膀胱也。凡此皆谓之折,岂独抑之而已哉?"此说就更为全面,更为具体,更为实用了。查张氏之论("折,调制也")的基本精神皆源出于仲景《金匮要略》:"皮水,越婢加术汤主之;甘草麻黄汤亦主之。"此解表宣肺以去水,治在肺也;苓桂术甘汤、枳术汤,温中健脾以去水,治在脾也;金匮肾气丸,温补肾阳,引火归元,治在命门也;真武汤,温肾散寒,温阳利水,治在肾也;五苓散,化气利水,治在膀胱也。

"水郁"之证,乃寒水郁阻为患,治宜祛邪利水以"折之"。温阳化气,养正行水,皆为治本之法。张景岳所提出的"折之"诸法,总不越此一范畴。然若病势既旺,水势猖獗者,又非本法所能遏制,则又需急则先治其标,用泄水之药以挫伐其水,即王履所谓"折,制御也,伐而挫之,渐杀其势"。"平治于权衡,去菀陈莝;开鬼门、洁净府",《内经》早有治则、治法(可参该谚阐

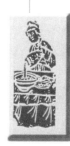

释)。临床或选择使用,或综合运用,总在通过利水泄水而折其犯逆之势,这些又都是属于治标之法了。

综述(五郁证治):中医学强调"天人合一",天有五运六气,人以五脏六腑应之。木、火、土、金、水"五郁",实天地不正之气对人体脏腑功能、升降出入产生的异常影响。因其病因、病机不同,涉及的阴阳气血、表里上下部位不同,临床见证亦自当有异。《内经》针对"五郁"病证,提出了达、发、夺、泄、折五项治则。后世医家在此原则下,将理论的探讨和个人的实践经验相结合,多有体会,多有总结,多有发挥,足资我们学习借鉴。

"郁之甚者,治之奈何?"《内经》针对五气抑郁过甚而提出了五种不同的治疗法则。五郁太甚,邪壅气结,故采用达、发、夺、泄、折这五种"过者折之……所谓泻之"的治则。因为这五种治则都是针对五郁之甚者而提出来的,故而这五种治则多适用于"五郁"的实证。如果郁证见于体虚者,或因郁久而致虚者,又当兼顾正虚邪实而调整治疗措施。比如采取疏补并用以治"木郁",甘温升发以治"火郁",消补兼施以治"土郁",轻清辛润以治"金郁",温煦渗泄以治"水郁"等,就都属于这个范畴,临证之时切不可为"五法"所拘泥,固执不变,而当辨证施治,权衡虚实标本,灵活掌握"五郁证治"的具体运用,方臻完善。

五脏之伤,穷必及肾

语出张景岳《景岳全书·虚损》。原句为:"盖肾为精血之海,而人之生气即同天地之阳气,无非自下而上,所以肾为五脏之本。……凡劳伤等症,使非伤人根本,何以危笃至此,故凡病甚于上者,必其竭甚于下也。余故曰:虚邪之至,害必归阴,五脏

70

之伤,穷必及肾。"本谚的"伤",是损伤、亏损。"穷",是极端,作最终、追究到最后讲。本谚意为:肾为五脏六腑之根本,各脏腑因病变而造成的损伤,损伤到了一定程度,最后终究会影响到肾气,出现肾中元气(元阴、元阳)的虚衰而为病。

《素问·六节藏象论》云:"肾者主蛰,封藏之本,精之处也。"《素问·上古天真论》亦谓:"肾者主水,受五脏六腑之精而藏之。"肾居下焦,为阴中之阴脏,具封藏、贮存精气的功能。肾中所藏之精,既有禀受于父母的先天之精,更有后天的五脏六腑之精。先天之精化生先天元气,激发促进后天之精的化生;后天之精主要源于水谷精微,有濡养脏腑组织的作用,并且源源不断地输入肾中,补养填充先天之精。两者相辅相生、相互作用而构成肾中所藏精气。肾中贮藏之精,根据机体的需求,又会重新输送至其他各脏,作为脏腑活动的营养和动力。《怡堂散记》有言:"肾者,受五脏六腑之精而藏之,故五脏盛乃能泄,是藏于肾而非生于肾也。五脏六腑之精,肾实藏而司其输泄,输泄以时,则五脏六腑之精相续不绝……满而后溢,生生之道。"即指出了肾有封藏五脏六腑的精气,输泄以时,使五脏六腑随时得其精之供养,而"相续不绝"。肾只能藏精而不能生精,故王冰注《素问》乃谓"五脏六腑之精气淫溢而渗灌于肾,肾脏乃受而藏之"。唯有诸脏精气充沛,才能源源不断地输入肾中,肾之精才能保持充盛。若五脏六腑亏虚,自身已见不足,又何来充沛之精气盈溢渗注于肾中,自然会影响到肾中精气的封藏、蓄积,也就导致了肾中精气的渐趋亏乏。而若五脏虚亏,久之必求肾精之反哺,必反向肾中索取精气以求自身营养,所以,肾脏亏虚常是诸脏腑疾病的最终转归,也即张景岳之言"五脏之伤,穷必及肾"的缘由。

诸多疾病,久延不愈,脏气亏虚,常常是肾脏疾病发生的原因。如脾虚泄泻,日久必伤及脾阳,证情迁延,势必累及于肾,而致或下利清谷,或五更泄泻,兼见少腹冷痛绵绵、形寒腰酸等脾肾阳虚之证;肺与肾乃金水相生的关系,若肺虚日久,肺阴过损,

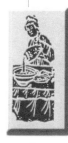

71

必然累及肾阴而出现干咳少痰、痰中带血、血色鲜红、时作时止、形体消瘦、腰酸耳鸣、骨蒸潮热、颧红盗汗等肺肾阴虚之证；其他如心之阴血过耗，肝之阴血过损，久之皆可累及到肾，而形成心肾阴虚、肝肾阴虚之证。这些都是诸脏之亏虚，病延日久，发展到最终必影响肾脏而为病者。温病病甚或温病后期，邪气深入下焦，枯竭阴液，其病及肾，已见危殆，亦"五脏之伤，穷必及肾"之列。又如《伤寒论》第254、255、256条之阳明三急下，亦即是阳明热结过甚，烁伤阴津，真阴将竭，亦乃"五脏所伤，穷必及肾"者也，故仲景立大承气汤急下腑结以救将竭之阴。陈修园扩焉而有所论，《神农本草经读》谓："百病之极，穷必及肾。及肾，危证也。有大承气汤之急下法，有桃花汤之温固法，有四逆汤、白通汤之回阳法……有真武汤之行水法，有附子汤之温补法，皆所以救其危也。"我们从以上例子还可明白一点，五脏之伤，其初未必皆由虚证，亦有实证因其病久伤及正气而致虚者，虚损日久，同样的必将累及于肾而使肾亦病。

〔**典型案例**〕

生气于精

苏某，女，48岁。2004年6月3日初诊。司教廿四载，终年曲运心机，谆谆教诲学子，何惮思虑太过。夫脾主思而统血，思虑过度则伤脾而统摄无权，以致汛水先期旬日即至，至则量多若崩，3日后量虽减而淋漓不已，历时八九日方净。询知经色淡多鲜少，质稀薄，少腹无所苦。但觉神疲乏力，面黄而浮，眩晕，耳鸣，胃呆少纳，手足欠温，腰脊酸坠，心悸怔忡，夜难入寐，大便不实，日一、二行，小溲数次而色清，舌淡，苔白滑，脉细弱。一派脾肾亏虚之象也。4日后汛期将届，姑从先后二天论治。病经十有七月，气血大伤，恐非旦夕之功可以奏效也！处方：老山红参（另煎冲入）、于白术、归身、菟丝子、鹿角霜各19克，云茯苓20克，炙甘草3克，黄芪、杜仲、熟地黄（砂仁3克拌）各15克，生枣仁 30 克,炮姜 1 克,龙眼肉 5 枚。10 剂。并嘱注意保暖,抛却思虑,悉心养病,忌食辛辣厚味,常进糜粥、莲子、山药。6 月 13 日复诊:前投归脾汤以益脾,毓麟珠以补肾,服药后尚合病机,夜渐能寐,心悸亦有起色,神情渐振,眩晕亦减。昨暮汛水仅先期六日而至,量减过半,再为调摄先后二天。又经谓"精不足者,补之以味"。拟再参入紫河车一味,补气养血,固冲在斯,生气于精亦在斯。前方黄芪、熟地各加至 20 克。10 剂。另紫河车粉 60克,每日 3 次,每次 2 克。本例先后诊治 4 次,末次月经仅先期一日而至,诸恙悉减,自觉渐若常人。嘱续服归脾丸 3 个月,每日 3 次,每次 6 克。愈后迄今未发。

[按语]本例从辨证着眼,认为久思伤脾而失统血之职,以致地道当闭的"七七"之年,反罹崩中近一载有半。此刻一则脾气先亏,太阴病久,累及少阴,所谓"五脏之伤,穷必及肾"。再则年龄四十有八,肾气早衰,加之崩中伤血耗气,以致肾气益损。《难经·十四难》云:"治损之法奈何? ……损其脾者,调其饮食,适其寒温……损其肾者,益其精。"本例按辨证论治法规,予归脾汤以补益脾气、养心宁神外,又在生活调摄上,遵照《难经》指示,嘱其慎寒温,远思虑,忌食辛辣厚味,以糜粥、莲子、山药等平补脾土。同时参入补肾益气养血的毓麟珠,且取其中人参、白术与归脾丸中的黄芪等补气药与熟地、当归、菟丝子配伍,仍是脾肾同治,气血双补,并寓"生气于精""从阳引阴""阴中求阳"之意,也符合"损其肾者,益其精"的经旨。

录自《中医临证求实·变法实践》(王少华)

综述:肾藏精,为一身阴阳之根本。其所藏之精,既有秉承于父母的先天之精,亦有五脏六腑源源不断地输入给予补充的属于后天的诸脏腑之精气。若诸脏有疾,绵延日久,脏腑精气亏虚,不但缺乏精之余气输入肾中,反将求索肾中精气以自补。肾无精可藏,久之必渐致亏虚而为病。此所以肾脏亏虚往往是诸脏疾病的最后归宿之处。多种疾病久延不愈,诸脏虚损到了相

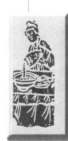

当的程度,常是肾脏为病发生的原因。

　　诸多病证,当其迁延日久、缠绵不愈者,每从治肾入手(或兼顾治肾)而采用或滋阴补肾,或温肾扶阳,常能收到意外的疗效,这就是根据"五脏之伤,穷必及肾"的理论指导。《医宗必读·肾为先天之本脾为后天之本论》指出:"五脏各有精,随用而灌注于肾,此乃肾为都会关司之所,非肾一脏而独有精也。夫肾藏五脏之精,是肾为五脏之本矣。男女之壮也,并始于肾气之盛实;其后也,亦由于肾气的衰微,人之盛衰皆本原于肾,即此理也。""五脏之伤,穷必及肾",五脏虚损到一定程度,势必累及到肾而为病,说明调五脏即可以减少肾的损害;而肾藏五脏之精,"输泄以时",此又说明调补肾脏即所以调五脏也。

五脏六腑皆令人咳,
非独肺也

　　语出《素问·咳论》。原句为:"黄帝问曰:肺之令人咳何也? 岐伯对曰:五脏六腑皆令人咳,非独肺也。"咳本属肺,但五脏六腑的病变均可影响到肺主气的功能而发生咳嗽。

　　《素问·咳论》内容丰富,篇幅较大,论述了咳嗽的病因、病机、症状分类、病理传变、治疗大法等等。原句作了两个层面的提示:首先提出了"肺之令人咳",确立了咳嗽与肺的必然关系。然后,出现突然的转折,"五脏六腑皆令人咳,非独肺也"。五脏六腑都可以使人咳,不仅是肺一脏的问题。转折的突然,正说明本谚的特殊和意义的重要。

　　《素问·宣明五气篇》说:"五气所病:……肺为咳。"明确指出肺气所发之病为咳,咳嗽为肺脏主病。咳嗽是肺病的外在表现,《景岳全书·咳嗽》所言"咳证虽多,无非肺病",即指出了咳嗽的主要病变部位在肺。肺为娇脏,其气清虚,容不得丝毫病气干犯。以其"外合皮毛,受气于天","卫气通于肺",外邪由口鼻、皮毛而入,首先犯人肺卫,干犯肺气,肺失宣降,失宣则壅,壅闭则失其肃降,而为逆、为呛,咳嗽乃作,亦即《咳论》之所说:"皮毛者肺之合也,皮毛先受邪,邪气以从其合也。"

　　咳嗽虽为肺之本病,而其他脏腑受邪,功能失调,皆能影响到肺,而使人病咳,故《经》谓:"五脏六腑皆令人咳,非独肺也。"如脾湿痰生,痰湿上渍于肺,有碍气机出入,则发为痰多咳嗽,此以"脾为生痰之源,肺为贮痰之器",而张元素《脏腑标本用药式》言"金为土之子,土满则肺气壅遏,泻肺为所以消满"。土满则肺壅,壅则肃降不行,必气逆而咳嗽作;又如肾气衰弱,津液输布不行,气化失常,水气上逆犯肺,则发为咳嗽喘息之证;肝气过亢,化火犯肺,木火刑金,阻碍肺气肃降,此则因气火之逆而咳;心肺同居上焦,心血如见瘀阻,致肺络亦瘀,肺气瘀阻而失其肃降,上逆咳喘而伴心悸心痛。凡此皆为他脏病气干犯于肺引发咳嗽之例。《张氏医通·咳嗽》对此有所论述:"经言脏腑皆有咳嗽,咳嗽属肺,何为脏腑皆有之?盖咳嗽为病,有自外而入者,有自内而发者。风寒暑湿,先自皮毛而入,皮毛者,肺之合,故虽外邪欲传脏,亦必先从其合而为嗽,此自外而入者也。七情郁结,五脏不和,则邪火逆上,肺为气出入之道,故五脏之邪上蒸于肺而为咳,此自内而发者也。"陈修园《医学三字经》亦说:"肺为脏腑之华盖,呼之则虚,吸之则满,只受得本然之正气,受不得外来之客气,客气干之则呛而咳矣;亦只受得脏腑之清气,受不得脏腑之病气,病气干之亦呛而咳也。""肺为气之市,诸气上逆于肺则呛而咳,是咳嗽不止于肺而亦不离于肺也。"张、陈的论述均指出了任何脏腑的功能失调,病气干犯到肺皆可成为引起咳嗽的病因,陈修园的结论是"咳嗽不止于肺而亦不离于肺",此即《咳论》所说"五脏六腑皆令人咳,非独肺也"的道理所在。

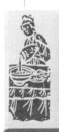

咳嗽的分类，《内经》是以脏腑分类，分为肺咳、心咳、肝咳等五脏咳及胃咳、胆咳等六腑咳。五脏咳的共同点为咳而兼有疼痛，如《咳论》所述："心咳之状，咳则心痛。……肾咳之状，咳则腰背相引而痛。"咳而见心痛者是为心咳；腰为肾之府，咳而腰痛者是为肾咳。可以通过观察疼痛部位的不同来鉴别其为何脏的咳嗽。六腑咳则是根据其兼见症，结合六腑的各自功能特点而进行分类的。"胃咳之状，咳而呕；……膀胱咳状，咳而遗溺。"胃以降纳为顺，呕为胃气上逆，故咳而兼呕者属胃咳；膀胱为州都之官，是贮藏排泄尿浊的器官，咳而遗溺，遗溺乃膀胱病而不约，故其咳属膀胱。其他胆咳，大、小肠咳，三焦咳等诸腑之咳皆可准此类比分析求之。六腑之咳当较五脏咳病程为长、病情为重，这是因为"五脏之久咳，乃移于六腑"。咳嗽的分类到隋·巢元方《诸病源候论》更有十一咳之分，除五脏咳之外，尚有风咳、寒咳、支咳、胆咳、厥阴咳等等。这些分类法，后世亦有仿效者，如明·秦景明的《症因脉治》即仿此而分之极繁。这些分类方法，虽然体现了辨证施治思想，但由于名目过于繁琐，却又不利于临床掌握。

　　唯独张景岳深究《经》旨而不从俗论，其在《景岳全书·咳嗽》就说："咳嗽一证，窃见诸家立论太繁，皆不得其要，多致后人临证莫知所从，所以治难得效。以余观之，则咳嗽之要，止惟二证，何为二证？一曰外感，一曰内伤而尽之矣。夫外感之咳，必由皮毛而入，盖皮毛为之合，而凡外邪袭之，则必先入于肺，久而不愈，则必自肺而传于五脏也；内伤之嗽，必起于阴分，盖肺属燥金，为水之母，阴损于下，则阳孤于上，水涸金枯，肺苦于燥，肺燥则痒，痒则咳不能已也。总之，咳证虽多，无非肺病，而肺之为病，亦无非此二者而已。但于二者之中当辨阴阳，当分虚实耳，……咳嗽之因，无出于此。于此求之，自得其本，得其本则治之无不应手。"张氏独具慧眼，将咳嗽分类之法，执简驭繁，而分为外感、内伤两大类，并且认为"止唯二证……尽之矣"。然若推其源,将咳嗽按外感、内伤分辨之法,《咳论》早有述及,其"皮毛者肺之合也,皮毛先受邪气,邪气以从其合也",讲的就是外邪由皮毛先受从其所合的为外感咳嗽;而本谚"五脏六腑皆令人咳",就讲的是体内其他脏腑的病变累及于肺而致的为内伤咳嗽。说张氏独具慧眼者,还在于张氏指出"外感之咳,其来在肺,故必由肺以及他脏,此肺为本他脏为标也;内伤之咳,先伤他脏,故必由他脏以及肺,此他脏为本肺为标也。"张氏之论把咳嗽的病因、病机及标本关系作了完善的概括,删繁就简,发扬经旨,立足临床,讲究实用。无论是从临床辨证治疗的角度,还是从辨证与辨病的相关诊察,都是有利的,就连张氏自己也说:"于此求之,自得其本,得其本则治之无不应手。"后世于咳嗽分类每沿袭此论,如全国中医审定教材《中医内科学讲义》及周仲瑛主编的《中医内科学》均从此说,即以外感内伤进行总的分证。

咳嗽是一个独立的病证,也是多种疾病所表现的一个症状,因此,对咳嗽的相关事项进行辨析是十分必要的。

如辨痰的性质:咳嗽无痰,或痰量甚少者,多为燥邪犯肺、肝火上逆,或肺热阴虚;咳有痰鸣,痰多易咯者,多为痰湿阻肺或痰饮停蓄。痰白清稀,多属风、属寒;痰黄黏稠,多属火、属热。

辨咳嗽的声音:咳声嘶哑,多为外邪犯肺;咳声重浊,痰出咳减,多为痰湿痰热壅肺;咳声低弱,多见于肺气亏虚或声带病变;咳声洪亮,多属肺之实热;咳声短促而小心翼翼,多见于伴胸痛者。

辨咳嗽发作的时间与节律:骤然性咳嗽,多为吸入刺激性气体或风邪犯肺;阵发性咳嗽,发则连声不断,终止伴有回鸣,多见于顿咳,乃外感疫疠之邪与痰热搏结于气道所致;早晨咳嗽较剧,多为痰浊;午后黄昏咳嗽加剧,多为阴虚;夜卧较剧,伴见喘息,多为虚寒。

总之,通过对咳痰的性质、咳嗽的声音及咳嗽的时间、节律

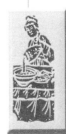

进行辨析,可以作为辨别咳嗽的病理性质的辅助诊断,有助于联系相关疾病,达到辨证与辨病的结合,是十分重要且不容忽视的。

或谓:有痰无声为嗽,有声无痰为咳。其实,咳嗽既作,一般是痰声并见,是很难截然划分的,故往往咳嗽同称。须知所谓有痰无声者,并非是全然无声,只是咳痰易出,咳声不甚鸣响而已。所谓有声无痰者,并非完全无痰咳出,只是咳得较为费力,痰涎不易咳出而已。这又是咳嗽辨证不可不知者。

〔典型案例〕

温清并用、补泻皆施法治愈肾咳一例

郑××,男,50岁。

初诊:1962年2月23日。

主诉:咳嗽月余,日日服药,未能奏效,痰黄不易咯出,咳而遗尿,腰府作痛。

诊查:面色萎浮,脾虚也。脉象沉细,苔色微黄。

治法:拟方兼顾。

辨证:肾咳不已,则膀胱受之。

处方:菟丝子9克 核桃仁9克 旋覆花3克(布包) 玉苏子9克 倍前胡3克 嫩白薇9克 海蛤粉9克(包煎) 广郁金3克 南沙参9克 合欢皮15克 制苍术3克 水炙草3克 净麻黄0.3克 小红枣三个(切开)

二诊:2月26日。服药后咳嗽基本痊愈,腰痛遗尿消失,唯觉头昏(凤恙),原方增入平肝之白蒺藜9克。

[按语]上例咳嗽患者罹恙月余,治无间日,投药周效,何也?邹老曰:"五脏六腑,皆令人咳,不独肺也,五脏各以其时受病,非其时各传以与之,可知心肝脾肾四经,亦各有咳嗽之症,不过假途于肺耳。"肾经之咳,咳而遗尿,乃肾虚不能受气归化元,膀胱虚而不能气化固约,故咳则气不能禁而遗尿也。腰为肾之

外府,肾虚则腰背相引而痛。又面色萎浮,脾亦虚也。其治用菟丝子、核桃仁益肾纳气固摄;麻黄、前胡、苏子宣肺降气;合欢皮、郁金解肺气之郁。然痰黄难咯,肺蕴虚热,故方中配白薇、沙参、蛤粉润肺化痰、清虚热之品。因痰而咳治在脾。患者面浮无华,脾虚蕴痰,故还配苍术、红枣、炙甘草培土生金。是法温清并用,补泻兼施,摄降同归一途。

录自《中国现代名中医医案精华》(邹云翔)

综述:咳嗽是指肺气上逆作声,咯吐痰浊而言,借助咳嗽可将呼吸道内的痰涎等异物排出体外,原本是一种保护性的反射动作。其本在肺,为肺之本病。

咳嗽是临床最常见的多发病证。既是一个独立的病证,又可以是多种疾病中的一个症状。咳嗽首分内伤外感,本谚"五脏六腑皆令人咳,非独肺也",是指的内伤咳嗽。咳嗽为肺之本病,乃由肺气失宣,肃降不行,气机逆呛而作。五脏六腑功能失常,病气干犯于肺,肺气宣肃失司,乃至人为咳。治内伤咳嗽重在调整脏腑气机而消除干犯肺气之病气。《素问·咳论》中"皮毛者肺之合也,皮毛先受邪气,邪气以从其合"讲的就是外感咳嗽,而治外感咳嗽重在疏散外邪,开解肺气之壅闭。

历代论治咳嗽者甚多,对咳嗽的治疗,自张仲景而下,历代医家在理论探讨上,在临床总结中,见仁见智,各有发挥,且每多新意,每多良法良方。总的原则就是先辨外感内伤,不能见咳止咳。外感咳嗽,多为实证,重在祛邪利肺,然后按病邪的不同性质而用药,慎勿敛涩,总在使外邪得去,肺气宣畅,则咳嗽自止;内伤咳嗽,多为虚实相杂,邪实正虚,治宜重视调整脏腑功能,解除干犯肺气的病气,祛邪止咳,扶正补虚,标本兼顾,分清虚实主次,干犯之病气去则咳嗽渐平,这就是治疗咳嗽的总原则。掌握了这个大原则,然后再辨其证之寒热虚实而治,寒者温之,热者清之,虚则扶正,实则祛邪,此又为治病之通法也。

明·虞抟《医学正传》谓:"夫欲治咳嗽者,当以治痰为先;

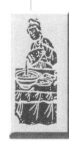

中医名谚阐释

治痰者,必以顺气为主。"笔者服膺此说,以咳嗽虽不必尽属于肺,然却也"不离乎肺",咳为肺之本病,肺主气,气失肃降则咳嗽作,肺气顺平则咳嗽止,故治咳之法首重调气。笔者认为治咳不理气,非其治也。于是笔者治咳嗽在辨证施治的原则下,在辨明各脏腑病气的基础上,每加入枳壳、萎壳、杏仁、桔梗、枇杷叶等顺气降痰之品。笔者于临床对老幼外感风寒之咳喘证,其轻者,用《医学心悟》止嗽散;稍重者,素喜苏陈九宝汤(见杨栗山《伤寒温疫条辨》)。该方以麻黄汤入薄荷以散寒解表,更喜其三皮、苏叶、生姜,实寓二陈汤理气化痰,合杏仁有宣畅气机、兼通畅三焦之意,笔者用于临床亦多显效。但要注意药量的增损和各药之间的用量比例以及药物的随症加减,对此已故名家蒲辅周前辈尚备有加减之法:"苏陈九宝汤加减法,风寒入肺而致喘嗽的通用方。咳而呕,加半夏、竹茹;口渴心烦,加生石膏、天花粉;水饮喘甚,加葶苈子、大枣;痰盛胸满,加白芥子、莱菔子;口苦,加黄芩。"(见《蒲辅周医疗经验·方药杂谈》)

气为血之帅,血为气之母

"气为血帅",语出《本草纲目》。其谓:"气者血之帅也。"
"血为气母",语出《血证论》。其谓:"守气者即是血。"

自《内经》多处提出"血气者,人之神,不可不谨养","血之与气,异名同类焉","气血正平,长有天命","气血不和,百病乃变化而生",揭示了气与血对人体的重要作用和紧密关系,后世医家更是每多论及。如宋·《圣济总录》:"气凭血运,血依气行,二者不可斯须离。"明·《普济方》:"盖气者血之帅也……气有一息不运,则血有一息之不行。"清张石顽《张氏医通》:"气不得血，则散而无统；血不得气，则凝而不流。"而唐容川之《血证论》中更是有多处提到，如其《脉证死生论》之"夫载气者，血也；而运血者，气也"；《阴阳水火气血论》之"运血者即是气，守气者即是血"；《吐血》之"其气冲和，则气为血之帅，血随之而运行；血为气之守，气得之而静谧……"以上文献，对本谚"气为血之帅，血为气之母"可谓非常之透彻。把本谚"气为血之帅，血为气之母"确切地相提并举者，当推徐灵胎《内经诠释·刺禁论》之"阳气为父，阴血为母"。近人焦树德在《从"病例谈辨证施治·中医理论是辨证施治的坚实基础》提出："血为阴，气为阳，阴中有阳，阳中有阴，气中有血，血中有气，血为气之母，气为血之帅，血之运行，气为之本。"

《灵枢·营卫生会》谓："营卫者精气也，血者神气也，故血之与气，异名同类焉。"《诸病源候论》亦云："人禀阴阳而生，合气血而长。"气与血是人体生长、发育和生命存在的动力和物质基础。气无形属阳，血有形属阴。气有推动、温煦、固摄、气化等作用（参"气者，人之根本也"阐释），血有和调于五脏，洒陈于六腑，濡养、滋润全身的作用。血之与气，异名同类，同为维持人体生命的重要物质，血赖气的动力得以运行，气赖血的奉养得以生生不息，二者相互依存，相互为用。"气为血之帅，血为气之母"形象地高度概括了气与血之间密不可分的关系。

《普济方·方脉总论》指出："盖气者血之帅也，气行则血行，气止则血止，气温则血滑，气寒则血凝。气有一息之不运，则血有一息之不行。""气为血之帅"，"帅"者，率也。有统领、率领之意。主要是指气有生血、行血、摄血的作用。

气能生血：血液生成的物质基础，是脾胃化生的水谷精微。《灵枢·决气》云："中焦受气取汁，变化而赤是谓血。"这里所指的"气"，是饮食物中的精微之气（即营气），亦指机体各脏腑的功能动力。人体受纳了饮食物之后，经过脾胃之气的腐熟、吸收、运化，将水谷之精微运转而进入血脉，变化而为血。营气既

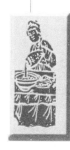

是化生血液的主要组成部分,同时又具有促进血液生成的作用。气旺则生血的功能强盛,气虚则血液化生的能力怯弱。即如周学海《读医随笔》中所说:"夫生血之气,营气也。营盛则血盛,营衰则血衰,相依为命,不可离者也。"证之临床,对血虚证的治疗,并不是单纯地补血,而更重要的是通过补气以生血,故古人有"血非气不长"之说。著名的当归补血汤,"用当归调血为主,反以黄芪五倍当归者,以血之肇始本乎营卫也"(张石顽《伤寒绪论》),其立方就是以气能生血的理论为指导依据(尝见有用当归补血汤,归、芪之量并重,甚而当归之量尤过黄芪者,此误也,问题就出在未能深思该方的组方意义在补气以生血)。

气能行血:血的运行全赖气的鼓荡、推动。朱丹溪《脉因证治》说:"血为气引而行。"若气虚动力不足,血可瘀而不行;若因气滞,血流不畅,亦可造成血瘀。血随气动,气逆则血随气升,可见血逆外溢;气陷则血随气下,可见血从内溢。证之临床,凡治血液运行失常者,往往在治血的同时兼伍调气之品,如补气(以行血)、行气(以活血)、降气(以降血)、升提(以升血),通过调气以调血,更能获得满意的疗效,此即以气行血的意义所在。王清任《医林改错》创制的血府逐瘀汤等多首治瘀血方,即是以"气有一息之不行,则血有一息之不通"、"气行则血行"为立法依据的气血同调、行气以活血的有名方剂。

气能摄血:血液能在脉管中有序地循环不息,全靠气的统摄作用,尤与脾的升清作用关系最切,所谓"脾统血",讲的就是脾之气对血的统摄作用。五脏之气调和则气和血宁,若气机逆乱,或气虚,或气逆,或气陷,均将失去对血液的约束、统摄之能,而出现血液离经妄行之证。临床就根据气病则血病的变异而分别或补气之虚,或降气之逆,或升气之陷等,通过调整气之病以保障血的正常循行。张景岳就曾反复论道:"气少不能摄血,故多致血易脱而气易败也。""忧思过度,损伤心脾,以致吐血咯血者,其病多非火证,或常见气短气怯,形色憔悴……是皆中气亏损，不能收摄所致。速宜救本，不得治标……"张氏讲的就是气虚不能统摄血行，无须治标止血，急急养气以救其本，也就是通过补气以摄血。缪仲醇《吐血三要法》说："气有余便是火，气降即火降，火降则气不上升，血随气行，无溢出上窍之患矣。"唐容川《血证论·吐血》更是说："血之所以不安，皆由气之不安故也，宁气即是宁血。止血之法虽多，而总莫先于降气。"缪、唐从另一个角度论及了通过治气以止血，宁气即宁血。这对于指导临床是很有积极意义的。

"血为气之母"，生我者为母，意为事物之起源、根本。主要指血能载气、血能养气。

血以载气：气以血为载体。气无形而能运行不息，乃是依附于有形的血液而流行通达，才不致散失。故唐容川说："夫载气者，血也。"《张氏医通》亦说："气不得血，则散而无统。"就都谈的是血以载气，气是以血为载体的。证之临床，凡见大出血者，其气亦常随之散脱而见面色苍白、冷汗淋漓、四肢厥冷等"气随血脱之证"。这是因为出血过甚，血脱则气无所托依而随之散离。对其治疗急救离散之气尤重于养血补血，此即吴仪洛《成方切用》所说："血脱者须益其气，盖有形之血，不能速生；无形之气，所当急固。阳生则阴长也。"而周学海《读医随笔》则言之更是确切："气必赖血以藏之。……惟血之质，为气所恋，因以血为气之室，而相裹结不散矣。故人之暴脱血者，必元气浮动而暴喘；久脱血者，必阳气浮越而发热；病后血少者，时时欲喘欲呕，或稍劳动即兀兀欲呕，或身常发热，此皆血不足以维其气，以致气不能安其宅也。"他讲的就是气赖血以藏，血为气之室，血脱则元气浮动、无所依托而失其所安之处，都是因为血之不足难以维护、运载其气。

血以养气：血有和调于五脏、洒陈于六腑、濡养滋润全身各部的作用，从而维持人体的功能活动。机体一旦缺乏血的供养，其功能也无法正常维持，气亦就无源所生。张隐庵《黄帝内经

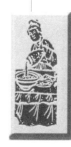

素问集注》就说:"气生于精血,精血虚脱则气竭矣。"喻嘉言《医门法律》亦说:"血以养气,气以养神,病则交病。"血的生成须靠脏腑的气化作用,气的化生亦须赖血的滋润、濡养作为其化生的基本物质。二者阴阳互根,相辅为用。即如张景岳之"精之与气,本自互生"。皇甫中《明医指掌》谓:"血为营,营者,水谷之精气也;气为卫,卫者,水谷之悍气也。"血赖气以生,气赖血以养,二者同源同物,称名不同而已。临床凡见血虚者,未见其气有不虚者。

〔典型案例〕

补气养血、培肾健中法治愈虚损一例

潘××,女,51岁。

初诊:1968年5月30日。

主诉:病员1960年曾患肝炎,1961年因腰腹疼痛经医院检查为肾下垂。两侧肾脏游走于少腹前侧。1963年又患食道炎。由于连年患病,体质已极度消耗。近来体重已下降至70余斤,身体羸弱,面色㿠白,精神萎靡,睡眠不好,食纳甚差,晚上口干,不欲饮水,脸足浮肿,两脚乏力,行走困难。据最近医院检查,白细胞已减少至1.9×10^9/升。

诊查:诊得脉象细弱,舌淡苔少。

治法:此应首当健立中土,补益气血,用小建中当归补血汤缓缓调治。

处方:当归12克　黄芪15克　桂枝9克　白芍12克　生姜9克　饴糖15克　大枣4枚　甘草3克

二诊:6月11日。服上方药10剂后,食纳增进,精神转好,身体觉有力气,已能行走,余症仍在。前方已见效果,应加重药力,用十四味建中汤加培肾药。

处方:党参12克　黄芪15克　白术9克　茯苓12克　当归9克　熟地12克　白芍12克　陈皮9克　麦冬9克　法半

中医名谚阐释

夏9克　菟丝子12克　肉桂3克(后下)　肉苁蓉9克　补骨脂9克　甘草3克　制附片9克(先煎)

三诊:6月24日。病员食量大增,精神更佳,水肿消退,行走更觉有力,睡眠好转。最近到医院检查,白细胞已上升到 4.0×10^9/升,但脉象仍属细微,舌淡不泽。再用补中益气兼建中之法以巩固之。

处方:党参12克　黄芪15克　白术9克　陈皮9克　桂枝6克　柴胡6克　升麻3克　白芍12克　生姜9克　大枣4枚　饴糖12克　甘草3克

病员服上方药10剂后,身体情况更有好转。后即以此方增损调理,而获痊愈。1978年因它病来诊时说,身体情况较好,前病一直没有复发。

[按语]《诸病源候论》说:"大病之后,血气减耗,脏腑未和,故使虚乏不足。虚乏不足,则经络受邪,随其所犯变成诸病。"本案因长期患病,体质耗损,出现种种虚损症状,虚劳即虚损,故应属虚损病范畴。其身体羸弱,面色㿠白,精神萎靡,两足乏力,脉象细弱,舌淡少苔,均属阴阳气血不足之征。血虚不能养心,故睡眠甚差;阴虚则津液不足,故晚上口干;阳虚则水湿内聚,故脸足浮肿;气虚则脾失健运,故纳食甚差;食差则血气生化无源,故病情日益加重。治疗上从健脾扶中、补益气血入手,用黄芪建中汤培补中土,以充气血之化源;用当归补血汤及补中益气汤益气补血,而使"气旺则血生,血充则气行"。本案理法方药,丝丝入扣,故取效显著。

录自《中国现代名中医医案精华》(李斯炽)

综述:气与血,异名同类,同为水谷精气所化生,同为维持人体机能活动的基本物质。二者阴阳互根,协调为用,不容片刻或离,荣则俱荣,损则共损。二者同中有异,气无形属阳,以推动、运行为务;血有形属阴,以濡养、滋润为任。血赖气以生、赖气以运,有载气、养气的作用;气赖血以养、赖血以载,有生血、行血、

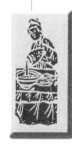

摄血的功能,两者相使相须,即如陈士铎《洞天奥旨》所说:"气非血以相养,则气虚不能遽旺也;血非气以相生,则血虚不能骤盛也。"故有本谚"气为血之帅,血为气之母"。

临证论治气血,每多二者兼顾。以血脱者气必随之脱,血虚者气亦必不足。故血虚者必兼养气以生血,血脱者急在固气以救脱,血瘀者行气以活血,血逆者降气以宁血。二者关系密切,共同维护着生命的正常状况。

血之生,血之成,全赖乎气,以气能生血者也。是故,读上录李老案总是觉得黄芪用量过轻。初诊之当归补血汤、三诊之补中益气汤,愚见黄芪之量皆以增大为30~40克或将更佳。

气有余,便是火

语出朱丹溪《金匮钩玄·卷一·火》。本谚指出病气的过盛有余便会产生使人为病的火邪。

气有元气、邪气之分。维持机体生命的物质基础为气,此气为正气、元气;戕伤机体使人致病的为邪气、病气。"气有余,便是火"之气当指的是病气(邪气)而言。管象黄《吴医汇讲》即说:"昔贤有云:气有余便是火。此当专以病气立论,若元气,有不足而无有余者也。何则?气化于精,精生于水谷,故人情一日不再食则饥,饥则气怯而倦怠。若饮食适宜,起居有节,始得元气充流……圣人御气如持至宝,非以气之易于不足乎!自夫风、寒、暑、湿、燥、火六淫之气,外侵营卫脏腑,阻塞正气流行出入之道,遂致腠理闭塞……种种显病气有余之象,而元气已形内馁之饥。医者但当察其所因……若治不中要,病气留着,则六者皆可化火……故曰:气有余便是火。即七情之病,亦莫不然。"此论辨析了气有元气、病气之不同。元气有不足而无有余,病气乃有余,病气留着,皆可化火。"气有余便是火"之气当指的是病气而不是元气。

火,亦有正火、邪火之分。《素问·阴阳应象大论》就有"壮火食气,少火生气"的分辨(按:此句"食"通蚀,作消耗损害讲)。平人身中之火是为阳气,乃温养煦育五脏六腑、四肢百骸,运行气血,蒸津化液,抵御阴寒的动力,为生长发育的根本。张景岳《类经》谓:"火,天地之阳气也。天非此火,不能生物;人非此火,不能有生。故万物之生,皆由阳气。但阳和之火则生物……火和平则气乃壮。"这里的火就指的是阳气,即《内经》"少火生气"之少火,即正火,即温煦之阳气。火若变异则为贼邪,体内阳气产生变异失其正化,即是邪火。《景岳全书》说"火失其正是为邪热,此火之不可有,尤不可甚,甚则真阴伤败也。然阳以元气言,火以病气言。""凡火之贼伤人者,非君相之真火,无论在内在外皆邪火耳。"张论指出火有正邪之别,人生所赖的阳气是为正火,即《内经》所说"少火之气壮","少火生气"之"少火"。若阳失其正,则为戕人之邪火,亦即《内经》"壮火食(蚀)气","壮火之气衰"之"壮火"。

如是,我们就可以明了,"气有余便是火"之气是指的病气,而非元气。所产生的火,乃戕人为病的邪火,而非能"生气"之正火。

"气有余便是火",乃是指病气邪气过盛有余便会产生致人发病的邪火,这种现象的发生大致有以下几种情况:

1. 外感六淫邪气的过分偏亢而成

由于患者体质及医护的差异而产生的火热之邪。如风火相煽,刘完素即云:"风本生于热,以热为本,风为标,凡言风者,热也。"风为阳邪,多从热化;寒虽阴邪,然其能使"阳气怫郁,不能宣散"而为火热之证;它如暑邪、湿邪、燥邪在郁滞过久,出现病理亢奋的状况下皆可转化为火热之邪。所以,古人有"六气皆

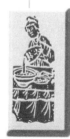

从火化”之论。

2. 七情五志之气的有余郁逆所致

由于情志的过激变化,都会引起气机紊乱,气机郁滞过久,横逆猖獗而出现的亢奋病理现象,此所谓“五志过极”“五志化火”。张景岳即说:“人之情恣多有妄动,动则俱能起火。”《医家四要》更阐述了五志化火之别,而谓:“又有五志之火者,如烦劳过度,则火起于心。大怒气逆,则火起于肝。思虑过饱,则火起于脾。悲哀恸中,则火起于肺。房劳过度,则火起于肾。”证之临床,因为情志过极而致火热内生者,更是屡见不鲜。

3. 脏腑功能失调,活动亢奋至极所致

由于脏腑阴阳气血失调,壅塞不通,郁滞一久,阳气亢盛则火自内生。如心火上炎、肝胆火炽、胃火炽盛、肺火壅盛、膀胱热结等等,此皆实热炽盛而成。另有一类,由于阴津不足,阴不制阳,阳气偏亢,为阴虚阳亢而产生的火热之证,此为阴虚之火,亦称阴虚火旺,其火可遍涉五脏,因不同脏腑的阴虚而有不同的见证。张景岳说:“凡察火证,必须察其虚实。”火热的虚实之别,重点在辨察产生火邪的阴阳之气的盛衰。阳气有余,热炽火甚者为实火;阴气不足,阳气相对偏亢者为虚火。

“气有余便是火。”邪气有余便生火证,大致可以归纳为以上三种情况,当然这仅仅是火邪产生的部分原因。

邪火既生,必为其害。火邪发病的特点是:

1. 火性炎上,变化迅速

朱丹溪《金匮钩玄》说:“火之为病,其害甚大,其变甚速,其势甚彰,其死甚暴。何者? 盖能燔、灼、焚、焰、飞、走、狂、越,消烁于物,莫能御之。”火性炎上、急亢、升腾、蔓延迅速是其特点。

2. 灼伤阴液

“温邪之发,阴必先伤。”(尤在泾《医学读书记》)火盛则灼伤阴液,阴虚则阳亢火盛,二者在病理上往往互为因果。灼伤阴津是火邪为患最基本最直接的耗损;反之,机体阴气亏虚则阳气相对偏亢而火热益越炽烈。

对于火证的治疗,历代医家均极为重视。早在《素问·生气通天论》有"故阳蓄积病死,而阳气当隔,隔者当泻,不亟正治,粗乃败之"之识,就指出了阳热火邪,常蓄积隔阻,是十分危险的。如一旦发生阳气隔阻不通的现象,必须迅速使用攻泻之法,如果大意马虎,草率从事,就会失去治疗时机,必将坏事,甚至造成死亡。对于火证证治,首当辨其虚实,然后再根据体质差异,证情轻重而细加辨析用药。

实火:

实者邪气实,乃为阳气有余,火热炽盛。实则泻之,宜清宜泻。张洁古《医学启源》分别依脏腑用药,为后世医家所遵循而沿袭使用。近代名家秦伯未在其《谦斋医学讲稿·脏腑发病及用药法则提要》中亦作了广泛的提示和归纳。

在清泻实火时应该注意:①首先应分清火邪所犯脏腑经络而有针对性地选择用药,避免伤及无辜。②实火宜直折,如泻心之黄连,泻肺之黄芩,泻肝用栀子,泻肾用知、柏。然直折之品多属苦寒,苦寒易伤中阳,碍脾运化,故洁古泻胃火用甘寒之石膏,此又提示运用苦寒直折,应当谨慎,不可过用,过则伤及正气,反为其害。③火之所以生,乃由气之有余。因此,治火莫忘治气,或降镇,或顺达,或透,或疏,或导,或泄,须知治气即是治火,治气乃制生火之源。

虚火:

虚者正气虚,乃阴液亏虚,阳热偏亢,或火热过旺,烁伤阴液。虚则补之,宜滋宜补,重在养阴津以去阳热。如真阴不足,相火妄动者,证见骨蒸劳热,五心烦热,颧红盗汗,烦躁不寐,脉沉细数。治疗就重在滋阴,阴气足则制阳而其火自降,选方如知柏地黄汤。

治虚火应该注意的是:①五脏皆可发生虚火,而现阴虚火旺之证。因此,当根据五脏阴虚的各别特点而分别辨治。②五脏

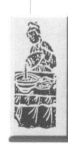

关系致为密切，"五脏相因"，互为影响。一脏阴伤而阳热生，势必波及相应之脏，如肝火亢旺就防木火刑金，心火过盛就恐下扰肾阴。在治本脏阴虚之火的同时，还须顾及相应之脏。③五脏之虚火，或由阴气损伤而阳热偏亢，或由阳热亢盛而伤及阴气，治疗虚火重在养阴，适当地配伍清火之品，须知养阴即是制火，即是杜绝生火之源。

"气有余便是火"固然指出了火邪产生的缘由是由病气过盛过旺所致，但这绝不是火热之证产生的唯一原因。更有某些火证、热证的发生就并不属于这个范畴，如气虚发热，亦是一种内生之火，李东垣称为"阴火"。李氏认为有因饮食失节、有因寒温不适，有因情志、劳役过度，导致脾胃气衰，元气不足，"脾胃之气下流，谷气不得升浮"，"相火不敛而反上乘，形成内伤热中证"。强调"劳者温之，损者益之"，创甘温除热法，立补中益气汤为主治方（参读"甘温除大热"谚阐释）。又如肾阳虚衰，虚阳上浮，即所谓"龙雷之火"。肾为水火之脏，内寄元阴元阳，龙雷之火为水中之火。命门火衰，肾中虚寒，龙火浮越于上而不能归原，虽然亦属虚火，然与阴虚火旺之证大相径庭。苦寒直折固非所宜，纯用滋阴降火亦属违悖。只能温肾助阳，引火归原，即如程钟龄所谓："肾气虚寒，逼其无根失守之火浮游于上，当以辛热杂于壮水药中，导之下行……如八味汤是也。"此又非"气有余便是火"之属，临证尤须谨慎审察辨别，切切不可有丝毫失误。

〔典型案例〕

咯血案（邢鹂江）

杨××，女，27岁，工人。

1977年11月18日初诊：肺病咯血多年，反复发作，近又大咯血，几乎盈杯。西医诊断为"肺结核伴支气管扩张咯血"。症见面赤颧红，心情烦躁，胸闷不舒，脉弦带数，舌光红。肺阴亏虚,肝经气火入络,遂成木火刑金之候,欲清其火,必先降气,气顺血宁,咯血乃安。

处方:旋覆花(包)5克　代赭石(先煎)24克　沉香片(后下)1.5克　大黄炭6克　川连1.5克　北沙参15克　麦冬12克　炒丹皮6克　槐花炭12克　茜草炭15克　大青叶15克

11月21日二诊:以上方药服3剂后,咯血大减,痰血尚频,原方去沉香,加桑皮9克。5剂后续投清化痰热之剂,咯血遂止,诸症消失。

[按语]气有余,便是火。血病治气,前贤有所论述,如缪仲淳治血三法之一"宜降气不宜降火",正是指此证而言。气火冲激,络损血溢,徒用清热止血,难折其上冲之势,故以旋覆、代赭、沉香下气为主,合苦泄甘凉清热益阴。邢老赞赏张锡纯治吐衄当以降胃为主,重用赭石之论述。故他治咯血常用旋覆、代赭,配沉香、苏子、大黄炭、黄芩、黄连、丹皮、槐花等,名曰降气止血方,颇验。

录自《中医杂志》1981年第2期17页

综述:"气有余便是火"指的是病气过盛过旺就会产生使人致病的邪火。产生邪火之病气,或由六气从阳化火,或由五志过极化火,或由机体脏腑功能失调,阴气内虚,阳亢偏盛所致。火邪论治,首辨虚实。实者,阳气有余,火热炽盛,宜清宜泻;虚者,阴气不足,阳气偏亢,宜滋宜润。其次,当辨火邪所犯脏腑经络,五脏各有实火,亦各有虚火,当辨察火邪所伤之处而选择对应方药。

火邪亢盛,最易伤阴耗液,在直折火热的同时,当须时时看顾阴液;火热治疗每多苦寒之品,宜掌握中病即止,莫使太过,否则清泻太过恐有伐及元阳之虞。

火热证的产生并非皆由病气有余所致,如文中列举的气虚阴火及虚阳上浮者,与"气有余便是火"之论,就绝不可相提并论而同日而语。

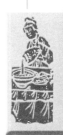

气者，人之根本也

语出《难经·八难》。原句为："气者，人之根本也。根绝则茎叶枯矣。"本谚强调了气在维持人体生命活动中的重要意义。

《难经》此处提到的"气"，指的是"肾间动气"。此气为"生气之原"（即原气，亦即真气、元气），因为其为"五脏六腑之本，十二经脉之根，呼吸之门，三焦之原"，是人体最基本、最重要的元素，是生命活动的原始动力，有促进机体生长发育、发挥脏腑功能、推动血液运行的作用，所以说气为"人之根本"。张景岳说："五脏之阴气非此不能滋，五脏之阳气非此不能发"，就极度强调了其重要作用。徐灵胎《难经经释》指出："原气在人，犹草木之有根本。若草木根绝，则茎叶枯落。人之原气，亦犹是也。"对气作了形象而生动的譬喻。固然，《难经》所讲"人之根本"的"气"是言元气，即所谓"生气之原"的"肾间动气"，然而，这种"生命之原"的"元气"乃是先天之气和后天之气的结合体。因为生命既有先天过程，也有后天过程。有了先天之精气乃能构成生命体，人的生命体即是先天精气的载体。生命体一旦形成，其降生之后生命的延续则全赖后天之气（包括呼吸之精气和饮食水谷之精气）以维持，且后天之气还将不断地充养、填补先天之气。所谓元气是藏于肾中的先天之精、后天之精所化生的构成人体、维持生命活动的根本之气，即本谚的"人之根本"。如是，则更能够全方位地理解中医学对于气的广博的认识和探究的深邃了。

中医学对气的论述是非常广泛且非常深入的，对气的作用是非常重视的。气是构成人体生命的最基本物质。万物皆由天地之气所生,人为万物之长,亦生于天地之气,(包括人在内)万物的存在无不有气的存在。《素问·宝命全形论》就说:"天覆地载,万物悉备,莫贵于人,人以天地之气生。""天地合气,命之曰人。"人体的生成必赖于气,亦全赖于气。万密斋《万氏家传保命歌括》即谓:"人身之中,内行于脏腑,外行于经络,升降往来者,气也。"诸凡人之生理、病理、摄生、论治,无不与气密切相关。身之气主要是指弥漫无状的无形之气,而由其聚合凝聚形成的精、血、津液等,虽不再以气名之,而实质是气的另一种表现形态。故张景岳《类经》有"精能生气,气亦生精"之说,《素问·六节藏象论》亦谓:"气合而有形,因变以正名。"讲的就是阴阳之气交合,而变生为万物之有形者。该论又说:"天食人以五气,地食人以五味(按:食,通饲,作供给讲)……五味入口,藏于肠胃,味之所藏,以养五气,气和而生,津液相成,神乃自生。"就讲到了气之来源是由天地所供给,而因为有了气的作用才产生营卫津液的生化。精之与气,二者一也,称谓不同而已。

气是维持人体生命活动的物质基础,在整个生命活动中具有十分重要的作用,人体生命的生、长、壮、衰、已,生存、发育、健康、疾病、死亡,无不与气的运动变化和盛衰存亡有不可分割的关系,所以,《难经》说:"气者,人之根本也,根绝则茎叶枯矣。"机体任何形式的运动都是气的活动的体现,没有气的运动,生命也就不复存在,故而《灵枢·本神》说:"无气则死矣"。

气之生成,其源大体可归为三途:

(1)来源于先天父母之精气。《灵枢·天年》云:"人之始生,何气筑为基? 何立而为楯? ……以母为基,以父为楯。"(按:"基",是基础;"楯"本为栏干,这里作捍卫、卫外讲。以母为基,以父为楯,就是以母亲的血作为基础,以父亲的精为之捍卫)父母之精血亦即为先天精气。《灵枢·决气》就说:"两神相搏,合而成形,常先身生,是谓精。"没有先天精气,便不可能产生人的生命。所谓先天精气是先于生命就存在的,是来源于父

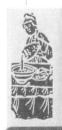

母而藏于肾中的生殖之精气。

（2）来源于后天水谷精微之气，亦叫谷气。《灵枢·营卫生会》说"人受气于谷"，就是指人在摄入饮食物之后，经脾胃的吸收运化，将其精微转输到全身各部作为功能活动的物质基础。因为饮食物是在机体生成的后天摄入，所以又叫"后天之精"。

（3）来源于自然界的清气。人一出生，离开母体，即行呼吸，吸入的自然界之清气亦是气的一个重要来源。即如孙一奎《医旨绪余》中所说："人一离母体时，便有此呼吸，不待于谷气而后有之……平人绝谷，七日而死者，以水谷俱尽，脏腑无所充养受气也。然必待七日乃死，未若呼吸绝而死之速也。"

人体之气的生成，主要是来源于禀受父母的先天之气、摄纳饮食物化生的后天水谷之气及呼吸自然界之清气。在气的生成过程中，与体内各脏腑功能的是否健全和协调，有着至为重要的关系，任何一个环节出现失调，都会影响到气的生成和功能作用的正常发挥。

气是运动着的、无形而有机的物质，功能作用是极其广泛的。其表现形式可以归纳为以下几种：

气的推动作用。气是一种不断运动着的活动力很强的物质。人的生长发育，脏腑经络的功能活动，营血的生成和运行，津液的敷布及代谢，无不依赖于气的推动才能得以实现。就因为气有能运行津液输布流通的推动作用而有"气为血之帅"之论，即如王肯堂《证治准绳》所说："夫气，阳也；血，阴也。阳动则阴随，气运则血行；阳滞则阴凝，气弱则血死。"一旦气有之不足，就会出现对阴精血液的推动无能，其表现为机体功能的虚衰，就会产生营血津液生化的不足。如心气虚则生血、行血无能，而发生心血心阴虚亏之证，或营血凝滞而瘀阻；脾气虚则运化不行，营卫气血生化乏源，或津液不布而痰湿内生，或气滞不行而胀满，或水湿壅滞而泻利……

气的温煦作用。《难经·二十二难》言"气主煦之"，《难经·三十七难》亦谓"人气内温于脏腑,外濡于腠理",《灵枢·本脏》指出:"卫气者,所以温分肉……"温分肉,就是指卫气有温养肌肉的作用,讲的就是气的温养、温煦作用。气的这种温煦作用来自于自身的不断运动,以及对脏腑经络功能的激发,动则阳生,阳者温热之性也。如果气的这种温煦作用失常,或温煦不足,表现为脏腑功能减弱之畏寒肢冷、便溏溲清等虚寒证,即古人"气不足便是寒"之谓。反之温煦作用过盛,又会表现为脏腑功能亢进而产生多种火热之证,亦即古人"气有余便是火"之谓。

气的防御作用。危害人体健康的因素是很多的,机体对这些损害的防御能力是由多种因素所产生的综合作用,其间气的作用是最为重要的,其主要表现就是抗御邪气侵害,维护机体健康。所以《内经》说"邪之所凑,其气必虚","正气存内,邪不可干",就指出了气的防御作用。气旺则邪不能害,气虚不足常会遭受邪气的侵害。临床上见抗病力低下、过敏性体质及常易感冒者,首先就当责之于气虚不足,无力抗御邪气侵害,尤以脾肺气虚最为多见。笔者于此证每以补中益气汤出入为用。

气的固摄作用。指的是气有调控、统摄的作用。机体内的一切液态物质的正常分泌、运行、敷布、排泄,不致散乱无拘、任意流失,全赖于气的调节、控制、固摄。诸凡血液、唾液、胃液、肠液、汗、尿、涕、泪等等,都是在气的调节统摄之下而有序进行,维持液体物质的正常循行及新陈代谢是气的固摄作用的重要功能体现,故有"气能摄血""气能摄津"之说。临床上所采用的补气摄血、益气敛汗、补肾缩尿、补肾固精、补脾止泻等治法,皆是以气有固摄作用为理论依据的实践运用。另外,体内诸脏器能保持相对稳定的位置,亦是凭借气的统摄作用。这种作用一有减弱,就会发生"气机下陷"的病变,而出现如胃、肾下垂,子宫、肛门脱出等脏器位置下移,眼袋、乳房、睾丸下垂等脏器位置出现变异的病证(包括现代医学诸多肌无力症等)。

气的营养作用。气的生成源于父母先天之精、水谷后天之

95

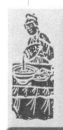

精及呼吸自然界之清气,其本体就是一种营养性很强的精微物质,张景岳《类经》就有"人身精血,由气而化,故气归于精"之说。气之与精,本为一体,此气运行输布于全身,供给四肢百骸、五脏六腑所需的营养和能量,即是气的营养作用的体现。《素问·痹论》说:"营气者,水谷之精气也,和调于五脏,洒陈于六腑,乃能入于脉也。"而《灵枢·脉度》亦谓:"气之不得无行也,如水之流,如日月之行不休,故阴脉荣其脏,阳脉荣其腑,如环之无端,莫知其纪,终而复始。其流溢之气,内溉脏腑,外濡腠理。""和调于五脏,洒陈于六腑","内溉脏腑,外濡腠理",就是对气的营养作用给予的全面肯定。

气的气化作用。气化,是指因气的运动而产生的变化。在气的直接作用和参与之下,举凡人体形态、功能及表现形式等各种变化,都是气的气化作用的结果。诸如精、气、血、津、液等物质的生成、代谢及相对转化,都是气的气化作用。《素问·阴阳应象大论》说:"积阳为天,积阴为地。阳生阴长,阳杀阴藏。阳化气,阴成形。……清阳出上窍,浊阴出下窍;清阳发腠理,浊阴走五脏;清阳实四肢,浊阴归六腑。……味归形,形归气,气归精,精归化,精食气,形食味,化生精,气生形。味伤形,气伤精,精化为气,气伤于味。"《内经》这段经文像绕口令一样佶屈聱牙,但其终结一句话:就是讲的气化。我们只要明了这里所提到的人及自然的一系列运动变化都是气的气化作用的结果就可以了。《内经》对人体的气化作用给予了高度的概括和肯定。《内经》是以升降出入作为气化的重要表现形式,《素问·六微旨大论》说:"升降出入,无器不有……故无不出入,无不升降。"气的这种气化作用是无处不在、无时不行的。《素问·天元纪大论》说:"动静相召,上下相临,阴阳相错,而变由生也。"因为有了气的这种气化作用,才有万物的化生形成;气的气化作用一旦停止,生命也就终止,故《素问·六微旨大论》说:"不生不化,静之期也。……出入废则神机化灭,升降息则气立孤危。"(可参读该谚阐释）。气的气化作用，是生命活动的根本。整个生命活动，都是气的气化作用，没有气的气化也就没有了生命。

人体之气的功能作用，大体可归纳为以上几点。但各种功能作用之间绝不是孤立地独自表现，而是相互关联、相互支持、密切配合的。人体之气，虽各有差异，各有侧重，各有偏长，但却是共同协作，从而维持机体正常的生理活动。归结到一点，人的生命之所以得以正常维持，正是由于气的这种很强的不断运动，故《难经》乃有"气者，人之根本也"之论。

气之于人，重要如斯，不可或缺，然气亦有病时，故《素问·举痛论》有"百病皆生于气"之论。《素问·阴阳应象大论》说："人有五脏化五气，以生喜怒悲忧恐。"人的精神情志活动是以五脏精气作为其物质基础的。在正常的情况下，是不致使人罹病的，只有在过分突然、过分剧烈、过分持久的情志刺激下，才可能造成脏腑气血功能紊乱的病理变化而发生疾病。张景岳《类经》释之谓："气之在人，和则为正气，不和则为邪气。凡表里虚实逆顺缓急，无不因气而致，故百病皆生于气。"《景岳全书》亦谓："夫百病皆生于气，正以气之为用，无所不至，一有不调，则无所不病……至其变态，莫可名状，欲求其本，则止一气字足以尽之。盖气有不调之处，即病本所在之处也。"

〔典型案例〕

一味鲜人参救治阳脱证一例

卜××，男，62 岁。

初诊：1966 年 9 月 5 日。

主诉：八天前，后头部生一疖肿，约蚕豆大，无何全身不适，自行揉按两天，未用任何药物，疖肿消散。五天前，略感身体违和，未予介意。至 9 月 3 日，发热，头痛身疼。当地卫生员用青链霉素肌注，未能控制。入夜，壮热恶寒，头痛如劈，体温高达 40℃；该医又用抗生素静点以及口服解热药等仍无效。9 月 4

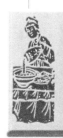

日,寒战壮热之后,继之以汗出,一日反复发作数次,壮热时体温高达40.5℃,伴有谵语、烦躁、口渴。至9月5日晨六时许,高热汗出之后,突然体温骤降,四肢冷过肘膝,血压30/? 毫米汞柱。当时余随下乡巡回医疗队恰至该村,应邀会诊。

诊查:患者神识恍惚,似睡非睡,呼之能应,面色苍白,口鼻气冷,腋温不及35℃,六脉举按皆无,舌赤苔黄而干,并已十余小时无尿。

辨证:乃大汗亡阳、阳气暴脱之象,况年逾花甲,肾气已衰,预后凶险。所幸尚能咽水少许,证明胃气未绝。

治法:该地盛产人参,乃急取五披叶鲜人参200克,切碎浓煎。自晨起7时许,将药徐徐灌入。两小时后,患者神志清醒,肢体转温,血压回升至70/50毫米汞柱;上午10时,血压达100/80毫米汞柱,脉细数有力,体温升至37℃,患者精神振作。继而又采取鲜人参200克,浓煎饮之。至中午12时许,血压达120/80毫米汞柱,十余小时之尿闭,至此通下,排尿约200毫升,脉象转洪数,体温38℃,已能进流质饮食。继用清瘟败毒饮以及抗生素等中西药调治4日,鲜人参共用600克,血压始终稳定,热退身安而愈。

[按语]单用一味鲜人参,成功地抢救阳脱重证,实不多见。人参大补元气,元气者何? 即人身元阴元阳之气也。此气由于"三焦"的通路敷布于全身,推动五脏六腑四肢百骸的机能活动,为生命之源泉。元气充则脉绝不见者能使之升,肾气将绝者能使之起。且血压回升之后能保持稳定,而无忽上忽下之弊,证明人参实为回阳救逆之良药。

本例似以参附汤治阳脱,更为对证。但因条件所限,一时购置不及,不得已而单用人参,终于挽回生命。

录自《中国现代名中医医案精华》(王德光)

综述:气是弥漫无形而有机的精微物质,由其化生而凝聚成形的精、血、津、液,虽不再名之曰气,实际上是气的另一种表现

98

形式。

中医的气是指机体内不断运动而且活动力很强的精微物质。既是生成人体和维持人体生命活动的基本物质,又是推动和调控机体生命活动的动力所在。有气才有生命,所以《素问·六节藏象论》说:"气和而生,津液相成,神乃自生。"《素问·生气通天论》亦谓"此寿命之本也"。没有气也就没有了生命,即《灵枢·本神》所谓"无气则死矣",故而《难经》乃有本谚"气者,人之根本也"之论。

气之为病,无所不至,无所不有,总以扰乱机体脏腑气血功能而产生一系列的病理变化。治气之法虽多,却以调理脾胃之气为重点,为紧要,为首要。即如喻嘉言所说:"谷气为疾病之总途,生死之分界,萃万理为一言,谁能外之。"调谷气即指调理脾胃之气,亦即是治气之枢要。

风寒湿三气杂至,合而为痹

语出《素问·痹论》。原句为:"痹之安生?风寒湿三气杂至,合而为痹也。风气胜者为行痹,寒气胜者为痛痹,湿气胜者为著痹也。"痹证的产生,是由风、寒、湿之邪混杂入侵人体,气血凝滞不行,经络闭塞不通所致。由于三气各有偏胜,临床表现各有差异,根据邪气的偏胜而有不同分类。

痹者,闭也,闭塞不通之意。凡人体肌表经络遭受风寒湿各种外邪侵袭,气血运行失常,滞而不通,产生疼痛、肿胀、重着、麻木、酸楚无力等症状的称为痹证。秦景明《症因脉治》即谓:"痹者闭也,经络闭塞,麻痹不仁,或攻注作痛,或凝结关节,或重着难移,手足偏废,故名曰痹。"

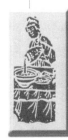

本谚"合而为痹"的"合"字,包含着多种含义,值得推敲,须得通晓明白,认真理解。第一,是指风寒湿诸气混杂而至,复合侵犯而为痹证。风、寒、湿三邪都可以各自单一为病,惟三气混杂而至,复合侵犯而为者乃为痹病。李中梓《医宗必读》就说:"《内经》论痹,四时之令,皆能为邪,五脏之气,各能受病,六气之中,风寒湿居其半。即其曰'杂至',曰'合',即知非偏受一气可以致痹。"此"合"之义,为三气混合、复合为病之谓。第二,外邪侵袭,必须与形气相"合"乃能致痹。《素问·痹论》有营卫之气"逆其气则病,从其气则愈,不与风寒湿气合,故不为痹"之句,就讲到了风寒湿三气不与营卫之气相合则不会产生痹证。张景岳亦说:"营卫之气……非若皮肉筋骨血脉脏腑之有形者也,无迹可著,故不与三气为合,盖无形亦无痹也。"风寒湿诸外邪侵袭人体,必与体之形气相"合"乃得为痹证;不与形气相合则不会为痹证。严用和《重订严氏济生方》说:"风寒湿三气杂至,皆因体虚腠理空疏,受风寒湿气而成痹也。"此"合"之义,为外犯之邪必与机体之虚相合之谓。内外"合"病,"外因通过内因而起作用"(《矛盾论》)。风寒湿邪是痹证发生的条件,营卫不和、腠理疏松、防御能力减弱是发生痹证的基础,是内在的依据。第三,风寒湿三气不仅需与机体形气相合才能成痹,而且,与五脏四时不同时气相"合",而发为不同的痹证。《痹论》说:"所谓痹者,各以其时重感于风寒湿之气也。""以冬遇此者为骨痹……以秋遇此者为皮痹。"此"合"之义,是三气杂至"合"于不同的时气,在其相应的季节重新感受风寒湿邪,发为不同的痹证。第四,《痹论》说:"五脏皆有合,病久而不去者,内舍于其合也。故骨痹不已,复感于邪,内舍于肾。……"舍者,稽留藏伏之意。痹证日久不愈,则内舍而"合"于相应脏腑器官。说明脏腑内亏,形体之病亦将内入而与之合。此"合"之义,乃痹证日久,内舍而与五脏之气相合之谓。

　　"风寒湿三气杂至,合而为痹也",对于痹证的病因、病机、

100

证候分类、传变及辨证施治都有很重要的意义和作用。《内经》言痹有数十篇,然以《灵枢·周痹》及本篇为其专论。必须仔细品读,深刻领会。

痹证的分型分类,历来就很纷繁庞杂,仅以《痹论》而言:

(1)以病因分类(根据病邪的偏胜和证情特点):分为行痹、痛痹、着痹、热痹。

(2)以病位分类(根据病邪侵袭的形体部位不同):分为筋痹、脉痹、肌痹、皮痹、骨痹。

(3)以脏腑分类(根据邪气内舍所合脏腑的不同):分为五脏痹(肝痹、心痹、脾痹、肺痹、肾痹)和六腑痹(肠痹、胞痹)等等。

目前临床多按病因分类为风痹、寒痹、湿痹、热痹进行论治。

风痹:即行痹,三气之中以风气为胜,"其风气胜者为行痹"。风为阳邪,善行数变,病证特点是游走而不拘于一处,伴见酸、麻、沉、胀等,此类型的疼痛程度较其他痹症为轻,由于邪气中人尚浅,对机体的影响尚轻,相对而言,治疗较易,《痹论》就有"其风气胜者,其人易已也"之说。治疗风痹自以祛风为主,因其是三气杂至,故需加入祛湿散寒,并佐以活血通络之品。笔者于此型病在上者每用川芎、姜黄,在下者每加赤芍、松节,且重用鸡血藤,此亦古人"治风先治血,血行风自灭"之意。张石顽《张氏医通·痹》谓:"行痹者,病处行而不定,走注历节疼痛之类。当散风为主,御寒利气仍不可废。更须参以补血之剂,盖治风先治血,血行风自灭也。"张氏同时提出了以越婢加术附汤为基本方。

寒痹:即痛痹,三气之中以寒气为胜,"寒气胜者为痛痹","痛者,寒气多也,有寒故痛也。"本证的特点是疼痛较剧,痛处固定,遇寒加重,得暖稍减。寒为阴邪,喜暖畏冷,遇寒加重,夜间较白昼为重,阴天较晴天为重,秋冬季较春夏季为重,多兼有沉重、酸麻、肿胀感。寒性阴凝,对气血经络的流行影响较重,痹阻尤甚于它痹,治疗难度较大,须大辛大热以驱逐寒凝,而疏风、

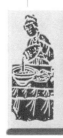

祛湿二法,亦不可或缺。《张氏医通》说:"痛痹者,寒气凝结,阳气不行,故痛有定处,俗名痛风是也。治当散寒为主,疏风燥湿,仍不可缺。更须参以补火之剂,非大辛大温不能释其凝寒之害也。"《金匮要略》指出:"病历节,不可屈伸,疼痛,乌头汤主之。"该方温经散寒,去湿止痛,可为治疗寒痹的基本方。笔者用此方时常加入姜黄、桂枝、白芥,甚至加用细辛、鹿角霜、雷公藤,增强其温通活血、驱寒散结之力。

湿痹:即著痹,三气杂至以湿气为胜,"湿气胜者为著痹也。"本证的特点是疼痛而重着,伴顽麻不仁,或肿胀。湿为阴邪,黏腻重浊,不易速去。前人有"脾健湿邪可去,气旺顽麻自除"的经验,因此,治疗著痹除利湿祛风散寒之外,还需强调健脾益气之品。《张氏医通》说:"著痹者,肢体重著不移,疼痛麻木是也。盖气虚则麻,血虚则木。治当利湿为主,祛风解寒亦不可缺。更须参以理脾补气之剂,盖土强自能胜湿,而气旺自无顽麻也。"秦伯未《谦斋医学讲稿·痛证的治疗》倡言薏苡汤(苡仁、麻黄、苍术、桂枝、当归、白芍、甘草、生姜)加减治疗著痹。笔者在临床每借用《金匮要略》防己黄芪汤配入其中,且黄芪、防己用量皆偏大。

热痹:《痹论》谓:"其热者,阳气多,阴气少,病气胜阳遭阴,故为痹热。"素体阳胜,内有蕴热,感受三气之邪,从阳热化,或病久伤阴,而发为热痹。《张氏医通》就说:"热痹也,脏腑移热,复遇外邪客搏经络,留而不行。"顾靖远《顾氏医镜》在论述风寒湿三痹时也说:"若邪郁病久,风变为火,寒变为热,湿变为痛,又当易辙寻之,宜通经活血,疏散邪滞剂中,而参以降火清热豁痰之品。"也有医家认识到是由于感受了风湿热邪,热郁湿闭,气血不通而发为热痹。如叶天士《临证指南医案·痹》言"湿热流著,四肢痹痛","从来痹证,每以风寒湿三气杂感主治。召恙之不同,由乎暑喝外加之湿热,水谷内蕴之湿热。外来之邪,著于经络,内受之邪,著于脏腑。"就认识到了湿热痹与风寒湿痹在病因、病机上的差异之处。对于热痹证治,《张氏医通》说:"因湿热者,肢节疼痛,肩背沉重,胸膈不利,下注足胫痛肿,当归拈痛汤。"热痹证的特点是:四肢关节红肿热痛,屈伸不利,步履维艰,甚或肌肤见红斑结节。其治总则是"新邪急散,宿邪缓攻",贵在宣通,有时还结合通腑泄热,大要在清热解毒、除湿宣痹、活血通络。张石顽虽倡当归拈痛汤,《中医内科学讲义》主张用白虎加桂枝汤为主治方。笔者在临床则喜用桂枝芍药知母汤为基础,随机配入二妙、三妙、四妙及萆薢、石斛、蚕砂,甚至配入酒军等为用。

　　痹证证治,首重分型。如果能够正确地分辨证型,则说明对病因、病机已经清楚明白了。只有在真正将痹证的病因、病机搞清之后,才能做到正确地分型分证,也才能提出切实可行的治疗方案,否则治疗必然是盲目的。以上仅就痹证作了一个极为梗概的介绍,当知证无固有,方无定方,重要处仍在辨证施治,圆机活法。

〔典型案例〕

　　痹证用药经验谈(李济仁)

　　杨××,男,46岁,教师,1984年8月2日初诊。患者全身关节酸痛,以肘膝关节为剧,延今五载。经某医院确诊为风湿性关节炎,屡服中西药罔效,病情逐渐加重。经他院建议转我处诊治。时值炎热酷暑,患者竟身着棉衣,自觉恶风畏寒,四肢不暄,肘膝关节肿胀酸痛,屈伸不利,精神倦怠,纳谷寡味,便稀溲清。脉象沉细,苔白腻,舌质淡。查体38.8℃,白细胞总数12.2×10^{9}/升,分类:中性0.72,淋巴0.28。血沉60毫米/小时,抗"O"为1 200单位。此属寒湿蕴于经络肌表,气血不畅、营卫失和而成痛痹(风湿性关节炎)。治宜祛寒渗湿、通络和营为法。自拟三仙汤合三妙丸加味进治。

　　处方:仙灵脾20克,仙茅、威灵仙、怀牛膝、鸡血藤、活血藤、

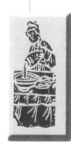

中医名谚阐释

干地龙各15克,制附块、制川乌、制草乌、川桂枝各12克,苍术、黄柏各9克。另用小乌梢蛇一条,除去头部及外皮,酒制后,研成细末分吞。

8月17日二诊:肘膝关节剧痛减轻,余恙如前。仍以原方增大温阳药量。制附块、制川草乌、川桂枝均加至20克再进。

9月1日三诊:药后四肢转温,不恶寒,肘膝关节活动自如,疼痛消失,精神亦振,纳谷明显增加,实验室各项有关检查均已在正常值范围。再拟前方去附块、川草乌、黄柏,加秦艽、当归、丹参各15克,川芎12克,以白蜜为丸,日服三次,每服15克。

9月20日四诊:临床症状消失,实验检查仍在正常值范围。嘱停药追访五年,病情稳定,未有复发。

[按语]本案痹证,关节以疼痛为主,又有在炎暑之季身着冬衣、肢冷畏寒、便稀溲清、脉象沉细、苔白质淡之症,可谓痛痹。但患者又有关节肿胀、活动欠利、苔白腻神困等湿邪为患之象,而知湿邪在本案病变形成的作用仅次于寒邪,故本案三邪致病中以寒邪为主,湿邪其次,风邪又次之。故以三仙汤温阳祛寒,三妙丸除湿为辅,兼以加味药祛风通络止痛。三仙汤由仙灵脾、仙茅、威灵仙三药组成,功能温肾壮阳而祛寒,温通经络而止痛,增以附块、川草乌、川桂枝、鸡血藤、活血藤以加强其温通经络止痛的作用。三妙丸方燥湿为主,又可通络,兼以干地龙、乌梢蛇祛风,全方虽对风寒湿三邪均兼顾施治,但主次有别,从而较快地治愈了疾病。

录自《中医杂志》1990年第11期19页

综述:痹证是临床常见病证之一,以其病程长、易反复、疗效差,而为历代医家所重视。

痹者,闭塞不通。痹证,由外邪侵袭与营卫之气相合,造成经络阻滞、气血不通引起肢体关节肌肉疼痛、肿胀、酸楚、麻木、活动受碍为主要表现的病证。《素问·痹论》对痹证的病因、病机、证候分类、治疗、预后等作了全面的讨论,为论痹的专篇。

"风寒湿三气杂至,合而为痹",指出了产生痹证的外因,"外因总是要通过内因而起作用",徐灵胎《杂病证治》即说"元精内虚,三气乘袭,不能随时解散,流注经络,久而成痹"。诸外邪杂合侵袭,不但与四时主气相合,还须与机体营卫之气相合乃可发作痹证,病久邪气稽留,脏腑之气内亏,更会与之相合而发为脏腑之痹。痹病之初,以邪实为主,治疗重在祛邪通络,祛邪亦当根据各邪对机体的不同损害而随时顾护正气。如治行痹者,参以养血通络,以血弱者外风易犯;治痛痹者,注意温阳散结,辛热补火,以阳虚者寒邪易袭;治着痹者,兼以健脾理气,因脾虚者易致水湿留着;而治热痹者,多用滋阴和阳,亦即因阴虚者阳热易生。治痹证在祛邪通络的同时,切切不可忘记扶助正气,这都是治痹证的常用法则。治痹莫忘固扶正气,还有一个很重要的意义,就是防止其深入传变。痹证本有病程冗长、缠绵难愈、易于反复、易于传变的特点,这些特点是由本证多为正虚邪犯所决定。痹证日久,稽留不去,脏气内亏,外邪内传合于相应脏腑,则由肢体痹而转为脏腑痹。先安未受邪之地,未病防病,已病防传,本亦"治未病"的精神所在。基于这一思想为指导,在治疗顽痹、久痹不愈者又当转而以扶正为主,扶正而兼祛邪。笔者于此时就多以三痹汤作为基础方,随正邪之强弱而加减出入。该方由《千金方》独活寄生汤去桑寄生(笔者则多用而不去),加川断、黄芪、姜、枣,是方以归、地、芍、芎养血和血,参、芪、苓、草益气扶脾,寄生、续断、杜仲、牛膝补肝肾、强筋骨,更有独活、细辛、防风、秦艽祛风除湿,桂心温散寒邪,通利血脉。扶正祛邪同行,治标治本兼顾,既治痹之现证,更防痹之内合。全方补肝肾、益气血,祛邪扶正,宣痹止痛,实如汪昂《医方集解》之谓:"辛温以散之,甘温以补之,使血气足而风湿除,则肝肾强而痹痛愈矣。"然该方性偏温热,临床运用时,凡属热象明显的,桂心、细辛宜慎用,或增损改易他药(对热象明显者,笔者多加入知母、石斛)。

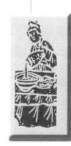

六 腑 以 通 为 用

语出《临证指南医案·痢门》。原句为："六腑属阳，以通为用；五脏皆阴，藏蓄为体。"本谚指出了六腑生理上的功能特性和对六腑的治疗，重点都在一个"通"字。

叶氏此谚的提出是以《内经》的脏象学说为理论依据的。《素问·五脏别论》说："胃、大肠、小肠、三焦、膀胱，此五者，天气之所生也，其气象天，故泻而不藏，此受五脏浊气，名曰传化之腑，此不能久留，输泻者也。""六腑者，传化物而不藏，故实而不能满也。"胆、胃、大肠、小肠、三焦、膀胱，统称为六腑，总的功能是承接五脏所遗留下的浊气，输运、排泄。六腑除胆为奇恒之腑外，凡饮食物由胃进入体内后，经过受纳、腐熟、消化、吸收等代谢活动后，将精微物质转输入五脏，糟粕排泄出体外，不使之久留，即《经》所谓"实而不能满""泻而不藏"。传化食物，排泄糟粕，就是六腑的功能作用。六腑必须随时保持通畅，以利于饮食物的传送和糟粕的排泄。若其闭而不通，或通而不畅，皆属于病象。"六腑以通为用"，既是对它们的功能的表述，同时也指出了对其治疗的要领。

六腑不通或不畅，必罹祸殃。饮食停积，糟粕内蓄，气机阻滞，乃出现腹胀腹痛、二便不下等症。如，胃本受纳之腑，食积胃脘，痞塞不通，降纳不行，则脘腹胀痛，嗳腐吞酸，呕吐泛恶，痞闷纳呆，不饥少食；胆藏精汁，有排泄胆汁以助脾胃消化的功能，若胆郁不畅而排泄有碍，必然妨碍脾胃运化功能的正常运行，而出现胁肋疼痛，呕吐苦水，目眩口苦，纳呆食少；大肠为传导之官，传导不利，或滞涩不下，则便结便闭，腹满胀痛而拒按；小肠

106

为受盛之官,具泌别清浊之能,若转输障碍,则清浊不分,腹痛肠鸣,二便失常而小便不利,大便鹜溏;膀胱为州都之官,具贮存尿浊、化气行水的功能,邪实闭阻,则现小腹胀满疼痛,小便短涩不利、或癃闭不通;"三焦者,决渎之官,水道出焉",全身之水液代谢均以三焦为通路,三焦不通、水道不利则水液潴留而为水肿等病证。这些就是六腑不通为病的概略病况。

中医学认为,人体是一个有机的整体。在生理上,脏腑相连,互为表里,"六腑以通为用"的生理特性,必然受到其相应脏气的功能调控。如胃的受纳、和降,就需依赖脾的升清、运化;胆汁的分泌排出,就需靠肝主疏泄之能;膀胱的化气行水,更须凭借肾中阳气的温煦气化作用;三焦为孤脏,但其通利水道的功能,又必须在肺、脾、肾等多个脏腑的协作下才能完成。反之,在病理上,六腑应通而不通,亦必然影响五脏功能的正常发挥。大肠传导失司,腑实内结,浊气上逆,或壅肺而影响其宣发、肃降,或扰心而影响其主神志之能。胃腑壅塞,除自身受纳、腐熟的功能受到阻碍之外,对脾的升清、运化和肝的疏泄都必然产生影响。膀胱湿热,腑气不通,尿浊久蓄,亦必波及于肾,而使肾气受损。

"六腑以通为用",除指出了六腑的生理功能、生理特性外,对脏腑病证的临床治疗亦具有很重要的指导意义。对于六腑病证,多采用通畅、宣泄,"以通为用"的通达疏导之法为治。"六腑以通为用",就是以"通"法治六腑。然通腑绝非仅通泄一法,叶氏《临证指南医案·痢门》尚有"六腑皆以宣通为用"之说,宣者,宣畅;通者,通达。要点就在宣畅、通达。

〔典型案例〕

清热利湿、疏肝利胆法治疗胁痛一例

王××,女,69 岁。初诊:1979 年 4 月 11 日。

主诉:右胁肋及右上腹绞痛反复发作十余年。此次于年初

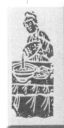

发病,某大医院诊为胆囊炎,动员手术治疗,本人因考虑年老体弱而未同意,经人介绍来我处就诊。

诊查:自诉右胁及右上腹部剧烈疼痛,经常发作,多由劳累过度、受凉或生气引起。发作时绞痛难忍,连及右肩背和腰部。伴有发热、恶心、大汗淋漓等症,一般需注射吗啡、杜冷丁(哌替啶)等药方可缓解。现感腹胀痛,畏多食;大便时干时稀,每日1~2次;两天前吐蛔二条,以往曾服驱虫药亦未见下虫。脉弦细滑,苔薄腻。

辨证:证属湿热蕴结中焦,肝胆疏泄失职。

治法:治宜清利中焦湿热,调和肝胆气机,方用小柴胡汤加减。

处方:柴胡9克 半夏9克 黄芩9克 白芍9克 郁金9克 泽泻12克 滑石12克 玄明粉4.5克 枳壳6克 三仙各9克 金钱草24克 党参9克 甘草6克

二诊:4月19日。上方药服8剂后,右上腹疼痛减轻,腹胀亦减,纳食稍增,大便已正常,一日一次。唯觉腰背酸痛,小便频数。脉弦细滑,苔薄黄。湿热之邪未尽,以上方出入。

处方:柴胡9克 黄芩9克 半夏9克 白芍12克 陈皮6克 泽泻9克 川断12克 川楝子6克 寄生15克 三仙各9克 甘草9克 茯苓9克 当归9克 金钱草24克 太子参9克

三诊:4月26日。药后右上腹部疼痛已止,腹胀亦除,二便正常,腰背部微有不适。湿热已清,气机已畅,疏泄复常。原方去陈皮,加生苡仁18克,再服药7剂,巩固疗效。并嘱其避免受凉、生气、饱食。随访三年未再复发,其间仍从事劳动或操持家务。

[按语]胆为"中精之腑",根据"六腑以通为用"的原则,治疗胆囊炎多采用疏肝利胆、清热利湿结合苦寒攻下的方法。本例辨证属湿热蕴结中焦、肝胆疏泄失常,但虑及患者年近古稀,

病程较久，又反复发作十余年，不宜峻下，故用小柴胡汤减姜、枣，增郁金、枳壳、陈皮等疏肝理气，泽泻、滑石、金钱草、茯苓等祛湿利胆，以白芍配甘草柔阴止痛，三仙消食。尤妙者以玄明粉少量泻热导滞以通腑气，《药品化义》谓其味咸、性苦寒，能泻"六腑邪热"，作用较缓和，无大黄峻下克伐之虞，用之本例甚为合拍。二诊邪去大半，大便转常，遂减去玄明粉，增当归、川断、寄生，配以太子参、甘草补肾益气和血。本病治疗，既立足于证，更着眼于人，扶正以祛邪，祛邪不伤正，活法机圆，故能取得较为满意的疗效。

录自《中国现代名中医医案精华·刘志明》

综述：六腑传化水谷，是消化、输运、传导、排泄的脏器，必须随时保持其通畅而无所阻滞，这既是由六腑的生理特性所决定，也是对六腑临床用药所必须注重的要点之处。

"以通为用"者，重点在于通畅无滞，通达无碍，非仅专指通下一端。如消食、导滞、利胆、利尿、通泄燥结宿食等等，都是"以通为用"的具体措施。而且"以通为用"者，又非仅仅适用于腑病治疗。根据脏腑相连、表里相合的脏象学说理论，对五脏实证，亦常本"脏实泻其腑"的原则"以通为用"。如通泻小肠导热下行以清心火，清泻胆热以平肝气，急下阳明腑实以救肾水，通腑泄热以开闭救肺，通利膀胱以挽救肾衰，凡此种种又皆为以通为用的灵活机变者也。

固然，六腑以通畅为要，但又不可通之太过，如大便稀溏、便意频仍、飧泄、洞泄，皆为大肠传导病变，通之太过的表现；又《素问·宣明五气》谓："五气所病……膀胱不利为癃，不约为遗溺。"即是说膀胱之气所发病证是：气不通利则发为癃闭，而其气不能约束、失所控制则发为多尿、遗溺、尿失禁等。六腑皆宜通畅，但必须注意分寸尺度，通之太过与通之不及皆为病态，孔子曰"过犹不及"，此之谓也。

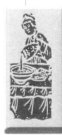

心 主 血 脉

语出《素问·痿论》。原文为"心主身之血脉"。推动血液在血脉中营周不休,以达全身,完全是凭借心脏的搏动。心脏的这一功能的正常发挥又依赖于心气的推动、心血的充盈和血脉的通畅,这是心主血脉的三大要素。

血液运行的动力在心之气。推动血液的运行,内而脏腑,外而孔窍,发挥其濡养、滋润作用,从而维持人体正常的生理功能,全在于心气的推动作用。张景岳《类经》就说过:"脉为血气之道路,而脉之运行在于气。"心气若虚则血之生、血之行皆受其映,心血虚少,出现心动失常,甚则血行不畅、血脉瘀阻等功能不足的病变,症见心悸、怔忡、胸闷而痛、气短、乏力、自汗、神疲、舌淡、脉虚弱或结代;"气不足,便是寒",进一步发展就会出现温煦功能失职,更见恶寒、肢冷等虚寒内生的心阳虚证。心气虚较轻,心阳虚较重。初始多为前者,后者往往是前者的进一步发展而形成的。心阳虚若继续发展而至心阳衰竭程度,则往往突然出现面色苍白、冷汗淋漓、肢厥、气微、脉微欲绝等心阳虚脱的危急病状,甚至出现猝死。谈到治疗,前者证轻可用养心汤益气宁心,后者属重证,须用参附汤回阳益气;至若阳虚欲脱者则证情更是危急,急用四逆汤之类回阳救逆,笔者于此证情常宗张锡纯法而重加山萸肉(30克)收敛救脱。

壅遏于血脉之内,在心气的推动下运行全身,起濡养、滋润作用的是血液。《灵枢·决气》说:"中焦受气取汁,变化而赤,是谓血。"《灵枢·邪客》又谓;"营气者,泌其津液,注之于脉,化以为血,以荣四末,内注五脏六腑。"中焦者,脾胃也。脾胃为气血生化之源,水谷精微是血液生成的物质基础。水谷精微经脾胃运化吸收之后,灌注于血脉,在心气的作用下变化而赤是为血。血液是营养全身的重要物质,外而四肢百骸,内而五脏六腑,都依赖于血的滋养,才能得以进行正常的生理活动。包括心的功能活动都须得依凭血的濡养,如"心主神明"、"心藏神"等功能就须依靠血液的濡养。李东垣《脾胃论》有言:"心之神,真气之别名也,得血则生。"即说明了心之主神须赖血以生的这种关系。反过来,血液能营运全身,又全赖心气的功能作用,故有"气为血之帅,血为气之母"之论。推动血液正常运行营养全身乃为"心主血脉"的重要内容之一。若禀赋不足,脏气虚弱,或久病失调,思虑、劳心太过,都将损及心之阴血。心之阴血亏虚则阴精亏耗,阴不敛阳,常致心阳浮越,症见心悸、失眠、多梦、健忘等。心之阴与心之血,其亏虚又宜有所区分。心血虚与心阴虚虽属同为心血亏耗,然其间却也同中有异。心血虚者,多兼见面色无华、指甲苍白、肢软乏力、头晕虚眩、唇舌色淡、脉细弱;而心阴虚是由前者进一步发展耗伤心阴而成,每每影响肝肾之阴亦受损,"阴气不足则内热"而出现阴虚有热之证。心阴虚较心血虚为深重,往往累及多脏同病,故多并见心烦不寐、心悸怔忡、口干咽燥、手足心热、潮热盗汗、舌红少津、脉细数等症。前者补血益气、养血安神即可,归脾汤是为常用方;后者则宜滋阴清火、宁心安神,代表方如天王补心丹。

　　《灵枢·决气篇》谓:"壅遏营气,令无所避,是谓脉。"《素问·脉要精微论》亦云:"夫脉者,血之府也。"脉指脉管,又名"血府",其功能作用是运行血液,壅遏营气,约束气血,使之规范地沿着一定线路、一定方向循环运行于全身的管道。张景岳指出:"脉者,非气非血,所以通乎气血者也。"脉管既为气血流通运行的通道,则其通畅抑或壅塞都将直接影响到全身气血的供养,不容许有一丝一息的滞塞不畅,否则就会产生心之病。心为五脏六腑之主,心病则五脏六腑皆病。

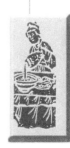

中医名谚阐释

脉管的通畅,心血的运行,主要是靠心气的推动和心阳的温煦作用,所以从脉象的变化可以反映心气心血的强弱。血脉有所痹阻滞塞影响血行,则发为"心痹",即《素问·痹论》所说"心痹者,脉不通"。对此,首先考虑的就是心脏阴阳气血不足造成的病变,其他瘀血、痰浊、寒凝、气滞等等,皆相继由此衍生而起。若心血因心气虚失于推动而瘀,或因心阳失于温煦而凝,或心阳不振而痰浊阻滞,造成血脉不畅而痹阻者,此皆因虚而痹阻。心气虚与心阳虚乃血脉痹阻的主要病理。反之,无论瘀血、痰浊、寒凝造成心脉痹阻,均会影响心气心阳而使之亏乏,成为血脉痹阻的继发病理因素。心脉痹阻的临床表现,常以心悸、心中憋闷、痛引肩臂为主,同时常伴见气短、乏力、自汗、脉虚等心气、心阳不足的表现。由心脉痹阻所致之"心痹"的基本病机是本虚标实,本虚是心气心阳亏损,心失所养,心推动乏力,血流有碍;标实是气滞血瘀、痰浊凝滞而血脉不通。其治亦当标本兼治,养心气、补心阳、益阴血以治本;活血化瘀、通畅血脉以治标。方书多以血府逐瘀汤加减,活血通脉、理气通络为治,笔者则推崇医界名宿蒲辅周前辈的双和散,遵原方比例,改为汤剂习用于临床。原方载《蒲辅周医疗经验·医话》,此方言之甚详,议论精到,方论俱佳,现节录转抄于下:

冠心病、心绞痛、心肌梗死、心律失常,这与祖国医学的胸痹、真心痛、心悸、怔忡、心劳、心气不足、血不养心等有关。冠心病属虚者多,而属实者少,也有虚实互见、寒热错杂的。治疗原则:健强心脏,调其不平,补虚泻实,益气和血,顺气活血,抑强扶弱,避免破气破血而伤元气。所拟治法:是以补为主以通为用暂定名双和散。

双和散方:

人参三两(党参亦可)　　茯神一两　远志肉(甘草水浸一宿炒)五钱　九菖蒲(米泔水浸炒)二两　丹参(甜酒浸炒)一两香附(童便浸炒)二两　没药(麸炒)五钱　琥珀(另研)五钱

血竭(另研)五钱　鸡血藤五钱

以上各味研为细末和匀,每次服五分至一钱,空腹温汤下,日三次,如无血竭改用藏红花或红花,没药气臭味苦可改用川郁金一两。

其后卢祥之《名中医治病绝招》亦收载,冠名"蒲辅周:双和散治冠心病",作了相当中肯的评介,录之如下:

蒲氏认为冠心病是虚证,不是实证,虚多实少。病因是"心气不足,营气不周",病位在心脏。他根据"损其心者,调其营卫"的原则,以补为主,以通为用,"通心气,调营卫",主张"活血顺气",不主张"破血攻气"。曾设"两和散",共10味,功用两和气血,药用:(略)。本方是以人参为主药,目的是"助心气"。丹参性偏凉,必要时可改为当归。鸡血藤是很好的养血活血药,胜过桃仁。血竭活血而不伤正气,如缺药,可用性柔和而有效的藏红花,草红花最好不用,因只能行气,且多用耗血。没药因气味不好,可改用不伤正气的郁金。石菖蒲具有"止痛、运中、强心"作用,茎细,味香;蒲氏云其家乡四川梓橦之气味浓烈的石菖蒲,称他自己因肺心病咳喘用此药,可使痰量锐减,自汗减少。据蒲氏经验,此药不能用水菖蒲代替。

卢祥之氏的评价是:此方治疗本病安全、有效、没有副作用,对于需要较长期服用者,也可耐受,是通补兼施的一张好方子。

〔典型案例〕

胸痹(冠心病心绞痛)

王某,女性,58岁,退休工人。门诊病历。

1992年9月4日初诊。

主诉:高血压伴心前区发作性疼痛7年。

患者于1985年发现血压增高,口服复降片、心痛定(硝苯地平)等,血压可维持在19～21/12～13kPa。数月后出现心前区发作性疼痛,外院查心电图示心肌缺血,诊断为冠心病。近5年

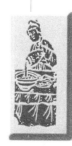

来,心绞痛发作频繁,每日数次,口服心痛定、消心痛(异山梨酯),或舌下含化硝酸甘油亦无显效。

现症:发作性心区疼痛,窜及后背,伴胸闷憋气,心慌失眠,后背畏冷,双手发麻,腰痛膝软,口干不思饮,大便偏干。血压20/12kPa,舌红暗,脉沉弦,脉律不整。

辨证立法:阴阳两虚,心血瘀阻,肝阳上亢。治宜温阳育阴,化瘀止痛,平肝通络,方用生脉散加味。

处方:党参10克　麦冬10克　五味子10克　柏子仁10克　桂枝10克　葛根10克　丹参30克　菖蒲10克　郁金10克　羌活10克　菊花10克　木香10克　生山楂15克　钩藤15克　桑寄生20克　14剂。

治疗经过:用药后心绞痛明显减轻,后背不畏冷,血压基本正常。仍有胸闷、心慌、脉律不整。守方加川芎10克,赤芍15克,再服14剂。同时以上方配制蜜丸续服。1992年11月20日随访:心区疼痛未见大发作,偶有脉律不齐,饮食、睡眠、二便均佳。嘱守方加红花30克再配丸药1料以之巩固。半年后随访,病告痊愈。

[按语]冠心病心绞痛属于中医胸痹心痛的范畴。祝师认为,心主血脉有赖于心气推动和心血充盈,若心气不足则血行不畅,可见胸闷憋气,心痛彻背;心血亏损则心失所养,心脉不充,可见脉律不整。本案罹病7年,气病延血,阴损及阳,且挟高血压之肝阳上亢,治疗以生脉散益气养阴,充脉复律;桂枝、羌活温通心阳,宣畅气机;而菖蒲配郁金、羌活配菊花为祝师治胸痹心痛常用的两组对药:菖蒲辛温,开窍豁痰,醒神健脑,化湿开胃;郁金苦寒,凉血清心,行气解郁,祛瘀止痛。菖蒲以开窍为主,郁金以祛瘀为要,二药伍用,一气一血,一温一寒,相互促进,豁痰行气,宣痹止痛,相得益彰,适用于气滞血瘀、痰瘀互结之胸痹心痛诸证。羌活辛温,善治头项脊背风寒,通太阳经与督脉之阳而治心痛彻背;菊花甘寒,疏风清热,平肝明目。《日华子本草》载

114

其能"利血脉,治四肢游风,心烦,胸膈壅塞"。且两药经药理研究证明均有扩冠定痛之作用。寒温相伍,互展其长而制其短,祝师常用其治心痛彻背之心绞痛。钩藤配桑寄生平肝降压,补肾通络。因此,心脏气血阴阳得以调整,气充脉复,阳气宣通,心脉舒畅则胸痹心痛诸证自除。

录自《祝谌予临证验案精选》

综述:血液是营养全身各部的物质基础,血脉是运载气血、约束气血的管道,心气心阳是推动、温煦血液运行不息的动力。心气旺盛、心血充盈、脉管通畅是"心主身之血脉"的三大要素。心气、心血、脉管三位一体,皆由心脏统管,此即本谚"心主血脉"的含义之所在。心脏的任何病变在这三者都会有所反映,三者中任何一个发生病变都将影响心的功能而发病,因此,可以从这三者测知心脏的强弱盛衰情况,通过对三方面的调治而达到对心脏的治疗。

心脏之病,每由内伤,其为病本虚标实,虚多实少。虚者心气、心血之虚,实者脉管痹阻,气血流行受碍。虚者正之虚,其证之实者乃由正虚所造成,这就是心脏发病的病理特点。养心气、温心阳、益阴血、通血脉,"以补为主,以通为用",是前辈医家从实践中总结出来的治疗原则。笔者在临证凡遇属心脉痹阻者(冠心病、心绞痛),每遵蒲辅周老前辈"以补为主,以通为用"之论,补心气,益心血,通血脉,咸用蒲老双和散,改散剂为汤剂,随证增损;用药剂量,悉遵原方比例。用于临床,活人无数,真良方也,甚为珍视之。

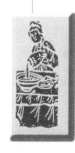

甘温除大热

语出李东垣《内外伤辨惑论》。原句为："内伤脾胃,乃伤其气……惟当以甘温之剂,补其中升之阳,甘寒以泻其火则愈。《内经》曰:劳者温之,损者温之。盖温能除大热,大忌苦寒之药泻胃土耳。"本谚提出以味甘性温的方药治疗大热之证。

大热之证,首先应从外感、实热去辨析,多考虑从解表祛邪、清热除实等法着手治疗,常用清润寒凉之品。治热以寒,热者寒之似已为治疗热证的不移之法。甘温之品性归补益,焉能用于大热证的治疗? 用之岂非火上加油,其火岂不更炽? 问题在于"甘温除大热"的"大热"是有其特定的意义的。本谚所谓"大热",既非伤寒阳明病或温病气分证之实热证,亦非"气有余,便是火"的阳盛则热之证,乃是指中气不足所致的气虚发热之证,即李东垣发明之"脾胃虚则阴火升"的"阴火"。

李东垣:名杲,字明之,晚号东垣老人,金元四大家之一,为补土派的代表人物。"在张元素的脏腑辨证学说的启示下,以《内经》'人以胃气为本','得谷者昌,失谷者亡','五脏六腑皆禀气于胃'等理论为依据,参考《难经》《伤寒论》等古典医籍的有关论述,结合自己的临床经验,提出了'内伤脾胃,百病由生'的论点,并形成一种具有独创性的系统理论,为充实和发展祖国医学作出了卓越的贡献。"(全国高等中医院校函授教材《中医各家学说》)。主要著作有《脾胃论》《内外伤辨惑论》《兰室秘藏》《医学发明》等。其脾胃学说以"内伤脾胃,百病由生"为立论基础,"脾胃虚则阴火升"是其重要论述之一,"甘温除大热"是其重要发明,补中益气汤是其创制的有名代表方剂。

李东垣在深度研习了《内经》"有所劳倦,形气衰少,谷气不盛,上焦不行,下脘不通。胃气热,热气熏胸中,故内热"(《素问·调经论》)等相关理论,并以此为依据创立了"脾胃虚则阴火生"的理论。他认为:"苟饮食失节,寒温不适,则脾胃乃伤;喜怒忧恐,劳役过度,而损耗元气。既脾胃虚衰,元气不足,而心火独盛。心火者,阴火也,起于下焦,其系于心,心不主令,相火代之;相火,下焦胞络之火,元气之贼也。火与元气不能两立,一胜则一负。脾胃气虚,则下流于肾,阴火得以乘其位。"(《内外伤辨惑论》)脾胃为水谷受纳、腐熟、吸收、运化的重要脏腑,为营卫气血生化之源,人体五脏六腑四肢百骸全身各部的营养均依赖于水谷精微以充养。李氏认为,倘若饮食不节,寒温不适,劳役过度则脾病,脾病则胃不能独行其津液;或由喜怒忧恐,精神刺激,损耗元气,资助心火而火盛,壮火则蚀乎气,皆为造成内伤病之缘由。脾胃内伤,耗损元气,谷气不升,脾气下流,引动阴火,导致升降失常,当升者不升,当降者不降,则营气不升而反下流,相火不敛而反上乘,从而形成内伤热中之证,即李氏"脾胃虚则阴火升"立论的病变机理之所在。

内伤热中证的临床见证,李氏列举为:"故脾胃之证,始得之则气高而喘,身热而烦,其脉洪大而头痛,或渴不止,皮肤不任风寒而生寒热。"并析其机理为:"盖阴火上冲,则气高而喘,身烦热,为头痛,为渴,而脉洪大。"总之是由"脾胃之气下流,使谷气不得升浮,是生长之令不行,则无阳以护其荣卫,不任风寒,乃生寒热","皆脾胃之气不足所致也"。其外证"与外感风寒所得之证颇同而理异"。(所引皆见《内外伤辨惑论》)由于内伤热中证与外感风寒证的临床见证相似之处颇多,临证极易混淆,而辨察有所困难,然这种辨察又丝毫不得马虎,李氏有鉴于此,故而专立《内外伤辨惑论》,对二者作了详尽辨析,且谆谆告诫:"胃气之虚,而因劳役得之者,皆与阳明中热白虎汤证相似。必机体扪摸之壮热,必躁热闷乱,大恶热,渴而饮水,以劳役过甚之故,

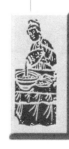

亦身疼痛,始受病之初,特与中热外得有余之证相似。若误与白虎汤,旬日必死。"该论还从十余个方面陈述了两者间的鉴别要点:①辨阴证阳证:外邪侵袭者为有余,为阳证,以祛邪为务,宜汗宜下宜攻,当泻不当补;内伤者为不足,为阴证,以扶正为先,宜温宜调宜养,当补不当泻。②辨脉:人迎脉甚于寸口脉者为外伤风寒,寸口脉甚于人迎脉者为内伤饮食。(按:此说源本于《灵枢·五色》:"人迎盛坚者,伤于寒;气口盛坚者,伤于食。")人迎主表,脉盛而紧者,主伤于寒邪,为外感病;寸口主里,脉盛而紧者,主伤于饮食不节,为内伤病。③辨寒热:外感者寒热并作,虽得衣被不解;内伤之恶风寒得温暖处或得衣被则缓解;内伤之热作蒸蒸躁热,只需袒衣露居,或近寒凉处即已。④辨表虚表实:外感有风寒偏胜的表虚表实证;内伤之恶风与中风表虚证之恶风颇有相似之处,但其恶风以微风乃恶,大风却反而不怎么畏恶。⑤辨恶食与否:外感者腹中和,多不恶食;内伤者口不知味,多不饮食或食少、食不下。⑥辨气息盛怯:外感者声浊息高,内伤者气短怯弱。⑦辨手心手背:外感者手背热于手心,内伤者手心热于手背。⑧辨口鼻:外感者口中和,鼻干塞或流清涕;内伤者恶食而多唾,鼻中涕或有或无。⑨辨头痛:外感头痛发作较甚而少见休止,直待传变之后方止;内伤头痛时作时止,绵绵而作,且痛之不甚。⑩辨渴与不渴:外感一般不渴,直待邪传入里化热乃渴;内伤者则渴,然虽渴却不多饮。⑪辨发热:外感发热以邪入阳明或病传气分其热始高,甚则为壮热,以日晡为甚;内伤之热多为躁热、烘热,发热时间以上午为甚,初扪之觉热,扪之久反不觉热。李氏反复陈述,谆谆嘱咐,就是因为内伤与外感之热证,临床疑似之处甚多,不能有些须的忽略,否则,将变证丛生,甚至造成危证而危及生命。不可不详察,更不可不慎。只要临证之际细心周密地进行辨察,也还是不难鉴别的。如二者在脉诊上的辨别,李氏是以人迎、寸口脉之主表、主里而别病之外感、内伤,此乃源于《灵枢·禁服》之"寸口主中,人迎主外"的经旨(按:人迎脉指颈部两旁之动脉,位于喉结之两旁,为足阳明胃经所行之处,为阳经之脉,阳主外,故其脉大而紧为外伤于寒邪。对人迎脉的切测目前已极少运用,仅取掌后高骨处的寸口脉为脉诊凭据)。周学海在《读医随笔》中对内外伤证的脉象辨别就指出:"其辨别处,外感脉必弦紧,温病脉洪大,上涌有力;劳伤脉必迟弱无力,或浮虚而促,或沉细而疾,或断而漉漉如珠,或涩而参伍不调,或应指即回而无势。"另外,内伤热中证其病理机制既为脾胃气虚,则病程多长,发病缓慢,几经治疗而未愈,必见脾胃虚弱之证,如少气懒言,倦怠乏力,动则气喘,自汗畏寒,食少便溏,形体虚怯,舌质淡,或有齿痕,多不口渴(纵有口渴,亦乃气虚而阳不化津,饮以自救,故渴不多饮,饮喜热饮)等等,都可以作为鉴别诊断的依据。

内伤热中证与阳明热中证,二者"证颇同而理异",其证虽似,其病因、病理却截然相左,论其治更是大相径庭。脾胃气虚,升降失常,营气不升而反下流,阴火不敛而反上乘,乃发"阴火"之证,"皆脾胃之气不足所致也"。治疗重点在补益脾胃之气,恢复其健运功能,重建其升降之机。李氏本《内经》"劳者温之,损者益之"之旨,发明"甘温除大热"法,创制了补中益气汤。原论析其方曰:"立方本旨:夫脾胃虚者,因饮食劳倦,心火亢盛,而乘其土位,其次肺气受邪,须用黄芪最多,人参甘草次之。脾胃一虚,肺气先绝,故用黄芪以益皮毛而闭腠理,不令自汗,损其元气。上喘气短,人参以补之。心火乘脾,须炙甘草之甘以泻火热,而补脾胃中元气;若脾胃急痛并大虚,腹中急缩者,宜多用之,经云急者缓之。白术苦甘温,除胃中热,利腰脐间血。胃清气在下,必加升麻柴胡以引之,引黄芪人参甘草甘温之气味上升,能补卫气之散解,而实其表也;又缓带脉之缩急。二味苦平,味之薄者,阴中之阳,引清气上升也。气乱于胸中,为清浊相干,用去白陈皮以理之,又能助阳气上升,以散滞气,助诸甘辛为用,口干嗌干加干葛。"是方以参、芪、术、草味甘性温之品,补脾胃

119

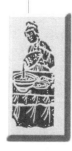

益中气;升麻、柴胡为佐,佐诸甘温补气之品以升阳;陈皮疏理脾胃,兼防甘温之滞;当归和血养血,沟通阴阳,翼阳气旺而阴血生。综观全方,总在调补脾胃,补气升阳。阳气升发,则阴火下潜而大热除。该方以味甘性温补脾益气之品,为脾胃中气受损之要方,具甘温除热之力,为历代医家所珍视和习用,实乃李东垣对祖国医学的一大贡献。李氏很强调补中益气汤的广泛运用,在李氏原著中就列举了数十种增损加减变化之法,还根据四时季节的不同而创制了多首相应方剂,如补脾胃泻阴火升阳汤、清暑益气汤、升阳益胃汤、神圣复元汤等等,而且还立有专篇《四时用药加减法》。李氏很注重该方的因人因地因时的变化运用,神而明之,存乎其人,也只有这样,才能应对病证的无穷变化,准确运用"甘温除大热"之法。

〔典型案例〕

甘温除热

陈某,男,43岁。1978年9月15日初诊。患胃小弯及十二指肠球部溃疡3年。脘痛大发于冬,小作于夏,春秋较安。询得痛起于空腹之际,痛处觉冷,喜热喜按,得食稍缓。数投良附丸、千金高良姜汤,寒虽渐却而虚仍无补,是以辗转三载,作止无常。迤来谷食益废,中气尤伤,以致近月余来,每于午后先寒后热(体温39.8℃),有汗不解,小有劳则寒热益炽。审其神疲乏力,口中和,不欲饮,大便不实。脉象缓弱,舌淡,苔薄白。证属脘痛,由中州虚寒所致。夫营卫俱出中焦,中气虚馁,营卫不和,亦意料中事耳。拟补中州,调营卫,庶几寒热得退而脘痛得止。处方:炙绵芪、于白术、全当归各9克,桂枝木、炙甘草、白蔻仁(后入)各3克,赤芍、白芍、山药各12克,煨生姜3片,大红枣5枚。3剂。9月18日复诊:前仿黄芪建中汤合当归补血汤意立方,寒热渐退(体温37.8℃),脘痛亦减过半,且胃纳亦增,是中气来复、营卫渐和之象也。前方去当归,加云茯苓、苡仁各15克。3

剂。9月21日三诊：身热悉退(体温36.7℃)，脘痛亦减，大便先硬后溏，日一行。前方略事增损。共服汤药18剂，寒热始终未起，脘痛亦定。后仍以黄芪建中汤合丹参饮为基础方，加乌贼骨、白及、九香虫等为丸，每日3次，每服6克。服丸药4个月后再摄片检查，报告：胃小弯溃疡及十二指肠球部溃疡已愈合，仅胃黏膜粗乱而已。

[按语] 本例患复合型溃疡3年，此次求诊目的为消除寒热。查患者脘痛起于空腹，得食稍安，此中虚求助于食之象。它若痛处觉冷，喜热喜按，大便不实，显系中州虚寒，脾阳不振之兆。中虚无以化生营血，营虚而卫强，于是寒热不清。之所以小有劳则寒热益甚者，《内经》所谓"劳则气耗"，气耗则营愈弱而卫愈强，是以寒热益炽。本例发热，一则无鼻塞咳嗽脉浮的伤风表证，二则发热已月余，其热始终与恶寒并见，全无传变征象，是属内伤发热。据此，脘痛来自中虚，其寒热之源亦在中虚，因而仿效李氏"甘温除大热"之法而不泥其方，选黄芪建中汤既能补中定痛，又可补气退热。且此方中含有调和营卫功效的桂枝汤全方，治本例发热尤为合拍，实践也证明这一临证处理是合适的。

录自《中医临证求实·变法实践》(王少华)

综述：以《内经》"人以胃气为本"，"五脏六腑皆禀气于胃"，脾胃为运化水谷精微的重要脏腑，以营卫气血生化之源的理论为依据，李东垣参照其他古典医著，结合自己的临床经验，创见性地提出了"内伤脾胃，百病由生"，"脾胃之气既伤，而元气亦不能充，而诸病所由生也"，从而形成了一套完整、系统的脾胃学说理论。李氏认为脾气当升，若其脾胃气虚，升降失常，营气不升而反下流，阴火不敛而反上乘其位，乃成热中之证，即所谓"脾胃虚则阴火生"者。遵《内经》"劳者温之，损者益之"之旨，李氏发明了以味甘性温之品为治的"甘温除大热"之法，并创制了补中益气汤为代表的诸多著名方剂。

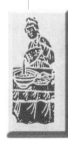

121

李氏创建的脾胃学说对后世影响极为深远。李氏发明的"甘温除热"之法在临床颇具实际意义。其创制的补中益气汤等方更为历代医家所称道、所习用。

临床运用时应强调注意内伤热中证与外感中热证的细察详辨，以及补中益气汤等方的增损加减变化和因时因地因人的灵活使用。

平治于权衡，去宛陈莝；
开鬼门，洁净府

语出《素问·汤液醪醴论》。原句为："治之奈何？平治于权衡，去宛陈莝，微动四极，温衣，缪刺其处，以复其形。开鬼门，洁净府，精以时服，五阳已布，疏涤五脏，故精自生，形自盛，骨肉相保，巨气乃平。""平治于权衡"：权，秤砣；衡，秤杆。平治，治而使之平调。"去宛陈莝"：宛（音 yù，通"郁"），作郁积、郁滞解。陈，陈腐、陈久。莝（音 cuò），祛除之意。"去宛陈莝"，祛除陈积的水气。"平治于权衡，去宛陈莝"其意为权衡证情的轻重缓急，平衡机体的阴阳之气，祛除体内郁滞的水气。原句意为：要全面地分析考虑，权衡证情的轻重，平调人体的阴阳之气，祛除体内水气的郁滞，稍微活动四肢，穿衣温暖以保护阳气，配合针刺治疗，使水肿消退而复其形体。还可以用发汗和利小便的方法祛除水邪，使亢盛的阴气得以平复，五脏的阳气得以敷布，疏通五脏之气的郁滞，使精气得以化生，形体随之壮盛而恢复正常功能，正气也就恢复到正常状况了。本谚"平治于权衡，去宛陈莝；开鬼门，洁净府"，提出了水肿病的治疗原则和治疗方法。

《素问·汤液醪醴论》主要是讨论水肿病,论述了水肿病的发病机理,同时提出了水肿病的治疗原则和主要的治疗方法。

该论认为水肿病的发病机理是"五脏阳以竭",是由于五脏阳气虚衰。

水肿病的形成既有外因亦有内因。如《素问·水热穴论》中之"勇而劳甚则肾汗出,肾汗出逢于风,内不得入于脏腑,外不得越于皮肤,客于玄府,行于皮里,传为胕肿,本之于肾,名曰风水。"就指的是水肿的外因乃由汗出而逢于风邪,风邪侵袭,与湿相搏,客于玄府皮肤之间而形成水肿。本论中所指的"有不从毫毛而生"者,是由"五脏阳以竭",就指的是水肿病形成的内因,乃是由五脏阳气虚竭。《素问·经脉别论》云:"饮入于胃,游溢精气,上输于脾。脾气散精,上归于肺,通调水道,下输膀胱。水精四布,五经并行。"提出了人体水液代谢的全过程及相关连的脏腑。水液经胃的受纳而进入体内,其精气游行浮溢,通过脾气的布散作用,再上输到肺,经肺气的肃降功能,通调水道,下行输注到膀胱,这样就能使水精四布到周身皮毛,流注到五脏六腑全身经脉。这就是水液的代谢过程,此中牵涉到多个脏腑的分工合作,尤以肺、脾、肾三脏为重中之重。如果五脏阳气虚弱,气化不行,水液不得输布则蓄积而发为水肿。

该论对水肿病提出的治疗原则是:"平治于权衡,去宛陈莝。"

水为阴物,是五脏阳气虚弱、气化不行、代谢失常的病理产物。反之,这种阴浊之邪,久留体内又将阻遏阳气而产生新的损害,需要及时驱逐排泄,故本论提出了"去宛陈莝"的治疗原则。关于"去宛陈莝"一语,诸家多有争议,但是在"去其水气之陈积,欲如斩草而渐除之"(张景岳《类经》语)这一点上却是一致的。而应该提出来的是:"去宛陈莝"是水肿病的治疗原则,而不是指的某一种治疗方法。有的医家如张石顽《张氏医通》将其与开鬼门、洁净府并立等同视为一种治疗方法,而且还列有攻

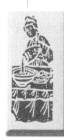

逐水邪的具体用药（"去宛陈莝之剂，商陆、大戟、甘遂、芫花、牵牛"），杜思敬《济生拔粹》谓"去宛陈莝者，疏涤肠胃也；开鬼门者，发汗也；洁净府者，利小便也"，亦是这样认识对待的。诚然疏涤肠胃、攻逐水邪亦不失为一种水肿病的治疗方法，但它是隶属于"去宛陈莝"这个治疗原则之下的。如将"去宛陈莝"局限为一种具体的治疗方法，是与《内经》原意不相符的。阴水蓄积，宜祛除排泄使之速去；然阳气内虚，正虚邪实，去水又不能不时时顾及正气之虚，只有阳气得以振奋，气机得以运转，水邪才能得以输泄。在这正邪标本之间极需强调综合分析，权衡处理（"平治于权衡"）。急则治标，缓则治本，所以本论将"去苑陈莝"与"平治于权衡"同时提出。如张景岳《类经》所注："平治之法当如权衡者，欲得其平也。……必求脾肺肾三脏，随盛衰而治得其平，是为权衡之道也。"通读经文我们对"平治于权衡，去宛陈莝"这一水肿病的治疗原则可以这样去理解：五脏之气，不平则病，平则无病。对水肿病应当综合分析阴阳正邪间的盛衰状况，权衡标本缓急的先后，去除留聚于体内的水邪，调理脏腑之气使之恢复平和。

　　该论对药物治疗水肿病提出的主要治法是：开鬼门，洁净府（府与腑通）。

　　鬼门，指汗孔。开鬼门，即发汗法；净府，指膀胱。洁净府，即利尿法。沈时誉《医衡》云："开鬼门，泻在表在上之水也；洁净府，泻在里在下之水也。"张景岳《类经》谓："鬼门，汗空也，肺主皮毛，其藏魄，阴之属也，故曰鬼门。净府，膀胱也，上无入孔而下有出窍，滓秽所不能入，故曰净府。邪在表者散之，在里者化之，故曰开鬼门、洁净府也。"张仲景秉承经旨，在《金匮要略·水气病脉证并治》提出"诸有水者，腰以下肿，当利小便；腰以上肿，当发汗乃愈。"进一步明确指出了开鬼门、洁净府的使用指征，因为水肿的病位不同使用的去水消肿方法亦不同。

　　水肿乃是由"五脏阳以竭"，五脏阳气衰虚，水液代谢失常，

124

水气不行,壅阻积蓄而成。其中牵涉到多个脏腑,尤其是肺、脾、肾三脏的功能不足,至关重要。

肺主气,外合皮毛,通调三焦水道,为水之上源。外邪侵袭,内舍于肺,肺气不得行肃降通调之职,失司化气行水之能,不得下输水液以灌注于膀胱,积滞在上,漫溢于皮肤,发为皮水、风水、肺水之类的水肿病(见《金匮要略》)。其治疗理应疏散表邪,开泄腠理,宣通肺气,使水邪从汗而解,这就是"开鬼门"的发汗法,代表方如麻黄汤、越婢加术汤。张石顽《张氏医通》言"开鬼门之剂,麻黄、羌活、防风、柴胡、葱白及柳枝煎洗",就列举了开鬼门发汗法的常用药物。

脾主运化,主"为胃行其津液",具输运水气之功能;肾主水液,"为胃之关",为温煦、气化、统摄水液运行、排泄之总司。水液能否正常排泄,与脾肾相关最为密切。若两脏阳气虚衰,输运不司,气化不行,水液不能正常排泄,停积体内则发为正水、里水之类的水肿病(见《金匮要略》)。治宜输运水液,使停积之水从小便而出,即"洁净府"的利尿法,代表方如五苓散、五皮饮等。张石顽《张氏医通》言"洁净府之剂,泽泻、木通、通草、防己、葶苈、猪苓、秋石代盐",亦列有洁净府利尿法的常用药物。

对水肿的治疗,《内经》提出了"开鬼门,洁净府"之法,这仅是治水方法的例示,实际上治水却绝不仅此二法,其他尚有如疏涤肠胃,利湿消肿,活血利水,温脾运湿,温阳化气以行水等等多种治水之法,临证不可由此限定眼目而受其局限。又人体是一个有机的整体,机体内上下表里是互相联系的,未可截然分开,治水之法的使用也就很难截然划分了。证情复杂混淆,治法亦必兼施并用。其实,在具体使用时,某一法之中往往亦包含有其他的治法。如发汗法之麻黄汤,麻黄是为主药,麻黄固为发汗开表之峻者,但同时还有平喘利尿的作用。张锡纯《医学衷中西录》谓:"受风水肿之症,《金匮》治以越婢汤,其方以麻黄为主,取其能祛风兼能利小便也。愚平素临证用其方,服药后果能

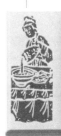

得汗,其小便即顿能利下。"这诚为经验之谈。又如利尿法的代表方五苓散中有桂枝既帅诸多淡渗药以化气行水,又通彻其表而调畅营卫,故仲景于其方后有云"汗出愈"。尤在泾《金匮心典》注之谓"茯苓、猪、泽,甘淡渗泄,使肠间之水从小便出,用桂者,下焦水气非阳不化也,曰多服暖水汗出者,盖欲使表里分消其水"。再者,开鬼门发汗。洁净府利尿皆是利水治标之法,只适宜于水肿实证之用。然水肿之证本虚标实,非一味徒施利水可概其治。李士材《证治汇补》就在总结了前人治水之法的基础上,提出了"治水之法,行其所无事,随表里寒热上下,因其势而导之,故宜汗、宜下、宜渗、宜清、宜燥、宜温,六者之中,变化莫拘"。当标本兼顾,权衡正邪盛衰、标本先后缓急而治其水使之平,此即《内经》本论"平治于权衡,去宛陈莝"的治疗原则精义之所在。

〔典型案例〕

张志聪医案

予在苕溪治一水肿者,腹大肤肿,久服八正散、琥珀散、五子五皮之类,小便仍淋漓,痛苦万状。予曰:"此虽虚证,然水不行则肿不消,肿不消则正气焉能平复?"时值夏月,予不敢用麻黄,恐脱阳而漏汗不止,以苏叶、防风、杏子三味各等份,令煎汤温服,覆取微汗。次日,至病者之室,床之上下,若倾数桶水者,被褥帏薄,无不湿透。病者云:"昨日服药后,不待取汗而小水如注,不及至尿桶,而坐于床上行之,是以床上如此也。至天明,不意小水复来,不及下床,是以被褥又如是也。"今腹满肿胀皆消,痛楚尽解,余即写一六君子方,去甘草加苍术、厚朴、炮姜、熟附子,每日令浓煎温服。即以此方合丸药 1 料,每日巳未时服之,即止其汤药,半载后痊愈。

评析:

此案证属《金匮要略》之所谓"皮水","皮水其脉亦浮,外证

126

浮肿,按之没指,不恶风,其腹如鼓,不渴,当发其汗。"审证求因,责其肺气失宣,脾肾已虚。温肾化气,实脾利水,自属正治不移之法。但急则治标,缓则治本,而治标有开鬼门、洁净府之别。八正散乃治下焦湿热之剂,琥珀散为血淋而设,前治误用八正苦寒之剂,败其后天已虚之脾而中焦失势,复用琥珀散、五子五皮汤强利其水,伤其先天不足之肾而关愈闭,遂使患者小便淋漓,痛苦万状。此其一误也。病在表在上,当发其汗;在里在下,当利其小便。此水邪于表于上,而治于里于下,病位审度不清,无的放矢,此其误二也。水肿一证,"其本在肾,其标在肺"。肺为水之上源,上源不清则下流不下,徒利无益。肺居上焦而主肃降,清肃之令不行则三焦郁闭,强利则愈不通。肺主一身之气,肺气不宣则治节失职,过利则不惟伤阴,复反滞气,张景岳所谓"治肾必先治肺,治肺必先治气"亦此之谓也。治疗先后顺序颠倒,此其误三也。三者错一,即不见效,而今三者俱失,自当变证百出。张氏临证不惑,下病上取,提壶揭盖,用温散之剂,使上焦肺气得宣,中焦脾气得运,下焦肾关得通。因而以微不足道之品,取峻利之效。

录自《古今名医医案赏析·水肿》

综述:由于五脏阳气虚衰,代谢失常,气化不行,水液停聚体内,发为水肿。驱除积水,自是当务之急,然阳气已虚,阴水内停,去水又当顾及正气。当审察阴阳正邪虚实,权衡好标本先后缓急,去水而注意五脏之气的平衡恢复,即《内经》提出的"平治于权衡,去宛陈莝"的水肿病治疗原则。

水邪积聚体内,有在上在外、在下在里之不同部位,治疗方法的选择亦当有别。在上在表者,宜发汗法以"开鬼门";在下在里者,宜利小便以"洁净府"。《内经》在《汤液醪醴论》中例示了开鬼门、洁净府这两种去水之法。然去水之法尚多,绝不仅此二法,临床应用不可为之限定眼目。再者,此二法均为去水治标之法,临证更须审察正邪虚实、标本先后缓急而用。

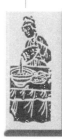

出入废则神机化灭，
升降息则气立孤危

语出《素问·六微旨大论》。原句为："出入废则神机化灭，升降息则气立孤危。故非出入，则无以生长壮老已，非升降，则无以生长化收藏。"

出入：指人体气机与外界接触的表现形式。总是有出有入地随时进行着新陈代谢和吐故纳新的活动。如饮食物的摄入和糟粕的排泄，自然界清气（氧气）的吸入和浊气（二氧化碳）的呼出，即是其气机出入的表现形式。升降：是气机在体内的运动形式，气机总是有升有降地运动不息地相互配合。对此，周学海《读医随笔》谓："升降者，里气与里气相回旋之道也；出入者，里气与外气相交接之道也。里气者，身气也；外气者，空气也。"神机：指人的精神意识和思维活动。《素问·五常政大论》说："根于中者，命曰神机，神去则机息。"张景岳注之谓："物之根于中者，以神为之主，而其知觉运动，则神机之所也，故神去则机亦随而息也。"气立：依气而立，依气以存，指形体必借气化的作用才得以成立。《素问·五常政大论》说："根于外者，命曰气立，气止则化绝。"张景岳注之谓："物之根于外者，必假外气的成立，而其生长收藏，即气化之所立也，故气止则化亦随之而绝矣。"

弄清了以上这几个关键词的确切意义，对本谚所要表达的意思就基本上能搞清楚了。本谚强调了人体气机的升降出入运动的重要意义。气机的这种运动一旦停止，将导致意识（神机）的丧失；形体（气立）与外界一旦隔绝，生命过程也就终止了。张景岳在《类经·运气》中注曰："此言天地非不生化，但物之动

128

静,各有所由也。凡物之动者,血气之属也,皆生气根于身之中,以神为生死之主,故曰神机。然神之存亡由于饮食呼吸之出入,出入废则化灭而动者息矣。物之植者,草木金石之属也,皆生气根于形之外,以气为荣枯之主,故曰气立。然气之盛衰,由于阴阳之升降,升降息则气立孤危而植者败矣。"

《难经·八难》曰:"气者,人之根本也。"中医学认为,"气"既是构成人体的基本物质,又是维持人体生理功能的动力。"气"的运动力是很强大的,是永恒运动着的,是无处不存在的。气的运动,叫做气机。升降出入是气的运动的表现形式。升与降、出与入是对立的,又是协调相依的。正是这种气机的升与降、出与入的对立而又协调的运动才有了人的生命的存在和机体的正常功能,促使了新生事物的孕育和产生,同时又导致了旧事物的衰败和消亡,这样就维持了人体机能的稳定和相对平衡的状态。气的运动止息了,生命也就失去了生存之机而毁灭、消亡,所以《素问·六微旨大论》乃有"出入废则神机化灭,升降息则气立孤危。无出入,则无以生长壮老已;非升降,则无以生长化收藏"之论。

本大论又说:"升降出入,无器不有"。"器",是由气凝聚而产生的有形实体。"无器不有",指出了气的运动形式存在的普遍性和广泛性。其具体表现在各个脏腑功能活动及各脏腑经络组织间的协调合作关系。由于其升降有序,出入持常,乃能动静相召,上下相应,气血和畅,生化不息。若气机阻滞,或运行逆乱,必致升降失调、出入失畅而影响五脏六腑的功能发挥,导致机体产生病患。

肺主气,司呼吸,外合皮毛,为里气与外气不息交接的重要脏器,为气体出入的重要场所。通过肺气的宣发肃降而呼出浊气,吸入清气,完成气息的吐故纳新工作,是不容稍有片刻止息的,止息了即意味着生命的终结。即如《医旨绪余》所说"未若呼吸绝而死之速也"。肺又为水之上源,饮入于胃,经过脾的散

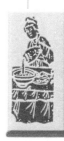

精作用,上输于肺,其清中之清者,经肺气的宣发敷布全身,以供给机体活动的需求;其清中之浊者,在肺气的肃降作用下,由三焦的决渎功能而下输达肾。肾主水液,为水之下源,其水之浊中之清者,经肾的气化作用,上升于肺,重新参与机体的代谢;其浊中之浊者,是为尿液,经肾的气化下注膀胱,而排出体外。在脾的斡旋输转作用下,肺气的肃降与肾的气化的上升,协调着机体水液的代谢。若邪气壅肺,肺失宣发肃降之能,水津输布失常,水道通调不利,则可发为便溺之病;肾为胃之关,若关门不利,开合失司,气化不行,也不能维护水液的正常代谢,造成水液停积而为肿。

肾为阴脏,其性属水,位居下焦;心为阳脏,其性属火,位居上焦。心火必须下降于肾中,对其温煦,使肾水不寒;肾水又必须上济心火,对其滋润,使心阳不致亢旺。《慎斋遗书》就说:"心肾相交,全凭升降。而心气之降,由于肾气之升;肾气之升,又因心气之降。"正是由于心火肾水的升降关系,维护了机体内的阴阳相合,水火既济。如果这种水升火降的协调关系遭到破坏,就将造成心之阳火、水之阴寒的偏亢偏盛。如因心阳不振,不能下温肾水,就会导致水寒不化,上凌于心,乃见肢体浮肿、心悸心慌等仲景真武、四逆辈之水气凌气之证;或因肾阴不足,不能上滋心阳,导致心阳独亢之心悸怔忡、心烦不眠之黄连阿胶汤心肾不交证。后世治心肾不交之证创交泰丸,药简力专,更是切实可用,诚如陈士铎《辨证录》所说:"夫心肾之所以不交者,心过于热,而肾过于寒也。心原属火,过于热则火炎于上而不能下交于肾;肾原属水,过于寒则水沉于下而不能上交于心矣。然则治法,使心之热者不热,肾之寒者不寒,两相引而自两相合也。"心肾不交者,即心过热而旺于上不下交于肾,肾过寒而沉于下不上济于心,升降失司,水火不得既济。交泰丸黄连凉心,肉桂温肾,专为肾寒心热不交者所设,"能使心肾交于顷刻"(《韩氏医通》)。

肝为风木之脏,其性升发冲和;胆为中精之腑,其性通下泄降。脏腑相合,表里协调,一升一降,共同完成主疏泄的功能,协调着人的情志活动和全身气血的疏达调节,尤其是对脾胃的疏畅有襄理作用。肝升则脾升,胆降胃亦降,肝胆条达之令行,才能运脾和胃,脾升胃降之气机乃得运转。若当升者不升、当降者不降,必致中土壅滞不能运转,呕恶、呃逆、脘肋痞胀、恶食纳呆、便下不爽等症乃作。即如《医学求是》说:"肝木不升则克脾土,胆木不降则克胃土。""肝木赖脾土之升,胆木赖胃土之降。"故临证治脾胃多兼疏肝和胃、理气条达之品,而治肝胆亦必兼夫顾及脾升胃降,就是根据肝胆与脾胃在生理上的气机连锁关系。

气机的升降,五脏皆有,然升降出入的总枢机在中焦脾胃。人以胃气为本,脾胃为阴阳气血化生的资源所在,是尔气机升降出入在脾胃更是尤为突出和至关重要。水谷饮食之物,经胃的摄纳腐熟,脾的运化转输,其清清之精微物质由脾所吸收,在肾阳温煦作用下,脾气上升将水谷之精微及津液等转输于心肺,化生营卫气血,又在心肺气机的作用下,运营全身以供给机体的营养需求;其浊之浊者为糟粕之物,赖胃气下降的动力推动,经小肠的泌别,大肠的传导,由魄门而排出体外。脾升而运,胃降乃纳,脏腑相合,升降相因,从而完成了饮食物的整个出入代谢过程。张景岳谓:"脾胃为水谷之海,得后天之气也。人之始生,本乎精血之原;人之既生,由于水谷之养,非水谷无以成形体之壮。"黄坤载说:"中气者,和济水火之机,升降金木之轴,脾升则肾肝亦升,故水木不郁;胃降则心肺亦降,故金水不滞,火降而水不下寒,水升则火不上热,平人下温而上清者,以中气善运也。"李东垣说"脾胃内伤,百病由生",脾的升清功能是否正常直接影响着其余各脏的升发之能,胃的和降亦必然影响到诸腑的和降通泄。中州脾胃为全身气化的总枢机,脾胃受损,气机升降混乱,或升多降少,或只升不降,或降多升少,或降而不升,皆为脾胃气机升降功能的协调状态遭到破坏所导致。见之于脾则运化

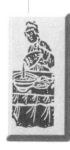

不行而出现脘腹痞满，纳呆便溏，身倦浮肿，其不统血则更见血内溢之出血证；见之于胃则胃气不降而反上逆，而出现呃逆呕恶、脘胀嗳腐、大便不行等症。中土脾胃，其发病虽各有各的特点，脾之病在不升不运，胃之病在不降不纳，然因脏腑相连，表里相合，升降相因，互相协调，互相配合，对立统一，互为影响，只有脾的升清正常才能使胃能和降，亦只有胃的和降正常才能使脾的升清得以发挥。若脾胃升降任何一方出现病态，势必影响到另外一方。调理脾胃就是调理其升清降浊的功能，唐大烈《吴医汇讲》即谓："治脾胃之法，莫精于升降……俾升降失宜，则脾胃伤，脾胃伤则出纳之机失其常度，而后天之生气已息，鲜不夭折生民者也。"说明了调理脾胃是十分重要的，调理脾胃尤重在调整恢复其升清降浊功能。

"升降出入，无器不有"。机体气化的升降出入形式是一个十分复杂的过程，五脏皆各有其自身的升降出入运动形式和运动规律，但其间绝不是各自孤立地运动着，而是互相影响，互相协调，互相维系，分工合作，共同完成机体的各项新陈代谢活动，从而维护生命的正常。如果升降出入的道路受到阻碍，或升降出入的运动形式严重失常，都将发生病证，乃至危及生命。故乃有本谚"出入废则神机化灭，升降息则气立孤危"。

〔典型案例〕

风心病、心力衰竭（心悸、喘证）

王某，男，64岁，干部。病案号：315252

1992年4月23日初诊。

主诉：劳累后心悸气短27年，加重一个月。

患者于27年前因劳累后心悸气短，在北大医院诊为"风湿性心脏病，二尖瓣狭窄"。未经系统治疗。1986年出现"心房纤颤"，开始服用强心、利尿、扩血管药物。近一个月来，上述症状加重，双下肢浮肿，呼吸困难，夜间不能平卧而收入内科病房，经治疗,病情有所缓解。因肝大、尿少、憋气、呼吸困难、高枕卧位,为进一步中西医结合调治,常规转入中医病房。转入时查体:血压:140／90毫米汞柱,二尖瓣面容,口唇紫绀,颈静脉怒张,心尖搏动弥散2厘米×3厘米,可触及震颤,心界向左侧扩大,心率:80次／分,心律绝对不齐,心尖部可闻及双期杂音。左肺底可闻及少许湿啰音,肝于右侧肋缘下可触及4厘米,质中无压痛,脾未触及,双下肢无浮肿。实验室检查:化验肝功能、血沉、电解质正常。尿素氮35毫克／分升(13毫摩［尔］/升),肌酐1.5毫克/分升(133微摩［尔］/升)。心电图:心房纤颤,ST－T改变,右心室肥厚。超声心动图:二尖瓣重度狭窄,三尖瓣轻度反流,肺动脉高压。心脏像:两肺瘀血及间质性肺水肿,右侧胸腔积液,心胸比率:0.56。转入诊断:风湿性心脏病,二尖瓣狭窄并关闭不全,三尖瓣关闭不全,心脏扩大,心房纤颤,心功能Ⅳ级、右侧胸腔积液。

现症:心悸气短,倚息不能平卧,胸闷憋气,口唇发绀,神疲倦怠,腰膝酸软,尿少肝大。舌质暗,苔薄白,脉细结代。

辨证立法:肺肾两虚,痰饮内蕴,血行瘀滞。治宜温补肺肾,祛痰化湿,活血行瘀。

处方:制附片9克(先煎)　生熟地各15克　山萸肉10克　炙黄芪24克　太子参20克　麦冬10克　五味子10克　玉竹18克　泽泻15克　葶苈子10克　当归15克　三棱6克　莪术6克　丹参20克。每日1剂,水煎服。

治疗经过:二诊～三诊(1992年4月29日～5月3日)服上方药一周后,心悸气短减轻,夜间基本可以平卧,无需间断吸氧。复查尿素氮:28毫克／分升(10毫摩［尔］/升),肌酐0.9毫克/分升(80微摩［尔］/升),舌脉同前。守方,每日1剂。

四诊～五诊(1992年5月10日～5月17日):活动后仍有时心悸气短,尿量增加,已减西药利尿剂的用量。左肺湿啰音减少,肝于右侧肋缘下2厘米,舌脉同前。守方加车前子30克

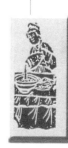

(包)。每日1剂。

六诊(1992年5月21日)复查尿素氮已正常,14.6毫克/分升(5毫摩[尔]/升),可轻微活动,纳眠佳,舌淡苔薄,脉结代。守方加鳖甲10克软坚散结、消肝大。

七诊(1992年5月28日):复查心脏像:双肺瘀血改善,间质性肺水肿减轻,右胸腔积液消失,心脏比率同前。已可散步,诸症减轻,准备出院。带方如下:

处方:炙芪20克　玉竹15克　沙参15克　麦冬12克　五味子10克　当归10克　山萸肉12克　生熟地各12克　木香10克　泽泻15克　三棱6克　莪术6克　鳖甲10克。7剂。

[按语]呼吸困难为心力衰竭的又一常见症状。由心之气阴两虚,病久及肾,肺肾两虚,水气上泛所致。盖肺为气之主,肾为气之根。肺主呼吸,肾主纳气,升降出纳,呼吸乃调。若肺虚不降气,肾虚不纳气,升降出纳失常,或是由于肾阳虚损,不能蒸化水饮,聚而为痰为饮,凌心射肺,均可出现呼吸困难。其特点为:心悸气短,呼吸急促,端坐倚息不能平卧,动则尤甚。咳嗽,咯稀白痰或成泡沫状。面暗唇青、尿少汗出等。此时的呼吸困难,其程度较之平素所说的气短、憋气为重为危。正如《景岳全书》中所描述的"虚喘者,慌张气怯,声低息短,皇皇然若气欲断……而惟急促似喘,但得引长一息为快也。"李师治疗此类心衰,根据其肺肾两虚为本、痰饮内停的特点,多用温补肺肾、祛痰化饮之法,方以右归饮加减(制附片、熟地、山萸肉、茯苓、苏子、肉桂、葶苈子、五味子、橘红)。方中附子、肉桂、山萸肉、熟地温肾强心,纳气定喘;苏子、葶苈子降肺气止咳平喘;橘红行气燥湿祛痰饮;茯苓利水,通调水道祛水饮;五味子敛肺肾之气,强心定喘。其中葶苈子取葶苈大枣泻肺汤之意,然心衰患者,肺气已虚,不可再泻,加用此药,岂不犯虚虚之戒,但李师认为:葶苈子质轻味淡,上行入肺,下能通调水道,既可泻肺气之闭塞,又可利

水消肿,现代医学研究又有强心功能。只要辨证准确,用药恰当,实为治疗心衰喘息不得卧的一味佳药。

本案心衰以呼吸困难,倚息不能平卧、肝大、尿少、胸腔积液,尿素氮增高为主,系肺肾两虚,痰饮内停,血行瘀滞。故李师在上方基础上加减,其中黄芪、太子参、元参益气养阴,泽泻利水,当归、三棱、莪术活血行瘀,消除癥瘕积聚。调治一月余,胸腔积液消失,间质性肺水肿减轻,心功能明显改善,尿量增多,尿素氮恢复正常,肝脏缩小,而出院。

录自《李介鸣临证验案精选》

综述:周学海说:"升降出入者,天地之体用,万物之橐龠,百病之纲领,生死之枢机也。"(《读医随笔》)升降出入是机体气机运动的形式。出入:是指里气对外气(包括饮食物和自然之气)的吸收排泄,即是机体的新陈代谢、吐故纳新活动,这种活动一旦停止,人的精神意识和功能活动也就停止了;升降:是指内在气机的自身活动,这种运动一旦停息,生命的生化功能失去依凭,生命也就会消亡。所以《内经》乃有"出入废则神机化灭,升降息则气立孤危"之论。

从本谚我们可以体会到:《内经》在很早就认识到人体是一个永恒运动着的开放系统。机体气机不仅在体内以升降形式永恒地运动着,而且机体与外界也是息息相通的,也是不停地、毫不止息地与外界进行着("出入")交换。机体的这种升降运动存在于各脏腑器官之中,虽其各具特性却又通力合作以完成体内的新陈代谢,并借这种与外界的出入交换使机体随时得到新的充养、补给。

从本谚我们还体会到中医学的两个基本观点:一是整体观。人体是一个有机的整体,凭借"气"的升降形式在体内强力地、永恒地运动,进行着各种新陈代谢活动,以维护生命的健康和存在。二是天人合一观:人与外界有着息息相通的不容须臾止息的密切联系,这也是生命赖以存在得以延续的重要条件。

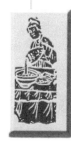

有故无殒，亦无殒也

语出《素问·六元正纪大论》。原句为："妇人重身，毒之何如？有故无殒，亦无殒也。帝曰：愿闻其故何谓也？岐伯曰：大积大聚，其可犯也，衰其大半而止，过者死。"本谚指出，对于孕妇使用有毒性的药物，只要辨证准确，用之得当，有是病用是药，就既不会对孕妇产生影响，也不会对胎儿产生损害。（按："殒"，本义是死亡，此处引申为损害。本谚中的两殒字，前者指母体，即孕妇；后者是指胎儿。）张景岳《类经》注本谚曰："重身，孕妇也。毒之，谓峻利药也。故，如下文大积大聚之故，有是故而用是药，所谓有病则病受之，故孕妇可以无殒，而胎气亦无殒也。"张氏之注简捷明了，极易理解。这里的"故"，自然可以作原因的"故所以"讲，但在本谚中则有另一层意思，是作为陈旧的、本来的与新染的相对而言，指原来就有的陈年旧疾。如是，则"故"，与固（本来的、旧有的）、痼（难愈的、不易解决的）相通，亦即张景岳《类经》之"故，如下文之大积大聚之故"。为何要对孕妇也提出"可犯""毒之"？非陈年旧疾，养胎护胎犹恐不及，何必以"犯"？非顽症痼疾，而是一般的事故，一般的疾病，又何必定予"毒之"？能注意到本谚"有故无殒"这个"故"字的真实含义，则对本谚的具体意义就更能加深理解和灵活地运用了。

妇人既孕之后，气血皆下注于冲任以养胎，全身气血都处于抗病能力相对低下的状态。妊娠期中，由于母体需供给胎儿的营养需求以及胎儿对孕妇体内气机所产生的影响，孕妇的生理状态必然地会出现一些特异状况，最典型的就是脾胃功能的紊乱和低下，由此导致气血生化之源不足；或肾气不充、胎元失养等情况。故凡妊娠期中患病,应以治病与安胎并重为原则,随时注意孕妇的特殊生理状态,同时也应注意养护胎气。故临证用药宜慎者,一是求平和中庸,切不可恣意用药。万密斋《育婴秘诀》谓:"妊妇有疾,不可妄投药饵。必在医者审度病势轻重,药性之上下,处以中庸,不必多品,视其病势已衰,药宜便止,则病去于母,而子亦无殒矣。"对妊娠期中患病,注意母体的特殊情况,驱邪去疾而药不乱投,即是保育胎气之举。皇甫中在《明医指掌》中就说:"故凡胎妊众疾,必先以安胎为主,驱邪次之,盖病去则胎自安,胎固则病自愈矣。"对于妊娠者之病,用药宜慎之二,是在不可或忘益肾培土,以补肾乃固胎之本,养脾即增益气血之源,本固血充,则母子平安。即《傅青主女科》所说:"夫胞胎虽系于带脉,而带脉实关于脾肾,脾肾亏损则带脉无力,胞胎即无以胜任矣。"

由于孕妇生理状态处于特殊的非常时期,故凡克伐猛峻之药的使用宜极为审慎,既要保护母体,避免母体受到伤害,更要严防伤及胎气。此即历代医家对孕妇用药均持极度审慎态度的原因,也即是《内经》何以小心翼翼地对"妇人重身,毒之何如"提出讨论之缘由所在。"毒"字之义,张景岳认为是"毒之,峻利药也";张隐庵认为是"毒者,大寒大热之药也"。笔者认为二张之说,一言药性,一言药力,当综合二说为是。凡药性过于偏烈、药力过于峻猛的就属于"毒"的范畴。早在《神农本草经》就有了某些药物可以导致堕胎的记载,李东垣《珍珠囊药性赋》更列有"妊娠服药禁忌"专项,其后诸家对妊娠用药禁忌又陆续有所补充(如李时珍之《本草纲目》等),迄今已达百余味之多。上个世纪中叶秦伯未在《上海中医杂志》发表专文进行了论述,根据药物的毒性和作用提出了孕妇禁用药(包括剧毒药、峻泻药、子宫收缩药)、忌用药(包括祛瘀通经药、激惹药)、慎用药(包括辛温香窜药、消导药和利尿药)三类对孕妇有副作用的药物。这些都是前辈医家实践经验的积累,为我们在妊娠用药时提出的

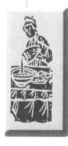

警示。从广义上讲,凡药皆有毒性,民谚即有"凡药三分毒"之说。张子和《儒门事亲》就说:"凡药皆毒也,非止大毒、小毒谓之毒,虽甘草、苦参,不可不谓之毒,久服必有偏胜,气增而久,夭之由也。"药物之所以能够治病,凭借的就是其所秉之偏性。恰如水能载舟,亦能覆舟,其药性之偏,既可治病,亦可致病。孕妇用药,强调冲和性平,故凡药之过于性偏性烈者,皆非所宜,而当谨慎。即如吴仪洛《本草从新》所言:"凡药皆可伤人,况于性最偏驳者乎?"

对孕妇的用药,讲究细心审慎,这并不是说要我们越趄不前,瞻前顾后。余师愚《疫病篇》即有言:"母之于胎,一气相连,盖胎赖母血养。……母病去而胎可无虞。若不知此而舍病以保胎,必致母子两不保也。"尚有"大积大聚,非用毒药不能攻,攻亦无害"之说。(张景岳语)《金匮要略》即有"妇人怀妊六七月,……以附子汤温其脏"的记载。"附子坠胎为百药之长"(张路玉语),而仲景用之以温阳散寒,即本去病安胎之法。《先醒斋医学广笔记》亦载有缪仲淳"治于某夫人妊娠九月,患伤寒阳明证,投竹叶石膏汤,一日夜尽石膏十五两五钱(折465克),病瘳,越六日产一女,母子并无恙。"这些都是前辈们的临床记载,亦可为"有故无殒,亦无殒也"的临床实例,应该很好学习,认真体会,但绝不能作为孟浪行事、鲁莽用药的借口。对于孕妇有疾,应当是当攻则攻,免致贻误病机;又要谨慎用药,免伤母子,认真切实地做到"胆大心细"。

对孕妇用药,要求我们特别做到:一要辨证准确,用药必须有理法的指导。即如程钟龄《医学心悟》所说:"有病则病当之,故毒药无损乎胎气,然必大积大聚,病势坚强乃可投之,又须得半而止,不宜过剂。"二要根据孕妇体质遣用药物。孕妇体质有强有弱,对药物的耐受能力和敏感度也有差异,有的虽药兼堕胎亦无所损,有的药虽平和却也有不良反应,这都是个体差异所致,故用药也当酌情而处。三是审慎用药剂量。一般来讲,孕妇用药俱宜量轻,然后视其反应才由轻到重,逐渐递增。四是掌握用药时效,一定要注意中病即止,亦《内经》"衰其大半而止,过者死"之意。

〔典型案例〕

清滋摄化安胎法治愈子烦一例

方氏妇,年二十许。

主诉:新婚将三月,经水来潮甫净十日而气逆呕哕,烦懑欲绝,入夜尤甚,开窗启户,室难自容,出外游走,略觉宽舒,寝食俱废。连更数医,相率莫知所为,家人忧之,其舍姊患胃病呕逆经先生治愈,乃转请诊视。

诊查:见其口唇干燥,舌尖红,苔薄微黄,脉形弦滑而数。询之:此次汛事血量何许?答以显著减少。遂谓其家人曰:此妊娠"子烦"也。前医之相率莫之所措者,盖皆被月经来潮甫净旬日之所惑耳。对此番之经量何如,未及问或竟未及思也。

辨证:辨以阴虚肝热,下迫血室。

治法:亟拟清滋摄化,以安胎元。

处方:生牡蛎　桑寄生　生石膏　生熟地　芡实米　肥知母　朱莲心　麦门冬　条黄芩　淡竹叶　青竹茹　炒谷稻芽

1剂势减,2剂安枕,3剂诸恙向愈矣。唯呕哕脘次不适之象犹在。

继以原方去生熟地、麦门冬、肥知母、朱莲心、淡竹叶,加旋覆花、生赭石、法半夏、青陈皮、川厚朴以疏肝清热,镇逆和中,连服3剂,即日趋安然。

[按语]子烦之症,一般多产生于妊后4~6个月,是其常也,此其变耳。珠胎已结,需血蓄于下以荫胎,如阴血已虚,血虚生热,肝为藏血之脏,受孕后血由冲任下输胞宫以养胎,肝热则下输之血行速而难驻,于是溢出少量之血,下出而行经,其大部分仍去荫养胎元,故此次月经之明显减少,正是胎妊之兆耳,今

139

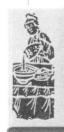

脉之弦滑而数当更明矣。唯肝热与阴虚之热交并，因此造成子烦之症。治在滋摄清肝而取效，而辨识早孕，更具慧眼。案中生赭石、半夏、青皮、川朴为妊娠禁忌药，先生亦常用于妊娠恶阻症，辄多应手，此遵经旨"有故无殒，亦无殒也"之验证。先生对孕妇病温，更善用紫雪丹、局方至宝、安宫牛黄等一类妊娠禁忌之品，挽治孕期温热等重症。实践证明，"有病则病当之"，祛邪以扶正，邪去胎自安。此论点符合客观规律，亟应大胆突破，深入探求，充分宏扬中医药之长，为人类造福。

录自《中国现代名中医医案精选》(孔伯华)

综述：对于孕妇用药，考虑到妊娠期中孕妇的特殊状况，应该极其小心审慎。但对大积大聚之类的顽症痼疾，证情危急者又不能瞻前顾后，趑趄犹豫，宜取当攻者则攻之，免致贻误病机而反遭其乱，此古人"有是病用是药""有病则病当之"之谓也。如是病邪得去，邪去则母安，母安则胎气无碍也。只要辨证准确，用药精到，纵然是妊娠禁忌类药物，当用则用，就不会对孕妇造成影响，也不会对胎儿造成损害，此即本谚"有故无殒，亦无殒也"之要义。

"有故无殒，亦无殒也"，《内经》是针对妇人重身而"大积大聚，其可犯也"提出来的。我们运用本谚，一要明确诊断，确切辨证，有识才能做到有胆；二需掌握尺度，"衰其大半而止"，严防鲁莽行事，恣意所为，否则，邪气未必去，母体反殒，母损胎必损，此《内经》"过者死"之诫训也。

有胃气则生，无胃气则死

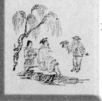

本谚屡次出现于历代医家医籍之中。如元·危亦林：盖胃

为水谷之海,人以食为命,有胃气则生,无胃气则死。(《世医得效方·集脉说》)明·李中梓:"有胃气则生,无胃气则死。"(《医宗必读·肾为先天之本脾为后天之本论》)叶天士:"有胃气则生,无胃气则死,此百病之大纲也。"(《临证指南医案·不食》)本谚意为,在疾病发生发展的过程中,凡脾胃功能没有受到损伤的,其预后和转归都比较良好;脾胃功能受到损伤的,其预后和转归就比较凶险。

自《内经》而下,历代医家都极为强调胃气的重要性,将胃气的有无、强弱作为判断疾病预后甚至生命存亡的依据。

然则何为胃气?胃气究竟为何物?《灵枢·营卫生会》谓:"人受气于谷,谷入于胃,以传于肺,五脏六腑,皆以受气。"《灵枢·口问》亦云:"谷入于胃,胃气上注于肺。"此之胃气即乃谷气,亦即饮食物化生的水谷精微之气。张景岳释之曰:"谷食入胃,化而为气,是为谷气,亦曰胃气。"胃气即谷气,即水谷精微所化之气。是气乃人生之气的重要组成部分,谷气充盛则一身之气充足。故《灵枢·刺节真邪》乃有"真气者,所受于天,与谷气并而充身也"之说。真气与谷气,二者相合,形成机体的根本之气,其散布于脏腑则为脏腑之气。谷气充盛则脏腑之气也就充足旺盛。谷气的形成,自然是依赖于脾的输转运化和胃的受纳腐熟,但同时也与小肠的化物、大肠的传化等整个消化系统息息相关,以"大肠、小肠,皆属于胃"(《灵枢·本输》)。所谓"胃气"即是指以脾胃为中心的整个消化系统的功能及其所生化的水谷精微。

只有脾胃功能的健康完善并得以充分发挥,精微之气才能得以生化不息而不绝其源。若脾胃伤则生化止、化源竭,而机体功能也就日趋衰败,直至危及生命。本谚"有胃气则生,无胃气则死",充分说明了"胃气"在生命活动中至关重要的意义以及历代医家对胃气的重视程度。

本谚中所指的"胃气"的有和无,应该包涵这样两个层面:

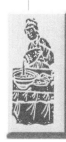

其一，是指脉诊中之胃气。望、闻、问、切，是中医临证诊断的主要手段，脉诊（切脉）在此四诊中占有相当显要的地位。正常、健康的脉象是具有有胃、有神、有根三个特点。《素问·玉机真脏论》指出："五脏者皆禀气于胃，胃者五脏之本也，脏气者，不能自至于手太阴，必因于胃气乃至于手太阴也。……故病甚者，胃气不能与之俱至于手太阴，故真脏之气独见，独见者病胜脏也，故曰死。"五脏之气不能自行达到手太阴的寸口部，必须借助于胃气的引导敷布才能达到。如无胃气之敷运而现者为真脏之脉，诊得真脏之脉（即脉之无胃气者），就意味着病气过盛而正气衰竭，生命就会夭亡。亦即《素问·平人气象论》所说："人以水谷为本，故人绝水谷则死，脉无胃气亦死。所谓无胃气者，但得真脏脉，不得胃气也。"何谓真脏之脉？据《素问·平人气象论》所载：春脉但弦无胃、夏脉但钩无胃、长夏但弱无胃、秋脉但毛无胃、冬脉但石无胃者即为真脏脉，其特点就在脉无胃气。《难经·十五难》亦载："春脉微弦曰平，弦多胃气少曰病，但弦无胃气曰死。夏脉微钩曰平，钩多胃气少曰病，但钩无胃气曰死。秋脉微毛曰平，毛多胃气少曰病，但毛无胃气曰死。冬脉微石曰平，石多胃气少曰病，但石无胃气曰死。"黄宫绣《脉理求真》说："不见有和缓之气，则为真脏脉见，而为不治之症矣。"无胃气之脉，即所谓真脏脉，真脏脉见，预后多不良，故曰死。

然则何为有胃气之脉？有胃气的脉象有何特征？《素问·玉机真脏论》谓"脉弱以滑是有胃气"，《灵枢·终始》说的"邪气来也紧而疾，谷气来也徐而和"是为有胃气之脉的最经典记载。张景岳《景岳全书》的体会是"初急后缓者，胃气之来也；初缓后急者，胃气之去也"，"大都脉来时，宜无太过，无不及，自有一种从容和缓之态，便是有胃气之脉。"概括地说脉来不浮不沉、不疾不迟、从容和缓、流利匀调即是为有胃气的脉象，柯韵伯《伤寒来苏集·伤寒总论》就曾谈到："凡脉之不浮不沉而在中，不迟不数而五至者,谓之平脉,是有谷气。"而李中梓《医宗必读》讲得更是确切:"缓为胃气之脉,六部中不可一刻无者也。所谓缓而和匀,不疾不徐,不大不小,不浮不沉,意思欣欣,悠悠扬扬,难以名状者,此胃气脉也。"

五脏之气皆禀于胃,五脏气必借助于胃气的运导敷布才能至于手太阴,变现于寸口脉。无论何脉,只要有和缓、从容之象,便是为有胃气之脉,即为常脉、平脉、健康之脉;若其缺少从容和缓之象,便是少胃气之脉,也即为病脉,其疾病的预后多属凶险不佳("无胃气则死")。

其二,本谚之胃气还指人身之气的胃气。由于水谷精微(谷气)在人身之气的构成中所占的重要地位,以及化生水谷精微的脾胃功能在人体生命中的重要作用,因此,本谚之"胃气"还包括脾胃功能及其化生的水谷精微这样一个含义。历代医家都把胃气提高到生气之根本来看待,给予了"后天之本"这样的高度评价。"人以胃气为本,盖人受水谷之气以生","元气之充足,皆由脾胃之气无所伤,而后能滋养元气。若胃气本弱,饮食自倍,则脾胃之气既伤,而元气亦不能充,而诸病之所由也。"(李东垣《脾胃论》)张景岳则直截了当地说:"胃气者,正气也。"此皆可说明胃气在人体机能中的重要程度。"胃气"充沛即指脾胃功能强健而能摄纳、腐熟、吸收、输运饮食物之精微,而营卫气血的生化乃有其源;"胃气"亏弱则指脾胃之气虚怯,而摄纳、腐熟、吸收、输运水谷精微之功能减低,而致气血生化匮乏其源,生命也就逐趋衰弱,直至夭亡。也即如方隅《医林绳墨》所说:"脾胃一虚,则脏腑无所禀受,百脉无所交通,气血无所营养而为诸病。"张景岳《景岳全书》亦谓:"故人自有生之后,无非后天之为用,而形色动定,一无胃气之不可。"李中梓《医宗必读》说:"胃气一败,百药难施。"凡此等等皆在强调胃气在人体生命活动中所具有的不容轻视的重要作用。

然而又从何以察胃气之强弱、有无? 当然是从脉、舌、症进

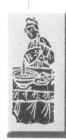

行综合分析。所谓从脉,即诊脉象之有无胃气,脉有胃气则脾胃之气强,脉无胃气则脾胃之气绝。从察舌以观胃气,曹炳章《彩图辨舌指南》谓:"有胃气则舌柔和,无胃气则舌板硬。"即指示了从舌辨察胃气之有无。所谓从症,即是从脾胃自身功能的临床表现来判断胃气状况。《灵枢·玉版》指出:"人之所受气者,谷也。谷之所注者,胃也。胃者,水谷气血之海也。"胃以受纳饮食、腐熟水谷为主要功能,故有"水谷之海""五谷之腑""仓廪之官"等美誉。李东垣说:"脾胃俱旺,则能食而肥;脾胃俱虚,则不能食而瘦;"(《脾胃论》)"胃中元气盛,则能食而不伤,过食而不饥。"(《脾胃盛衰论》)黄元御亦谓:"胃主受盛,脾主消克。食谷不化者,脾家之弱,绝粒不食者,胃家之虚。凡病一见不食则责阳明而不责太阴,以其受盛之失职也。"(《伤寒悬解》)张锡纯指出:"后天资生纳谷为宝,无论何病,凡服药后饮食渐增者易治,饮食渐减者难治。"(《医学衷中参西录》)综合诸家之论,皆是从脾胃功能(脾主运化,胃主受纳)的发挥状况以测胃气之有无,食欲强而能食,为胃气存;不欲食、不能食为胃气败。

本谚中之"胃气",虽包含着两个层面(脉象和证情),其实质内涵则是一个。机体脾胃功能的强弱乃是胃气有无的根本,脉象的胃气有无只是内在状况的一种反映。只有机体内在的脾胃之气强键,脉象才可能诊得有胃气之脉;诊得有胃气之脉,则表明内在的脾胃之气充沛。两者一而二,二而一,只是一个是实质、是关键,一个是形象、是表现而已。

〔**典型案例**〕

培土生金

戎某,男,57岁。1989年3月1日初诊:肺痨计廿六载,作止无常,平昔或咳呛少痰,或咯吐清稀痰沫。诊见咳嗽频作,痰色白而黏,咯吐无力,声低息短,动辄喘促,呼吸时胸肋牵痛,时汗出,恶风,形体羸瘦,神疲乏力,面色㿠白。证属虚损,脾肺两伤，法当兼顾。斯疾也，前贤有补肺汤一方，姑试服之。

处方：红参(另煎冲入)6克，生黄芪、熟地黄(砂仁2克拌)各12克，怀山药、云茯苓各15克，大麦冬、紫菀茸、款冬花、玉桔梗各10克，北五味子(杵)3克。5剂。

复诊时主诉，咳嗽虽未减而咯痰已渐爽，且稍思纳食，症情似有起色，前方加粉甘草，续服5剂。

三诊时云，服前方本合病机，已能扶杖出门散步，因不胜春寒，以致昨暮突然寒热交作(体温38.8℃)，头疼，咳嗽转增。当即于初诊方中去麦冬、五味子，加荆芥3克，香豆豉10克，葱白3枚。2剂。药后寒热除，头痛止，咳嗽十去其四，气短亦有起色，胃纳迭增，且不恶风，此肺复肃降之职，脾能转输之兆也。再仿《十药神书》保真汤意立方。

处方：红参(另煎冲入)、北五味子(杵)、粉甘草、橘络各3克，陈皮6克，生黄芪、熟地黄(砂仁2克拌)各12克，冬白术、大麦冬各10克，云茯苓15克，生姜3片，大红枣5枚。5剂。此后症情日有好转，咳嗽已减什八，食量亦趋正常，神情日振，可自理生活。以后即以此方加法半夏、川贝母等，制成丸剂经常服用，以巩固疗效。

[按语] 本例经西医诊断为慢性纤维空洞型肺结核，双侧胸膜增厚，代偿性肺气肿，服西药多年，仍经常反复。此次发作病情较重，邀笔者诊治。查患者临床表现，符合中医的肺痨病。昔贤有言："虚久不复谓之损，损久不复谓之劳。"病程历26年之久，劳损早成。细询病情，得知初病在肺，日久不复，进而子盗母气，使脾失运化之能而出现脾病。在这肺脾同病的阶段，是为上损及中，病情为进，预后不良。诊时病机为脾气亏虚，肺阴不足，论治之计，则肺喜润而脾喜燥，两者脏气喜恶相左，用药颇费周折，窃思"有胃气则生，无胃气则死"，今中州虚象毕露，再延更难为力。细审病情发展，已经子令母虚，运筹治法，贵在母令子实。于是从"培土生金"着眼，重以健脾，意在促使胃气复苏，以

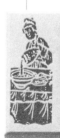

冀"脾气散精,上归于肺"。再根据《素问·至真要大论》"劳者温之……损者温之"的原则,初诊用补肺汤,奏效后进保真汤。药与证合,病情遂得缓解。

录自《中医临证求实·变法实践》(王少华)

综述:脾胃为水谷之海,为气血生化之源,是为"后天之本"。脾胃之气充沛健旺,则能化水谷、输精微以供诸脏之用;脾胃之气衰则无以化生精微,而诸脏失其所养则其气皆衰,生命亦会逐趋衰竭,直至夭亡。此所以古人有"有胃气则生,无胃气则死"之论。胃气的有无除可以从脾胃自身的功能是否正常发挥辨察外,脉诊也是审察机体胃气强弱有无的可靠的、重要的方法。凡脉来从容和缓、不疾不徐,为有胃气之脉,即显示体内脾胃之气尚旺,纵然病甚,预后亦多属良好;反之如诊得无胃气之脉,乃属于真脏脉,真脏脉见,其病预后多属凶险。

有鉴于脾胃之气在整个生命活动中的重要意义,我们在临证中就应该强调随时顾护。黄承昊《折肱漫录》中谓:"人生以胃气为本,善养生者毋轻伤胃气,苦寒之药不可多服,致损化源。"许宣治《怡堂散记》亦谓:"凡治病不可损胃气,胃气一伤,病皆滋长,轻者重,重者死矣。"这就是张仲景在《伤寒论》中所告诫的"无犯胃气"之说。避免苦寒峻猛之品以损伤脾胃之气,避免无谓的损伤即是保养。能如此则能固正却邪,扭转颓势,脱离危殆;养生防病,益寿延年,亦全重于此一端也。对此张景岳《景岳全书》论之甚详,其言曰:"凡欲察病者,必须先察胃气;凡欲治病者,必须常顾胃气。胃气无损,诸证无虑。""是可知土为万物之源,胃气为养生之主;胃强则强,胃弱则衰,有胃则生,无胃则死。是以养生家必当以脾胃为先,而凡脾胃受伤之处,所不可不察也。"

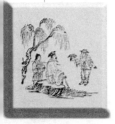

夺血者无汗,夺汗者无血

　　语出《灵枢·营卫生会》篇。原句为:"营卫者精气也,血者神气也,故血之与气,异名同类焉。故夺血者无汗,夺汗者无血。"夺:掠夺,作丧失、损耗讲。无:与"毋"通,作莫、不要讲。本谚从病理和治疗角度说明了血与汗的同源关系。指出血液有所损伤时,不能再使用耗伤津液的发汗法;多汗本已亡失津液,不能再用燥血动血的治法。

　　《灵枢·决气》篇说:"中焦受气取汁,变化而赤,是谓血。"《灵枢·邪客》篇说:"营气者,泌其津液,注之于脉,化以为血。"血的生成,《灵枢·内经》有颇多论述,从这些论述中,我们可以认识到血液主要是营气和津液所组成,均是脾胃对饮食物的消化、吸收所得的水谷精微,其中之清者为营气,在气化作用下,将营气和津液变化而生成者为血液。可知营气和津液的结合,是化生血液的主要物质基础。

　　《素问·评热病论》说:"汗者,精气也。"《素问·阴阳别论》又说:"阳加于阴谓之汗"。汗,是以阴精为基础,在阳气的蒸腾作用下,从汗孔排出体外的液体津气,故《灵枢·决气》篇说:"腠理发泄,汗出溱溱,是谓津。"而张景岳《类经》注之曰:"汗由血液,本乎阴也。经云:人之汗,以天地之雨名之,其又可知。然汗发于阴而出于阳,其根本则由阴中之营气。而其启闭,则由阳中之卫气。"

　　从生理而言,汗与血同为人身津液所化生,其化生都是以阴精为物质基础,故古人有"血汗同源"之说。所不同者,一在阳气的蒸腾气化作用下,由汗孔排出体外;一以灌注脉管之中运行

147

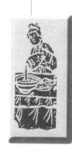

全身各部,濡润、滋养机体。即《证治准绳》所说:"心之所藏,在内者为血,发于外者为汗,汗者乃心之液也。"《素问·五脏生成》说:"诸血者,皆属于心。"而《素问·宣明五气》乃谓:"五脏化液,心为汗。"可见汗之与血同源、同质,仅异名而已。张景岳《类经》"心主血,汗者,血之余",更是确切明快地认定了二者的关系。

血与汗在生理上既都是阴精所化生,自然就决定了在病理上的必然影响和在临床上的互相关联。对大失血后或素体津亏血少者,因其血耗津伤,汗源已见匮乏,则不宜使用汗法再发其汗,以免更伤津液而竭化血之源;对于多汗津伤者,津枯血耗,津液本已亡失,自然也不宜采用燥血动血的方药,以免进一步加重津液的损耗。这就是《内经》强调"夺血者无汗,夺汗者无血"的意义之所在。

对血汗同源,"夺血者无汗,夺汗者无血"之论,历代医家均极为重视,并以之有效地指导着临床实践,张仲景就根据这一理论而在《伤寒论》中提出了"疮家,虽身疼痛,不可发汗"(第87条),"衄家,不可发汗"(第88条),"亡血家,不可发汗"(第89条)等诸多诫训。就是基于血汗同源,"夺血者无汗"的理论指导,血液耗伤者不可再发其汗,免致更伤阴精。于津伤血耗者不可发汗,发汗则会更伤津血;而证有外邪侵袭又不得不汗法以解,这就给临证者出了一个大大的难题。既要照顾体内阴血的耗伤,又要不误外邪的祛除,故需兼顾其标本,后世医家有鉴于此,于是创立了标本兼顾的滋阴解表法。如《外台秘要》之葱白七味饮养血解表,为血虚而有表证者设;《通俗伤寒论》之加减葳蕤汤滋阴清热,发汗解表,发汗而不伤阴,滋阴而不留邪,就都是兼顾了内有阴血不足,外有表邪为患,标本同治、正邪兼顾的代表性方剂。温病学家们立足于温热之邪最易伤津耗液,温病之治更须时时顾护津液,于是创辛平、辛凉解表,亦是外解表邪、内顾津液之举。

148

〔典型案例〕

求汗于血

魏某,女,27岁。1999年6月16日初诊。平昔经行若崩,面黄而浮。客岁新正结婚,未及半载而小产者再,其为精血暗耗也明矣。月前大产,因前置胎盘失血过多,虽经医治,然"有形之血不能速生",是以夜难安寐,多梦、善忘、心悸、眩晕诸症尚未缓解,而又不慎昼寝感寒,邪由外袭,肺从内应,症见形寒怯冷,寒多热少(体温38.7℃),序届仲夏,而仍严覆衣被,无汗,头晕痛,咳嗽频作,痰白,语音低,口略干,不欲饮,不饥不纳。脉浮稍数,舌淡苔白。病经4日,证属虚人外感,法当补散兼施,求汗于血。

处方:熟地黄20克 当归身10克 玉桔梗10克 香豆豉10克 潞党参15克 薄橘红3克 水炒柴胡5克 前胡6克 生姜3片 大红枣5枚

上药服1剂后,额上即微汗出,2剂汗出遍体,寒热悉退,尚咳。复诊时予苏杏二陈汤合熟地、当归身、党参,续服3剂咳止。后用归脾汤增损调治而愈。

[按语]患者乃阴血亏虚之体,风寒乘之而入手太阴肺经,寒热4日不退,无汗。所以然者,"夺血者无汗"也。无汗则邪难外达,譬如源之将竭,流何从出?诚如张景岳云:"虚在阴分而液涸水亏,不能作汗,惟有求汗于血。庶乎云蒸雨化。"治宜寓散于补,仿景岳补阴益气煎出入。张氏自注云:"凡属阴气不足而虚邪外侵者,用此升散,无不神效。"服药后果如其言。世俗有"伤寒无补法"之说,但此仅适用于实证,虚人外感则不然,古方再造散用参、芪,葱白七味饮用麦、地,五柴胡饮用归、地、芍,皆扶正与祛邪并进,均为体虚证实者而设。

录自《中医临证求实·变法实践》(王少华)

综述:"夺血者无汗,夺汗者无血"者,汗即血也。汗之与血

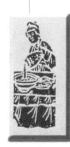

149

在生理上都是以机体的阴精津液为基础,血之与汗同源同质。因此,在病理上就相互关连,互相影响。用于临床就是告诫我们,血耗津伤者,不可妄用发汗法;而汗多津液受到损耗者,亦不宜再行施用燥血动血之法。

古人在遇到阴血受损而又感受外邪者,"夺血者无汗",外邪侵袭又不得不汗,乃创滋阴养血兼以发汗,既照顾了阴伤津耗之体,又可祛逐外邪,实为善体善用经旨者也。

至实有羸状,
至虚有盛候

语出李中梓《医宗必读·疑似之证须辨论》。原句为:"至实有羸状,误补益疾;至虚有盛候,反泻含冤;阴证似乎阳,清之必毙;阳证似乎阴,温之转伤。"本谚中之"至",作最、极讲,作达到极点解;故"至实"亦有称为"大实"者(如早于李氏的苏轼、沈括之《苏沈良方》及迟于李氏的顾靖远之《顾氏医镜》即为"至虚有盛候,大实有羸状")义同。本谚指出疾病在邪气盛实的时候,可能在外出现一些似乎不足的征象(不足是假象,大实才是病证的实质);正气在极衰弱的状况时,也可能会出现一些类似大实的外在征象,(大实是假象,极虚才是病证的本质)。即《素问·阴阳应象大论》所述:"寒极生热,热极生寒……此阴阳反作,病之逆从也。"

辨证论治是中医临床治疗的根本原则,是中医学的重要特点之一。要论治,必先辨证。中医辨证自有纲领可循,纲举才能目张。中医有八纲、六经、三焦、卫气营血、脏腑辨证及六气、气血痰食辨证等常用的辨证纲领。而其中"八纲辨证是辨证的总

中医名谚阐释

纲,为各种辨证的核心"。(蒲辅周语)

八纲,是指阴阳、表里、寒热、虚实八个辨证纲领,两两相对,由四组对立统一的纲领所构成。虚与实是八纲中的一组辨证纲领。

邪正是始终贯穿在疾病变化过程中的一对主要矛盾,在邪正斗争的过程中邪正双方力量的盛衰变化,关系着疾病的发生、发展,影响着整个疾病的病机变化,展示着疾病的虚实性质,决定着施治方案,预示着疾病的转归和结果。因此,分析病变过程中邪正的盛衰状况以及由此而出现的证候虚实变化,是辨证十分重要的内容。只有正确分析病变过程中邪正虚实(即证候虚实)的变化,才能确立施治方案是用攻泻法,还是用补益法。故杨西山《弄丸心法》说:"凡病有表里寒热,总以虚实分辨的确,用药因之而不差。"

《素问·通评虚实论》谓:"邪气盛则实,精气夺则虚。"这就是中医认识虚实的基本概念。所谓实,主要是指邪气亢盛,正气不衰,邪正激烈对抗的正盛邪实之证,其表现诸如壮热狂躁、声高气粗、腹痛拒按、便秘尿赤、脉实有力等病邪壅盛而正也未见虚象者。所谓虚,主要是指机体精、神、气、血、津液受到一定损伤,正气亏损不足者,常表现为身体瘦弱、面色无华、神疲乏力、心悸气短、声低息微、自汗盗汗、五心烦热或畏寒肢冷、脉细弱无力等虚衰不足证候。《素问·玉机真藏论》言虚、实之证候说:"脉盛,皮热,腹胀,前后不通,闷瞀,此为五实;脉细,皮寒,气少,泄利前后,饮食不入,此谓五虚。"张志聪《素问集注》释谓:"心主血,脉盛,心气实也;肺主皮毛,皮热,肺气实也;脾主腹,腹胀,脾气实也;肾开窍于二阴,前后不通,肾气实也;……肝开窍于目,闷瞀,肝气实也。""脉细,心气虚也;皮寒,肺气虚也;肝主春生之气,气少,肝气虚也;泄利前后,肾气虚也;饮食不入,脾气虚也。"陈修园《医学金针》亦谓:"邪气盛则实。所谓五实者,实于心则脉盛,实于肺则皮热,实于脾则腹胀,实于肾则前后不

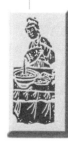

通,实于肝则瞀闷。正气夺则虚。所谓五虚者,虚在心则脉细,虚在肺则皮寒,虚在肝则气少,虚在肾则泄利前后,虚在脾则饮食不入。"从张、陈二氏之释可知,所谓"实",乃是邪气盛实,壅塞于五脏;所谓"虚",乃是五脏精气虚衰,亏乏不足。

由于证情的虚、实差异,直接影响着治疗方案的确定,是必须要明辨清晰的。正如周学海《读医随笔·证治总汇·虚实补泻论》所说:"为医之要,不过辨病之虚实也已。虚实之不明,妄下汤药,则冰炭相反,坐误性命,是以临处之际,不容毫有率略矣。"然而,在整个疾病病变过程中,由于正邪之间始终在进行着激烈的斗争,正邪消长,往往错综混淆,其证情表现有虚中夹实者,有实中夹虚者,或虚多实少,或虚少实多。因其关系到治疗法则的确立,是必须明确无误地进行辨析的。本谚所说"至实有羸状,至虚有盛候",则又是虚实辨证中的另一类型,它不属于虚实错杂证的有虚有实范畴,而是属于虚实辨证中的有真有假、真假疑似证的辨析。如周学海所说:"人皆知大虚宜补,大实宜泻。此则其病虽重,而诊疗之法,莫甚难矣。如夫至虚有盛候,大实有羸状者,诚医之所难也。此犹难乎辨证,而不难乎处治。何者?假证发露,抑遏真情,自非至心体察则不能辨其疑似而认其真……"由于真假疑似,而又必须辨析明白无误,所以周氏谓为"医之所难";辨证既准,则施治也就有章可循了,故周氏谓"不难乎处治"。

"至实有羸状",指真实假虚之证。当邪气亢盛到一定程度("至实"),由于病理变化的复杂性,可能会出现一些正气不足的外在表现("羸状")。这些"羸状"是没有正气不足作为内在基础的,只属于假象。如《伤寒论》阳明腑实之大承气汤证,为邪热亢盛、津伤化燥的极期阶段,其表现为燥屎内结,腑气不通,腹痛满拒按,甚则潮热谵语、舌红苔黄糙、脉沉实有力等痞满燥实坚之大实证。然由于热结阳明,腑气不通,经气不利,气血流行不畅,则或会出现神情默默、身寒肢冷、脉沉伏等似乎正气不足的"羸状"。虽有虚羸之状,细辨之则知其非虚羸之证,是以虽神情默默,但呼吸气粗,声音洪亮;虽身寒肢冷,但发热口渴而喜冷饮;脉虽沉伏,却沉实有力。此乃精气被内结之燥屎阻遏,肠道滞涩,热极而伏、炽而不张所致。阳明腑实、邪热亢极是为本质,上列诸端仅是病理变化中表现出的似乎精气不足之假象,即本谚"至实有羸状"之病极则反的一种证情。此时,只宜攻泻阳明之实,若为其假象所惑而误予补法,将更资邪势,亢热将更猖獗,而致不可收拾,即李氏之"误补益疾"者也。

　　"至虚有盛候",乃是指真虚假实证。当正气亏虚到相当程度("至虚")时,由于病理变化的复杂性,反而可能出现一些外在的亢盛现象("盛候")。这些"盛候"是绝没有内在的有余邪气作基础,只是一种假象。如脾胃气虚之证,由于脾胃不健,水谷不化,运化不司,气血生化之源匮乏,临床常表现为食少纳呆、少气懒言、四肢倦怠、面色萎黄、大便溏薄等症。由于中气亏虚,功能低下,气化不行,脾虚则清气不升而浊阴不降,升降失司,输运不力则可能反而见到腹脘胀满作痛等似乎邪气有余之"盛候"。然细察之,虽腹满脘胀,却时轻时重,常喜揉按,其痛亦隐隐绵绵,非如实证之腹满不减,胀痛不休,同时可见精神萎靡、疲惫乏力、语音低弱、舌淡、脉弱无力等兼见证。此即"至虚有盛候"之属,亦即张景岳《景岳全书·虚实》所说:"病起七情,或食饮劳倦,或酒色所伤,或先天不足,及其既病,则每多身热、便秘、戴阳、胀满、虚狂、假斑等症,似为有余之病,而其实不足。"对此病机病证,只宜补益脾胃之气虚,脾胃气足则自能行运化、散结滞,清升而浊降,若不明其为真虚假实而用攻法则为误,脾胃将更虚,浊阴壅滞将更为严重。

　　关于虚实真假的辨识,既非常重要,却又有相当的难度,故周学海谓其"诚医之所难也"。于此,除了对兼夹证、伴见证等辅助资料加以对比分析之外,前辈医家还十分强调从脉象上去鉴别虚实证之真伪,如张景岳《景岳全书·传忠录》就说:"虚实之

153

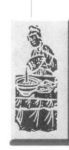

要,莫逃乎脉,如脉之真有力,真有神者,方是真实证;脉之似有力,似有神者,便是假实证。"张氏指出,虚实真假证的鉴别,关键在于脉象的诊察,有力有神者为真实证,无力无神者为假实证。而李中梓之《医宗必读·疑似之证须辨论》说得就更为详实具体:"大抵症既不足凭,当参之脉理;脉又不足凭,当取之沉候。彼假证之发见,皆在表也,故浮取脉,而脉亦假焉;真证之隐伏,皆在里也,故沉候脉,而脉之可辨耳!脉辨已真,犹未敢恃,更察禀之厚薄,症之久新,医之误否,夫然后济以汤丸,可以十全……"读李氏之论,首先是为其慎之又慎,一而再、再而三的认真态度所倾服。先辨其症,症如不可凭,乃参其脉,脉之浮取虑其不足凭,乃沉以候之。犹恐沉取亦未敢恃仗,更结合体质状况、病史和治疗经过等多方对照、考虑、分析,然后才济以汤丸(施以治疗),其认真负责的态度首先就是值得我们大家学习的。其次李氏提出了不但要凭脉,还要结合病人的体质因素、发病和治疗经过,多角度、全方位地进行综合分析研究,决不容许草率从事,这也是我们应当铭记的。

〔**典型案例**〕

清滋补泻法治愈热厥木僵一例

秦×,男,40岁。

初诊:1956年5月16日。

主诉:多年来经常感觉头昏脑胀,记忆力减退,注意力涣散,睡眠时好时坏,有时劳累后感觉心慌,心跳加速,偶有脉搏间歇。曾于1950年到多家医院检查,诊断有风湿性心脏病、动脉硬化症。自此,精神负担日渐加重,疑虑、恐惧、悲观,对治好疾病丧失信心。近三五年来,病情逐渐加剧,性情孤僻,偏执易怒,喜静少言,忧郁寡欢,对外界事物兴趣淡漠,有时神识恍惚,表情呆滞,反应迟钝,甚至别人不加提醒亦不知自进饮食。这些症状时发时止,有时持续数天后始能逐渐恢复正常。1955年初,因阵

154

发性心跳加快住医院治疗,入院后,严重失眠,甚至十余昼夜不能入睡,曾用大量安眠镇静剂,也只能短时入睡,醒时精神焦躁不安,不思饮食,上半身汗出,时发时止,大便秘结,数日一行,有时需借助洗肠排便,体质日渐虚弱。1956年4月中旬某日,患者突然僵卧于床,神识朦胧,两目凝视,表情忧郁,缄默不语,拒食,大便不行。诊为癔病性木僵,经中西医多方治疗不见缓解,乃邀刘老前往诊治。此时病人已僵卧不动、不语、不进饮食十余天,大便已17天未行。

诊查:身体消瘦,卧床不动,皮肤黯黄,枯燥乏泽,上半身有汗,似睡非睡,两目凝视,表情淡漠,默然不语,气息低微。舌质红,舌苔黑燥无津,带有芒刺,脉弦实滑数。检查不能合作。

辨证:心肾两虚,肝郁气结,阳明实热,痰扰神明。

治法:补肾养心清肝,理气开窍,清热豁痰,滋阴润燥通便。

仿当归芦荟丸、更衣丸、羚羊钩藤汤、补心丹、滋阴大补丸、苁蓉润肠丸、小儿回春丹等方义,综合化裁应用之。

处方:当归12克　肉苁蓉12克　熟地15克　大黄6克　胆南星6克　炒酸枣仁36克　枸杞子12克　天竺黄9克　石菖蒲9克　柏子仁9克　天门冬12克　钩藤12克　芦荟0.6克

另用沉香1.2克,羚羊角1.2克,共研细粉,分两次冲服。

二诊:5月17日。服上方药1剂,神识稍清,两眼微动,已能伸舌、动手,仍不讲话,不进饮食,能睡眠4小时,腹鸣,矢气较多,大便未通,舌苔褐燥少津,脉弦实而数。拟就原方加承气,以峻下阳明热结;加人参白虎,以清热保阴存津。

处方:当归9克　熟地18克　大黄9克　胆南星9克　炒杏仁9克　枳实9克　人参9克　生石膏15克　炒酸枣仁42克　僵虫9克　枸杞子12克　天竺黄9克　橘络12克　厚朴6克　芦荟1.2克　肉苁蓉15克　玄明粉(冲)1.5克

另用清热豁痰、清心开窍、补肾益气、平肝之品配制药粉一

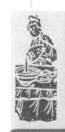

中医名谚阐释

料,配合汤药服用。

处方:犀角4.5克　羚羊角4.5克　猴枣4.5克　牛黄2.1克　琥珀3.6克　全蝎(去刺)6克　马宝6克　鹿茸7.5克　人参1.5克　麝香1.2克

以上方药共研细末。每服2.1克,每日三次,蜜调服。

三诊:5月18日。服上方汤药1剂,并配服药粉后,神识继清,表情恢复,欲言但不能说话,四肢已能活动,大便已通,下黑色质硬大便半盆余,臭味难闻,舌苔已薄,脉弦实数象已减。在原清心、豁痰、平肝基础上,加补气养阴、生津、宣利肺气之品。

处方:炒酸枣仁42克　人参9克　石斛12克　麦门冬15克　天竺黄9克　瓜蒌仁12克　橘红12克　桔梗9克　茯神9克　川贝9克　钩藤12克　灯芯1.5克

四诊:5月23日。服上方药5剂,神识完全清晰,四肢活动灵活,已能讲话,但语声不清,能自进少许饮食,又大便一次,较前量少;上半身出汗较多。睡眠仍差,轻微烦躁。舌苔薄黄,脉弦,仍有数象。继以养心补肾、清热敛阴之法治之。

处方:炒酸枣仁48克　人参9克　枸杞子15克　生石膏24克　橘络12克　覆盆子(捣)15克　浮小麦9克　灯芯15克

五诊:5月28日。药后已能睡五六小时,出汗略减,表情较前丰富,四肢活动也基本自如,已能自动翻身。讲话口齿仍不太清楚,仍心烦,舌苔薄黄,脉弦细,稍数,拟上方加重养心清热之品。

处方:炒酸枣仁45克　柏子仁9克　生龙齿9克　益智仁3克　黄连12克　人参6克　生石膏15克　枸杞子9克　桂圆肉9克　麦门冬30克　浮小麦9克　覆盆子12克　橘络9克

10月16日随访,上次诊后,服汤药72剂,并配服药粉,病情逐渐好转,精神已完全恢复正常,表情、讲话如常人,体力日增,已能起床做轻微活动。唯睡眠仍较差,饮食量较少。舌苔、脉象已正常。再按原方略行加减,嘱继服一段时间,以资巩固。

[按语]此例癔病性木僵,病者素有心肾两虚,加之思虑太过,损及心脾,积忧过久,肝气郁结,脾气不升,气郁痰结,郁久化热,痰浊上逆,阻蔽神明,乃致木僵。

虚实真假之辨是辨证施治的关键。前人早有"至虚有盛候,大实有羸状"的名言。此患者素有心肾虚弱,本次发病已木僵十余日,病延日久,痰郁不开,脾气不升,多日不能进食,气血来源不充,故初诊时一般情况已甚为衰弱,貌似虚极,但病者神识昏朦,舌苔黑而燥,脉弦实滑数,大便已有17日未行,乃热极伤津、阳明燥结之大实征象。根据《景岳全书》记载,"或郁结逆气有所未散,或顽痰瘀血有所留藏,病久之羸,似乎不足,不知病本未除,还当治本"及杨乘六氏指出的"证有真假凭诸脉,脉有真假凭诸舌"的说法,脉证合参,正符合"大实有羸状"的现象。故刘老在以攻实为主、补虚为辅、攻补兼施的治疗原则下,先用攻结泄热存阴,再以补气生津养阴之法,用当归、肉苁蓉、熟地、枸杞子、天门冬等补肾滋阴,润肠通便;用犀角、胆南星、天竺黄、石菖蒲、猴枣、牛黄、马宝、麝香、川贝、灯芯等清热豁痰、醒神开窍;炒酸枣仁、柏子仁、茯神、龙眼肉、琥珀等养心镇静安神;用芦荟、大黄、玄明粉、石膏、黄连等泻热导滞除烦;沉香、枳实、厚朴等行气导滞宽中;钩藤、羚羊角、僵蚕、全蝎等清热平肝;杏仁、瓜蒌仁、桔梗等宣利肺气;石斛、麦门冬滋阴生津;覆盆子、益智仁、浮小麦固肾敛阴;人参补气益阴生津,乃收良效。可见病有虚实真假之别,治有标本缓急之变,医者临证,务当详审权衡,方能投药对证,药到病除。

录自《中国现代名中医医案精华》(刘惠民)

综述:中医学认为"有诸内必形于诸外",内在的病理变化,总会通过一定的形式表现于外。一般而言,正虚者必有虚候,邪实者必有实象。但是疾病在发展变化的过程中,在某些特殊的

157

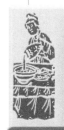

环境条件下,疾病的表象与本质并不完全一致而出现假象,本质被歪曲了、颠倒了,表象所反映的不是疾病的本质。具体在八纲辨证中的虚实两纲就有实证而出现虚象和虚证而出现实象者,古代医家将其形象地总结为"至实有羸状,至虚有盛候"。

正气亏虚,脏腑功能低下,是出现真虚假实证的基本病理。然正由于正虚不能正常发挥功能作用,则往往邪由内生,而临床又会在虚证中出现一些实象;邪气过分亢盛,正气必起而抗争,正邪抗争的结果,必然因邪气过盛而对正气有所损伤而出现邪气盛实且兼有正气受损者,此又不可不细察。虚则补之,实则泻之,此固为治虚实之大法。但是对于虚实真假之证,在治疗时攻其真之实邪又不能置正气之损于不顾(如前录刘惠民老之治"热厥木僵案",在攻结泄热的同时,兼以益气生津养阴,以攻实为主、以补虚为辅即此之例),补其正之真虚也不能弃内生之邪于不问(如后引岳美中老"资生丸治脾虚证"即注重培本,取补脾之法中稍佐理气降逆之品,消除当前之胀满,乃为补虚而不忽略内生之邪的治疗之范例)。应当攻邪气之实不忘正亦有虚,补正气之虚不忘邪气有实,即是说攻实不忘正气或有之虚,补虚应避免邪气中夹之实,临床则正可使用反佐之法,实亦正反佐法施用之时机。

邪气内陷,当逆流挽舟

本谚语出喻嘉言《医门法律·痢疾门·痢疾论·逆流挽舟》。原句为:"外感三气之热而成下痢,其必从外而出之,是故下痢必从汗,必解其外,后调其内。……失于表者,外邪但从里出,不死不休,故虽百日之远,仍用逆流挽舟之法,引其邪而出之于外。"

"三气"：运气术语，指平气、太过、不及三种气，亦即《素问·五常政大论》"三气之纪，愿闻其候"之"三气"。而此处是指"三之气"，少阳相火为六气中的"三之气"，其主夏至日前后各三十日余，也即小满、芒种、夏至、小暑、大暑之间计六十日有余的时段，是时乃夏秋炎暑季节（参读《素问·六微旨大论》）。"逆流挽舟"，即逆流挽舟法，即喻氏引入里之邪出之于外的一种治痢之法。喻氏认为痢疾是外感致病，失于表，则邪将内陷。虽经再长时间，仍当引邪从里达于外，使从外而解。这种引邪出外而解的方法，喻氏喻之为逆流挽舟法。

喻氏原论指出：夏秋炎暑季节，湿热相火外感伤人，外邪入里，引起少阳之气不升，清气下陷而发为痢。其治必先解其外，然后调其内。

喻氏在本法之下有这样的按语："痢疾之表，亦当从于少阳。盖水谷之气由胃入肠，疾趋而下，始焉少阳生发之气不伸，继焉少阳生发之气转陷。故泛而求之三阳，不若专而求之少阳，俾苍天清净之气足以升举，水土物产之味自然变化精微，输泄有度，而无下痢奔迫之苦矣。……所以当从少阳半表之法，缓缓逆挽其下陷之清气，俾身中行春夏之令，不至于收降耳。究竟亦是和法，全非发汗之意。津液未伤者，汗出无妨；津液既伤，皮间微微得润，其下陷之气已举矣。"

通过对喻氏原论的重新学习，我们可以作出这样几点归纳：

（1）凡证情不相顺的就叫做"逆流"。从表里讲，邪从表出为顺，邪入于里为逆；从上下讲，邪毒之气，从下而泄为顺，毒气上冲犯胃为逆。即如喻氏所说之"失于表"的死证、危证，"久痢邪入阴分""热而不休""久痢阳气下陷"等，凡诸证情不顺的一概喻之为"逆流"。

（2）挽舟的作用和意义：是输转少阳升发之气，"缓缓逆挽其下陷之清气，俾苍天清静之气足以升举"。邪入阴分、热而不

159

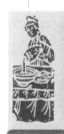

休者,可使在里之邪从表出,其热自退;"久痢阳气下陷"的,可使"卫外之阳领邪气同还于表而身有汗,是以腹中安静,而其病自愈也"。

(3)挽舟之法虽为解其外,引领邪气出于外,但"究竟亦是和法,全非发汗之意"。从病机讲,痢疾为外邪陷里,初则少阳之气不伸,继则少阳生发之气下陷,应属少阳半表半里证,应用和解少阳之法引邪外出。津液未伤者或有汗出(无妨),津液已伤者因下陷之气得举而"皮间微微得润"即可。倘更行汗法,必重伤津液,更益其火热,就非痢疾所适宜了。《金匮要略》即有"下利清谷,不可攻其表,汗出必胀满"之诚,即因汗出伤津液、损中阳,故下利忌汗。

逆流挽舟法的适应范围应该是痢疾而尚兼见表证者。有医家认为,此法适用于痢疾初起而有表证者。"初起"的提法不够妥帖,与喻氏原意有出入。喻氏说:"失于表者,外邪但从里出,不死不休,故虽百日之远,仍用逆流挽舟之法,引其邪而出于外",若初起即可用,又何谓之逆流以挽舟?再说痢疾初起病情较轻,很少见到表证;当病情较重时"外邪但从里出"乃现发热无汗之症。我们可以认定,凡痢疾病人而见发热无汗,不论是否初起,都可使用逆流挽舟之法,以扶正败毒,表解热退,邪从外解,下痢自止,此即挽舟于逆流也。

喻嘉言用逆流挽舟之法以治痢,主方是人参败毒散。原方出宋代朱肱《活人书》,因此又叫活人败毒散。该方原为益气解表、扶正败毒之剂,喻氏盛赞此方,谓"风寒湿三气门中,推此方为第一"。其用以治疗痢疾逆证,作为逆流挽舟的主方,正是取其有扶正败毒的作用。喻氏在其方后按曰:"活人此方,全不因病痢而出;但昌所为逆挽之法,推重此方,盖借人参之大力,而后能逆挽耳。"方中羌活主升,独活主降;柴胡主升,前胡主降。羌、独、柴、前,有升有降。针对痢疾由脾胃传导升降失调,须予升清降浊,调整肠胃升降输运功能之机理,正所适宜。更配枳壳、桔梗开胸顺气,加强其升降开泄之能。人参乃扶正以败毒之要药。如是表解而里急自缓,非为疏导而其痢自止,实亦"逆流挽舟"之要妙。若为痢疾初起,兼有风寒外感之症者,可加荆芥、防风,即荆防败毒散,取发汗以解散风寒之意。若痢疾而腹痛难忍者,可加白芍和中缓急以止痛;或于原方加黄芩、木香,清热行滞,使其毒在表者从外而泄,在里者从里得清,疗效将会更加满意。对于该方之用人参,焦树德教授《方剂心得十讲》有言:"注意,使用本方时,人参(或用党参)的用量可因人因病因时因地酌情加减,但不能完全去掉。若去掉人参则无原来的效果。"此说与喻氏"推重此方,盖借人参之大力,而后能逆挽耳"的论述是相符的,强调用参的大补元气,正以扶正而败毒,诚为有经验阅历之论。若外无表象,邪热已尽入里者,则又非本方所宜。

〔典型案例〕

辨证治愈孕痢二例·之二

张××,38 岁,已婚。

主诉:素禀不充,中气虚弱,已近中年,又复怀孕,今已五月余。三天来痢下白多赤少,日行七八次,里急后重,小溲黄而短,寒热口干,不思饮纳,头疼泛恶,腰胯酸楚。

诊查:脉滑小数、两关较弱,舌质淡红,苔白而腻。

治法:治以扶正达表,行气化湿法。

处方:粉葛根 15 克　台党参 15 克　川黄连 3 克(吴萸 0.5 克同炒)　炒白术 10 克　焦四仙各 9 克　炒防风 4.5 克　广藿香 4.5 克　广木香 4.5 克　薤白 4.5 克　粉甘草 4.5 克　香佩兰 6 克

药后寒热已解,头痛亦除,便次显减,日仅二三行。唯腹疼绵绵,后重未已,纳谷不佳。舌淡红,苔薄白,脉滑而数,此积滞未清,脾虚未复,再拟扶正祛邪。

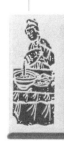

处方:粉葛根 12 克　台党参 12 克　生黄芪 12 克　杭白芍 12 克　茯苓 9 克　炒白术 9 克　菟丝子 9 克　续断 9 克　煨木香 4.5 克　薤白 4.5 克　淡条芩 4.5 克　焦神曲 12 克　粉甘草 3 克　香佩兰 6 克

上方服两剂后,痢下旋止,后重已除,胃纳复苏而告愈。

[按语]痢疾初起大忌温补,此言其常。若平素体虚,或久病正怯,又属例外。故朱丹溪指出:"痢疾一二日间以利为法。……不可使用参、术,然气虚可用,胃虚者亦可用之。"说明治疗痢疾须通常达变,不可拘常法,套成方,以不变应万变。如本例素体气虚,内湿先伏,湿郁化热,滞于肠道,传化失司,故腹痛后重;湿重于热则白多赤少;寒热头疼、腰胯酸楚,则因外邪束表、营卫不利所致。由于表证较急,故初诊扶元达表,重在疏解,兼于化滞。处方师"逆流挽舟"之意,而不泥"人参败毒"之方。表证解后,则予健脾理滞、固肾安胎,处方亦补亦逐,扶正祛邪,遂获病愈。

录自《中国现代名中医医案精华》(哈荔田)

综述:以"逆流挽舟"之法治痢,乃为喻氏所倡。其言治痢却并非仅此一法,其原论中就有"首用辛凉以解其表,次用苦寒以清其里"之述。清里亦用大黄黄连甘草等,为"通因通用"之法;并配以清利湿热"急开支河",使邪热从下而泄,就"不必挽之于外"等等以清泄为治的方法。这又必须凭借辨证施治这个原则了。

年长则求之于府

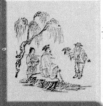

语出《素问·示从容论》。原句为:"夫年长则求之于府,年

少则求之于经,年壮则求之于藏。"本谚意为:年纪大的人多考虑六腑为病。

年长:长,读 zhǎng。"长者,老也"(王力《古代汉语》),指年老者。"老"的年龄界限,国际标准为 60 岁,《说文解字》说"七十曰老",《灵枢·卫气失常》谓"人年五十已(以)上为老"。这都缺乏一个特定的年龄界限,笔者认为参照目下执行的国家公务员退休年龄,以女性 55 岁,男性 60 岁为老的年龄界限段,较为符合当今状况。本谚"年长"之说当泛指年岁大、年事高的人。府:通腑,即六腑也,本谚主要指中焦脾胃,泛指以中焦脾胃为中心的整个消化系统。

黄坤载《素问悬解》释此谚谓:"年长者肠胃日弱,容纳少而传化迟,府病为多,故求之于府。"张景岳《类经》谓:"年长者每多口味,六府所以受物,故当求之于府以察其过。"黄、张均指出:年岁大的人,常多贪于口腹,恣食、嗜食甘腻厚味而口馋,中州常有损害,故多考虑消化系统病证。

《素问·上古天真论》云:"男不过尽八八,女不过尽七七,而天地之精气皆竭矣。"《素问·阴阳应象大论》亦谓:"年六十,阴痿,气大衰。"人体五脏六腑分工协作,共同维护着人体生命的正常机能,其中以先天之本的肾和后天之本的脾尤关至要。程杏轩《杏轩医案》说:"肾者,受五脏六腑之精气而藏之,是精藏于肾,而非精生于肾也。譬如钱粮,虽储库中,然非库中自出。须补脾胃化源。""饮食增则津液旺,自能生精也。"人到高年,肾气渐衰,先天之精气既已虚竭,全赖后天之本的脾胃运化、吸收水谷精微以补充、滋养机体功能活动的营养需求。可知人到高年,脾胃功能是否正常就显得尤为重要了。

年老之人全身脏腑功能日渐衰退,加之静居多而活动少,脾胃运化功能更随之亦日渐减弱。脾胃为后天之本,气血生化之源,古人曾极力强调脾胃功能的巨大作用而谓"有胃气则生,无胃气则亡"。不仅机体的营养和病变过程中所损耗的物质有赖

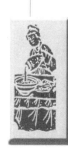

163

于脾胃的生化才能得以补给,就连治疗疾病的药物亦需通过中焦受气、吸收、运化才能得以发挥作用。因此,随时顾护脾胃功能的正常对于年长者是非常重要的。名老中医岳美中就曾一再指出:"人之衰老,肾精先枯,此时全仗脾胃运化,吸收精微,使五脏得养,元气得继,才能却病延年。""调整饮食,促进消化功能之康复,实为治疗老年病之关键。"

"求之于府",首先就在强调随时顾护脾胃功能。何梦瑶《医碥》即谓:"知各脏之病皆关乎脾,则知脾气调和,即各脏俱调和矣……老人小儿尤以脾胃为主。"王冰说:"年之长者甚于味……甚于味则伤于腑,故求之异也。"(《重广补注黄帝内经素问》)(按:王氏之"甚"字,作很、非常地讲究解,可引申为过分追求。所谓"求之异"是指与年少者、年壮者之所求有所差异,差异之处就在年老之人"容纳少而运化迟",更强调顾护脾胃功能)年老之人,多自知体虚,急欲事补以充养,甚于滋味,恣食甘肥,中土肠胃,首当其害。《内经》谓"饮食自倍,肠胃乃伤",脾胃既伤,运化失能,元气虚弱,机体因缺乏气血生化之源的营养而虚馁,中焦升发之性也随之而怯弱。中土既损,岂堪重任,若行大补,不仅无益,反增其病。故年老之人讲调理脾胃只宜甘润,相机酌情,缓缓为之,继而转以食养食调,即《内经》"谷肉果菜,食养尽之"之意。

"年长者求之于府",重在顾护脾胃,而首先尤重在心理情志与饮食的调节。老年人年事既高,往往力不从心,离退休之后索居闲处,常秉失落情感,在与外界相处的过程中,稍不遂意,即感心中压抑不快(民间就有"越老越小"的说法)。气郁不舒,难以自我排遣,则气结气逆,气郁即木郁,木郁必克伤脾土,"内伤脾胃,百病由生"(李东垣语),或引发昔年旧疾,这都是由于心理情志因素所造成。更由于年老之人,甚于滋味,嗜食恣食,饮食不节,每伤肠胃。有资料表明,由于消化功能薄弱、精神因素及饮食习惯不良等所导致的消化系统疾病在老年病中占有相当

164

大的比例。所以，对年岁大的病者，顾护脾胃除强调饮食有节外，尚需注意其情志精神因素的调控，告诫年长之人多参加户外活动、集体活动，培养尽可能广泛的生活情趣和业余爱好，导之以"恬淡虚无，真气从之"的道理。其次，年老者虽多虚证，却不可一遇老年动辄进补。老中医岳美中最反对"胸横一老字，动手便参芪"，反对动辄进补的谬误。诊治老年病当然不能背弃辨证施治的原则，仍应当辨虚实、审表里，知标本先后，查明其证，纵有需补之情，亦当根据其阴阳气血、五脏亏乏的不同情况而酌情处理，还需注意用法、用量及使用时效，一般的说应以平补、缓补为宜，切忌峻补、大补，尤忌蛮补、呆补。因为年长之人消化功能薄弱，"容纳少而传化迟"，吸收功能低下，过分事补，未必得益。当谨记《内经》"求之于府"的至理名言。再者，对年长之人当慎用攻泻之法，运用攻法的目的是为祛邪却病而达邪去正安，老年患者以脏腑虚衰、气血阴阳亏乏为其总的生理、病理特点，对药物的耐受力往往较差，因此在治疗老年患者时切不可只顾攻邪而忘却病者的年龄和体质差异，即如尤乘《寿世青编》所说："老年之人，血气已衰，精神减耗……其老弱者，汗之则阳气泄，吐之则胃气逆，下之则元气脱，立致不可救，此养老之大忌也。""大率老人药饵，止用扶持，只可温平顺气，进食补虚、中和之剂。"临证之时应选择性味较为平和、既可祛邪、毒副作用又较小的药物为宜，否则疾病未必得除，正气却反受损，当铭记《内经》"……无毒治病，十去其九。无使过之，伤其正也"之诫训，当徐图慢取，中病即止，不可急于求成，否则欲速不达，反将受害。

随时注意顾护脾胃的运化功能是"年长者求之于府"的意义之所在。强调脾胃功能在临床中的意义，以李东垣为代表的前辈医家对此有诸多论述，如吴澄《不居集·饮食不甘》之"脾胃为后天之根本，饮食为万化之源头，盖人之所赖以生者脾胃也，虚损之赖以可治者亦脾胃也。……故凡察病者，必先察脾胃

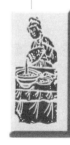

165

强弱,治病者必先顾脾胃勇怯,脾胃无损,诸可无虑。"周子干《慎斋遗书》之"调理脾胃,有治、理、调、和、养、补之不同……"不但汇总了调理脾胃之法,而且指出了各法的大体适应范围并列举了有代表性的方药,很有学习参考价值。

〔典型案例〕

治疗老年病经验琐谈·养护胃气,要在缓补慎攻(刘炳凡)

韩××,患者因持续性脘腹疼痛,恶心欲呕,时吐血,胃镜检查报告为:"慢性浅表性萎缩性胃炎,胃底糜烂"。X线检查报告为:"降结肠似呈腊肠病变,结肠袋消失,降结肠黏膜显示不清。"现面色㿠白,神疲言微,行走困难,恶心呕吐,纳差,腹胀鸣痛,得食则腹胀加剧,舌质淡,苔薄白,脉细涩。此系脾胃素虚,瘀血阻络所致。治宜健脾助运,和胃降逆,化瘀通络,以六君合失笑散加减治之。

处方:条参12克　沙参10克　丹参10克　淮山药10克　茯苓10克　法夏5克　广皮5克　炙草5克　白芍10克　灵脂炭10克　蒲黄10克　煅瓦楞12克　谷芽10克　鸡内金3克　白及10克

上方共服40余剂后,食欲增加,面稍红润,独自乘车无劳累感,每天能进食六七两,并能稍事家务。仍以上方去失笑散,加二至丸以善后。

[按语]脾胃在人体中占有重要地位,尤其是老年人更显重要,刘老临证中十分注意脾胃的调理,认为"元气的盛衰,取决于脾胃的强弱"。本例脾胃素虚,乃至元气不足,然而亦不能见其虚而投温补,只宜甘平甘润之品,勿操之过急。方中条参、沙参、谷芽、鸡内金养脾胃之阴以助运,丹参、蒲黄、灵脂、瓦楞子化瘀通络,芍药、甘草解痉止痛,山药、白及生肌愈合,云苓、广皮、法夏和胃止呕。

录自《中医杂志》1986年第3期11页

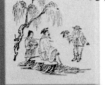

中医名谚阐释

综述：李馥垣《医理汇精》谓："凡治病勿伤胃气，久病宜保脾土。"年长之人肾中精气已虚，全赖中州脾土化生后天精气以补充机体营养之需求；而老年之人肠胃亦日渐薄弱，受纳少而运化迟，加以年老之人每每欲事滋补，常恣食嗜食，由饮食不节而伤肠胃，故其消化系统疾病特多。本谚"年长则求之于府"，即是针对年岁大之人的生理病理特点而提出来的。本谚指出老年病应多从中土脾胃考虑，治疗上应随时顾护脾胃功能。

对老年病注重顾护脾胃功能，是指在生活上要做好精神情志、饮食习惯的调节，在临床上则需谨慎用药，既不要鲁莽行攻，亦不可盲目事补。此以年老之人五脏虚竭，而脾胃尤甚，再加以不良的饮食习惯和少运动、情绪波动大等影响，中焦脾胃常处于功能低下的状态，对药物的承受力相应较差，所以不可轻言事攻，亦不可弃阴阳气血于不辨，置标本虚实于不顾而盲目进补，否则，皆谓为误也。

受本谚"年长则求之于府"的启示，在临床治疗老年病时笔者每以白术为首选。历代诸家均盛赞此药，如张元素《医学启源》谓"白术性温味微苦，气味俱薄，浮而升，阳也。其用有九：温中一也；去脾胃中湿二也；除脾胃热三也；强脾胃，进饮食四也；……治四肢困倦，目不欲开，怠惰嗜卧，不思饮食七也；止渴八也；安胎九也……白术，和中益气。"黄宫绣《本草求真》曰："白术味苦而甘，既能燥湿实脾，复能缓脾生津，且其性最温，服则能以健脾消谷，为脾脏补气第一要药也。……生则较熟性更能补不滞腻，非若山药止补脾阴之用，甘草止缓脾中之气，而不散于上下……"绮石《理虚元鉴》指出："然有一种中土素弱之人，脾胃不实，又宜以培土调中为主，其法在杂症门中用药颇多，惟虚症内培土之剂，止有黄芪、白术、茯苓、山药，有功而无过。……若乃四味之中，茯苓、山药虽冲和而无峻补回生之力，即芪、术二种并用，又以术为土部专经之剂，兼有益气之品，故能培土以生金。"张氏之说例示了白术的诸多功效，黄氏之论辨析了白

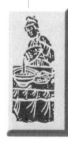

术的运用要领,绮石之别鉴察了补土四药的差异,总的都赞此药为补中土脾胃之要药,其性味甘苦而温,专入脾胃二经,健脾燥湿,强中助运。年长之人脾胃虚怯是其生理之不足,白术"健脾消谷,为脾经补气第一要药",正其所需;年长者"受纳少而传化迟",恣于口腹,甚于滋味,是其病理特征,白术补中兼运,正其所宜。总言之,白术补不滞腻,强中助运,能通溺、止泻,亦能助运、通便,无论从年长者之生理状况,还是从其病理特点讲,具补脾气而升清、运滞塞而降浊双向效应的白术都是非常适宜的,因而可以广泛地予以使用。基于这些相关理论的指导,笔者在临床治疗老年病时每将白术作为首选药物,且用量皆偏大。然具体使用时又当视辨证之异而各有配伍:脾虚之甚者,加人参、炙草(亦四君子意);脾津胃液有损者,加山药、玉竹;饮食有积而不化者,加谷、麦芽、腹皮;气郁者加陈皮、香附;痰甚者配三子养亲汤;呕逆泛恶者加半夏、陈皮、竹茹、枇杷叶,大便不行、便闭、便结者生用至50~60克,甚或加火麻仁、炒莱菔子。且针对使用的对象不同而有差异,更对其炮制也有不同的要求(生用、炒用、土炒用、炒焦用),炮制不同,作用有别,使用对象亦是不同的。

附:读岳美中"资生丸治疗脾虚证"后

原案:

70岁老人××,男性,干部。于1973年10月底初诊。患者平素多病。现患肝炎,脘胀,食欲不振,很长时期每餐不过一两,午后心下痞硬,嗳气不止,大便稀薄,肝功能不正常。服西药多反应,因只服中药,已半年余,药后则脘胀稍舒,不多时胀满又起,且逐日加重,体力不支,有碍工作。

接诊时,脉濡而无力,右关沉取欲无,左关稍弦,舌苔白而润。症见心下胀满,午饭后胀更甚,嗳气多,间有矢气而不畅。

是肝脾不和之象,而脾虚尤为主要矛盾。因脾虚日久,食量特少。

诊视后,索视以前所服方剂,则理气降逆之品居多且量大。余思此证既属肝脾同病,而脾之生理日见减退,致失健运之力,不能输布津液灌溉全身,理宜先补脾胃以扶持其本,使脾的运化功能有所恢复,食香而多,则不理虚气而虚气自无从而生,胀满自无从而起。且久病虚弱,治宜顾护正气,而理气降逆之品,均具耗散克伐之性,愈开破则正气愈虚,正气愈虚则胀满愈甚,因而开破之药,势必由小量而增至大量,大量开破,脾气愈虚,互为因果,病患缠绵日见沉重,是势所必至理有固然的。因此治疗需要注重培本,取补脾之法,稍佐理气降逆,以消除当前之胀满,并推动补药之运行,古方资生丸,适为的对之方。惟虑现在脾胃无力,进少量饮食,尚不能消化吸收,若投大量药剂,反给脾胃增加负担,欲扶之适以倾之。宜小量缓投,守方不变,因处资生丸方,改为粗末,每9克作1天量,煎两次合一处,分温服。

隔两日一复诊,观察病情有无变化。一周后,嗳气减,矢气多,胀满轻,时间亦缩短,脉沉取较有力,舌苔少,纳食由每餐一两增至二两。患者非常高兴。续服原方半月,脾虚基本痊愈,肝功能检查亦有所改善,回原工作岗位。嘱仍服原方一个时期,以巩固疗效。

原案见《岳美中医案集》

读后识:

辨证论治是中医学的重要特点之一,"八纲是辨证的总纲,为各种辨证的核心"(蒲辅周语)。虚实,是八纲中的一组辨证纲领。对于虚实,《内经》的定义是"邪气盛则实,精气夺则虚"。"百病之生,皆有虚实"(《素问·调经论》),中医之论治法总不越补、泻二途,即《经》所谓"实则泻之,虚则补之"者。要确立治法是用补还是用泻,其先决条件就是要确定证情之属虚属实。因此,辨明证情之虚实是十分紧要而不容有丝毫马虎的。周学

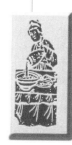

海《读医随笔》就有言："为医之要,不过辨病之虚实也已。虚实之不明,妄下汤药,则冰炭相反,坐误性命,是以临证之际,不容毫有率略矣。"然而,虚实之辨却又不是那么简而易蹴的,虚实之证除有纯虚、纯实之外,尚有因虚而致实、因实而致虚之虚实互为转化者,或虚中有实、实中兼虚之虚实杂夹者等情况,更有虚实真假之混淆,此其辨之尤难也!亦周学海《读医随笔》之所言:"如夫至虚有盛候,大实有羸状者,诚医之所难也。此尤难乎辨证。"虽是为医者之所难,然又必须十分确切地进行辨证,否则奢言论治,动手便错。

虚实真假的辨察之法,根据前人的经验,首先在确定主症后,以其他兼有症作为辅助鉴别。其若症之不可凭者,则察之以脉;脉之浮取不足凭,则沉以候之;若脉又有不可仗侍者,则更以其禀赋、病史以及治疗经过去进行辨察。《景岳全书》即谓"虚实之要,莫逃乎脉,如脉之真有力,真有神者,方是真实证;脉之似有力,似有神者,便是假实证。"张氏认为虚实真假的辨察,关键在于脉诊。而李中梓《医宗必读》说得更为具体详细:"大抵症既不足凭,当参之脉理;脉又不足凭,当取之沉候。……脉辨已真,犹未敢恃,更察禀之厚薄,症之久新,医之误否,夫然后济以汤丸。"李氏论述了辨析虚实证的方法程序及注意要点,若能循李氏之述,反复辨察,仔细求证,对虚实真假之辨,当也不致有所失误。

岳老所治案,患者就诊以"心下胀满,午饭后胀更甚,嗳气多"为主诉。六腑以通为用,胃以和降为顺,《云经》:"浊气在上,则生䐜胀。"初看之此证似为胃气壅阻之实证,然以兼有之症为辅佐以监察之,《素问·五脏别论》有"凡治病必察其下"之旨,患者"大便稀薄",此"清气在下,则生飧泄"者也;"间有矢气而不畅","药后则脘胀稍舒,不多时胀满又起",此即仲景《金匮要略》之"腹满时减,复如故,此为寒"者,是为中焦阳气虚弱,脾失运化使然。据此本证已可诊为脾虚不运,虚气内滞之"真虚

中医名谚阐释

假实"证。其机理是：脾主运化，脾虚则水气皆不得输转而有所滞塞，虚则升降失司，清阳因虚而不升则飧泄，浊阴因之而不降则脘胀。岳老更参之以脉："脉濡而无力，右关沉取欲无，左关稍弦。"左关乃肝之部，稍弦则有气之不舒；右关为脾之部，沉取欲无，胃气已败，此脾虚之极矣。再察以患者之体质、病史、治疗经过：患者年届七十，经常多病，此次病已半年，逐日加重。年事既长则先天之精气已属虚亏；多病而病久，且"食欲不振，很长时期每餐不过一两"，后天营卫气血之生化亦乏其源。此属虚证，实无复待言！再看其治疗经过："索视以前所服方剂，则理气降逆之品居多且量亦大"，其证若为胃实壅阻，服理气降逆之品，当为药证相符，应该有效，然本例却是"药后脘胀稍舒，不多时胀满又起"，显然药不对证。此又可反证其心下胀满仅仅是表现出来的假象，脾气虚馁才是矛盾的真实所在。

各方面材料都支持此为"至虚有盛候"之真虚假实证的判断，亦岳老"是肝脾不和之象，而脾虚尤为主要矛盾"，"余思此证既属肝脾不和，而脾之生理日见减退，致失健运之力"的论断。脾虚不运，气化不行，升降失司，清阳不升则大便稀薄，腹满时减，复如故；浊阴不降则壅滞、胀满、痞硬、嗳气因之而生。

李中梓《医宗必读》说"至实有羸状，误补益疾；至虚有盛候，反泻含冤"，就是对虚实真假证的错误治疗提出了警示。对于虚实真假之证，尤当本《素问·至真要大论》"必伏其所主，而先其所因"之旨，故而岳老的治疗思路是："理宜先补脾胃以扶持其本，使脾的运化功能有所恢复，食香而多，则不理虚气而虚气自无从而生，胀满自无从而起。"对现症之胀满痞硬亦并非置而不顾，只是适当地加入疏降之品，即岳老"治疗需要注重培本，取补脾之法，稍佐理气降逆，以消除当前之胀满，并推动补药之运行"。在这种治疗思想的指导下，岳老选了缪仲醇资生丸方，粗末散剂小量煎服为治。

案后岳老析其方谓："以参、苓、术、草、炒扁豆、炒薏米之甘

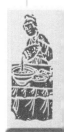

温健脾阳,以茯、莲、山药之甘平滋脾阴,是扶阳多于护阴,用补脾元提脾气。并以陈皮、曲、查、麦、砂、蔻、桔、藿调理脾胃,黄连清理脾胃,且用小量,能有苦味健胃作用,是重在补而辅以调,多寡适宜,补通得当。"

年老之人,"容纳少而传化迟"(黄坤载语)。该患者年届古稀,更食欲不振,纳食甚少,故岳老"虑现在脾胃无力,进少量饮食,尚不能消化,若投大量药剂,反给脾胃增加负担,欲扶之适以倾之。宜小量缓投,守方不变。"岳老在这里提出了一个给药原则,对年老久病之人,纵然是补脾健运之药,亦应考虑到病人的承受能力,不要再增加其脾胃负担,反对使用大量药剂,而提倡小量缓投。

小结:通过对岳美中教授用"资生丸治疗脾虚证"一案的学习,有以下几点收益:

(1)临床上要正确施治,首要条件是准确辨证。尤其是对虚实真假之类的疑似证更是如此。先以兼见症鉴察之,症若不足凭,则参之以脉,脉若还不足恃,则更从病人体质、病史及治疗经过审察之。力求做到辨证准确无误,然后才能谈到施治的话题。

(2)对复杂证情的施治,务求"治病求本"。如岳老所治案因脾虚不运、虚气内生而脘胀痞硬,脾虚是本质,脘胀属于现象,治疗就必须以健补脾气为重,又为照顾现有症情,稍佐理气降逆之品。

(3)对年老久病,脾胃虚弱者,还应注意使用药剂的大小,避免增加脾胃负担,否则"欲挟之适以倾之"反而会误事。

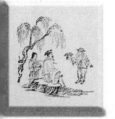

172

行血则便脓自愈，调气则后重自除

　　语出刘完素《素问·病机气宜保命集·泻痢论》。原句为："下血调气。经曰：溲而便脓血，气行而血止。行血则便脓自愈，调气则后重自除。"本谚指出了治疗痢疾的两大重要治疗法则是调气、行血。调气，是调理大肠郁滞之气，以鼓舞脾胃气机；行血，是以养血和血之法，以清除血络之凝滞，修复其损伤。

　　痢疾是夏秋季节常见的肠道疾病。本病在《内经》称为"肠澼"，"赤沃"。张仲景《伤寒杂病论》将其与泄泻统称为"下利"。晋·葛洪《肘后备急方》始称为"痢"，以之同泄泻相区别。至宋·严用和《济生方》首创"痢疾"之名，后世医家由是因袭使用而称为痢疾。《千金要方》尚有"滞下"之称，后世亦有沿用者。

　　就《内经》所载，已经认识到痢疾的发生有感受外邪和饮食不节、肠胃受损的内外两大病因，如《素问·太阴阳明论》就有"饮食不节，起居不时者，阴受之……阴受之则入五脏……入五脏则䐜满闭塞，下为飧泄，久为肠澼"的记载。宋·严用和《重订严氏济生方·痢疾论治》分析其机理说："今之所谓痢疾者，即古方所谓滞下是也。盖尝推原其故矣。胃者，脾之腑也，为水谷之海，荣卫充焉；大肠者，肺之腑也，为传导之官，化物出焉。夫人饮食起居失其宜，运动劳役过其度，则脾胃不充，大肠虚弱，而风冷暑湿之邪，得以乘间而入，故为痢疾也。"朱丹溪《丹溪心法·痢病》亦说："皆由肠胃日受饮食之积余不尽行，留滞于内，湿蒸热瘀，郁结日深，伏而不作，时逢炅暑……又调摄失宜，夏感

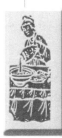

173

酷热之毒,至秋阳气始收,大气下降,蒸发蓄积,而滞下之证作矣。"这些都讲到了发生痢疾的病因是有内有外的,外感热郁湿蒸、壅滞肠腑是为外因;饮食内伤、脾不健运、胃不消导、肠失传化是为内因。

本病病机主要是湿热、疫毒之邪与食积秽浊壅滞肠中与肠中气血相搏,使肠道传导失司,脂膜血络受损,气血凝滞腐败化为脓血而成痢疾。以气血凝滞,肠络受损,故便下赤白脓血;邪滞肠中,气机不利,故腹痛,滞下不爽而里急后重。因此,对邪毒干及血分,脂络受损者,宜调血、和血、行血,故谓"行血则便脓自愈";里急后重、窘迫下注之证,皆属气机受阻、传导失司使然,须调气、理气,故谓"调气则后重自除"。

本谚原本列于刘完素《素问·病机气宜保命集·泻痢论》芍药汤条下,芍药汤为本谚的代表方,或者说芍药汤是以本谚为指导在临床中的运用典范。方中白芍善于调和气血,芩、连、大黄清热通滞,当归、肉桂养血和血,木香、槟榔理气导滞,甘草调和诸药,共奏清热解毒、化湿导滞、理气行血之功。费伯雄《医方论》评此方谓:"此即通因通用之法。湿热郁蒸,气血瘀壅,故下利而后重,行血理气则血止而后重自除矣。"陈修园于《时方妙用》更谓此方:"不过以行血则便脓自愈,调气则后重自除立法,……余又有加减之法:肉桂色赤入血分,赤痢取之为反佐,而地榆、川芎、槐花之类亦可加入也。干姜辛热入气分,白痢取之为反佐,而苍术、砂仁、茯苓之类,亦可加入也。"费、陈之论俱肯定了该方行血理气对痢疾的治疗作用,陈氏还根据个人经验而列有加减之法。

然而,致痢之由非仅一途,治痢之法亦非限一法,临证又宜首分暴痢、久痢,然后辨其证情之属寒、属热、属虚、属实而分别论治。张景岳对此论之甚详:"肠澼一证,即今之所谓痢疾也。自仲景而后,又谓之滞下。……自二子言出(按:指刘完素以黄连、黄柏为君,以至苦大寒,主湿热论治及朱丹溪'皆湿热为本'

174

之说),则后世莫敢违之。虽二子方书,非无从温之治,然亦不过备立言之缺略,而其大意则专以湿热为主。故今之医家悉遵其训,一见痢证,无分寒热虚实,咸谓欲清其火,非芩、连、栀、柏不可;欲去其积,非大黄、芒硝不可;欲行血者,必用桃仁、红花之类;欲利水除湿者,必用五苓、益元之类;欲调气行滞者,必用木香、槟榔、枳实、厚朴之类;欲和血凉血者,必用当归、生地、芍药、地榆之类。朝更夕改,不过如此,及至濒危,犹云湿热未除,积滞未尽,举世皆然,可胜其害。兹以愚见,则大有不然。夫疟痢发于夏秋,本因溽暑,岂云非热?但炎蒸之令,出乎天也,苟能顺天之气焉得为病?惟因热求凉而过于纵肆,则病由乎人耳。故凡风寒之中于外者,其邪在经,病多为疟;生冷之伤于内者,其邪在脏,病多为痢;或表里俱伤,则疟痢并作。未有不中寒而为疟为痢者,此致病之本,其为寒为热可知也。若暑湿之郁,久则成热,故以痢多热证,此固自然之理。然有偶因瓜果,过伤生冷,未及郁积,随触而痢者,岂郁热耶?又有素慎口腹,或中雨水之阴寒,或因饮食之相犯者,皆能致痢,是又何热之有哉?至有年有衰迈,禀有素弱,则尤易于染,此等极多,岂皆热证?……夫五行之理,热因火化,寒因水化,此阴阳之不易者也。惟湿土寄旺于四者之中,故从乎火,则阳土有余而湿热为病,从乎水,则阴土不足而寒湿生灾。若但言湿热而不言寒湿,岂非医家之误乎?……"(《类经·痢疾治法》)张氏此论,洋洋洒洒,无非是针对言痢治痢皆以湿热为本的论点进行了不厌其烦的辩驳。张氏认为"暑湿之郁,久则成热,所以痢多热证,此固自然之理",但由于感邪或有不同,病人的年龄、禀赋也有差异,发生的痢证就不一定都属于热证了。故而倡言论痢当辨寒热、察虚实、审阴阳,言治痢则当明标本、别脾肾、分通补,不可一味盲目事用苦寒而谓通因通用。故其在《景岳全书·痢疾》中又非常恳切地说:"凡治痢疾,最当察虚实、辨寒热,此泻痢中最大关系,若四者不明,则杀人甚易也。"喻嘉言《医门法律·痢疾论》对此亦列有条律,

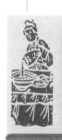

其言曰："凡治痢不分标本先后,概用苦寒,医之罪也。……胃受湿热,水谷从少阳之火化……不先以辛凉举之,径以苦寒夺之,痢无止期矣。""凡治痢不审病情虚实,徒执常法自恃专门者,医之罪也。实者,邪气之实也;虚者,正气之虚也。……不知变通,徒守家传,最为误事。""凡治痢不分所受湿热多寡,辄投合成丸药误人者,医之罪也。痢由湿热内蕴,不得已用苦寒荡涤,宜煎不宜丸。丸药不能荡涤……即使病去药存,为害且大,况病不能去,毒烈转深,难以复救,可不慎耶?"

痢疾有暴痢、久痢的不同,体质有阴阳偏盛偏衰的差异。暴痢多属湿热、寒湿、疫毒等实邪为患,或兼以食积秽浊之邪壅滞肠中,其素体阳盛者多为湿热痢,素体阳虚者多为寒湿痢。久痢多属正虚邪恋,寒热错杂,其素体阴虚者,或痢久伤阴者又每成阴虚痢;其寒痢日久,或过服寒凉,每致脾肾阳气虚衰而成虚寒痢;若痢疾迁延日久,正虚邪恋,或由暴痢收涩过早,关门留寇,而成时发时止者为休息痢;更有痢久正伤,胃气大虚,虚气上逆而为痢疾兼见呕吐、水浆难入的为噤口痢。

痢疾的属性不同,其治也就大有差异,极宜分辨明白。芍药汤具清热解毒、化湿导滞、调气和血之力,乃"通因通用"之法,适用于湿热病邪与肠中气血相搏而成的湿热痢,并非因其能调气和血而统治一切痢疾。近人焦树德教授《方剂心得十讲》在谈到芍药汤的临床使用时就极为慎重地告诫我们:"急性痢疾的湿热郁滞证,用此方随证加减,效果很好。但要注意,如果误用于痢疾的虚寒证,则会酿成大祸而害人,切记!切记!"并且根据自己的经验还介绍了该方的药物用量和加减变化,实宜参读。

本谚"行血则便脓自愈,调气则后重自除",虽为刘完素列于芍药汤之下,且芍药汤也尽可代表本谚在临床的运用,但不可以为芍药汤在治疗痢疾中的有所选择性而局限了本谚对痢疾治疗的广泛指导意义。对于痢疾的治疗,无论是暴痢,还是久痢,调气与活血,都是应当重视的治疗原则。诚如清·孔毓礼《痢疾论·和血调气》中所说:"河间云:和血则便红自已,调气则后重自除,此二语举世奉为不易之经。然河间所云和血者,不过红花、归、芍以养血凉血而已;所云调气者,不过木香、槟、朴以顺气破气而已。而予则更有进焉,血虚者则补血和之,血瘀者则行血和之,血热者则凉而和之,血寒者则温而和之,斯尽和血之义也。气虚者则补而调之,气实者则破而调之,气陷者则升而调之,气上者则降而调之,气寒者则温而调之,斯尽调气之义也。不知此义,乌足以言和血,乌足以言调气。"孔氏之论深化了我们对和血、调气的理解,扩大了和血、调气在痢疾治疗中的运用,对于开拓我们的眼界以及灵活运用本谚于临床,都是非常具有启迪意义的。

〔典型案例〕

便脓(慢性直肠炎)

张某,女,40 岁,工人。门诊病历。

1994 年 9 月 22 日初诊。

主诉:大便带脓状物半年余。

患者于 1994 年 3 月发现大便中混有脓液和黏冻状物质,排便时肠鸣、腹痛和肛门下坠,自服黄连素 1 月不效。兹后到医院检查大便常规有大量脓、白细胞。直肠镜检示:直肠黏膜呈慢性炎症,充血水肿,伴轻度糜烂。确诊为慢性直肠炎。予氟哌酸等抗生素及中药治疗两月余,效果不明显。9 月 6 日化验大便常规白细胞 40～50 个,大便培养(－)。

现症:大便成形,每日 1～2 次。便中挟有多量脓液及黏冻状物,便时肠鸣、腹痛,大便不爽,肛门下坠。身体消瘦,面色苍白,乏力食少,不耐劳累,胃脘不舒。月经量多。舌淡暗,脉弦细。

辨证立法:脾虚气陷,大肠湿热。治宜补脾升阳,清利湿热。

177

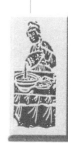

方用补中益气汤合香连丸、白头翁汤加减。

处方:生黄芪30克 党参10克 苍白术各10克 升麻5克 柴胡10克 陈皮10克 木香10克 黄连5克 苏藿梗各10克 白芷10克 白头翁30克 秦皮10克

上方每日1剂,水煎服。

治疗经过:10月6日二诊,服药14剂,胃脘舒适,大量脓液减少,守方加血余炭10克,再服28剂,大便黏液消失,仅带少量脓液,头昏、乏力、食欲均好转,仍感肛门下坠。复查大便常规白细胞8~10个,黏液(+),守方去苏藿梗、白芷,加黄柏10克,生苡仁30克,桔梗10克,枳壳10克,乌梅10克,再服14剂,11月17日复诊。大便无脓液,便时腹痛、肛门下坠,舌红,脉弦。拟以肝脾不和、大肠湿热治之,痛泻要方合香连丸加味。

处方:苍白术各10克 炒白芍20克 炒防风10克 陈皮10克 木香10克 黄连6克 桔梗10克 生地榆30克 血余炭10克 生黄芪30克

煎服以上方药14剂,诸症告愈。大便常规白细胞0~4个,余(-)。

[按语]据本案大便带脓、肠鸣腹痛、肛门后重之临床特征,似可归属于中医的肠澼、滞下、休息痢等病证。病机多为本虚标实,寒热互见。经云:"饮食不节,起居不时……入五脏则䐜满闭塞,下为飧泄,久为肠澼。"因湿热积滞大肠,气血凝滞,腐肉成脓则便下脓液,腹痛肠鸣,肛门下坠;泄痢日久,气阴两伤,脾气下陷则消瘦乏力,面白食少,月经量多;舌淡暗、脉弦细均脾虚之象。祝师治疗选补中益气汤益气升阳,健脾和中,加白头翁汤、香连丸清热导滞,凉血解毒,随证加入生地榆、血余炭、白芷、生苡仁、桔梗、枳壳等止血燥湿、行气排脓之药,深合前贤"行血则便脓自愈,调气则后重自除"之治则。祝师治疗脓血便常应用血余炭配乌梅,疗效可靠。血余炭味苦性温,厚肠止泻,散瘀止血,可解毒防腐,保护胃肠黏膜,促进愈合;乌梅酸涩,敛肠止

178

泻,和胃生津,止咳止血。二药相伍,生津养胃,厚肠止泻,散瘀止血,善治慢性痢下脓血。

录自《祝谌予临证验案精选》

综述:痢疾是夏秋季节最为常见的肠道疾病之一,乃邪浊阻滞气机、腐伤肠络而成,积滞之邪浊不去,痢疾难望痊愈,故古人有"痢无止法"的经验。因为痢疾乃暑湿疫毒与肠胃积滞相结、与气血相搏而发,病发之初热证居多,积滞留于肠胃阻碍气机升降而里急腹痛;继而腐伤肠络而便脓血赤白,即为痢疾之病因、病理。通过调理肠道气机,启动脾胃运化,恢复其升清降浊功能,以解除其里急后重,窘迫下注之症;通过养血和血,清除肠络之凝滞,修复肠膜之损伤,从而治疗下血便脓之症。调气和行血,是治疗痢疾的两大重要法则。此即本谚"行血则便脓自愈,调气则后重自除"广泛运用于痢疾治疗的实际指导意义之所在。

朱丹溪《丹溪心法·痢》有言:"初得之时,元气未虚,必推荡之,此通因通用法。稍久气虚则不可下,壮实初病,宜下。虚弱衰老久病宜升之。"针对时医好用止涩而提出了"通因通用"之法及其适应和禁忌范围。张景岳《景岳全书·痢》更是确切地说:"新感而实者,可以通因通用;久病而虚者,可以塞因塞用。"对于痢疾而兼有表证者,喻嘉言尚有"逆流挽舟"之法。这些都为临床治疗痢疾提供了众多的思路和方法。

对于痢疾治疗,当分阴阳、辨寒热、审新久、调气血、求升降,切不可过早使用补涩。调气和血为治痢两大治则,早期须兼疏解表邪,后期常须补正与攻邪同用。调理气血兼以化滞、开郁、清热、化湿,气机宣畅,气血能和,升降得复,其痢必愈。文引张氏之论及喻嘉言三律都是应该深入学习和细心体味的。

179

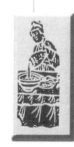

阳气尽则卧，
阴气尽则寤

语出《灵枢·大惑论》篇。原句为："夫卫气者，昼日常行于阳，夜行于阴，故阳气尽则卧，阴气尽则寤。"［按：卧，本义是趴在矮小的几上睡觉，引申为睡眠。寤：睡醒，与"寐"（睡觉）相对］原句意为：卫气是白天运行于阳分，夜晚运行于阴分，当卫气行尽阳分则入于阴分，入于阴分人就睡眠；当卫气行尽阴分则出于阳分，出于阳分人就醒寤。《内经》认为人的睡眠与营卫之气的循行规律密切相关。营气行于脉内，卫气行于脉外。营卫之气一昼夜循行周流全身五十周。白天卫气循行于阳经二十五周，温护于外，人体阳气充沛则醒寤；夜间卫气循行入于阴经二十五周，与营气相合，则卧而睡。对于失眠的机理，《内经》主要是从阴阳消长、营卫运行和脏腑功能逆乱几个方面进行论述，本谚就是从营卫之气的运行角度来进行讨论的。

睡眠是机体生命活动中自然调节的一个重要过程。睡眠由神魂所主宰，与卫气的循行相关联。白天卫气由里出表，行于阳分，故人觉醒；夜晚卫气由表入里，行于阴分，人则睡眠。若卫气不入于阴分，滞留于阳分，人则不能入睡而失眠；若卫气居留于阴分，不出于阳分，则目闭不张而多寐、嗜睡。故《灵枢·口问》篇乃有言："卫气昼日行于阳，夜半则行于阴。阴者主夜，夜者卧。阳者主上，阴者主下。……阳气尽，阴气盛，则目瞑；阴气尽而阳气盛，则寤矣。"可见营卫之气的昼夜运行规律，决定着人体寤寐的生理活动，卫气由阳入阴则卧，由阴出阳则寤。而卫气循行能否正常地白日出于阳分，夜晚入于阴分，完全是受机体阴阳之气偏盛偏衰的影响，"阳气尽，阴气盛，则目瞑；阴气尽而阳气盛，则寤"。阳盛阴衰，功能亢进，兴奋有余而抑制不足，则失眠不寐；阴盛阳衰，精神不振，抑制有余而兴奋不足，则每每嗜睡多寐。徐灵胎《兰台轨范》云："卫气行于阳则寤，行于阴则寐。"林珮琴《类证治裁》亦谓："阳气自动而之静，则寐；阴气自静而之动，则寤。不寐者，病在阳不交阴。"叶天士《医疗秘传》更指出："夜以阴为主，阴气盛则目闭而安。若阴虚为阳所胜，则终夜烦扰而不眠也。"诸家之论皆宗《内经》卫气之循行于阴分阳分之说，总以阳气盛则不寐、阴气盛则多眠论。

对不寐证的辨析，《景岳全书·不寐》说："不寐证虽病不一，然唯知邪正二字则尽知矣。盖寐本乎阴，神其主也。神安则寐，神不安则不寐。其所以不安者，一由邪气之扰，一由营气之不足耳。有邪者多实证，无邪者皆虚证。"提出了以邪正、虚实作为不寐证的辨证纲领。其后清·梁子材《不知医必要·不寐》更补充完善其说曰："此证当分有邪无邪。有邪者，神为病扰而不静，不静则不寐，乃实证也，去其病则寐矣。若无邪者，皆由营气之不足，营主血，血虚则无以养心，心虚则神不守舍，故或为惊惕，或为恐畏，或有所系恋，或多所妄思，以致神魂不安，终夜不寐，此虚证也。治之者，宜以养营气为主。"张、梁以邪正虚实作为不寐证的辨证纲领，颇为简捷，对临床处方用药具有重要的指导意义。

1. 不寐从无邪论治

"无邪者皆虚证"，虚者正气虚。其特点是不寐多为逐渐发生，其证有血虚、气虚之不同，而以阴血虚者为常见，即张、梁"营气不足""血虚则无以养心"之说。"虚者补之"，治以养血安神，"以养营气"。林松生《医林选青》谓："不寐一证，多由精血亏损，无以养心，心虚则神不守舍，故令人不寐，治法以养血安神为主。"讲的就是不寐之无邪而属虚之治。黄连阿胶汤、酸枣仁汤、天王补心丹即为此类证型而设。

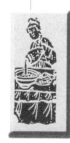

2. 从有邪论治不寐

"有邪者，神为病扰而不静，不静则不寐，乃实证也。"由邪扰心神所致，多为骤然而起，表现常为不易入睡，卧起不安。常见者有肝胆郁热、痰食中阻、五志过极等。其治以祛邪为主，或清热泻火，宁心安神；或和胃消导，除烦宁神，邪去病除则神自安；或自解情怀，思安神静，神安则寐。张景岳讲的"如痰如火，如寒气水气，如饮食忿怒者，此皆内邪滞逆之扰也。""痰火扰乱，心神不宁，思虑过伤，火炽痰郁而致不眠者多矣。"这些就都属于是有邪而致不寐者。黄连温胆汤、半夏秫米汤为笔者临床所喜用。

关于不寐之因，《诸病源候论》一言以蔽之："阴气虚，卫气独行于阳，不入于阴，故不得眠。"依旧是从卫气运行、阴阳虚实二者讨论不寐之因。虚者，阴血不足、心神失养而不安；实者，阳热亢盛，上扰心神而不宁。明白了不寐证，则多寐、嗜睡亦就自明其理了。因二者的病理机制截然相反，不寐是由卫气独行于阳，不入于阴；而多寐乃是卫气留滞于阴，不出于阳。不寐是由阳热偏亢，精血亏损；多寐则是或阳气不足，振奋无力，卫气不能出于阴分；或痰湿内盛，困阻阳气，清阳不升，不能达于外以致易于困倦而多睡眠，故《灵枢·大惑论》谓："留于阴也久，其气不清，则欲瞑，故多卧矣。"对此上海名家张汝伟有段经验之论："阳虚阴盛者多寐，或病后体弱，精神未复，及邪浊弥漫，清阳被困而多寐者，更屡见不鲜……湿浊如雾，足以蒙蔽清阳，昏昏嗜卧，使用芳香化浊之剂犹如日出雾消，晴空万里，浊化神清，病乃去矣。"笔者深服该论，于临证以苏梗、藿梗、菖蒲、苍术、荷叶，共为粗末，煎汤（汤沸即可）代饮，或沸水泡代茶饮用亦效。

〔**典型案例**〕

升降阴阳法治疗嗜睡一例

孟××，女，42岁。

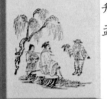

初诊：1984 年 3 月 5 日。

主诉：两个月来，每晚在 7 时左右出现嗜睡，不能自制，沉睡 1 小时左右便醒，醒后一切如常。每次不管是谈话，还是干活，均可和衣坐着而睡，时间从未错过戌时。患者曾试图趁嗜睡证发作之前早睡，以作纠正，但取卧位后反不能入睡，导致彻夜难眠。亦曾服过治疗嗜睡证的单、验方，都未取效，于 3 月 5 日由人介绍，请予施诊。

诊查：察其形体略胖，舌淡红瘦瘪，脉沉实稍数。询知有大便干燥史，几个月前曾有一段时间感到胸闷，余无异常。

处方：生地 9 克　熟地 12 克　当归 9 克　升麻 6 克　枳实 9 克　炒杏仁 6 克　陈皮 9 克　甘草 6 克　红花 6 克　白蔻仁 6 克　生姜三片

用法：水煎，下午 2 时服，每日 1 剂。

1 剂药进后，当晚未发作嗜睡，仅在七时许稍有困意，但已能自己抑制。药进 4 剂，嗜睡症基本痊愈，困倦感亦向后延至 9 时左右。察舌质如前，脉滑稍数。前方去白蔻仁，加白芍 9 克，细辛 1 克，服法如前。

二诊：3 月 15 日。上方药服 3 剂，嗜睡、困倦等症均已消失。患者追述过去经常数日不大便，胸部时有满闷感。前方加理肺降气药。

处方：生地 9 克　熟地 12 克　炒杏仁 9 克　当归 9 克　炙甘草 6 克　升麻 3 克　枳壳 6 克　红花 6 克　紫菀 9 克　苏梗 8 克　生姜二片

上方药共服 4 剂，痊愈。

[按语] 余治此病，认为必然与卫气的循行有关。卫气昼行于阳则寤，夜行于阴则寐；行阴行阳，是睡或醒的关键所在。但卫气由行阳转入行阴，或由行阴转入行阳，也有一个交换时间，这个交换时间，一是在平旦，一是在日入，故《灵枢·营卫生会》曰："平旦阴尽而阳受气矣"，"日中阳衰而阴受气矣。"还要说明

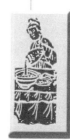

中医名谚阐释

的是：卫气的内外出入，虽然与时辰有关，但其或出或入的顺利与否，则又与人体的内而肠胃脏腑、外而皮肤分肉有关。也就是说，肠胃等内脏正常，皮肤分肉滑利，卫气的出入就顺利，否则卫气的出入就困难。所以《灵枢·大惑论》说："人之多卧者，何气使然？岐伯曰：此人肠胃大而皮肤濇，而分肉不鲜焉，肠胃大则卫气久留，皮肤濇则分肉不解，其行迟。夫卫气者，昼日常行于阳，夜行于阴。故阳气尽则卧，阴气尽则寤。肠胃大则卫气久留，皮肤濇，分肉不解则行迟，留于阴也久，其气不精则欲瞑，故多卧矣。"由此可见，卫气运行的通道，不管是脏腑还是皮肤分肉，只要艰涩而不滑利，就可以改变卫气运行的常度。

如何治疗卫气运行失常？《灵枢·决气》论及治疗失眠证时说："调其虚实，以通其道，而去其邪，饮以半夏汤一剂，阴阳以通，其卧立至。""以通其道""阴阳已通"，都说明营卫运行之道的通畅与不通畅，是寐或寤是否正常的关键。

本患者的突然性嗜睡，是可以用卫气运行失常来说明的。日夕是卫气由行阳转入行阴的关键时刻，午后七时，正是申、酉之交，日夕之时。《灵枢·顺气一日分为四时》说："日入为秋"，"夕则人气始衰"。《素问·生气通天论》说："日西而阳气已虚，气门乃闭，是故暮而收拒。"以上这些文献都有力地说明，申酉之交出现突然性嗜睡，是卫气由行阳将要转入行阴的外在反应。本患者阴虚血燥，大便常秘，清气当升而不升，故嗜睡不能自制，浊气当降而不降，卫气行阴之路也不畅，因此倏间又醒。申酉是阳气已虚之时，此时嗜睡不能自制，说明卫气已有下陷之势，故方中用升麻以助其升；又因肾阴虚、肝血燥，卫气行阴之道涩，故从滋阴养血，升降阴阳着手，拟就本方。本方的基础是通幽汤，方中以升麻以升清，以防卫气按时而下陷，又加入枳壳之降，以"通其道"，使降者按时而降。加白蔻仁者，是宽胸散结，以利升降；加杏仁、紫菀、苏梗等是调肺气，既可改善便秘以利降浊，亦有助于卫气的运行，因为肺主诸气，卫气行阴行阳，亦必与肺气

184

有关。

以升降阴阳法治疗睡眠失常，并非笔者的创见。《圣济总录》之坐挐丸，亦系升降并用法，该方主治膈上虚热，咽喉噎塞，小便赤涩，神困多睡。

方为：坐挐草、大黄、赤芍、木香、升麻、枳壳、黄芪、木通、麦冬、酸枣仁、薏苡仁，等分为末，蜜丸如梧子大，每服二十丸，麦冬汤下。本案中升麻、枳壳并用，就是取义于此也。

录自《中国现代名中医医案精华》（李克绍）

综述：《内经》对睡眠的机理是从阴阳的消长、营卫之气的循行规律和脏腑功能等几方面进行阐述的，本谚"阳气尽则卧，阴气尽则寤"，对睡眠在这几方面的阐述都非常明确。弄清了本谚的含义，对睡眠问题（包括不寐和多寐）的病理机制也就明确了。弄清了不寐证的病机病理，相应的对多寐证也就基本上搞清楚了。

对于不寐证，张景岳、梁子材提出从有邪、无邪分论，简捷明了，很便于临床掌握运用，颇有实用价值。陈汝伟提出芳香化浊之法不但可以治疗多寐嗜睡，而且对痰湿肥胖也是颇具疗效的。

阳 加 于 阴 谓 之 汗

语出《素问·阴阳别论》。本谚原意是阳脉之象见于脉之阴位，必有汗出之证。阳：指脉体，即指脉之形象属阳者；阴：指脉之部位，即指脉之部位属阴之处。"阳加于阴"是说阳盛之脉见于脉之阴位。张景岳《类经》即注曰："阳言脉体，阴言脉位。汗液属阴而阳加于阴，阴气泄矣，故阴脉多阳者多汗。"脉之阴位见过盛之阳脉，则必然表现为汗多之证。以汗本人之阴液，盛

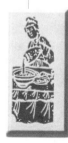

阳加之则外泄多汗。

《内经》非常强调以诊脉作为临床诊断的依据,而脉之辨察首在阴阳。《素问·脉要精微论》即谓:"微妙在脉,不可不察,察之有纪,从阴阳始。"《素问·阴阳应象大论》更谓:"善诊者,察色按脉,先别阴阳。"就指出了先别脉之阴阳是临床诊断的基本原则和首要条件。《素问·阴阳别论》重点就是讲述脉象和疾病的阴阳分类。言脉象,该论说:"脉有阴阳……所谓阴阳者,去者为阴,至者为阳;静者为阴,动者为阳;迟者为阴,数者为阳。"即以脉象之迟数、动静、去至等方面而分别其阴阳。阴阳既是辨证的总纲,亦是辨脉之总纲,先辨脉之阴阳,然后凭脉以辨证之阴阳。仲景《伤寒论·辨脉法》第1条亦谓:"脉有阴阳。凡脉大浮数动滑,此名阳也;脉沉涩弱弦微,此名阴也。"脉之较平脉有余者为阳脉,较平脉不足者为阴脉,这是以脉之形象分阴阳。《素问·阴阳别论》又谓"三阳在头,三阴在手",则是以部位而论脉之阴阳。诊头颈部人迎脉以判断三阳经虚实盛衰,为阳;诊气口部寸口脉以推测三阴经虚实盛衰,为阴。后世则是以寸口之寸关尺而分阴阳,寸主上焦,故寸部为阳;尺主下焦,故以尺部为阴。此谚"阳加于阴"即是言属于阳脉之脉象见诸于属于阴部的脉位。阳脉之体见于阴脉之位,说明阳热内扰,熏蒸津液,故断为必有汗出之证。

本谚原意是指从脉以测知出汗证,我们也可以把它看作是对出汗证的病理病机描述。汗本阴津,阳热内扰,熏蒸津液,胁迫为汗。《临证指南医案》有言:"阳加于阴谓之汗。由是推之,是阳热加于阴,津散于外而为汗也。……气化为津,亦随其火扰所在之处,而津泄为汗。"讲的就是这个道理。

出汗为人体正常的生理状态,《素问·宣明五气论》说:"五脏化液,心为汗。"《素问·评热病论》说:"汗者,精气也。"汗液本是以阴津为其物质基础,靠阳气的蒸化,经肺气的宣发由毛窍出于体外。即吴鞠通《温病条辨》之所说:"汗也者,合阳气阴津蒸化而出者也。"健康人偶有汗出,当是正常的状况,《灵枢·五癃津液别》说:"天暑衣厚则腠理开,故汗出。"说明了出汗有调节体温的作用;还有通过药物等刺激使之出汗的方法,叫汗法,乃八法之一,有解除表邪的作用。《素问·阴阳应象大论》就有"其有邪者,渍形以为汗;其在皮者,汗而发之"之说,外有表邪的,通过解表发汗的方法进行治疗。然而汗为心之液,乃阴血之属,为精气之所化,为阴津五液之一,所以正常人宜有汗而不可过汗。若非天热衣暖,过度劳作,或由药物等方法取汗而汗出者为非正常出汗,乃由脏腑阴阳失调,营卫不和,腠理开合失常,津液外泄所致,即喻嘉言《尚论篇》所说"阴弱不能内守,阳强不能外固"者,是为病理状态。

临床所言汗证,是指非正常的单纯出汗,最常见的是自汗、盗汗。

自汗:凡不因环境因素、物理因素或药物作用等影响,时有汗出,动辄尤甚者,为自汗。宋·陈无择《三因极一病证方论》云:"无论昏醒,浸浸自出者,名曰自汗。"自汗之因,总由阳气虚乏,表卫不固。《寿世保元》指出:"自汗者,无时而濈濈然出,动则为甚,属阳虚,卫气所司也。"卫气有固护津液、莫使妄泄的作用。营行脉中,卫行脉外,营卫和调则内能和调五脏,洒陈六腑,外能宣发津液以达四末,充肌肤、肥腠理、司开阖。若阳气虚怯,表卫不固,则汗自出。其治总在调和营卫,益气固表,笔者于临床皆宗此治则,以桂枝加龙骨牡蛎汤合局方牡蛎散为用,兼见阳虚证者,更加附子温阳敛汗。

盗汗:睡中汗出、醒而即止者为盗汗。《丹溪心法》即谓:"盗汗者,谓睡而汗出也,不睡则不能汗出。方其熟睡也,漐漐然出焉,觉则止而不复出矣。非若自汗而自出也。"盗汗之由总属阴虚、血虚,《丹溪心法》即云:"盗汗属血虚、阴虚。"肾藏精,《素问·评热病论》谓"汗者,精气也";汗又为心之液,《素问·宣明五气》云"五脏化液,心为汗",汗乃肾精心液之所属。血虚

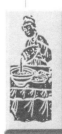

中医名谚阐释

阴虚,虚火内生,熏扰阴津,营阴不藏而外泄。故吴仪洛《成方切用》有"阴虚有火,睡去则卫外之阳乘虚陷入阴中,表液失其固卫,故漐漐然汗出。及觉则阳用事,卫气复出于表,表实而汗即止"之论。潘楫《医灯续焰·盗汗》更是形象地析其机理:"盗汗者,睡中偷出,多发于夜,如盗之乘人不觉而夜出也,属阴虚。盖人之卫气昼行于阳,出外;夜行于阴,入内。入内则内热,内热则不足之阴受其蒸;入表则表虚,表虚则董池之液无从固(按:洛阳董氏园有池名董池,池中有泉,水出如瀑如涌,终日不绝。潘氏此处乃言表气一虚,汗出漫溢如涌之甚,谓其多矣)。于是阴失其守,阳失其卫,而汗淋漓于睡梦者有矣。"治疗盗汗,传统是以当归六黄汤加减滋阴降火敛汗,如王肯堂《证治准绳》即谓:"阴虚阳必凑,故发热、自汗。当归六黄汤加地骨皮。"笔者于临床则循陈士铎《辨证录》"补阴则阴旺自足摄阳,不必止汗而汗自止"之说,取酸甘合化为阴之法,用仲景酸枣仁汤入枣皮、五味、银柴胡、乌梅等滋阴降火、养肝宁心以敛汗而为用。

　　无论自汗、盗汗,总以虚证为多。自汗多属气虚、阳弱;盗汗多属血虚、阴伤,此仅言汗证病机之大端。汗证病久又可能出现阴阳互损的情况。自汗久则可能伤阴,盗汗久也可能损阳,甚而出现气阴两虚或阴阳两伤之证。因此,对于汗证,当细辨其阴阳气血之偏颇,张景岳于《景岳全书·汗证》论之甚切:"(自汗属阳虚,盗汗属阴虚,)此其大法,固不可不知也。""自汗、盗汗亦各有阴阳之证,不得谓自汗必属阳虚,盗汗必属阴虚也。然则阴阳有异,何以辨之?曰:但察其有火无火,则或阴或阳,自可见矣。盖火盛而汗出者,以火灼阴,阴虚可知也。无火而汗出者,以表气不固,阳虚可知也。知斯二者,则汗出之要无余义,而治之之法亦可得其纲领矣。"张氏此论指出自汗多属阳虚,盗汗多属阴虚,此言其常,仅言汗证之大略,不可以必然定论。临证中尚有特殊情况者,自汗、盗汗又各有阴阳之偏,但从有火热无火热以辨之。有火者就属阴虚,无火者则是阳虚。既要知其常,也应识其变。

汗证，除常见的自汗、盗汗外，尚有红汗、黄汗、战汗、脱汗以及头汗、腋汗、阴汗、手足汗、半身汗等局部性出汗证，以其各具特点，临床表现不同，病机病理各异，其治疗、转归亦不一致，又宜细察详辨，严加鉴别，辨证而治。

单纯性的出汗异常，预后一般良好，大多在短期内可获痊愈。虽有正气虚弱，不能一时获效者，只要慢慢调理，正气来复则其汗自止。《景岳全书·汗证》提出了汗有六不治："一、汗出而喘甚者不治"，此为阴脱于下，阳越乎上，为阴阳离决之征，故判为不治之死候；"二、汗出而脉脱者不治"，六脉平顺，正气尚有可为，脉微而脱者，脏气已竭，故判为死候；"三、汗出而身痛甚者不治"；"四、汗出发润至巅者不治"，此阴竭无阳之死候；"五、汗出如油者不治"；"六、汗出如珠者不治"，汗出如油似珠，肢冷厥逆，心阳欲脱，为死候。汗证久治不愈，应从正邪两方面去推断其预后，张景岳提出的"六不治"，皆属正气欲绝之危证难证，张氏强调"凡见此症者，不得妄为用药"。立足于救死扶伤，但有可为，我们绝不能轻言放弃，然遇到此种证情自当谨慎行事，万不可掉以轻心。

汗本阴精，不可随意损伤。临证汗出异常，尤多禁忌，《内经》有"夺血者无汗，夺汗者无血"之诫（可参读"夺血者无汗，夺汗者无血"谚阐释）。而仲景《伤寒论》更有诸多诫训。如第227条即其一例，原文曰："阳明病，汗出多而渴者，不可与猪苓汤，以汗多胃中燥，猪苓汤复利其小便故也。"汗多本属津伤，阳明汗多，津液外泄，更兼口渴，津液不足可知，故不可以猪苓汤复利小便而更伤津液。喻嘉言注之曰："热邪传入阳明，必先耗其津液，加以汗多夺之于外，复利其小便之于下，则津液有立亡而已，故示戒也。"元·杜思敬《济生拔粹》谓："汗家，不得重发汗；小便多，不得发汗；汗多，不得利小便。"讲的就都是一个道理。汗本阴津阳气所化，出汗异常，汗多必伤津耗液，阳气亦随之而有

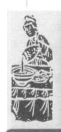

189

所损,重发汗或利小便,皆将更伤阴津阳气,故为汗证者忌。汗证用药,亦当知所禁忌,朱丹溪《丹溪心法》就有"自汗大忌生姜,以其开腠理故也"之说,黄承昊《折肱漫录》亦谓:"凡汗症人,桔梗薄荷亦不宜轻服。紫苏,人忽视之,其发散更甚。"此皆示人汗证用药当知所禁忌者也。

〔**典型案例**〕

养心阴护心阳补气固表法治气阴双虚一例

董左,45岁。

主诉:汗出多于午后,汗后形寒。

诊查:脉象虚濡按之若无,口干思饮,自觉乏力。

治法:养心阴护心阳,补益其气。

处方:五味子三钱　西洋参三钱(另煎兑)　防风二钱　黄芪五钱　白术三钱　麦门冬三钱　莲花头两枚　生牡蛎八钱

［按语］《素问·宣明五气》云:"五脏化液,心为汗。"《素问·评热病论》亦云:"汗者,精气也。"说明汗为心液,乃水谷精气所化。汗出之因,或由热邪蒸动,迫津外泄,即《内经》所谓"阳加于阴谓之汗",或由卫气不固,腠理疏松,阴津外泄。本案侧重于后者。肺主气外合皮毛,能布散卫气于体表,使腠理固密,开合有度,不妄作汗。今肺气不足,则卫气不布,肌表疏松,腠理开泄,故身常汗出,汗后卫气益虚,故形寒畏冷。午后为一日中阳气最盛之时,阳热扰动,津不内守,故汗出多见于午后。汗为心液,汗出日久,心阴受损,脉道空虚,故脉象虚濡按之若无。阴虚不能潮于上,则口干思饮。气虚机体失养,则倦怠乏力。本证气阴双虚,故治当养心阴、护心阳,补气固表。

本方系由生脉散、玉屏风散和牡蛎散三方化裁而来。方中五味子入心肺肾经,本品五味俱备,唯酸独胜,性温且润,上能收敛肺气而止咳喘,下能滋肾水以固下元,内可益气生津宁心除烦,外可收卫气肥腠理而止汗,故以为君,即经云"肺欲收,急食酸以收之"之意。生牡蛎、莲花头,其味皆涩,本方用之意在收涩止汗,兼养心气以安神。汗出之因,在于肺虚卫气不固,汗出日久,则损伤阴津,终至气阴两亏,故用西洋参之甘寒,补气养阴,清火生津。黄芪补脾益肺,实卫气而固表止汗。白术味甘苦而气温,入脾胃走中焦而补气血生化之源,且可固表止汗,乃培土生金法也。防风走表祛风,兼御风邪。麦门冬甘寒养阴,清热除烦。诸药相配,补中有散,散中有敛,温中有清,固表而不留邪,祛邪而不伤正,气旺表实,津液充盛,则汗出可止。

录自《中国现代名中医医案精华》(赵文魁)

综述:汗乃以阴津为基础,以阳气为动力,经肺气宣发津液由毛窍出于皮表而成。健康之人偶见汗出是润肌肤、调体温的一种正常生理需求。若因阳气过扰,或阴气不足而发生出汗,则属于出汗异常,乃是一种病理现象。本谚"阳加于阴谓之汗"即指出了阳热内扰,熏扰阴津,蒸腾营阴,不得内藏,外泄而为汗的病机变化。

"汗者,精气也。"汗既为人生精气所化,则异常出汗当知所留止而不可妄泄。止汗之法,张景岳提出:"收汗止汗之剂,如麻黄根浮小麦乌梅北五味小黑豆龙骨牡蛎之属,皆可随宜选用"(《景岳全书·汗证》),陈士铎《辨证录》亦谓:"此症(汗证)用敛汗汤甚妙。黄芪一两,麦冬五钱,北五味二钱,桑叶廿片,水煎服。"方隅《医林绳墨》谓:"治法主意:敛汗必须酸枣,无滋阴则汗不收。"这些都是古人敛汗止汗的经验。出汗异常既是一个独立的病证,也可能是某个病证的一个症状,有时乃是病势变化的自然倾向和良好现象,甚至是治疗用药的目的。因此,并非凡见出汗皆宜止汗敛汗。如其为病证中的出汗,则应视该病之阴阳、表里、虚实、寒热之病机变化、表里出入、病势进退而论。当发则发,宜止则止,总在调治其病证,病证痊愈,其汗亦止。

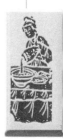

阳络伤则血外溢，
阴络伤则血内溢

语出《灵枢·百病始生》。原句为："卒然多食饮则肠满，起居不节，用力过度则络脉伤，阳络伤则血外溢，血外溢则衄血，阴络伤则血内溢，血内溢则后血。"因为饮食、起居失节，劳力过度等原因，导致络脉损伤而动其血。以手三阳经由手走头，阳主上主外，如是阳络损伤则血液外溢而上走空窍，发为吐血、衄血等；以足三阴经由足走腹，阴主内主下，若是阴络损伤则血内溢下走前后二阴而为便血、尿血等。

气贵流行不息，血贵循环有序。人之气血，协调相依，故有"气为血之帅，血为气之母"之论。血载气以行，气帅血而动，血之妄行，未有不因于气者，"气为血帅，气顺血自循经"（顾文煊《顾西畴城南诊治》），气机逆乱则血亦因之而不宁。"气有余便是火"，气之逆乱无过于太过，气太过则化为火以扰血、动血，则血为之不宁而妄动。火热伤络，迫血不循常道而溢，是谓妄行，或上出清窍而吐、衄，或下出二阴而便血、尿血。

言出血，除了本谚，《内经》尚有多处论述，如《素问·气交变大论》之"岁火太过，炎暑流行……血溢血泄注下"；《素问·六元正纪大论》之"火郁之发……故民病血溢流注"；《素问·气厥论》之"脾移热于肝，则为惊衄"；《素问·举痛论》之"怒则气逆，甚则呕血"；《素问·至真要大论》之"少阳司天，火淫所胜……民病疮疡咳唾血"等等。《内经》讨论出血绝非仅仅以上所引文献，其言出血之因，大要皆缘于火热。后世医家皆宗经旨而更言之凿凿，如严用和《济生方·失血论治》云："血之妄行也，未有不因热之所发。盖血得热则淖溢"；陈修园《医学金针·血证》亦说："故气有余便是火。火入血室，血不荣经即随气逆而妄行。上升者出于口鼻，下陷者出于二便。有在经在腑不同，要旨心肝受热所致也。"唐容川《血证论·用药宜忌论》更是断然地结论"血证气盛火旺者，十居八九"。更有甚者，如龚廷贤《万病回春·失血》谓："一切血证，皆属于热，药用清凉，俱是阳盛阴虚，火载血上，错经妄行而为逆也，用犀角地黄汤随症加减。"诸家之论皆本于经旨而将出血责之火热为患。

至若言血证辨治，当推《景岳全书·血证》之所说："凡治血证，当知其要，而血动之由，惟火惟气耳。故察火者，但察其有火无火，察气者，但察其气虚气实。知此四者，而得其所以，则治血之法无余义矣。"张氏即指出了出血证之缘由惟火惟气，治血之要在治气治火，而且指出了察气察火的重点。《素问·至真要大论》强调，临证治疾，"必伏其所主，而先其所因"。血乱因于火扰，妄行因于气乱，故失血之治，绝不能见血而仅知止血。首在调气，即如唐容川《血证论》所谓："血之所以不安者，皆由气之不安故也，宁气即是宁血。"调气之法，或在降逆，或在升陷，或在导气顺气，气机调顺则血得安宁。其次，治在清火凉血，火热去则血不妄行。故仲景《金匮要略》以三黄汤治吐、衄，后世则有犀角地黄汤、百合固金汤等多首凉血清火治血方以资选用。

唐容川《血证论》说："存得一分血，便保得一分命。"血为水谷精微所化，有和调五脏、洒陈六腑、荣阴阳、濡皮毛、润关节、化精气、支持全身各脏腑功能的作用，为机体至贵至重之物，绝不容许随意流失。临证见出血，固所当止，然清火凉血之品不可纯用，更不可过用，即朱惠明《痘疮传经录》之说："凡治失血，当审气血虚实病因，随经施治，不可见其血盛以为热剧，过投凉药使血受寒，不能归源而妄流……"切忌过用寒凉，否则火热冰伏，血寒则凝，凝涩成瘀，更将变生它证。宜在寒凉药中加入辛味药为之佐，故朱丹溪治血用酒浸炒凉药，如酒煮黄连丸之类（见

193

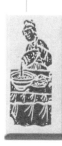

《丹溪治法心要》）。笔者在临床治血方中就每用大黄炒炭、郁金、藕节之属,目的就是防止收涩过度而产生瘀血阻滞。再者,过用寒凉,每伤脾胃,中焦脾胃之气受损,水谷运化失司,营卫气血生化绝源,后果实在不堪设想。是尔林珮琴《类证治裁》提出"不可骤用止血,不可专事腻补,不可轻用苦寒,不可妄事攻伐",也无怪《张氏医通》说:"专用寒凉之味,往往伤脾作泻,以致不救。"而《医学入门》所云"血病每以胃药收功,胃气一复,其血自止",则又是从正面强调了顾脾胃的重要。

出血因络脉损伤,固如唐容川所述"气旺火盛,十居八九",然亦有由气虚不摄、血无所束而溢于脉外或因瘀血阻络、血不循常道而泛溢者。诚如张景岳《景岳全书·血证》所说:"血本阴精,而动则为病。血主营也,不宜损也,而损则为病。盖动则多由于火,火盛则逼血妄行;损者多由于气,气伤则血无以存。"即如前引张景岳该篇所论当察火之有火无火、察气之气虚气实,"气有余便是火"之火乃实火,而阴虚火旺之火属虚火;横逆暴虐者乃气之实者,亏乏怯损、统摄无能者乃气之虚者。临证要在审证求因,审因论治,这是中医临床诊治的不二法门。

〔典型案例〕

行血以止血

吴某,男,44岁。1982年6月7日初诊。嗜酒已历廿余载,无日不贪杯中物。迩来适逢三夏,耕作劳力太过,初则中脘胀闷不适,继之嘈杂难以名状,如斯达一昼夜之久;昨午骤然吐血七、八口,色鲜紫不一,血后脘闷稍宽;今晨胀满益甚,心下如热汤内灼,自觉胃中有逆气上冲,未几又吐血盈碗,色鲜多于紫,有块,兼见残食。今已午后,血犹未止,且胸闷脘胀之象未减,再次大失血之危,已迫在眉睫。尤可虑者,自诉血出之际,辄额上汗出,眩晕,呼吸迫促,心悸乏力,是正气亦伤,而血脱之变,不得不预为之见也。诊脉缓,无刚劲搏指或细数浮芤之征;舌边尖偏红。

未见紫点紫斑,苔白。拟凉营以止血,泻胃以降火。《金匮》云:"热之所过,血为之凝滞"。邪热可致血滞,劳力又使血瘀,故再参行血以止血、化瘀以生新之品。处方:大生地、生大黄、代赭石(杵碎先煎半小时)、乌贼骨各12克,白及(水磨冲服)6克,白茅根、粉丹皮、京赤芍、黄郁金各9克,左牡蛎、生石膏各15克。1剂。翌日复诊,服药后大便二行,质软,仅吐血两口,胸脘胀闷已消十之七八,且知饥思纳,但尚觉眩晕,前方去白及、乌贼骨,加冬桑叶9克。2剂。6月10日三诊,血已止,自觉体弱,他无不适,于复诊方中去石膏、牡蛎,大黄减为4.5克,赭石减为10克,加太子参20克,柏子仁10克。2剂。嘱戒酒,注意劳逸结合,用力勿过猛。愈后未复发。

[按语]本例往昔有酒癖,热积于手足阳明经无疑。发病前因用力过度,遂致劳倦伤中,如此积热灼胃腑之经于先,努力损阳明之络于后,热迫者血妄行,力伤者络破裂,血从裂络之分溢于胃内,此离经之血,既不得循故道,于是随上逆之气从口而出。虽脉无热象,舌无紫斑,然脘闷不适,吐后则宽,心下如灼,往常又无宿疾,加之病起于劳力过度,因而热瘀于中的推断,当可成立。治法重在泻胃凉血、行血化瘀,方选《千金翼方》生地大黄方,取生地凉营止血以补虚,大黄泻胃祛瘀以泻实,再参赤芍、郁金,以增强祛瘀生新之力,此亦缪仲醇治血三诀中"宜行血不宜止血"之意。此外,还采纳了缪氏"宜降气不宜降火"的意见而选用重镇的赭石,使逆气下行而血不上溢。至于用乌贼骨与白及,乃取其对胃腑损伤络脉,黏堵裂隙,制止出血。

录自《中医临证求实·变法实践》(王少华)

综述:张景岳说:"起居用力过度,致伤阴阳之络以动其血"(《类经》)。络脉损伤而血外溢,阳络属表,主上主外,伤其阳络则血向上向外溢,走空窍而出为吐血、衄血;阴络属里,主内主下,伤其阴络则血向下向内溢,走二阴而出为便血、尿血。故《内经》乃有"阳络伤则血外溢,阴络伤则血内溢"之论。

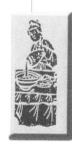

195

络脉损伤之由,乃饮食、起居不节、强力过劳等所造成,伤络动血之机,自《内经》以下诸家皆责之于气乱火盛,故治血之法,大要皆在调气清火。然气有气虚、气实之分,火有虚火、实火之别,所因不同,其治必异。临证又当细为审察辨析,自不可一概而论。清·吴澄《不居集·卷十三·血证八法扼要》提出了血证治疗的总纲:"血证八法扼要总纲:气虚失血:中气虚则不能摄血,宜补气、温气;中气陷则自能脱血,宜补气、升气。气实失血:气逆则血随气升,宜降气活血;气滞则血随气积,宜利气行血。气寒失血:内寒则阳虚而阴必走,宜引火归元;外寒则邪解而血归经,宜温表散寒。气热失血:实火则热甚逼血而妄行,宜苦寒泻火;虚火则阳亢阴微而上泛,宜滋阴降火。"吴氏该论在强调了气与血的密切关系之后("气即无形之血,血即有形之气","气中有血,血中有气,气血相依,循环不息"),对血证的治疗,突出了"以气为主,贯通寒热虚实"的思想,同时指出:"以上八法,各有所宜,随病所因。诸家之法,俱不可废。……临症不惑,而诸法皆得为吾用矣。"吴氏治血之论,咸备其详而切实可用,不尚空谈,宜细审深思,熟读体用之。其他,如缪仲淳《先醒斋医学广笔记》之"吐血治疗三要法"(可参读该谚阐释)及顾靖远《顾氏医镜》之"治血三法"等文献,均属切实可行之论,对临床诊治血证都颇有指导意义,都宜认真学习体会。

对出血证,治疗不应见血而只求止血,而当治病求本,"必伏其所主,而先其所因"。然对于病情骤急、出血量多者,又当本"急则治标"之法,先予收敛固涩止血,以防出血过多,气随血脱,危及生命,即所谓"存得一分血,便保得一分命"之谓。血止之后,再行"缓则治本",再根据出血之因进行施治及宁血养血等法后续治疗,杜绝出血的再度发生。

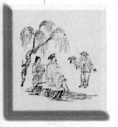

阳道实，阴道虚

语出《素问·太阴阳明论》。原句为："阳者，天气也，主外；阴者，地气也，主内。故阳道实，阴道虚。故犯贼风虚邪者，阳受之；食饮不节起居不时者，阴受之。阳受之则入六腑，阴受之则入五脏。"原句的"阴"是指太阴，"阳"是指阳明。以阳道，类属于天之气，主向外；阴道，类属于地之气，主向内。阳气者其性刚烈，多为实证；阴气则性柔润，多为虚证。外来的虚邪贼风易犯人外之阳分，阳分受邪，则往往传入六腑；饮食不节起居失时，则损伤内之阴分，阴分受邪，则多传入五脏。张景岳《类经》注"阳刚阴柔，外邪多有余，故阳道实。内伤多不足，故阴道虚。"

本谚之"阳道"是概指六腑。对六腑的生理功能，《素问·五脏别论》一言以蔽之为"六腑者，传化物而不藏"。以六腑形态中空，功能为动而属阳。六腑者，胆、胃、大肠、小肠、膀胱、三焦是也。其总的功能是摄纳、运化、传导水谷，排泄糟粕，与水谷的传导、消化、输转密切相关，即《灵枢·本脏》所说"六腑者，所以化水谷而行津液者也"。六腑与外界直接相连，故《经》谓"主外"。五脏以其结构致密，藏蓄为用而属阴。五脏者，肝、心、脾、肺、肾是也。脏者，藏也，"藏者，匿也"(《说文》)，五脏总的生理功能是藏蓄身之精气，即如《素问·五脏别论》所说"五脏者，藏精气而不泻也"，亦如《灵枢·本脏》所说"五脏者，所以藏精神血气魂魄者也"。五脏乃藏精气之处，殊少与外界相通，故《经》谓其"主内"。

"阳道实，阴道虚"，实，指证情属实；虚，指正气之虚，即《素问·通评虚实论》之"邪气盛则实，精气夺则虚"。六腑以传

197

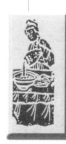

化、输运为务，饮食停滞、痰饮内聚，或内外之邪气侵扰，则伤及六腑，影响其传化输运之职，多出现病邪停滞之实证，故说"阳道实"，即所谓"腑病多实证"者也。五脏以生化、贮存精气为能，若七情内伤，劳倦耗损，伤及五脏而为精气亏虚之虚证，故说"阴道虚"，即所谓"脏病多虚证"者也。

本谚"阳道实，阴道虚"，非常概括地指出了脏与腑生理和病理的各别特点，这对于脏病、腑病的临床治疗是非常具有指导意义的。以五脏病变多为虚证，故其治以扶正补虚为主，慎用攻伐之法；六腑病多为实证，故其治多为祛邪泻实，甚少用补，故有"六腑以通为用""六腑以通为补"之说。李中梓《医宗必读》说："经曰：五脏者，藏精气而不泻也，故有补无泻者，其常也。受邪则泻其邪，非泻脏也。六腑者，传化物糟粕者也。邪客者可攻，中病即止，毋过用也。"林佩琴《证治汇补》亦说："五脏藏精气而不泻，满而不能实，故以守为补。六腑传化物而不藏，实而不能满，故以通为补。"二家之论可以说都是对本谚运用于临床的深切体会，若言历代医家对"阳道实，阴道虚"的成功运用莫过于仲景《伤寒论》。《伤寒论》以阴阳为总纲，以六经病证为辨证纲领。三阳者，太阳之腑为膀胱、小肠，阳明之腑为胃、大肠，少阳之腑为胆与三焦，三阳病多实证。如"阳明之为病，胃家实是也"（第185条），总的治疗以祛邪为主，如太阳病的麻黄汤发汗解表、陷胸汤清热散结；阳明病的白虎汤辛寒清热，承气汤攻下实热。三阴者，太阴者脾，少阴者心、肾，其为病多虚寒，"自利不渴者，属太阴，以其脏有寒故也，当温之"（第277条），治疗以扶正补虚为主，如太阴病的理中汤温中散寒，少阴病用四逆辈回阳救逆，皆为对本谚所含至理在运用上的很好体现。

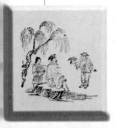

〔**典型案例**〕

腹痛

患者张某,女,32岁。1983年四夏农忙期间,冒雨入水劳作。先是腹痛泄泻,经治后泻虽止而痛未除,自饮姜汤及食辣椒等物时,腹痛能暂时减轻。冬季则痛剧,初予热熨则稍适。平昔大便尚正常,但去年梅雨季节,大便溏薄,甚则如水泻状,夹有黄白冻腻。一度大便色黑如漆,历时两日即止。已产两胎,小孩健在。月经正常,白带不多。曾经扬州市某医院及上海某大医院诊断为肠系膜淋巴结炎,服西药效果不显。中医予附子理中丸汤剂、连理汤、小建中汤等,在大多数情况下,虽能减轻疼痛,但转增脘腹胀满,或胀满益甚而厌食。近因腹痛渐增,大便泻,于1987年6月25日来院就诊。

症状:腹痛在脐周,有时拒按,胃纳欠馨,食难用饱,餐后且有胀时,口渴不多饮,刻下炎暑将届而仍四末欠温。近旬日来,先是解黑色便三天,继之大便泄泻,暴注下迫。刻下依然溏薄,日约二、三行,色黄赤,夹有白色黏冻,气味奇臭,临厕后腹痛缓解,但大孔坠楚,后重不适。舌边紫红,苔前半白,近根部黄厚而腻,脉象沉弦。

治疗:已知病位在太阴阳明,"实则阳明,虚则太阴",此语颇有临床指导意义。本例辨证的结果是太阴虚寒,阳明实热。今既寒热错杂,虚实并见,脏腑同病,根据"谨察阴阳所在而调之,以平为期"的常规,理应温清并进,补泻兼施,脏腑同调,以冀各得其所。这应该作为总的治法。

如上所述,证属太阴虚寒,阳明实热,既夹食积,也有气滞血瘀,因而治法上宜温脾补脏,清肠通腑,选千金温脾汤为主方,参入葛根黄芩黄连汤意,借以标本兼顾。

首诊方:附片10克 干姜6克 党参15克 葛根10克
黄连3克 大黄6克(后下) 小茴香3克 煨木香6克 砂仁

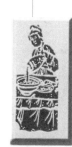

3克(后下)　焦楂曲各15克　焦谷麦芽各10克

上方服3剂后,便泻即止,腹痛亦减。

二诊方:首诊方去葛根,加赤白芍各10克,黄连减为2克,大黄减为3克。3剂。此方服后,白昼时腹痛停止,入暮偶见隐痛。胀满已消,谷食迭增,神情日振,黄腻苔已化。

三诊方:附片6克　干姜5克　党参15克　小茴香3克　煨木香6克　炙草果5克　赤白芍各10克　甘草3克　大黄3克　神曲15克　焦谷麦芽各10克

上方服3剂。汤剂服完后,接服下列丸药:附子理中丸120克,每晨服6克,焦谷麦芽各6克,煎汤送服;香砂六君子丸120克,每晚服6克,姜汤送服。

[按语]辨证施治是中医学的特色。临证应发挥它的特长,千万不能为西医所谓肠系膜淋巴结炎的病名所惑,无原则地用苦寒之品消炎而致病情增剧。该患者前曾身受其害。

《金匮要略·脏腑经络先后病脉证》中有"夫病痼疾,加以卒病,当先治其卒病,后乃治其痼疾也"的记载,这是"急则治其标"的常法,但不能一成不变。根据发病先后的顺序,本例脏病腹痛为本,腑病泄泻为标,此刻如仅以苦寒治标,势必重伤脾阳,若后天一再受戕,其后果将不堪设想。反之,单治本而不顾标,则闭门留寇之弊不容忽视。只有如本例之温太阴,清阳明,补脏与泻腑并进,扶正与祛邪兼顾,才能较快地获效。

首诊方中辛热之姜、附与苦寒之大黄比例大小恰恰与温脾汤相反。其原因是脏寒四载,经年累月不愈,其病深重;腑热未几,其病浅轻,因而重以温脏而轻以清腑,以免舍本求末,这里不仅是大黄用量较小,而初诊中用葛根黄芩黄连汤删去黄芩,及二诊时黄连、大黄均皆再小其制,其用意即在此。

节录自《中医临证求实·专病论治》(王少华)

综述:《素问·太阴阳明论》主要是讨论太阴、阳明在病理变化上的不同特点,故其"阳道实"指的是阳明实;"阴道虚"指的是太阴虚。后世医家有"实则阳明,虚则太阴"之说,即是本源于《内经》此论及张仲景《伤寒论》的运用示范。

"阳道实,阴道虚",《内经》所论其初之意在论太阴(脾)、阳明(胃),但是由于脾、胃在机体的特殊的重要地位,故进而推之于三阴三阳及其所属脏腑,是故五脏六腑皆涵盖于此谚之中。五脏属阴,六腑属阳。"阳道实"亦即总括了六腑的生理功能和病变特点;同样,"阴道虚"亦是包括了五脏总的生理功能和病变特点。

"阳道实,阴道虚"者,实,是指邪气实;虚,是指正气虚。了解了六腑多邪实之证,治疗则当以攻泻去邪为主;五脏多正虚之证,治疗则又当扶正补益为主。这就为我们论治脏腑病提供了基本原则,使之有方向可循。但是"阳道实,阴道虚"讲的是一般常规情况,实践中六腑也有虚证,如胃阴虚、胆气虚、大肠津枯等皆六腑之虚证;而五脏亦有实证,如痰湿壅肺、肝胆湿热、心火亢盛等又属五脏之实。因此临证又当活看,要在辨证而施治,知常达变,权衡处理,而不可囿于一言所误。

妇 人 百 病 皆 心 生

语出冯兆张《冯氏锦囊秘录·女科》。原文为:"妇人百病皆心生,如五志之火一起,则心火从而燔灼,以致心血亏耗。故乏血以归肝,而出纳之用已竭。"一说为《女科经纶》引虞天民(抟)语。本谚指出妇女诸多病证大都与心经的病理变化有密切关系。

心处膈上,五行属火,为神之舍,血之主,脉之所宗。主宰人的生命活动,《素问·灵兰秘典论》谓为"君主之官,神明出焉",

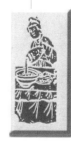

其主要功能是司神明,主血脉。

"女人善怀多思多妒,每事不遂意则郁。"(龚信《古今医鉴》)妇人多郁,忧悒过甚,则气失和畅而结,气结必血乱,血乱则心伤,心伤而致神摇。《灵枢·邪客》谓:"心者,五脏六腑之大主,精神之所舍也",心为精神、意识及思维活动之总司,对机体内环境有极高层次的支配、协调作用。即《灵枢·本神》之"所以任物者谓之心"及《灵枢·口问》之"悲哀愁忧则心动,心动则五脏六腑皆摇"。人的精神思维活动,虽分别隶属于各脏,但心为其大主,为神所总司,任何外来的信息和内在的意志,都将传递于心,通过心的总司才能得以表达。亦即张景岳《类经》之所说"情志之伤,虽五脏各有所属,然求其所由,则无不由心而发"。妇人多郁,常情怀不展,对此古人多所论及,如《千金要方》谓:"女人嗜欲多于丈夫,感病倍于男子,加以慈念爱憎,妒嫉忧恚,染着坚牢,情不自抑。"吴光潜《养生须知》谓"女子之别于男子者,心情不能开旷,感情每多郁闷",《竹林女科》谓"妇人多由心事不足,或伏事少人,或故贵势脱,先富后贫,致心火上炎"等等。妇人有如此诸多七情损伤,其有情志过度必然损伤心神,心乱神伤则君主失控,五脏六腑亦随之皆乱,百病乃由是丛生,其在经、带、孕、产诸方面,都将有其病证产生。

经:凡气郁极易化火,营热循经而下,灼伤冲任,沸腾血海,每致妇人月经先期、量多,甚至崩下,《济阴纲目》即谓:"火炎助心,血盛而血下也。"这里的"血盛"是言心火炽盛,心火盛则血热躁动而不宁。又悲哀过度,心阴暗耗,心神失养,虚阳扰血,则崩下迭作,诚如《素问·痿论》所说:"悲哀太甚,则胞脉绝,胞脉绝则阳气内动,发为心下崩。"崩下之证乃由于七情太甚,心气摇动,不能对血脉行统御之职,以致气血运行紊乱所产生。

心气怫逆,碍及肺金清肃,气血无以下行胞络,又易为经闭。《素问·评热病论》即说:"月事不来者,胞脉闭也,胞脉者属心而络于胞中,今气上迫肺,心气不得下通,故月事不来也。"而劳心过度,阴血暗耗,虚火内生,也可为闭经之由。《兰室秘藏》即有谓"或因劳心,心火上炎,月事不来",《素问·阴阳别论》更有"二阳之病发心脾……女子不月"之述,讲的就是思虑劳心,心阴受损,阴虚阳气偏亢,影响月事而闭经。

带:心火炽盛,挟肝脾湿热,下注胞宫,则发生带证。《先醒斋医学广笔记》即谓:"妇人又多忧思郁怒,损伤心脾,肝火时发,血走不归经,此所以多患赤白带也。"陈自明亦谓:"妇人阴蚀疮属心神烦乱,胃气虚弱而致气血凝滞。"心火盛,胃气虚,挟肝脾湿热下流,每带证与阴蚀并见者就是由于这个原因。

孕:《女科经纶》谓:"血热于心,心气不清,故人郁闷,烦乱不宁。"妇人既妊之后,聚血下行以养胎。若心火亢而心神失其清静安宁,易患子烦;心火亢盛,火旺灼金,肺失清肃,胎气不安,随气上逼,呼吸迫促则发为子悬、子嗽之证。

产:《千金方》谓:"忧悒则产难。"《竹林女科》亦谓:"心有疑虑,则气结血滞而不顺,多致难产。"临蓐之际,忧悒气结,扰动心神者,每致产事不顺,故许叔微说:"有产累日不下,服催生药不验,此必坐草太早,心惧而气结不行也。"

以上仅举示了妇人病证之大略,凡此经、带、孕、产诸般疾患,皆由心经之病变所致。故而冯兆张乃有"妇人百病皆心生"之说。反之,由于"心主身之血脉",血赖心以行,心赖血以养,妇人常有失血、耗血,需赖心以运血补充、供养,其间关系自是至为密切。心气不足,常致血脉空虚;妇人数脱血后,心失所养,心之疾病也就时有发生。

《灵枢·五音五味》指出:"妇人之生,有余于气,而不足于血,以其数脱血也。"妇人以血为用,经、孕、产、乳多耗其血,血之不足则气相对呈有余之势。而有余之气,屡屡干犯不足之血,更兼六邪侵扰,寒温失调,则常表现为气虚血少、气滞血瘀、气乱血逆而诸证杂然丛生。血脉失于和利,神将失其所舍,神摇则血脉失其主,血病则神无所依,血之与神,两相依附,一如唇齿。妇

203

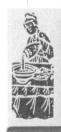

人既常动于血,必摇其神而出现神志方面的病患,悸、烦、惊、瞀,杂然迭呈。如崩漏之余、生产之后,就常有心悸恍惚,热入血室则惊狂不定,恶露冲心则神乱失志等,皆此之属。

心有病则妇人百病由生,然心之病又非皆心之自生。人是一个整体,根据五脏相因的原则,心之病或者就是由他脏传变而来的,于临床往往呈多个经脏兼杂复合表现。对此类状况,罗浩《医经余论》曾倡言"合治"之法:"合治之法,辨其宾主,两全之法,在于合治。"虽言"合治",然其间证情必有主有次,治疗也就必然地有所侧重。

如心肺同病,心主血脉,肺主气而朝百脉,具协助心脏推动血液运行之能。肺气虚则不能贯通百脉而助心行血,常有气虚血瘀之患。血瘀脉阻,可致经闭痛经经乱,影响肺气肃降则发为气促呛咳。其治心肺同调,利血脉而舒肺气,通经隧以调宣肃。劳倦过度,心脾双损,心主血,脾统血,心脾亏损则血脉不营,冲任失约,症见心悸怔忡,食少纳减,经来不时,崩漏小产,甚而闭经。此心脾之病进而碍乎阳明也,即《素问·阴阳别论》"二阳之病发心脾,有不得隐曲,女子不月"之谓,其治又当调补心脾,补气摄血。若心脾湿火熏蒸,肺气不清,往往见口舌碎腐,乃为狐惑之证。心主血,肝藏血,妇人数失血,全赖此二脏之供给补养。若其阴血亏虚,引动心肝之火,上扰则眩晕、怔忡、子痫,下逼则月事混乱、血枯经闭。治当补肝养心,俾木火相荣,阴血得充,冲任乃济。致若情志怫逆过度,郁火内焚,君相同燔,灼营迫血,冲任失守,则倒经、崩下、胎漏、子烦、带蚀诸证迭起。宜清心平肝,藏敛君相,心乱方能安靖。心属离火而上处于阳位,肾属坎水而下居于阴宅。二者高下相召,升降相因,水火相济,精血相辅,是为生命之核心,天癸之原始。一有伤害,血耗精损,心肾罹患则冲任失养护之能,天癸有涸源之虑,其表现常有失眠、梦交、经乱、不孕、带浊、白淫、胎萎不长、经绝等等。治宜滋肾养心,交泰心肾,冀阴平阳秘,升降裕如,精血充沛,则诸恙痊愈。

《素问·评热病论》谓"胞脉者属心而络于胞中",心气下通胞脉,则任脉通,血海盈,而无经、孕之患,反之则妇人百病乃生。而肝肺脾肾诸经脏之疾皆可传变而累及于心,与心同病,此又不可不知、不可不辨也。

〔典型案例〕

调心泄热法治愈妇科经闭带下二例

例一　张××,女,36岁。

初诊:1975年9月12日。

主诉:因壮年丧子,情志不遂,闭经已两年,后因盼子心切,常有假孕感。以往月经正常。曾用中西药治疗及做人工周期,效果均不明显。诊时心悸气怯,失眠多梦,头额易汗,心前区隐痛,口干欲饮。

诊查:舌苔薄,质暗红。

辨证:此乃七情怫郁,心气郁结,营阴暗耗,心火偏亢。

治法:养心阴,通心气,清心火,和血脉。

处方:柏子仁20克　生熟地黄各15克　卷柏10克　泽兰叶10克　朱连翘12克　青莲心12克　合欢花10克　寸麦冬12克　紫丹参15克

连续服用上方20剂后,心悸、失眠、多梦等症状减轻,但月经仍未来潮。前方加当归、藏红花、肥玉竹、天王补心丹等出入为方,连服药两个月后月经渐行,唯量较少。嘱继续服上方10剂后,用柏子仁丸与天王补心丹交替服用3个月。随访两年,月经正常。

例二　曹××,女,45岁。

初诊:1976年7月5日。

主诉:近一年半来白带明显增多,并伴有外阴瘙痒、灼痛,甚至坐卧不安,痛苦不堪。

诊查:白带呈豆渣样混有多量血丝,多次检查均未发现肿瘤

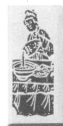

迹象,确诊为霉菌性阴道炎。用制霉菌素治疗虽能使症状减轻,但始终未能根治。刻诊赤带绵注,阴蚀奇痒,面赤尿黄,苔少舌红。

辨证:心经热盛,灼伤带脉。

治法:清心凉血,泄热束带。

处方:人中白 10 克　细川黄连 3 克(后下)　细木通 6 克　淡竹叶 10 克　大生地黄 15 克　生甘草 6 克　生山栀 10 克　苦参片 10 克　粉丹皮 12 克　黛衣灯芯 2 克

上方煎剂凉服,连服 10 剂,心烦赤带明显减轻。为了继续治疗并防止复发,嘱将上方汤剂以 10 倍量加天花粉、淮山药、寸麦冬、全当归、血竭炼蜜为丸,连服两月后,赤带完全消失,经多次涂片检查,未发现异常。

[按语]妇女以血为本,经水为血所化,而血来源于脏腑。《素问·五脏生成篇》指出:"诸血者,皆属于心。"胞宫与心借胞脉取得直接联系,正如《素问·评热病论》云:"月事不来者,胞脉闭也,胞脉,属心而络于胞中……"明确阐述了胞脉与"心"的关系。

心主血,藏神,为五脏六腑之大主。《女科经纶》引吴天民云:"妇人百病皆自心生。"因此,女科诸疾从心论治,在临床上具有现实意义。例一闭经,治仿李东垣"安心补血泻火则经自行"之旨,拟以甘润养心,心得养则心气通;清轻泄火,火能静则血脉和。后以丸药缓调,使经闭通而月水调。例二赤白带下,以赤带阴蚀反复发作,瘙痒难忍,殊堪痛苦。按《素问·至真要大论》云"诸痛痒疮,皆属于心"之旨,故以黄连导赤散为主,少佐凉血散瘀之品,使心清血凉,热泄带平,从心论治,下病上取,乃获显效。

录自《中国现代名中医医案精华》(姚寓晨)

综述:古人有"百病起于情……若着物不止,岂不为有生患哉?"(冯元成语),"凡心之病,皆由忧愁、思虑,而后邪得以入"

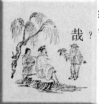

206

（周振武语），"总以心乱则百病生，于心静则万病悉去"（孙一奎语）等说。以上文献即揭示了本谚"妇人百病皆心生"的真谛，乃是因为心为神之大主，为一切精神情志之主宰，妇人多郁，情怀不展，情志过度则伤乎心而心为之病，心病则百病乃生。

"妇人百病皆心生"与"女子以肝为先天"（见该谚阐释）两谚，从不同的侧面强调了心、肝两脏对于妇女的重要性。这并不是说其他脏器对妇女就并不重要。相反，肺主身之气，脾为水谷精微生化之源，肾之为藏蓄精气之处，不仅对于妇人，而且对于整个生命都是极其重要而不可分割的。只是因为妇人多郁和妇人数失血而尤重乎心、肝而已。说两谚各有侧重者，以妇人多郁，常因思想情志方面的精神刺激则每伤于心，心伤则百病生，故乃有"妇人百病皆心生"之谚，这更多地是从心理的角度进行论述；而妇人经、孕、产、乳，数耗于血，亟须藏血之肝的调节、供给，故有"女子以肝为先天"之论，这更多的是从生理的角度进行论述。两谚虽强调了心、肝对妇人的重要，但又各具特点，各有侧重，应当明白了然。

但满而不痛者，此为痞

语出《伤寒论》第154条。原文为："伤寒五六日，呕而发热者，柴胡汤证具，而以他药下之，柴胡证仍在者，复与柴胡汤。此虽已下之，不为逆，必蒸蒸而振，却发热汗出而解。若心下满而硬痛者，此为结胸，大陷胸汤主之；但满而不痛者，此为痞，柴胡不中与之，宜半夏泻心汤。"本谚指出：痞证的临床特征是，胃脘部痞塞、满闷，但并不感到疼痛。

要了解本谚的内涵，就应该对《伤寒论》原条文有一个通盘

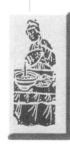

207

的认识理解。该条文指出了柴胡汤证误下后的三种转归及其治疗，并指出了结胸证与痞证的鉴别要点。

"伤寒五六日，呕而发热"，既反映了外邪有深入的倾向，也反映了气机郁结、外邪内迫外连的状态。此时虽非少阳病，却是太阳病发病过程中的柴胡汤证。根据该论第 103 条"伤寒中风，有柴胡证，但见一证便是，不必悉具"之精神，自应运用小柴胡汤宣发郁阳、达邪于外。医者不察，却以他药下之，此其误治也。因为误下使用的药物有不同，病人的体质有差异，因而误下后的转归，也就有所不同。

首先，是"柴胡证仍在者，复与柴胡汤"。虽误用下法，下后柴胡证仍在的，是虽下病势未变，可再用柴胡汤宣发郁阳，达邪外出。此虽不为逆，且柴胡证仍在，但误下之后，正气不可避免地要受到一定的损伤，正气祛邪乏力，尽管能"发热汗出而解"，但却必先"蒸蒸而振"（按："蒸蒸"者，热势由内向外而发；"振"者，振战之谓）。"蒸蒸而振"即振栗战汗之状，说明正气已虚，需借药力之助才能祛邪外出得汗而解。

其次，误下之后出现"心下满而硬痛者"，属于内有痰水，气机紊乱，误下之后，外邪内陷，水热互结，而成结胸之证。当视证情的轻、重、缓、急而酌情选用大、小陷胸汤、丸给予治疗。

其三，若误下之后，邪热内陷，并无痰水与之相结，仅仅感到心下痞满而不痛的，是为气机紊乱，升降失调，胃虚气逆，湿浊壅阻于胃脘的痞证。此时，柴胡汤是不适用了，宜用半夏泻心汤类以散结消痞。

《伤寒论》原条文何以对结胸不言"柴胡不中与之"，而对痞证乃言"柴胡不中与之"？以结胸证之"心下硬满而痛"与柴胡汤证之"胸胁苦满"差异较显，易于辨识；而痞证之心下满闷与柴胡汤证差异较微，容易混淆，故仲景专此而提出。其实柴胡汤证与痞证鉴别亦是不难的，柴胡汤证之闷满在少阳经循行之胸胁部，痞证之闷满在心下（胃脘部）；且柴胡汤证必有寒热往来之外证,而痞证则不一定有。此为痞证与其他证候相鉴别者一。

该论第 134 条"病发于阳而反下之,热入因作结胸;病发于阴而反下之,因作痞也⋯⋯"这里的"阴""阳"是指人的体质强弱及有无痰水内蓄作为区分。其人胃气强盛,内有痰饮实邪者,是为"病发于阳"者,误下之后阳热内陷与饮邪相结,便成结胸证,其证为"心下硬满而痛";若其人胃气本弱,又内无痰饮实邪,是为"病发于阴",误下之后,胃气愈虚,气机升降更见失调,致客气结于心下而成"但满而不痛"之痞证。对于结胸证与痞证的证情,该论第 139 条说:"结胸热实,脉沉而紧,心下痛,按之石硬";第 141 条说:"从心下至少腹硬满而痛不可近";第 154 条说:"心下满而硬痛者,此为结胸"。结胸证的病状是心下(胃脘部)硬满如石,疼痛剧烈而不得触按;而痞证则是"心下痞,按之濡"(159 条),"按之自濡,但气痞耳"(156 条)及本谚"但满而不痛者,此为痞"(154 条),胃脘部虽然痞塞满闷,但按之濡软,并不疼痛,为无形之邪气壅阻。这就是《伤寒论》对痞证与结胸证在证候上的确切鉴别。结胸证与痞证在病机、病因、证候上都是截然不同的。此又为痞证与其他证候相鉴别者之二。

徐灵胎曾谓:"痞有二义:痞结成形之痞是病;胸膈痞满是证。痞结之痞,即积聚之类;痞满之痞,不拘何病,皆有此证。"龚廷贤《万病回春》谓:"夫痞满者,非痞块之痞也,乃胸腹饱闷而不舒畅也。"本谚"但满而不痛者,此为痞"之"痞",当属于痞满之痞证。张景岳《景岳全书》说:"痞者痞塞不开之谓,满者胀满不行之谓。盖满则近胀,而痞则不必胀也。所以痞满一证大有疑辨。"朱丹溪《丹溪心法》尤辨之谓"胀满内胀而外也有形,痞则内觉胀闷而外无胀急之形也。"如是痞结与痞满、痞满与胀满又容易鉴别。此亦痞证与他证相鉴别者之三。

"但满而不痛者,此为痞",其病机是脾胃因虚而不和,升降失常,寒热错杂,湿浊内壅,中焦气机痞塞不行。仲景根据《内经》"辛以散之,苦以泄之"的理论,创用了辛开苦降法、两调寒

209

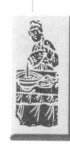

热、分理阴阳、调畅气机、和胃降逆的半夏泻心汤等以治痞证。李心机《伤寒论通释》释之曰:"误下之后,若出现胃脘但满而不痛,此属气机紊乱,升降失调,胃虚气逆,湿浊壅聚胃脘,仲景称之为痞。按,痞,心下满,气格不通也。仲景治以半夏泻心汤,散结消痞。心,胃脘之谓。方用半夏、黄芩、干姜、人参、甘草、黄连、大枣。单从药物组成,本方可以看作是小柴胡汤去柴胡加黄连,以干姜易生姜。半夏,《神农本草经》曰主心下坚;《名医别录》曰消心腹胸膈痰热满结,心下急痛坚痞;仲景在本方中,用以开结下气。黄芩、黄连苦寒泻胃浊,配半夏消痰热满结以散痞。干姜辛温,辛开温化,佐半夏、芩、连化湿浊以开结气。本证系下后中焦气虚,胃气上逆,故方用人参、甘草、大枣补中气,和胃降逆。本方寒温并用,意在调气和胃,化浊消痞。"李氏对于本方的组成、配伍意义以及用之以治痞证的机理,都作了极为清晰透彻的解说。尤其是将小柴胡汤与半夏泻心汤作了比较,更能加深对"痞"证和该方机理的认识理解。小柴胡证为邪郁少阳半表半里,枢机不利,邪郁不宣,表里不和之证,故以小柴胡汤和解表里,宣达郁邪,达邪外出;此方证为寒热错杂,气湿壅阻,气机失宣,上下不交之证。故于小柴胡去治少阳之柴胡、生姜,而加开结寒热之邪的干姜、黄连。泻心汤证与小柴胡证有其相当的内涵联系,柯韵伯就有言:"虽无寒热往来于外,而有寒热相搏于中,仍不离少阳之治法耳。""不往来寒热,是无半表证,故不用柴胡;痞因寒热之气互结而成,用黄连干姜之大寒大热者,为之两解。"半夏泻心汤即小柴胡之变方。《伤寒论》第154条言对痞证的治疗,在诸泻心汤中,仅举半夏泻心汤为"宜"者,是因为半夏泻心汤及证颇有代表意义,弄清了半夏泻心汤、证,对泻心汤类的其他汤、证,自然也就能举一反三而融会贯通了。

　　《伤寒论》对"痞"证的论述,大体可以分为四类:一是中焦气机痞塞,寒热混阻,上下不通,诸泻心汤证即此之类,半夏泻心汤为其代表。若兼有水饮食滞者则另加生姜,减干姜用量而为和胃降逆、化饮蠲痞的生姜泻心汤(第 162 条);若脾胃气虚,虚气内滞者则重加甘草而为和胃降逆、扶中散痞的甘草泻心汤(第 163 条)。二是热邪壅聚之痞,用大黄黄连泻心汤清热泄痞(第 159 条);若兼见恶寒汗出之正阳不足者,则加附子兼以扶阳而为扶阳泄热的附子泻心汤(第 160 条)。三是水气不行,水停胃脘的水气痞,用五苓散以化气行水而痞自消(第 161 条)。四是饮邪结聚胸胁阻碍气机升降而为"心下痞(硬满,引胁下痛)"者,用十枣汤攻逐水饮,水去气畅则痞自消(第 157 条)。各类痞证,在病机、伴见症上均属不同,治疗时亦有差别,宜知所鉴察,不可同一等视。

〔典型案例〕

泻心汤治疗肝炎腹胀

徐××,男,42 岁,军人,病历号 36479。

病程较久。1958 年 8 月起,食欲不振,疲乏无力,大便日 2～4 次,呈稀糊状,腹胀多矢气。曾在长春××医院诊断为慢性肝炎,治疗 10 个月出院。此后因病情反复发作,五年中先后四次住院,每次均有明显胃肠症状。1964 年元旦住入本院,8 月 7 日会诊。经治医师谓:肝功能谷丙转氨酶略高,150～180 之间,其他项目均在正常范围内。唯消化道症状,八个月来多次应用表飞鸣(乳酶生)、胃舒平(复方氢氧化铝)、消胀灵、薄荷脑、次碳酸铋(碱式碳酸铋)、黄连素(小檗碱)、酵母片(干酵母)、四环素等健胃、消胀、止泻与制菌剂治疗,终未收效;现仍食欲不振,口微苦,食已胃脘满闷腹胀,干噫食臭,午后脘部胀甚,矢气不畅,甚则烦闷懒言,大便溏,日 2～4 次,多至 5 次,无腹痛及下坠感,精神疲惫,不欲出屋活动,睡眠不佳,每夜 3～4 小时,少至 2 小时,肝区时痛。望其体形矮胖,舌苔白润微黄,脉沉而有力,右关略虚。为寒热夹杂、阴阳失调、升降失常的慢性胃肠功能失调病症。取用仲景半夏泻心汤,以调和之。

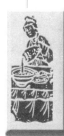

211

处方:党参9克　清半夏9克　干姜4.5克　炙甘草4.5克　黄芩9克　黄连3克　大枣4枚(擘)

以上方药以水500毫升煎至300毫升,去滓再煎取200毫升,早晚分服,日1剂。

药后诸症逐渐减轻,服至40余剂时,患者自作总结云:月余在五个方面均有明显改善,食欲增进,食已脘中胀闷未作,腹胀有时只轻微发作,此其一;精力较前充沛,喜欢到院中散步或做些其他活动,时间略长也不感疲劳,此其二;大便基本上一日一次成形,消化较好,大便时能随之排出多量气体,甚畅快,此其三;肝区疼痛基本消失,有时虽微微发作,但少时即逝,此其四;睡眠增加,夜间可5~6小时,中午亦可睡半小时许,此其五。多年久病,功效有进展。后因晚间入睡不快,转服养心安神之剂。

1965年2月5日再次复诊时,前症发作,仍处半夏泻心汤。10余剂后,效验不著,改服附子理中汤,7剂后,诸症不减,反心下胀闷加剧,大便次数增多。复又用半夏泻心汤加茯苓,20余剂,获得显效。后来大便不实、次数多及心下痞满,虽有因饮食或其他原因,时有反复,而在服用甘草泻心汤、半夏泻心汤的调理下,逐渐疗效巩固,于十一月份出院。

[按语]本病例为一肝炎所致的肠胃功能失调,此次住院以来,虽曾反复地而且较长时间地应用西药治疗,均未获得满意效果。中药治疗后,短期内症状即基本消失,反映中药对调整肠胃机能有一定作用。惟诊断治疗必须丝丝入扣,前期措施可谓得当。后期之治,初服泻心汤10余剂不效,认为以往长期应用芩连之苦寒,阳明之邪热已清,惟余太阴虚寒,忽略了心下属胃与口苦胀闷为胃邪犹在之征,遂用附子理中汤,适助其热,致病情加剧,后改泻心,又奏卓效。二方之治,一在脾,一在胃;一在温中补虚,一在和解寒热,应用时当注意。

录自《岳美中医案集》

综述:痞证是一个自觉症状,是指仅仅感到胃脘部闷满不舒,痞塞不畅,按之濡软,既无寒热往来等外证,也无胀满等外形,且并不感到疼痛,这就是痞证的病证特征。其病机为胃虚邪陷,寒热混杂,气机紊乱,升降失常。《伤寒论》"但满而不痛者,此为痞",指出了痞证的病证特征。临证当注意与结胸证的硬满而痛、柴胡证的胸胁苦满以及胀满痞结之病相区别。本谚"但满"二字,宜细加玩味,作仅仅感到心下痞闷不舒畅解。

对于心下痞,《伤寒论》确立了辛开苦降、和胃降逆、两调阴阳、两解寒热为其治,以半夏泻心汤为代表方剂。然该证病机复杂,变证繁多,临床必须抓住正虚邪郁这两个主要环节。正虚者,脾胃虚寒,中阳式微;邪郁者,寒热混杂,郁而不宣。能如此则不论其证情如何繁复变化,都可以本方化裁出入为治。

仲景《伤寒论》言痞,除了前述的四种主要类型之外,其他还有中虚饮聚、胃气上逆之旋覆代赭汤证(第166条),中气虚败、阴阳升降失调、浊阴上逆、充斥胃脘之桂枝人参汤证(第168条),以及柴胡证而兼里实气滞于中、升降不利之大柴胡汤证(第170条)等等。这又宜详加归纳,细为鉴别,明确认识,方不误用以指导临床。

肝　主　疏　泄

本谚语出唐容川《血证论》。原句为:"木之性主于疏泄,食气入胃,全赖肝木之气以疏泄也,而水谷乃化。设肝之清阳不升,则不能疏泄水谷,渗泄中满之证,在所难免。"本谚指出,疏畅血脉,条达气机是肝脏的主要功能。

"肝主疏泄"的观点,肇始于《内经》,倡言于宋、元、明,明确地提出本谚于清代,完善于建国之后。早在《素问·五常政大

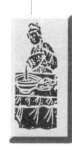

213

论》中就有"发生之纪……阳和布化,阴气乃随,生气淳化,万物以荣。其化生,其气美,其政肃,其令条舒"之论及《素问·宝命全形论》之"土得木而达"的记载。然《内经》之本意是将肝取象类比为春天的树木之升发,春秉生发万物之气,春令一到,阳气萌动,地气升腾,草木萌芽,蛰虫渐苏,树木具条达升发之性。亦即高士宗《黄帝内经素问直解》所谓"肝主春木,有生阳渐长之机"者也。"肝主疏泄"一谚,倡言于朱丹溪《格致余论·阳有余阴不足论》,其谓:"主封藏者,肾也;司疏泄者,肝也。"揭示了肝有疏泄的功能,并讨论了肝的疏泄功能和肾的闭藏功能的关系。至清·唐容川在其《血证论》中才有了本谚"肝主疏泄"的确切提出。这种提法在建国之后才得以更加完善,尤其是将其作为肝脏的主要功能在《中医学基础》等教材中得以确定,始得到逐步完善和广泛认可。

疏泄即舒展、通畅的意思,"肝主疏泄"是指肝之气具有疏畅血脉、条达气机、调节情志等功能。其具体内容是:

调节情志:"肝藏魂","主谋虑",在五行属木,其气升发,喜条达而恶抑郁。人的精神情志活动固为心所主,但与肝主疏泄的关系是十分密切的。肝的疏泄功能能否正常发挥和精神情志的变化是互为因果的,肝失疏泄可产生精神情志的变化,精神刺激也会造成肝的疏泄失常。肝的疏泄功能正常则人心情舒展,精神愉快,而其疏泄失常常会导致情志方面的变化。若因情志不遂等因素必然影响肝气的病变,最多见者为肝郁。郁者,滞而不畅,郁则肝气碍滞,疏泄不行,往往出现精神不振、心绪不宁、郁闷不乐、胸闷胁痛、月经混乱等症。即古人"气血冲和,万病不生,一有怫郁,诸病生焉"之述。

协理脾胃:水谷等饮食物的消化吸收自然是依赖中州脾胃的脾升胃降之能,然肝属木,脾属土,木必克土。所谓"克",并非专指克犯、侵害,还应该寓意着协助、疏理、条达之意。故《内经》乃有"土得木而达","土疏泄,苍气达"之述。肝的疏泄之能可调畅气机,协助脾胃之气的升降纳运,且其分泌、排泄胆汁以协助肠胃水谷的腐熟、消化。故唐容川《血证论》说:"木之性主疏泄,食气入胃,全赖肝木之气以疏泄之,而水谷乃化。设肝之清阳不升,则不能疏泄水谷,渗泄中满之证,在所不免。"若肝失疏泄,肝郁为病,横逆犯胃,则为肝胃不和,胃失和降,当见在上则恶心、呕吐、嗳气不舒,在中则胃脘痞胀,在下则大便难出等;而其克伤脾气而为肝脾不和之证,脾不升清则见头目眩晕、腹胀腹满、肠鸣、泄泻等症。

疏畅血脉:《经》云"肝主藏血",王冰说:"肝藏血,心行之,人动则血行于诸经,人静则血归于肝脏。"肝之藏血,并非是简单的贮藏,是包含有对血液流通状态的调节、控制之意。"气为血之帅",气行则血行,血的正常流行需赖气的推动、率领。肝之疏泄功能正常,则气机畅达,脉道通利,血液流畅而不致瘀滞。如肝之疏泄不行则将因气之不利而导致血行不畅,甚则阻滞成瘀。正如岳美中所说:"气滞多夹血瘀,血瘀每致气滞,气血互为影响,况肝为血脏,气病鲜有不及血者。"肝之疏泄失常,或气滞及血,血滞而瘀阻成;或疏泄太过,气机逆乱,气乱则血亦乱,血不宁则妄行而有出血之证。

疏运经精:冲为血海,与肝相连,肝气的疏泄状况直接影响妇人的经孕胎产,故有"肝为女子先天"之说。肝气之疏泄有序,冲任和谐,才能经事正常而"月事以时下",才能调血下注而孕育胞胎。对女子如斯,对男子亦然。张锡纯说:"夫肝之疏泄,原以济肾之闭藏……方书所以有肝行肾气之说。"男子的排精亦需藉肝的疏泄功能。因情绪刺激,肝郁失疏,而出现男子性功能障碍;其疏泄过盛,肾失封藏之固,则又每见遗精、早泄等证。凡此,临床并不鲜见。故朱丹溪乃有"主封藏者,肾也;司疏泄者,肝也"之论。

其他如机体内的水液代谢,虽然肝脏并没有直接参与,但肺气之宣肃,脾气之升降,肾气之开合,无不与肝气之疏泄相关。

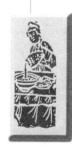

215

只有藉肝之疏泄功能,才能通畅三焦之决渎,气机畅达则水道通调,水液的代谢过程才能得以顺利完成。

肝藏血,为风木之脏,体阴而用阳,喜条达恶抑郁,调畅气血、输通血脉、助脾升清输运、调节精神情志,是其主疏泄的主要表现。其疏泄之能,无处不有体现,而其为病,也就表现得甚为广泛了。所以叶天士《临证医案指南》说:"肝为风木之脏,又为将军之官,其性急而动。故肝脏之病,较之他脏为多。"确非不实之论。而周学海《读医随笔》更是列举了其为病之证:"凡病之气结、血凝、痰饮、胕肿、臌胀、痉厥、癫狂、积聚、痞满、眩晕、呕吐、哕呃、咳嗽、哮喘、血痹、虚损,皆肝气之不能舒畅所致也。或肝虚而力不能舒,或肝郁而力不得舒。"其发病之广,见证之多,或虚而不能舒,或郁而不能舒,总在肝之疏泄障碍而为病。

上述周氏之论所及,可见肝气疏泄失常之为病见证甚多,无所不为,甚为广泛。而吴光潜《医药精华集》用一言以蔽之:"肝病大别,不出乎三:曰肝虚,曰肝实,曰肝郁。"秦伯未《谦斋医学讲稿·论肝病》比较全面地归纳了肝病的含义以及对肝病治疗的方剂、药物等。对吴氏所说之"三"者,秦老认为:"肝虚:病理名词。肝主藏血,一般所说肝虚多指肝血不足,在临床上肝虚证也以血虚为多见。""肝实:病理名词。凡肝寒、肝热、肝气等不属于虚证者,概称为肝实。""肝郁:病理名词,亦为病名。指肝脏气血不能条达舒畅。一般以气郁为先导,先由情志郁结,引起气郁,影响血行障碍,成为血郁。……综合肝郁证的全部过程,其始在气,继则及血,终乃成痨。也就是说,肝郁初起本在气分,亦非虚证,在逐步发展中,可以影响血分,成为虚证。"肝之生理,体阴而用阳,即是说肝是以血为体,以气为用。"肝主疏泄"就是其以气为用的表现和生理功能的总概。肝之疏泄失常不外疏泄太过和疏泄不及,对于此点,秦老论之极详,秦老曰:"肝气郁结与一般肝气证恰恰相反,肝气证是作用太强,疏泄太过,故其性横逆;肝气郁结是作用不及,疏泄无能,故其性消沉。"秦老还辨析了肝之疏泄失常的两种现象(疏泄太过之肝气证和疏泄无能之肝郁证)对脾土的影响:"同时,肝气证能克胃犯脾,出现消化不良等证,乃属木旺克土;肝气郁结也能影响中焦,出现痞满等脾胃证状,则系木不疏土。"孔子曰:"过犹不及"(《论语·先进》),"肝主疏泄"是其正常的生理功能作用,这种功能一有失常,无论其是疏泄太过,还是疏泄不及,都会产生机体的气机混乱而导致多种病证。论及治法,秦老谓"应用理气调气方法",并且根据《内经》指示的"肝欲酸","肝苦急,急食甘以缓之","肝欲散,急食辛以散之,用辛补之,酸泻之"这样三个原则,而提出了"肝气宜舒宜条畅,如果遇到内外因素刺激而发生病变的时候,即用酸收、甘缓和辛散等方法来调整和恢复其正常功能。"

〔典型案例〕

疏肝理气解郁法治愈经前头痛一例

王××,女,33岁。

初诊:1983年8月5日。

主诉:三年来,每次经前3～5天即出现头痛且逐步加重,经潮后则头痛递减,至经净痛止。头痛时常伴胸胁胀闷、乳房胀痛、口干欲吐、心烦失眠、梦多等症。平素月经愆期,先后无定,经量多而色紫暗有块。

诊查:舌质红,苔薄黄,脉弦紧。

辨证:此属肝郁气滞。

治法:治当以疏肝理气解郁为法。

处方:柴胡9克　郁金9克　青皮6克　川楝子9克　当归9克　赤芍12克　丹参15克　川芎3克　山栀9克　甘草3克

以上方药每日1剂,水煎分2次服,连服3剂。

二诊:8月8日。服药3剂,月经虽未来潮,但头痛减轻。

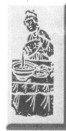

照原方再进2剂。

三诊:8月11日。服药2剂后,月经适来,头痛、胸胁胀闷、乳房胀痛等症比过去大为减轻,但经色仍紫暗,夹有血块,小腹疼痛。舌质红,苔薄黄,脉弦紧。胸胁及乳房胀减是气滞得疏;经色紫暗,夹有血块,小腹疼痛乃血瘀之证。现月经既至,见血当以调血,故治宜补血活血为主,佐以疏肝理气。方用四物汤加丹参15克、柴胡9克、香附6克、泽兰9克、益母草9克。

连服上方药4剂经净,头痛得止。嘱其下次经前按上法调治。患者遵嘱取药3个月经周期,诸症自愈。随访两年,未见复发。

[按语]头痛为临床常见疾患,其原因比较复杂。本例头痛特点出现于月经来潮之前,且月经干净后不药而愈。按其病机,此属肝气郁滞、经脉瘀滞所致。肝主疏泄,性喜条达,其经脉"布胁肋……与督脉会于巅"。肝气郁结,经气失于条达,故见头痛、胸胁胀闷、乳房胀痛;气郁日久,必致血瘀,故见经色紫暗有块,小腹疼痛,舌边瘀斑。治当疏肝解郁、活血通络。方中柴胡、郁金、青皮、川楝子、香附疏肝理气解郁;当归、赤芍、丹参、川芎、泽兰、益母草活血化瘀通络。栀子泻三焦之火而利心胸,导郁火下行从小便而解;甘草调和诸药,合而用之,使肝郁得达,气机通调,血行流畅,故头痛、胸胁胀闷、乳房胀痛等症得以消除。

录自《中国现代名中医医案精华》(陈伯勤)

综述:"肝主疏泄"指出了肝的主要生理功能。其论肇始于《内经》,经历了千百年岁月,直到建国之后始得完善,最终得到了中医学界的广泛认可。此中包含着无数医家辛勤的探讨和经验的积累。

肝为风木之脏,其性生发,"体阴而用阳"。体阴是指其为藏血之脏,用阳是指其以气为用。"肝主疏泄"即是肝脏以气为用的功能的完整概括。疏畅血脉、条达气机、调节情志、协理脾胃、疏运经精是肝主疏泄的功能表现。

诸脏之病,以肝病最多。其疏泄功能一旦失常,则可致冲心、犯肺、克脾、乘胃、耗肾等等各方面的病证。疏泄太过则或克伐横犯中土,或气有余而化火伤阴动血;疏泄不及,郁滞乃成,或土壅湿郁,壅滞胀满气阻水聚而为痰,或气滞及血而血瘀,或郁久化热化火,诸证随之杂呈,总在肝之疏泄失常而为病。肝气横逆是其疏泄太过使然,治当抑肝、柔肝以和为务,药忌辛烈香窜;肝气郁结是其疏泄不及,又当理气、调气以条达为主,药忌苦寒滋腻。

肝常有余,脾常不足

语出明·万密斋《幼科发挥·五脏虚实补泻之法》。原句为:"云肝常有余,脾常不足者,此却是本脏之气也。盖肝乃少阳之气,儿之初生,如木方萌,乃少阳生长之气,以渐而壮,故有余也。肠胃脆薄,谷气未充,此脾所以不足也。"意思是说,从生理上讲,小儿稚嫩之体,肝秉少阳生长之气,生机蓬勃具有生发发育的良好前景;而胃气尚弱,肠胃脆薄,多呈有待健全的状态。言肝之有余,是言其生气蓬勃的有余前景;言脾之不足,是言其尚待健全的消化系统的薄弱的现状。

本谚虽仅言小儿肝脾的生理特点,却对小儿肝脾的生理、病理及临证、调养都有很深刻的指导意义。

1. 阐述小儿生理状况

万氏原句所言本就讲的是小儿的生理状况。其意即谓小儿脏腑之气娇嫩,形气未充。肝秉少阳生发之气,如草木初萌,具有生机蓬勃、欣欣向荣、发育迅速的乐观前景,故万氏谓其有余。这里的"有余",是指小儿良好的生理机能状态,并非指病理性

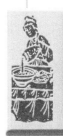

的有余,更非指"邪气有余者可伐之"的有余。万氏也是担心被人误解,故而在本论一开始就很明确地指出:"《经》云:邪气盛则实,真气夺则虚。所谓实则泻之者,泻其邪气也;虚则补之者,补其真气也。如真气实则为无病儿矣,岂有泻之者乎?"万氏在另一部儿科著作《育婴家秘》中对此更是几近自注地说:"肝属木,旺于春,春乃少阳之气,万物之所资发生者也。儿之初生曰芽儿者,谓如草木之芽,受气初生,其气方盛,亦少阳之气方长而未已,故曰肝常有余。有余者,乃阳自然有余也。""此所谓有余不足者,非《经》云虚实之谓也。"这就十分明确了,"有余"是肝气生发之气还很有生发的余地,而并非指病理性的(邪气)有余。

　　小儿一离母体,生长、发育全赖脾胃运化的后天之气以滋养。小儿发育迅速,对后天精微之气的需求至为迫切。然小儿娇嫩,肠胃娇脆薄弱,胃气未能健全,消化功能低下,随时都处于亟待强化养护的境况,此所谓"脾常不足"者也。万氏原句"谷气未充"之"谷气",当作胃气解。即如张景岳《类经》之说:"谷食入胃,化而为气,是为谷气,亦曰胃气。""谷气未充""脾常不足",是说小儿脾胃之气尚不健全的薄弱现状,同时,我们还可以宏观地将之理解为小儿之正气、真气亟待提高、强化。

　　2.衍释小儿病理变化

　　《素问·玉机真脏论》指出:"五脏受气于其所生,传之于其所胜,气舍于其所生,死于其所不胜。""五脏相通,移皆有次,五脏有病,则各传其所胜。"言五行之属,肝为风木之脏,脾为湿土之脏,肝木之病,必传于其所胜(脾土)。依据经旨,故而万氏说:"五行之理,气有余则乘其所胜,不足则所胜乘之。吐泻损脾,脾者土也,风者,肝木所生也,脾土不足,则肝木乘之,木胜土也。"(按:凡文中所引未注出处者,皆为《幼科发挥》语。下同)"脾虚则吐泻生风,此脾土败而肝木乘之。""病发于肝,肝木太旺,脾土受伤。"这些又都是万氏所强调的脾土虚而肝木太旺以乘之的病理变化。

"热则风生是也","肝风甚则心火从之"。万氏认为风盛多由心火所致,肝风心火,风火相煽,火热易炽,火热盛盛则灼伤真阴,真阴伤则筋脉失其所养,故小儿风病多见昏迷、抽搐、角弓反张等表现,此则又为肝气有余心火从之所产生的病理性变化。

3. 指导对小儿的调治养护

万氏说:"人以脾胃为本,所当调理者。小儿脾常不足,尤不可不调理也。调理之法,不专在医,唯调乳母、节饮食、慎医药,使脾胃无伤,则根本固矣。"万氏这里提出了小儿"调乳母"、"节饮食"的调理方法和"不专在医"、"慎医药,使脾胃无伤"的重要原则。这个原则不仅是对养儿者,对我们医者也是一个告诫。

对于调乳母,万氏说:"乳母者,儿之所依为命者也,如母壮则乳多而子肥,母弱则乳少而子瘠。母安则子安,母病则子病。其干系匪轻,盖乳者血所化也。""乳多者令儿吐乳也;乳少者,宜调其母,使乳常足,不可令儿饥……乳母忌酒面生冷,次及一切辛热之物。""方其幼也,有如水面之泡,草头之露,气血未定,易寒易热;肠胃软脆,易饥易饱。为母者,调摄不得其宜,必不免吐、泻、惊、痼之病矣。"乳汁为气血所化生,母乳是小儿最好的营养来源。对小儿而言,乳母是非常关键的因素。因此,调护乳母的意义十分重大,直接关系到小儿的健康、发育。万氏指出了调乳母的意义和乳母应该注意的生活宜忌。乳母有疾,常因其哺乳会对小儿产生影响,故小儿有疾不能忽略对乳母的调治。诚如薛立斋《保婴金镜录》之谓:"若乳母之疾,致儿为患,当治母为主,子少服之。"调母即所以调子,乳母安健则小儿自免甚多无安之疾,母安子亦安,母病子必病。

对于节乳食,万氏指出:"乳食,儿之赖以养命者。……乳多终损胃,食多则伤脾……饱则伤胃,饥则伤脾;热则伤胃,寒则伤脾。"万氏立足于小儿"脾常不足"、"肠胃娇脆,谷气未充"的

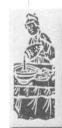

生理状况,所以很强调小儿节食。节制乳食就是减少小儿肠胃负担,亦即是保护常处不足的脾胃之气免受损害。保护脾胃之法,重在节乳食;节乳食是为减少损害,减少损害就是一种保护,亦即《内经·经脉别论》"生病起于过用"之理。万氏在这里从另一个角度提出了调理小儿的方法。亦即冯兆张《冯氏锦囊秘录》之谓:"夫人以脾胃为主,故乳哺需节,节则调脾养胃。否则,损胃伤脾,百病乃生。"至于调理脾胃之法,莫逾《难经·十四难》之"损其脾者,调其饮食,适其寒温"。石寿棠《医原·儿科论》谓:"古语云:'欲得小儿安,常带三分饥与寒。'此为惜儿秘诀。盖饥非饿也,饮食清淡有节耳!寒非冻也,不宜厚絮重绵庵成热病耳!"

万氏提出:"不专在医……慎医药,使脾胃无伤,则根本固矣。"这是万氏小儿调理的根本原则。言"慎医药"并非是拒绝医药,小儿但有所患,亦当及时就医调治,万氏指出其具体调治之法为:"伤之轻者,损谷自愈;伤之重者,则消导之……伤之甚者,则推去之。""小儿久病,只以补脾胃为主。补其正气,则病自愈。"遵《内经》"以平为期"之大旨,万氏还提出了"调理但取其平,补泻无过其剂"的小儿用药"贵在和平"的用药原则。随时顾忌小儿常不足之脾气而莫使损伤是非常切要的,万氏在另一医著《片玉心书》中讲的就更具告诫之意了:"小儿月内胃肠甚弱,血气未充,若有微疾,不可妄施补泻,恐脏腑一伤将遗患终身,或致夭命矣。可不戒哉!如不得已而用汤丸,毋伤天和,中病即止,又不可过剂也。"

万氏提出的"肝常有余,脾常不足",对小儿生理、病理及养护调治具有积极的指导作用。不但对养儿者,就是对于我们医者也具有十分重要的指导意义。了解了小儿"肝常有余,脾常不足"的生理特征,将有助于我们对小儿的用药、调护等,将不致盲目混乱,更不会戕伐有蓬勃生机的"有余"的禀少阳春升之气的肝,而会时时顾护常处不足、亟待强化的中焦脾胃之气。

〔典型案例〕

积滞(消化功能紊乱症)

程某,男,5 岁。1989 年 9 月 13 日初诊。患儿其母代诉,2 月前因进食牛肉过量,致上腹疼痛不适,不思纳食,当时在京某医院就诊,服胃酶合剂、中药等效果不显。2 月来患儿消瘦明显,不欲进食,进食少量食物后即感上腹疼痛,腹胀如鼓,夜卧不安,面黄,大便 4~5 日一次,呈球状,舌红苔腻,脉滑数。高师诊察后,辨证为饱食内积,脾胃受伤之候,治宜消食导滞,健脾和胃之法。药用茯苓 10 克,法夏 10 克,陈皮 8 克,连翘 8 克,枳实 8 克,竹茹 10 克,槟榔 8 克,郁李仁 10 克,焦三仙各 10 克,炙甘草 3 克。服上药 7 剂后,症状明显减轻,食欲有增,腹胀减,大便 1~2 日一次,偏干,上腹痛缓,睡眠尚可。继服原方 7 剂,症状完全缓解,食欲增进,腹亦不胀,面色红润,体重较前增加,寐安、便调。主诉无任何不适,又给 2 剂以巩固疗效。

[按语] 本病为消化功能紊乱症,中医学称之为"积滞"。《诸病源候论·小儿杂病诸候·饱食候》:"小儿食,不可过饱,饱则伤脾,脾伤不能磨消于食,令小儿四肢沉重,身体苦热,面黄腹大是也。"《医宗金鉴·幼科心法》:"夫乳与食,小儿恣以养生者也。胃主纳受,脾主运化,乳贵有时,食贵有节,可免积滞之患。若父母过爱,乳食无度,则宿滞不消而疾成矣,医者当别其停乳、伤食之异,临证斟酌而施治焉。"胃为水谷之海,脾气磨而消之,胃气和调则乳食消化。小儿脾常不足,肠胃嫩弱,患儿饮食不当,过食厚味之品,则损伤脾胃而发病。高师审证求因,药方得当,故能取效显著。

录自《高辉远临证验案精选》

综述:小儿活泼好动,生机盎然,欣欣向荣,生机蓬勃,发育迅速,乃其秉少阳春升之气"肝常有余"的生理状况使然。小儿既离母体,赖后天水谷所化之气以营养,对饮食物的需求甚为迫

223

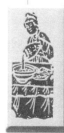

切。然肠胃脆薄,胃气未充,极易受到损伤,这又是小儿"脾常不足"的生理现状使然。明确了小儿"肝常有余,脾常不足"的生理特点,还有助于我们对小儿的养护,能做到适其天性,顺其自然,因势利导。如小儿生性好动就是其"肝常有余"的蓬勃生机使然,若强制其长期静坐,或过分干预其活动,或过分加多加重其学习负担,均非所宜,就都会有折乎"肝常有余"的蓬勃生机,都将会对其生理、心理造成损害。又如知小儿"脾常不足",对其饮食就当有所控制,否则即如万氏所斥"今之养子者,谷肉菜果,顺其自欲,唯恐儿之饥也。儿不知节,必至饱方足。富贵之儿,脾胃之病,多伤饮食也。"这就是不知小儿"脾常不足""肠胃脆薄"之理所导致。所以我们既要满足小儿的营养需求迫切的生理状况,又要防止其恣食过食,损伤脾胃。

明白了小儿"肝常有余,脾常不足"的生理特点,将有助于我们临床正确地辨证用药,对小儿的调理、养护都是极有指导意义的。

间者并行,甚者独行

语出《素问·标本病传论》。原句为:"谨察间甚,以意调之,间者并行,甚者独行。"间者、甚者:是言证情的病势程度。病情轻微、病势舒缓的称为"间";病情较重、病势紧急的称为"甚"。并行、独行:言所采用的治法。并行,是标本同治之法;独行,是标急治标、本急治本,集中力量治疗其最紧急、最严重者。张景岳《类经》注谓:"间者言病之浅,甚者言病之重也。病浅者可以兼治,故曰并行。病甚者难容杂乱,故曰独行。盖治不精专,为法之大忌,故当加意以调之也。"《经》文原句指示我们:

谨慎周密的观察病情的轻重浅深，仔细斟酌病情的标本缓急而采取相应的治疗措施。对于病情轻浅的可以标本同治，对病情紧急危重者，则或治其本，或治其标，必须集中力量致力于其最紧急危重处。这是《内经》对标本应用提出的又一个使用原则。

临床证情，单纯者固属有之，但更多出现的往往是虚实夹杂、表里互见、新旧同病、寒热并陈、标本混处。面对如斯复杂证情，尤当谨慎周密地进行观察辨析，再决定施治方案。对于病情较轻、病势不急的，可以采用标本兼顾、标本同治的方法，即《经》所谓"间者并行"。如《伤寒论》第 19 条云："喘家，作桂枝汤，加厚朴、杏子佳。"喘息旧病为本，中风新病为标，标本俱缓，不甚急重，故以桂枝汤解表祛风，加厚朴杏仁降气平喘，标本兼顾，即属标本同治的"并行"之法。又如《温病条辨·中焦篇》第 17 条下之诸承气汤证：新加黄龙汤证，正虚为本，腑结为标。若单顾其本，邪势必张；仅逐标邪，徒伤正气。故以人参补正，大黄逐邪，麦、地增液，标本并行同治，邪正兼顾。又宣白承气汤证，肺壅腑结，脏病为本，腑病为标，标本同病，故以大黄逐肠胃之结，以杏仁、石膏清宣肺气之痹。通腑有助于宣肃肺气，清宣脏气有助于通下腑结，肃肺通腑，脏腑并行合治。又导赤承气汤证，大肠实热，移于小肠，先病是本，后病是标，前涩后秘，标本俱病，单纯通逐大肠燥实之本，无益于小肠火热的清泻，故"以导赤去淡通之阳药加连、柏之苦通火腑，大黄、芒硝承胃气而通大肠，此二肠同治法也"（《温病条辨》语），标本并行合治，通泄二肠火热。又牛黄承气汤证，阳明温病，腑气不通，温邪有灼伤肾阴之虞，邪犯心包，腑结为本，窍闭为标，治以下通腑气，上开心窍，上下同治，此两少阴并行合治。又增液承气汤证，肠燥津枯，无水舟停，津伤是本，舟停是标，故以增液汤补液滋燥，硝、黄通便行舟，增液与通便并行合调。此皆"并行"之法的应用范例。

对于证情严重、病势紧急者，则无暇顾及其余，当集中力量，标急者治标，本急者治本，致力于证情之最紧要处，此即《经》所

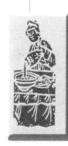

谓"甚者独行"。如《伤寒论》诸急下证,火热炽甚,燥屎内结,火热有伤阴劫阴之势,故以大承气汤"独行"急下,急下燥结之标,泄其火热之势,意在救其欲竭之阴,此标急也,故以"独行"急治其标(实亦救本之法);又如《伤寒论》第314条"少阴病,下利,白通汤主之"及第315条少阴病,下利,脉微者,与白通汤。脾肾阳虚,阴寒盛极,"下利,脉微",情势之急,自不待言。自当温补脾肾之阳,急驱塞窒之寒,何以不用四逆而另选白通之方?二方之别,一用炙草,一用葱白。本方用葱白是为阴气过甚,虑辛热之品不入于阴,而以辛味之葱白为之导,宣通阳气,使姜、附辛热之性,易于建功;不用甘草者,是虑其甘缓之性,妨碍姜、附补阳祛寒作用的发挥。诚如汪苓友《伤寒论辨证广注》所说:"此方与四逆汤相类,独去甘草,盖驱寒欲其速,辛烈之性,取其骤发,直达下焦,故不欲甘以缓之也。"这是仲景对"甚者独行"的理解应用,就连同属温性的炙甘草也不用,恐其甘味之缓有碍姜、附作用的发挥,其"独行"之义是何其彰著,对"独行"的运用是何其具体、周密。此乃本急之甚,故以"甚者独行"以急救危阳之典型。

对于"间者并行,甚者独行"在临证的运用,又应该强调其使用的灵活性。对"间者并行"标本兼顾,并行合治,绝不是标本之间五五对半,等同对待,当视标本间的孰轻孰重、孰主孰次,在用药上有所倾斜。对"甚者独行"在主治方向明确的原则下,对那些有所关联的病机变化,也不能全然不顾,而应该在不影响主治总方向的前提下,适当地配伍相关药物。须知,这绝不能用张景岳所说之"难容杂乱"去指责和挑剔。

"急则治标,缓则治本"是言标本运用的先后缓急,"间者并行,甚者独行"讲的是标本运用的具体形式。二者之间,不但毫无矛盾之处,而且还能互补共用。或者说"急则治标,缓则治本"(病情紧急的先从标病入手给以控制,病情舒缓的则从病之本源徐图缓治)是标本运用之常,而"间者并行,甚者独行"(对病情轻浅、病势轻缓的可以标本兼顾,并行处理;对病情严重、病势紧急的应该标急治标,本急治本,集中力量治疗其最紧迫之处)是在特殊情势下运用的特殊手段。正确将二谛恰当地运用于临床,正可以体现《内经》标本学说的实用性、变通性和灵活度。

〔典型案例〕

益气止血法治愈气随血脱一例

陈××,男,45岁。

初诊:1973年1月5日。

主诉:十天前因突然呕血,出血量多而住院。入院后,每隔三四天即出血一次,或为呕血,或为便血。每次出血量200～500毫升。始给予西药治疗,然血终未能止。1月5日又发呕血和便血,总量为500毫升。患者汗出身冷,病情危殆,因无抢救设施,急邀中医诊治。

检查:面色苍白,头冷肢凉,汗出淋漓如雨,胸部似压重物,苦闷不可名状。两脉轻取虚大,重按空豁若无。血压降至9.33/5.33千帕(70/40毫米汞柱)。

辨证:出血过多,气随血脱。

治法:益气固脱止血。

处方:人参12克(捣碎)　生地黄24克　三七粉6克

先将人参、生地黄加水煎煮,煎好后滤出药汁,兑入三七粉,取少饮频服之法,每次仅给药一汤匙,少间再给第二次,至完。

服药后呕血止,冷汗消,头部四肢逐渐转温,胸中苦闷逐渐减轻,脉搏较前有力。血压升至15.4/10.7千帕(115/80毫米汞柱),终于化险为夷。

[按语]本案因出血过多,气随血脱,非重用人参益气固脱不能挽救垂危,故以参地煎为主,兼用三七粉止血,此即急则治标、缓则治本之意。血止后,患者经做上消化道造影,确诊为十

227

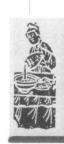

二指肠球部后壁溃疡出血。为防再发转外院手术治疗。

录自《中国现代名中医医案精华》(郭中元)

综述："间者并行，甚者独行"是《内经》对标本应用提出的又一个运用原则。针对错综杂乱的临床证情，或标本(并行)兼顾，或强调(独行)一点，这就需要对病证作更谨慎、更全面、更周详的辨析，明确标本的主次轻重以便于治疗原则的确定实施。本谚的实用原则与"急则治标，缓则治本"谚的精神实质不但毫不冲突，而且尚能互补其用，应该仔细分析理解体会。

以上三谚："知标本者，万举万当，不知标本，是谓妄行"，"急则治标，缓则治本"，"间者并行，甚者独行"讲的都是标本关系，虽然各有侧重，但其内涵颇多联系，故将三谚调整到一起，便于互相参照学习。谨此专事说明。

补肾不如补脾，补脾不如补肾

二谚语出处各有不同。两医谚中的二"不如"，皆作不若、不及、比不上讲。

"补肾不如补脾"，语出宋·张子刚《鸡峰普济方·卷十二》。原句为："孙兆云：补肾不如补脾。脾胃既壮，则能饮食；饮食既进，能旺营卫；营卫既旺，滋养骨骸，保益精血。是以《素问》云：精不足补之以味，形不足补之以气。"而明·吴球《诸证辨疑》亦说："万物从土而出，亦从土而归，补肾不如补脾。"脾胃健则饮食增进，饮食增则营卫气血旺盛而精气充盈，故补脾比补肾更为重要。此谚意指补脾的重要意义尤胜于补肾。

"补脾不如补肾"，语出宋·严用和《济生方·脾胃虚实论治》。原句为："余谓：补脾不如补肾。肾气若壮，丹田火经上蒸

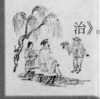

228

脾土,脾胃温和,中焦自治,膈开能食矣。"肾为先天之本,脾胃的腐熟和运化水谷精微的功能,需赖肾中真阳的温煦,补肾中真火才能使脾胃健旺而饮食增进。因此,补肾尤为重要。此谚意为补脾比不上补肾的意义重大。

脾主运化,为营卫气血生化之源。人体的生长、发育及各脏腑的生理功能都必须依赖脾胃对饮食物的受纳、腐熟、消化、吸收所生成的水谷精微以维持。脾胃的运化功能正常与否,直接影响水谷精微的化生,从而关系到机体气血的盛衰和全身各脏腑功能的强弱。故李中梓《医宗必读》有"脾为后天之本"的著名论述:"盖婴儿既生,一日不食则饥,七日不食则肠胃涸绝而死。《经》云:'安谷则昌,绝谷则亡。'犹兵家之饷道也,饷道一绝,万众立散,胃气一败,百药难施。一有此身,必资谷气,谷入于胃,洒陈于六腑而气至,和调于五脏而血生,而人资之以为生者也,故曰后天之本在脾。"张景岳《景岳全书》亦指出:"人始生,本乎精血之源,人之既生,由乎水谷之养。非精血无以立形体之基,非水谷无以成形体之壮。精血之司在命门,水谷之司在脾胃。故命门得先天之气,脾胃得后天之气也。""脾主运化水谷以长肌肉,五脏六腑皆赖其养。"张氏强调"水谷之司在脾胃","五脏六腑皆赖其养",而尤其是指出了"精血之海必赖后天为之资",这就是医家常说的后天资先天、后天补先天的道理。而何梦瑶凭借自己的经验在《医碥》中说:"知各脏之病,皆关乎脾,需知脾气调和即各脏俱调和矣。故补脾不如补肾不过举要之词,固不若补肾不如补脾之论为得其全也。"何氏以"五脏之病,皆关乎脾",脾健则五脏皆有所养立论,从而谓"不若补肾不如补脾之论为得其全"。

李中梓《医宗必读》谓:"先天之本在肾……盖婴儿未成,先结胞胎,其象中空,一茎透起,形如莲蕊,一茎即脐带,莲蕊即两肾也,而命寓焉。水生木而后肝成,木生火而后心成,火生土而后脾成,土生金而后肺成。五脏既成,六腑随之,四肢乃具,百骸

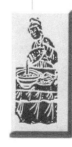

乃全。……未有此身,先有两牝,故肾为脏腑之本,十二脉之根,呼吸之本,三焦之源,而人资之以为始者也,故曰先天之本在肾。"张景岳亦谓:"肾者主水,受五脏六腑之精而藏之。故五脏皆归乎肾,而五精皆统于肾,肾有精室,是曰命门……命门居两肾之中,即人身之太极,由太极以生两仪,而水火具焉,消长系焉,故为受生之初,为性命之本。"肾为藏精之脏,为先天之本源。先天的禀赋强弱对人体的抗病能力以及生长、发育和繁衍后代都起着非常重要的作用。李氏从脏象理论着眼,以先有肾而后乃有五脏六腑四肢百骸,而谓"肾为先天之本";张氏从易象理论说了"人之初生,先从肾始"(《类经·脏象》)。张景岳在《景岳全书·虚损》中有一段论述:"盖肾为精血之海,而人之生气即同天地之阳气,无非自下而上,所以肾为五脏之本。故肾水亏,则肝失所滋而血燥生;肾水亏,则水不归源而脾痰起;肾水亏,则心肾不交而神色败;肾水亏,则盗伤肺气而咳嗽频;肾水亏,则孤阳无主而虚火炽。凡劳伤等症,使非伤人之根本,何以危笃至此……余故曰:虚邪之至,害必归阴,五脏之伤,穷必及肾。"张氏从肾对五脏的影响讲述了"肾为五脏之本"的重要意义。李、张二氏都强调了肾在机体中所具有的重要作用,肾的盛衰直接关系到生命的强弱存亡。维护肾脏的功能实在是不容忽视,故尔严用和有"补脾不如补肾"之论。

李中梓《医宗必读》有"肾为先天本,脾为后天本"之专论,"本"者,指生命之本、生存之源。即生命之所赖以维系而不可稍有损伤者,更需随时顾护而使其功能健旺者也。脾主运化,以其运化功能生化水谷精微以滋养五脏,灌溉全身;肾受五脏六腑之精而藏之,并随五脏之需而时以输泄以养之。故脾与肾皆生命赖以维持的要害部门,同为生命之本,皆属重要,当无轩轾厚薄之分。明于此,则"补肾不如补脾""补脾不如补肾"之说,难免失之偏颇,有失公允持平。脾之与肾,二者相互依存,关系紧密,相为关连,密切合作。肾中所藏之精,需赖脾所化生的后天水谷精微随时给予补充(即后天养先天之意);而脾之运化之能,又需赖肾中阳气的熏蒸温煦才能充分发挥其作用(即所谓先天促后天之意)。喻嘉言《医门法律·中寒门》即有"釜底有火,乃能腐熟水谷;冷灶无烟,世宁有不炊自熟之水谷耶"之论。

就临床而言,肾阳虚衰每致脾之运化失司而出现完谷不化、大便稀薄、腹痛绵绵、畏寒肢冷等脾阳不足之证;脾虚泄泻,穷必及肾,久之必然累及肾阳亦虚,而成脾肾阳气皆虚之候。从治疗学上讲,脾虚则补脾,脾气得健,生化有源,精血自旺,肾精乃能得以充养;肾虚则补肾,肾中藏人身之真阴、真阳,"命门为十二经之主……脾胃无此,则不能蒸腐水谷,而五味不出矣"(《医贯》),"脾得命门而能转输"(陈士铎语)。故赵养葵《医贯》又有论曰:"先天之气足而后天之气不足者,补中气为主","后天足而先天不足者,补元气为主。"正因为脾肾在病理上常常相互影响,故其治则每多兼顾。就连提出将脾、肾分为先、后天之本的李中梓在《病机沙篆》中亦说:"人有先后两天,补肾补脾法当并行。……须衡量缓急而为之施治。",程钟龄《医学心悟》说:"是知脾、肾两脏,皆为根本,不可偏废。古人或谓补脾不如补肾者,以命门之火,可生脾土也;或谓补肾不如补脾者,以饮食之精,自能下注于肾也。须知脾弱而肾不虚者,则补脾为亟;肾弱而脾不虚者,则补肾为先;若脾肾两虚,则并补之。"若论补脾、补肾间的辩证关系,无论从生理、病理及治疗角度讲,程氏之说皆为公正、持平之论。明代周慎斋《医家秘奥》尚有脾肾互补之论,弥足珍贵,宜细加玩味。

〔典型案例〕

补益脾肾法治愈眼疲一例

娄××,男,15岁。

初诊:1971年12月7日。

主诉:患者于3月前感冒发热后,突然出现左眼睑下垂,早

231

上轻,晚上重,继则眼球运动不灵活,上、下、内、外运动范围缩小。约经月余,右眼睑亦下垂,并有复视现象。经某医院检查,X线片示胸腺无增大。用新斯的明试验确诊为"重症肌无力"。经抗胆碱酯酶药物治疗无效而来就诊。

检查:证见眼睑下垂,眼球运动不灵活,运动范围缩小,复视,身体其他部位肌肉未见累及,饮食、睡眠、呼吸、二便、肢体活动均正常,仅体力较差,舌嫩无苔而有裂纹,脉弱。

辨证:证属脾肾两虚,脾虚为主。

治法:以补脾为主,兼予补肾。

处方:黄芪10克　升麻9克　白术12克　菟丝子9克　党参15克　桑寄生18克　当归12克　石菖蒲9克　柴胡9克　首乌9克　橘红4.5克　紫河车15克　大枣4枚

以上方药每日服1剂。另每日开水送服六味地黄丸18克(一次顿服),并配合针刺脾俞、肾俞、足三里等穴。

二诊:1972年3月2日。经上述治疗3个月后,病情稍有好转,原晨起后约半小时即出现眼睑下垂,现眼睑下垂时间稍推迟,余症同前。上方黄芪倍量,每周服6剂,每天1剂。另每周服后方1剂。

处方:党参9克　云苓9克　白术9克　炙甘草6克　当归6克　熟地15克　黄芪12克　白芍9克　五味子9克　肉桂心1.5克　麦冬9克　川芎6克　补中益气丸12克(另吞服)

上法治疗月余,症状明显好转,晨起眼睑正常,可维持至下午3时左右,两眼球活动范围增大,复视现象消失。

三诊:6月6日。服前方药3个月,除左眼球向上活动稍差外,其余基本正常。舌嫩苔少有裂纹,脉虚。治守前法。

处方:黄芪60克　白术12克　党参15克　当归12克　柴胡9克　升麻9克　杞子9克　大枣四枚　阿胶3克　橘红3克　紫河车粉6克(冲服)

以上方药每周 6 剂,每日 1 剂。另每周服下方 1 剂:

处方:杞子 9 克　云苓 12 克　淮山药 12 克　丹皮 9 克
山萸肉 9 克　熟地 12 克　生地 12 克　巴戟天 6 克

四诊:1973 年 3 月。服前方约半年多,两眼球活动正常,眼裂大小相同,早晚无异。嘱服上方药两个月以巩固疗效。

追踪观察 13 年,病无复发。

[按语]运用中医中药治疗重症肌无力,是当前很值得探讨的问题。中医眼科虽有"睑疲"之证及《北史》有"睑垂复目不得视"的记载,近似于眼肌型重症肌无力,但尚未能形成对本病较完整系统的理论和临床验证。笔者根据脏象学说,以脾主肌肉,脾为后天之本,肾为先天之本,先天后天互相关联等理论,治疗本病收到一定的效果。

《灵枢·大惑论》曰:"五脏六腑之精气,皆上注于目而为精。"并指出:"精之窠为眼,骨之精为瞳子,筋之精为黑眼,血之精为络,其窠气之精为白眼,肌肉之精为约束……"后世医家据此发展为"五轮"学说,指出目部与脏腑的有机内在联系。其中"肉轮"——眼胞(眼睑)属脾,因脾主肌肉,肌肉之精为约束。笔者根据前人这一理论,认为眼睑下垂主要是脾虚气陷,脾阳不升,清气不升,故提睑无力。治疗大法以大补脾气,使脾阳健运,清阳上升,则眼睑活动可复常。要升发脾阳,应首选李东垣之"补中益气汤"。通过反复的临床实践,余体会使用此方要重用黄芪、升麻和柴胡。

本病的形成除与脾有关外,尚同肝肾有关,因除眼睑下垂外,还有眼球运动障碍,引起复视、斜视等症状,并多有肾虚或阴虚的脉象、舌象。所以治疗上除大补脾气外,还应根据肝肾同源、肝虚补肾之原则,同时补肾,即既补脾又补肾,使先天(肾)与后天(脾)同补,以图根治。

从脾与肾的相互关系来看,本案患者舌嫩无苔兼有裂纹、脉弱,都是肾阴不足的征象。治疗采用六天补脾阳,一天补脾阴之

233

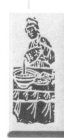

法,补脾时兼予补肾,补肾时兼予补脾,一法到底,直至治愈。

录自《中国现代名中医医案精华》(邓铁涛)

综述:脏象学说乃中医学的精华所在。此中,特别是脾肾尤为历代医家所重视,故有"肾为先天之本""脾为后天之本"之誉。脾与肾,在生理上互为依存,在病理上互为影响。二者之病变,日久必然累及其他脏腑,而其他脏腑的病变,也必然会波及脾肾。考虑到脾肾在机体功能中的重要作用,故补脾补肾,显得尤为紧要。然而,是补脾重要,抑或是补肾重要,前辈医家持有不同的观点,故有"补肾不如补脾""补脾不如补肾"的分歧。二者虽都是前人的经验总结,然都非持平之论,难免带有偏向性。

无论从脾肾的生理,还是从病理讲两者都是互相依存、关系至为密切的。故而若论治法,当无厚薄主次之分,应予兼顾而不可偏废。笔者很赞同赵养葵、程钟龄之说:"脾弱而肾不虚者,则补脾为亟;肾弱而脾不虚者,则补肾为先;若脾肾两虚者,则并补之。"何处弱则补何处,两者皆虚,则并补之。

肾 主 水 液

语出《素问·逆调论》。原句为:"肾者水脏,主津液。"本谚指出:肾脏具有藏蓄精液及主宰全身水液代谢的生理功能。

肾,五行属水,位居下焦,为先天之本,为生命之精藏蓄之处。"肾主水液"亦称"肾主水"。水,即水液,包括水和液,概指全身流动的液体物质。主,调节、主宰即所谓"主",一是将饮食物化生的具有滋养作用的气血津液输送布达于全身,以不断补充血液容量和滋养机体各脏腑组织器官,以满足其功能作用的需要;一是主宰体内水液代谢的全过程,并将机体利用过后的代谢废物通过其气化作用而排出体外。"肾主水液",其意义有狭义和广义之别。

"肾主水液"的狭义是指肾有调节机体水液代谢平衡的功能作用,重点仅指水。体内水液的潴留、输布、排泄,是必须依靠于肾的气化作用才能得以完成的。人体的水液代谢是一个十分复杂的过程,《素问·经脉别论》对人体的水液代谢有这样一段完整的论述:"饮入于胃,游溢精气,上输于脾,脾气散精,上归于肺,通调水道,下输膀胱。水精四布,五经并行。"水液经胃的摄纳而进入体内,精气浮游盈溢,通过脾气升散水津之能,而上输到肺,经肺气的宣达肃降作用以通调水道,下行输注于膀胱,而膀胱中之津液,经肾的气化作用进行再吸收,这样就能够使水精输布于全身各部,流注于五脏的经脉,其浊中之浊者是为尿液,经由膀胱排出体外。机体水液代谢的整个过程是通过多个脏腑协作共同完成的,胃的受纳,脾的运化,大小肠的泌别、传导,三焦的决渎,膀胱的开阖,肺的宣肃和肾的气化以及肝的疏泄等等,尽都参与其中。而尤其是肾的气化作用更是贯彻始终,主宰着整个代谢过程的正常进行。肾的气化作用是全身气化的总动力,诸脏腑的正常功能皆以肾的气化为其动力。肾气充足,则各脏腑气化乃足,功能正常;若肾气虚亏,则脏腑功能随之衰退,脾肺气化失常,三焦通利不畅,膀胱开阖失司,水津不布,停蓄体内,而痰饮、水肿等证由是而生,故《素问·逆调论》乃有"肾者水脏,主津液"之说,张景岳《类经》释之谓"水病者,其本在肾"。肾为水脏,总管水液,若肾气不化,则水气内停而为病。

尿液的形成与排泄,对维持人体水液平衡起着极其重要的作用。膀胱为水腑,居诸脏腑之最下,《内经》称其为"州都之官",承接着脏腑组织代谢后产生的浊液,再经肾的气化,将浊中之清者,进行再吸收,重新参与水液的代谢,而浊中之浊者即为尿液,通过膀胱而排出体外。膀胱的开阖排泄完全受肾的气

235

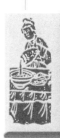

化作用的调控,故《素问·灵兰秘典论》谓:"膀胱者,州都之官,津液藏焉,气化乃能出焉。"气化者,肾之气化,膀胱中的尿液必须通过肾的气化作用才能正常排泄。《素问·灵兰秘典论》云:"三焦者,决渎之官,水道出焉。"决者,通利也;渎者,水液流行之道路。通行水道,是三焦的主要功能,整个水液代谢过程虽然由多个脏腑协作得以完成,但必须以三焦为其通路,如三焦水道不通利,势必出现水液代谢失常之小便不利,水液潴留等病。之所以特别把三焦、膀胱提出来作介绍,是因为三焦的通行水道、膀胱的排泄尿液在维持人体水液平衡中所占的意义特别重要。然二者之功能能否正常发挥,又纯然依赖于肾的气化。肾之气化行,则三焦水道通畅、膀胱排泄正常;肾之气化不行,则水道阻滞,排尿异常。此皆"肾主水液"的功能表现。

　　张景岳《景岳全书》有这样一段叙述:"凡水肿等症,乃肺、脾、肾三脏相干之病。……虽分言之而三脏各有所主,然合而言之,则总由阴盛之害,而病本皆归于肾。"张氏将研究《内经》数十年的体会,结合自己的经验,对水液代谢失常所致病证的脏腑病机,进行了详尽的综合分析,最终得出的结论是凡水液之病"病本皆归于肾"。一旦出现肾虚,尤其是肾之阳气亏虚,则参与水液代谢活动的诸脏腑之功能由于缺乏肾阳的温煦、蒸腾、气化而必然低下,从而影响体内水液代谢的正常进行。因此可以说本谚"肾主水液"在概括肾的生理功能上是相当精辟的。

　　"肾主水液"的广义:何梦瑶《医碥》谓:"精、髓、血、乳、汗、液、津、涕、泪、溺,皆水也,并属于肾。"这里的"水液",其重在液,液者,阴液也,阴精也。诸凡体内一切流动的液体物质,皆属水属阴,皆为肾之所主。《六节脏象论》说:"肾者,主蛰,封藏之本,精之处也。"肾为藏精之脏,全身之阴精皆封藏闭蓄于肾,由肾主理,故《素问·上古天真论》乃言其"受五脏六腑之精而藏之"。

　　肾中所藏之精,包括先天之精和后天之精。先天之精是禀受于父母的、与生俱来的生命物质基础,即《灵枢·经脉》中所说"人始生,先成精",亦即《灵枢·本神》所言"生之来,谓之精"者也,这是人体生命活动的根本基础。后天之精来源于饮食物所化生的水谷精微,具有濡养脏腑组织的作用,故又称作脏腑之精。这种从饮食物到水谷精微的化生,主要是脾主运化的功能作用,故将脾称为"后天之本"。后天之精的化生需赖先天之精的激活、促动,先天之精又需赖后天之精的不断充养、补给,五脏六腑的精气旺盛,乃能源源不断地充养肾精而有所藏蓄,这就是《素问·上古天真论》所说的"肾者主水,受五脏六腑之精而藏之"的道理所在。先天、后天之精,相辅而成,互为其用,藏之于肾,为肾所主。肾中藏蓄之精,根据机体的需要可以重新输送到各脏腑组织,作为其功能活动的物质基础。诚如《怡堂散记》所说:"肾者,主受五脏六腑之精而藏之,故五脏盛乃能泻,是精藏于肾而非生于肾也。五脏六腑之精,肾实藏而司其输泄,输泄有时,则五脏六腑之精相续不绝……满而后溢,生生之道。"凡一切流动的液体物质,无论津血精液,皆阴精之属,皆藏于肾,随五脏之需再输泄供其所用。既藏之,又时以输泄之,此皆由肾所总率、主宰,即"肾主水液"的功能作用的广义所指。

〔**典型案例**〕

知柏地黄丸加味治愈精血俱出一例

戴××,男,32 岁。

初诊:1974 年 3 月 14 日。

主诉:病员素禀阴虚体质,最近一段时间有强中现象,房事过于频繁。近来忽发现入房后精液带血,思想异常紧张,急去×医院作精液检查,精液中红细胞(＋＋),白细胞少许,并有革兰氏阴性杆菌,确诊为精囊炎。建议中药治疗。

诊查:病员形体消瘦,面白不泽,神态萎靡,并自觉一身困倦,四肢无力,饮食无味。诊得脉象细弱而数,舌苔黄腻。

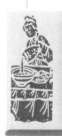

治法:用滋肾泻火止血兼除湿热之法,取知柏地黄丸加味。

处方:生地9克 丹皮9克 茯苓9克 泽泻9克 山药12克 枣皮9克 知母9克 黄柏9克 玄参9克 小蓟16克 白茅根15克

二诊:3月21日。病员服上方药6剂后,强中现象消失,自觉一身轻快,精神转佳,饮食亦有改善,脉象已不似前之疾数。舌上黄苔虽减,但仍属黄腻。古人说:"养阴则碍湿。"思六味地黄汤中补中有泻,应无伤大体。故仍本前法加入冬瓜仁、芦根除湿热而不伤阴。

处方:生地9克 丹皮9克 茯苓9克 泽泻9克 山药12克 知母9克 黄柏9克 玄参9克 小蓟15克 白茅根15克 冬瓜仁12克 芦根9克 枣皮9克

服上方药6剂后,精中已不带血,余症基本痊愈。随访至1975年12月,病未复发,性功能亦完全正常。

[按语]《诸病源候论》说:"此劳伤肾气故也,肾藏精,精者血之所成。""肾家偏虚不能藏精,故精血俱出也。"此因其人素禀肾阴亏损,相火偏亢,本已阳强易举,复加房事不节,以致肾中真水伤耗太甚,阴精愈亏则虚阳愈亢,虚阳愈亢则邪火愈炽。施泄无度,精囊空乏,血尚不及化精,又加强力入房,致相火迫血从精道溢出,而成此精血俱出之症。火甚则消灼肌肉,故形体消瘦;"壮火散气",故有面白不泽、神志萎靡、一身困倦、四肢乏力等气虚症状。其舌苔黄腻,饮食无味,为兼有湿热,脉细弱为精伤气耗之象,数为邪火之征。综合以上分析,此病应属肾阴亏极、相火炽盛、兼夹湿热之候。其阴亏是本,气虚是标,若见有气虚之症状而滥用补气之品,无异火上加油。应急以养阴为主,使水生火降,少火自能生气矣。余业医数十载,此精中带血之症尚不多见,只在三十余年前曾经偶见一例,至今犹能记忆。系本市李某之子,因新婚入房太甚,以致精窍射出纯血。余用知柏地黄汤加滋肾止血药,数剂而愈。因思本案病机与彼颇类似,故亦参

照彼例而获效。

综述:机体内凡一切流动的液体物质皆属肾之所主,诸凡精、血、津及诸液皆属水属阴,皆为肾所主。肾"受五脏六腑之精而藏之",精藏于肾,封固藏蓄,莫使妄失;又根据诸脏腑之需而随时输泄以为其用,以为各脏腑功能的物质基础。如是有藏有输,其主宰管束之权根本在于肾。同时,全身的水液代谢虽需诸脏腑综合作用才能完成,但起根本作用者,乃在于肾,即张景岳谓水病"其本在肾"。亦即李延罡《脉诀汇辨》之说"肾属下焦,统摄阴液",亦本谚"肾主水液"的真实含义之所在。

从本谚我们认识到,凡水之为病,根本在肾,着重从肾予以调治是为治本之法。肾中所藏之精气为全身气化之总动力,是五脏六腑功能活动的物质基础。肾中精气充盈,则五脏皆强,体健气足,形体壮实,抗病能力强盛;肾中精气亏虚,则五脏皆弱,形瘠体衰,抗病力低下,易于为病。是尔保养肾中精气,莫使妄泄,慎于调摄,是极其重要的,为历来医家病家所重。此皆"肾主水液"对于临床的实际意义。

肾者胃之关也

语出《素问·水热穴论》。原句为:"肾何以能聚水而生病?岐伯曰:肾者胃之关也,关门不利,故聚水而从其类也,上下溢于皮肤,故为胕肿。胕肿者,聚水而生病也。"原文阐述了水病发生的病变机理。肾脏为什么会聚水而生病?因为肾是胃的门户关隘,肾脏有病则关门不通利(水液排泄出现障碍),故而就会发生水液停蓄积聚之病。这就是水病发生的机理,其关键在于

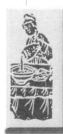

肾之强弱。本谚指出：水饮虽经胃的摄纳而进入体内，其整个代谢及尿液的排出，肾脏却起着至关重要的门户锁钥作用。

胃，水饮摄纳必经之地，实则指代水饮。关，《说文解字》："把守门户。"《中医经典字典》："关卡，闸门。"谢观《中国医学大辞典》谓："关门：指肾而言。因肾气化则二便通，不化则二便闭，胃之通塞，有赖于肾也。"此说当取于王冰次注《素问》："关者，所以司出入也。肾主下焦，膀胱为腑，主其分注，关窍二阴，故肾气化则二便通，二阴闭则胃填满，故知肾者胃之关也。"张景岳《类经》析之更切："关者，门户要会之处，所以司启闭出入也。肾主下焦，开窍于二阴，水谷入胃，清者由前阴而出，浊者由后阴而出。肾气化则二便通，肾气不化则二阴闭，肾气壮则二阴调，肾气虚则二阴不禁，故曰：肾者，胃之关也。"

诸家之论，基本概念是一致的。水饮由胃摄入，由前阴排出，其排出是否通畅顺利，权在肾之气化之强弱。肾气强则排泄顺畅，肾气不足则排泄闭涩，而水液停滞则肿病乃生。本谚指出了水饮由胃摄纳后到变成尿液排出体外，其间肾起着关键作用。

水饮从摄入到废物排出，其间有一个代谢过程。关于水液的代谢过程，《素问·经脉别论》是这样描述的："饮入于胃，游溢精气，上输于脾，脾气散精，上归于肺，通调水道，下输膀胱，水精四布，五经并行。"人体的整个水液代谢过程是机体多个脏腑分工合作、协同努力来完成的，其间肺的治节通调、脾的输转运化、肾的蒸腾气化，都起着非常重要的作用。肺脾肾三脏之中，又尤以肾的气化乃是其根本，尤为重要。故《素问·水热穴论》言水病之机理为"其本在肾，其末在肺"，"肾者胃之关也，关门不利，故聚水而从其类也"（本节阐释宜参上条"肾主水液"，此从略）。

本谚的基本精神是从机体的水液代谢，进而讨论水肿病的病变机理。《经》谓"上下溢于皮肤，故曰胕肿"。（按：胕与浮通，胕肿者，浮肿也。吴琨谓"肌肤浮肿曰胕肿"。）水肿病《内经》称为水病,《金匮要略》称为水气病,后世乃有水肿病之称。凡颜面、眼睑、四肢、腹部,甚至全身表现浮肿者,是为水肿病。水肿病的发生,有内因也有外因。外感风邪或感受水湿而肿,为外因,是肿病之属标者;脏气虚怯,水液代谢紊乱,乃是内因,是致病的关键,是发病的根本。机体水液代谢发生紊乱与肺、脾、肾三脏关系最为密切,而尤以肾至为重要。诚如张景岳《景岳全书》所说:"凡水肿等证,乃肺脾肾三脏相干之病,盖水为至阴,故其本在肾;水化于气,故其标在肺;水惟畏土,故其制在脾。肺虚则气不化精而化水,脾虚则土不制水而反克,肾虚则水无所主而妄行。水不归经,则逆而上泛,故入于脾则肌肤浮肿,传于肺则气急喘息。虽分而言之,三脏各有所主,然合而言之,则总由阴盛为害,而病本皆归于肾。"水肿病发生的内因关键在于脏气虚怯,而尤以肾气不足为致肿之根本。喻嘉言《医门法律》亦谓:"肾者,胃之关也……肾从阴则合,阴太盛则关门不利,则水无输泄,而为肿满。"

　　肾为先天之本,受五脏六腑之精而藏,为调节各脏腑功能之至重,是维系机体平衡的主宰者。肾中真阳(即命门之火)是机体活动的总动力。肾主水,内涵人身之真阴真阳,肾中阳气虚衰,则气化不行,关门不利,水液壅积泛滥而发水肿。故对于水肿的治疗,治肺治脾皆为治末,根本还在治肾,通过温肾助阳、化气行水以开启关门,关门通启,水道通畅,水液自去而肿病愈。对肾阳虚衰,寒水为患,张仲景《伤寒论》立温肾壮阳、化气行水之代表方剂真武汤以为主治。

　　原方由茯苓、芍药、生姜各三两,白术二两,附子一枚所组成。方用附子温肾壮阳,白术、茯苓健脾利湿,生姜宣散水气,芍药敛阴和营,合奏温肾化气、开关利水之功。此方为历代医家所重,注家亦多,笔者却唯独青睐《名医方论》赵羽皇之言:"下焦属阴而主肝肾,肝藏阴血,肾兼水火。真武一方,为北方行水而设,用三白者,以其燥能制水,淡能伐肾邪而利水,酸能泄肝木以

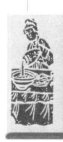

疏水故。附子辛温大热，必用为佐者，何居？盖水之所制者脾，水之所行者肾也。肾为胃关，聚而从其类，倘肾中无阳，则脾之枢机虽运，而肾之关门不开，水虽欲行，孰为之主？故脾家得附子则火能生土而水有所归矣，肾中得附子则坎阳鼓动而水有所摄矣；更得芍药之酸，以收肝而敛阴气，阴平阳秘矣。若生姜者并以散四肢之水而和胃也。总之，脾肾双虚，阴水无制，而泛滥妄行者，非大补坎中之阳，大建中宫之气，即日用车前、木通以利之，岂能效也。"赵氏先从肝脾肾与水之为病的关系论，然后讨论了真武汤所用诸药的一一针对性，最后确认该方总的作用意义在补肾中之阳，健脾土之气以开关门，运枢机。

至若《伤寒论》真武汤方后所列加减诸法，亦是颇具深义的。阴寒凝聚，阳虚水泛，寒水上逆射肺而咳者，加姜、辛、味以温敛肺气，肃肺止咳；小便利者，去伐肾利尿之茯苓，恐其更伤阴气；下利者，去开破通滞之芍药，以其胃土已虚，不可更令受损，此即《伤寒论》第280条"太阴为病，脉弱，其人续自便利，设当行大黄、芍药者，宜减之，以其人胃气弱，易动故也"之意，更加干姜以温中散寒止利，亦是在扶助肾阳的同时，不可忽略中土之养护；其若呕者，乃肾关不开，寒水上逆犯胃，用附子恐有格拒之虞而去之，重用生姜达半斤之重以温胃降逆，散水而止呕。肾为胃关，肾气虚怯，阳气不化，寒水内聚而为病，故用真武汤壮肾中之阳以散水气。治水病用真武汤只要抓住这个重要环节，尽可随机变化、随证出入以为用。

〔典型案例〕

真武汤和六君子汤加减治疗尿毒症

李××，已婚，女，50岁，江苏籍，因上腹部疼痛4天，于1958年6月21日，急诊入北京××医院。

病史：患者10余年来，常有上腹疼痛，泛酸。服苏打后能缓解，疼痛多与饮食有关，近4日上腹部疼痛发作，以两肋缘为甚，入院前1日,疼痛加重,持续不解,大便两日未行,小便如常。既往史从略。

检查:急病容,痛苦表情,皮肤无黄疸,头部器官阴性,颈软,心肺无征,腹壁普遍板硬。血压100/20毫米汞柱,血象正常。临床诊断为胃穿孔,合并腹膜炎。

入院后,先由外科做穿孔修补及胃肠吻合术。手术进行良好,但术后血压一直很低,尿量极少,甚至无尿,持续数日,渐呈半昏迷状态,肌肉抽动,并测得非蛋白氮150毫克%(107毫摩[尔]/升)。西医治疗无效,乃要求中医会诊。

会诊时,见患者神志欠清,时而躁动,手抽肉瞤,尿闭,脉细肢凉,乃用仲景真武汤加减,回阳利尿。药用西洋参、杭芍、白术、云苓、炮附片、生苡米。1剂之后,能自排小便,四肢渐温,肉瞤筋惕亦止,但仍神疲不愿讲话。二诊时改用红人参、白术、茯苓、车前子、牛膝、泽泻、生苡米,2剂后神志全清,排尿自如,精神略振,但感口干,改用党参、沙参、麦冬、花粉、苡米、玉竹,经过三诊之后,诸症好转,血压恢复正常,非蛋白氮降至37.5毫克%(27毫摩[尔]/升),最后痊愈出院。

本例由于手术后尿闭,而产生尿中毒现象,这种肾外性尿毒症,预后虽然较好,但对于本例来说,西医治疗无效,服中药后病情显著改善,可见中药是起到作用的。

中医认为肾为胃关,职司开阖,肾气从阳则化,从阴则阖。初诊时,患者脉细肢凉,显然阳气式微,不能温养四肢。肾关因阳微而不能开,遂成尿闭,病在少阴,故用真武汤,鼓阳利尿,肾关得阳则开,尿毒之患可解,果然1剂之后,四肢既温,小便亦行,但仍疲乏无神,懒于言语,正气尚未恢复,二诊时采用健脾补气利尿之剂,病情逐日好转。本例从利尿着手,为直接治尿毒症之法。

录自《岳美中医案集》

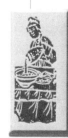

243

综述:水饮由胃进入体内,经过水液代谢,其废物由膀胱排出,前阴是为出口。前阴的开启闭阻之权,全在肾之气化。肾气壮则关门通畅,小便畅行;肾气衰则关门阖闭,水道不行而水积为病。故称"肾者胃之关"。

"关门不利,故聚水而从其类也。……胕肿者,聚水而生病也。"水肿病的发生,原因纵多,但脏气虚怯,功能失调,是其关键。水肿病发生的内因虽关乎脾、肺、肾,但"其本在肾",以其"肾者胃之关,关门不利,故聚水而从其类也"。即喻嘉言所说:"其权尤重在肾。肾者,胃之关也。肾司开阖,肾气从阳则开……从阴则阖,阴太盛则关门常阖,水不通而为肿。"

后世运用"肾者胃之关"的理论以指导水肿病的辨证施治,从肾着眼治其根本,温肾助阳、化气开关以去水为其大法,张仲景创真武汤为最具代表性的方剂,为历代医家所推崇和习用。

临证又不可偏执一端,当根据内因外因孰急孰缓,所牵涉的诸多脏腑孰主孰次而治。《内经》就提出了"开鬼门,洁净府"之法,《金匮要略》亦有"腰以下肿,当利小便;腰以上肿,当发汗乃愈"之论。汉唐经典多以攻邪为治,后世医家通过总结,逐渐完善了攻补兼施的方法,这是对水肿病治疗学的很大发展,此又不可不知。张景岳有这样一段论述:"治水肿者必先治水,治水者必先治气,若气不能化,则水必不行。"实乃经验之谈,值得称道。

本谚与"肾主水液"及"平治于权衡,去宛陈莝;开鬼门,洁净腑"皆是与水气相关之谚,在阐释上或有详略的差异,当互为参阅。

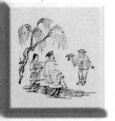

知标本者，万举万当；
不知标本，是谓妄行

语出《素问·标本病传论》。原句为："故知逆与从，正行无问，知标本者，万举万当；不知标本，是谓妄行。"本谚指出：掌握了标本先后缓急的治疗要领就能够措施得宜，万无一失；不懂得标本先后的道理，治疗就会举措迷乱，行为盲目。本谚意在强调标本关系在临床的运用，意义是非常重大的，辨别证情的标本有利于从整体上认识疾病，抓住疾病的主要矛盾，从而为临床施治提供有力的依据。

标本是一个相对的概念，表示的是一种主次关系。"本"，本义是指草木之根与主干。"标"，是指树梢与细枝。《内经》引申其义，并赋予了医学含义，将疾病过程中既矛盾又相互联系的现象，用标和本来加以概括。

中医学所言的标本内容是非常广博的，大体可以归结为以下几个方面：

（1）以医患间的关系而言：《素问·汤液醪醴论》："病为本，工为标，标本不得，邪气不服。"即指出病人为本（主），医生为标（次），医患不能很好地配合，病情就不能得到及时控制；医患密切配合，才能取得预期的治疗效果。

（2）以疾病正邪间的关系言：缪仲淳《本草经疏》谓："五虚为本，五邪为标。"喻嘉言《医门法律》亦谓："夫正者本也，邪者标也。"黄文东言："凡病，以正为本，邪为标。"正气为人身之固有，为人生之根本；邪气为另类之客气、异气，为干犯人身之气，非与生之俱来者，是为标。

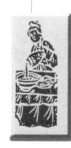

（3）以发病的先后而言：张景岳《类经》注《素问·至真要大论》谓："病之先受者为本，病之后变者为标。"此以发病之先后而言标本，旧病为本，新病为标；先病为本，后病为标。

（4）以疾病的因果而言：张景岳说："直取其本，则所生诸病，无不随本皆退。"致病之因为本，故宜"直取"；所生诸病为标，随本而进退。中医治疗学所强调的"治病求本"，这个"本"讲的就是致病之因。

（5）以发病部位而言：《灵枢·师传》云："春夏先治其标，后治其本；秋冬先治其本，后治其标。"张景岳《类经》注之曰："春夏之气达于外，则病在外，外者内之标，故先治其标，后治其本；秋冬之气敛于内，则病亦在内，内者外之本，故先治其本，后治其标。"此以病变部位而言标本，在里在内者为本，在表在外者为标。

（6）以表象与实质而言：方药中说："所谓'标'，就是标志和现象。所谓'本'，就是根本或实质。"此以疾病的现象与实质而言标本。

（7）以病之脏腑而言：脏与腑为表里关系。脏为里属阴为主导，脏为其本；腑在表属阳接受脏的指令，腑为标。如癃闭一证，病在膀胱，其本或由肾之气化不行而涓滴不下，或由心热下移而黄赤短涩。此病之标在腑，其本实由乎脏。即王好古《汤液本草》之所言："六腑属阳为标，五脏属阴为本，此脏腑之标本也。"

（8）以病变主次言：《素问·水热穴论》谓："故水病下为胕肿大腹，上为喘呼，不得卧者，标本俱病。""其本在肾，其末在肺，皆积水也。"肺为水之上源，肾为水之所主。水病其主在肾为其本，其末在肺为其次、为其标，二脏俱病，故《经》言"标本俱病"。此以病变主次言标本，主要者是为本，次要者乃为标。

（9）以经脉所处而言：《灵枢·卫气》云："然其（经脉）分别阴阳，皆有标本虚实所离（合）之处……能知六经标本者，可以无惑于天下。"并指出："足太阳之本，在跟以上五寸中，标在两

246

络命门……"此以经脉之在四肢远端者称为本,在胸腹以上至头目者为标。

（10）以天之六气的变化而言:《素问·至真要大论》有"六气标本,所从不同奈何? 岐伯曰:气有从本者,有从标者,有不从标本者……"的论述,经文接下来阐述了六气标本所从的不同（略）。张景岳《类经》注此谓:"六气者,风寒暑湿火燥,天之令也。标,末也。本,原也。犹树木之有根枝也。分言之则根枝异形,合言之则标出于本。"刘完素《伤寒直格》亦谓"六气为本,三阴三阳为标"。此言以天之六气为本,以从化为标。

标本所具有的含义是非常广博的,从上例示,亦不过言其大要而已。概言之,凡具有根本的、主要的、本质的、内在的、起始的、中心的等特征者多属于本;而具有次要的、枝节的、外在的、表面的、现象的、后起的、边缘的等特征者多属于标。中医学借用了标本这种相对概念来辨析疾病的邪正关系、因果关系、主次关系以及本质与现象之间的关系,借以认识某些疾病以及疾病变化的客观规律,具有浓郁的古代朴素的辩证法思想。

《内经》对于标本的辨析运用是非常重视的。对标本关系的论述除散见于《经》中多篇外,还专列《标本病传论》一篇,主要论述了疾病的标本关系问题,本谚即出自于该篇。

"阴阳逆从标本之为道也",标本学说在临床的运用意义及实用价值,足以与阴阳学说媲美,是非常值得认真学习和探讨的。《标本病传论》指出:"故知逆与从,正行无问,知标本者,万举万当,不知标本,是谓妄行。夫阴阳逆从标本之为道也,小而大,言一而知百病之害,少而多,浅而博,可以言一而知百也。以浅而知深,察近而知远,言标与本,易而勿及。"经文指出:明了了逆治从治的原则,就能够实施正确的治疗方案,无所疑虑。掌握了标本先后、轻重缓急的要领,就能够得心应手,万举万当;不懂得标本的道理,治疗措施必然是盲目的、迷乱的。疾病的阴阳逆从就是标本的道理,这个道理看起来概念虽小,却寓含着广博

247

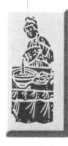

中医名谚阐释

的意义,能掌握这个道理,就能够推知百病的得失。由少而测多,由浅显而了解广博,就能言一项而知疾病百端。从浅显处可以测知深奥者,观察切近而能明了深远。标本先后这个道理,讲起来容易,但要能真正掌握运用却又不是那么轻而易举的。该篇还就标本的联系、标本的辨析、标本运用的原则等问题作了深入的论述,同时还列举了多种病证以示人运用之规矩。在《素问·至真要大论》中还载有与此段经文几乎一样的论述,从本段经文我们可以明了《内经》对于标本主次的重视、称道程度。

"知标本者,万举万当;不知标本,是谓妄行。"《内经》是如此地极度强调标本的广博意义和重要价值。千百年来的临床实践证明,标本学说对于临床的指导作用是不容小觑的。张仲景《金匮要略·脏腑经络先后病脉证第一》就有"问曰:病有急当救里救表者,何谓也? 师曰:病,医下之,续得下利清谷不止,身疼痛者,急当救里;后身体疼痛,清便自调者,急当救表也"(第14条)及"夫病痼疾,加以卒病,当先治其卒病,后乃治其痼疾也"(第15条)的记载,即是运用具体病例对疾病的标本、治疗的先后作了原则性的指示。

〔典型案例〕

冠心病心绞痛(胸痹)

张某,男性,50岁,干部。门诊病历。

1976年1月6日初诊。

主诉:发作性心前区疼痛2年余。

患者既往有高血压病史9年,平素血压经常在170/100毫米汞柱左右,间断服用复方降压片。近2年来,每遇劳累及情绪波动则出现心前区闷痛,并放散至左肩背,每日发作十余次,每次持续时间3~5分钟,休息后可自行缓解,曾在本院内科检查,诊为"高血压病,冠心病劳力型心绞痛,心律失常—频发室早"。给予消心痛(异山梨酯)、潘生丁(双密达莫)、硝酸甘油、心得安

248

（普萘洛尔）、复方丹参片等中西药口服，心绞痛发作次数减少，日发作 3~5 次，但仍感心悸气短、胸闷憋气、头晕心烦易急等而前来中医门诊诊治。

症状：劳累后心前区闷疼，牵引至肩背，日发作 3~5 次，持续时间 5~7 分钟，心悸气短，胸闷憋气，头晕目眩，心烦易急，舌质暗苔薄白，脉弦细而结代。

查体：血压：170/104 毫米汞柱，心率 72 次/分，律不齐，早搏 10 次/分。

辨证立法：胸阳不振，心脉痹阻，阴虚肝旺。治宜宣痹通阳，活血化瘀，平肝潜阳。方用瓜蒌薤白汤加味。

处方：瓜蒌 24 克　薤白 10 克　香橼 9 克　丹参 15 克　桂枝 5 克　茯苓 18 克　地龙 9 克　珍珠母 24 克（先入）　生龙牡各 24 克（先入）　郁金 9 克　菊花 10 克　7 剂，水煎服。

治疗经过：二诊（1976 年 2 月 3 日）上方连服 28 剂，头晕目眩基本消失，血压多在 160/90 毫米汞柱，心绞痛发作次数减少，日发作 1~2 次，持续时间 2~3 分钟，疼痛程度减轻，偶感心悸胸闷。舌质暗，苔黄厚腻，脉弦。查体，血压 156/90 毫米汞柱，心率 70 次/分，律不齐，早搏 3~5 次/分，治拟宣痹通阳，活血化瘀。

处方：薤白 9 克　半夏 9 克　丹参 30 克　赤芍 15 克　桃仁 9 克　红花 9 克　郁金 9 克　菖蒲 9 克　生地 10 克　檀香 9 克　每日 1 剂，水煎服。

三诊：（1976 年 3 月 14 日）上方又服 30 余剂，心绞痛基本控制，自行停服西药，仅服中药。过劳后偶有胸闷气短，纳差食呆，仍有"早搏"，舌淡暗苔薄白，脉弦细。查体：血压140/90毫米汞柱，心率：70 次/分，律不齐，早搏 2~3 次/分。治予更法更方，拟益气养阴、活血化瘀佐以益胃。

处方：炙黄芪 15 克　炙甘草 15 克　生地 12 克　黄精 30 克　仙鹤草 15 克　生山楂 18 克　赤芍 15 克　丹参 24 克　红花 9 克　檀香 9 克　麦芽 9 克　鸡血藤 18 克　每日 1 剂。

249

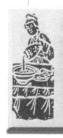

四诊：(1976 年 4 月 12 日)上方又服 20 余剂，心绞痛消失，体力增加，心悸气短减轻，偶有早搏，饮食好转。舌淡苔薄，脉弦细。查体：血压：140/90 毫米汞柱，心率：68 次/分，律齐。上方去生山楂、红花、檀香，加炒枣仁 10 克，服 7 剂巩固疗效。

[按语]李师治疗冠心病，强调首先要辨明标本虚实，因本病多发生于老年人，多因年迈脏腑虚损、阴阳气血失调所致。其病理改变多由于气滞、血瘀、痰浊、寒凝等引起脉络痹阻不通，病为本虚而标实。临证辨清"标本"十分关键。所谓"知标本者，万举万当，不知标本，是为妄行"，而扶正与祛邪为治疗本病的两大法则。一般治本宜补，治标宜通。患者心绞痛发作频繁时当"急则治标"，多用通法止痛，即气滞宜调，血瘀宜逐，痰浊宜豁，寒凝宜温。当病情稳定时"缓则治其本"多用扶正培本的补法，即气虚者补气，阴虚者滋阴，阳虚者温阳。

本案患者初诊时，心绞痛频发，并感心悸气短、胸闷憋气，头晕目眩，舌质暗苔白腻，脉弦结代，为胸中阳气不足，痰阻气机，心脉闭阻，阴虚肝旺所致。当"急则治其标"，先以通法止其痛，方以瓜蒌薤白汤加味。方中瓜蒌、薤白豁痰泄浊，开胸散结；桂枝振奋心阳；丹参、地龙活血通络止痛；茯苓健脾宁心；珍珠母、生龙牡、菊花平肝潜阳，镇心除烦；香橼、郁金通畅气机是依据"气行则血行""气顺则痰消"之理。待胸阳渐通，心痛渐止，患者表现为心气不足、心阴亏损、心失所养时，缓则治其本，而以黄芪、炙草、仙鹤草补益心气；黄精、生地滋补心阴；生楂、麦芽健脾消浊；赤芍、红花、丹参、鸡血藤养血活血；檀香芳香行气，共奏益气养阴、调和气血、畅达血脉之效。

录自《李介鸣临证验案精选》

综述：临床辨证，必须在错综复杂的证情中归结出那些看似冲突、矛盾却又密切关联的关系，即标本关系。辨析其轻重主次，为治疗的先后缓急提供依据，这就是辨明标本的意义之所在。能够辨明标本，治疗多能得心应手，准确施行；反之，则治疗多属盲目迷乱。《内经》于此极度重视,故有"知标本者,万举万当;不知标本,是谓妄行"之说。

千百年来的医学实践亦证明了辨明标本间的关系,对于临证治疗的指导作用和实用意义是非常之大的,正如《内经》所推崇的"夫阴阳逆从标本之为道也,小而大,言一而知百病之害也,少而多,浅而博,可以言一而知百也。以浅而知深,察近而知远"。对于辨析标本,应该做到真正意义上的理解,不能满足于浅尝辄止,且需推而广之,举一反三,由浅薄到广博,由切近到深远。因为,言标本者"易而勿及",谈起来容易,灵活运用于临床却又是有相当的难度的。

乖 处 藏 奸

语出《景岳全书·脉神章》。原句为:"部位之独者,谓诸部无恙,惟此稍乖,乖处藏奸,此其独也。""乖处藏奸",有的称作"独处藏奸"。如黄杰熙《医经秘要·素问要旨》即称"致于察九候独大,独小,独疾,独寒,独陷下,为张景岳诊脉'独处藏奸'之由来,不可不知。"二语的意义是完全一致的。

"乖",乖戾也,作违反、不协调讲。"引申为违反事理,不合理"(王力《古代汉语》)。"独",作唯独、单独讲(《中医经典字典》)。"奸",王力《古汉语常用字字典》作"干扰"讲,"引申为凡有所犯之称"(《说文解字段注》)。通过以上对工具书的查证,本谚之意当为:在众多错综复杂的证情中,出现某些独特的违反常理的突出征象,往往蕴藏着疾病的症结,潜伏着病机的关键。提示我们应该细心体察、深层分析、着意求索,才能探求到病证的真相和主要矛盾之所在。

251

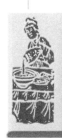

中医诊断靠的是望、闻、问、切,脉诊是切诊的主要手段。中医的脉学,始于《内经》,详于《难经》,推广于《脉经》,经历代医家几千年的不断研究整理,总结提高,已发展成为中医诊断学的重要手段。《灵枢·论疾诊尺》有"审其尺之缓急、小大、滑涩,肉之坚脆,而病形定矣"之论,讲的就是通过脉诊结合形体观察以确定脏腑病变。《难经》独取寸口寸关尺三部以候脏腑,肝弦、心洪、脾缓、肺浮、肾沉,五脏各有所隶之部,亦各有主病之脉,"欲识五脏诸病,须明五脏脉形"(张路玉语),似已成为中医界的共识。前人将临证所见之脉归纳为28种,一脉有一脉的体象和主病,一病有一病之常脉,通过诊察脉象的变化,从而测知病情的病变情况。凡出现违背常理的非正常之脉则预示疾病的发生和预示机体的病变状况。《内经》对此是早有论述,《素问·三部九候论》就有"何以知病之所在?岐伯曰:察九候独小者病,独大者病,独疾者病,独迟者病,独热者病,独寒者病,独陷下者病"的论述。明代张景岳对《内经》理论历数十年研究,可谓探微索隐,洞察精妙,体会极深,颇多发挥,专于《景岳全书·脉神章》撰"论独"一文,以彰其义:"善为脉者,贵在察神,不在察形。察形者,形千形万不得其要;察神者,惟一惟精独见其章也。独之为义,有部位之独也,有脏气之独也,有脉体之独也。部位之独者,谓诸部无恙,惟此稍乖,乖处藏奸,此其独也。脏气之独者,不得以部位为拘也,如诸见洪脉,皆是心脉,诸见弦者,皆是肝脉。肺之浮,脾之缓,肾之石,五脏之中各有五脉,五脉互见,独乖者病。乖而强者,即本脏之有余,乖而弱者,即本脏之不足,此脏气之独也。脉体之独者,如《经》所云:独小者病,独大者病,独疾者病,独迟者病。……此脉体之独也。"张氏文中分辨了脉诊之察部位之独、脏气之独、脉体之独的"独之为义",洞察其凡见乖戾、独特之情必为藏奸之处,乃提出了"乖处藏奸"这样有名的医谚。尤其是强调诊脉重在察神而不是在察形,因为察脉之神才是唯一能察见病情之真相的。

252

曹炳章《增订医医病书》说："诊脉辨证,大抵有是病得是脉为顺,不应得是脉为逆。此余十余年阅历,为诊脉辨证之要诀。"吴氏凭藉自己的经验,总结出脉证相得为顺,不相得为逆。凡见脉证不相得之"逆"者,即张景岳之"乖处"者也,预后多不理想,提示临证者需得谨慎小心。此说与汪机《脉诀刊误集解》"若脉与病应则吉,而易医;脉与病反则凶,而难治"之说是吻合的。对于诊脉之逆顺,实为历代医家所重视,如张路玉《诊宗三昧》就说："诊切之要,逆顺为宝。若逆顺不明,阴阳虚实死生不别矣。"张路玉就把脉诊所得与证情的是逆是顺,提高到了判别虚实死生这样的高度。张氏在该书还例证了这一论点:"若病后久虚,虚劳失血,泄泻脱元,而见洪盛之脉,尤非所宜。""病久而脉反浮者,此中气亏乏,不能内守。"病久体虚,更或泄泻等而致脱元者,此虚之极甚,其脉当见沉而至虚至弱,乃脉证相应。若反见浮脉,甚而洪盛,这就极不合常理了。脉证不相得是为逆,即张景岳所说的"乖戾"之处,预示着病情的恶变,乃由中虚之极,正气不能内守,而有欲脱之势。此时不能因其脉浮,甚至洪盛而谓之邪盛,贸然使用攻邪之法。应该认识到此时其脉之浮、脉之洪盛者乃是其"藏奸"的乖戾之处,切勿大意,急用补养固正之法,或冀挽大厦之将倾于一旦。

杨旭东《杨氏提纲》谓："医之难,不难于治病,而难于知病。"毛祥麟《对山医话》亦谓："治病不难用药,而难于辨证。辨证既明,则中有所主,用药自无疑畏。""中医辨证主要是根据症状"(秦伯未《中医临证备要》),运用望、闻、问、切四种手段搜集病者的临床体征,作为辨证的依据。无论是脉、是舌、是症(包括阳性体征和阴性体征),搜集得越多、越细、越完整,辨证就越深入、越准确。临床证情无论其何等隐匿藏伏,何等错综繁复,只要细心探查、着意求索,再隐匿的证情也是能够洞察明了的,找出真情的。唯有那些显而易见却又违反常情的独特证情,往往易于忽略,殊知这或者正是问题的关键,正是主要矛盾的所在

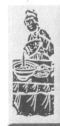

之处。以《伤寒论》第11条为例,"病人身大热,反欲得近衣者,热在皮肤,寒在骨髓也;身大寒,反不欲近衣者,寒在皮肤,热在骨髓也。"病人身大热,理应扬手掷足,掀衣揭被,而病人却反欲近衣被;病人身大寒,理应重褥厚衣,拥被蜷卧,而病人却反不欲近衣被。病人之"欲"与"不欲",与其"身大热""身大寒"之症,截然相左。这正是其"藏奸"之"乖处",亦正是病机症结之所在,也即是《伤寒论》将之辨为"热在皮肤,寒在骨髓"抑或为"寒在皮肤,热在骨髓"的重要依据。此亦可见本谚"乖处藏奸"在临床的实际意义之一斑。

〔**典型案例**〕

温病急重证医案二则·一、湿温化燥,下焦蓄血

谢××,男,30岁,夹江县人。嗜酒成癖,体丰阳旺。1941年夏赴外经商,连日饮宴,恣食肥甘,复感暑湿之邪。初起头痛寒热,身重疼痛,脘闷泛恶,治疗乏效。后至成都就医,迁延旬日,病益剧,乃归家,延医留家治之。其时每日午后发热,入夜尤甚,泻下无粪纯臭水,日十余行。神识尚清,渴不欲饮,苔白腻,脉濡滑。拟诊为"湿温",投以三仁汤、藿朴夏苓汤及桂苓甘露饮之类,又经旬日,仍乏效。渐至日晡潮热,神昏谵语,甚至入夜狂躁,虽青壮年三、四人亦无法制服。再往诊,见其怒目直视,谵妄不休,壮热面赤,口气熏人。家人告以近日大便下血。扪之小腹坚满拒按,舌苔干黑燥裂,脉沉实。乃断为"湿温化燥,下焦蓄血",书《温病条辨》桃仁承气汤加减,桃仁15克,丹皮、大黄(后下)、芒硝(冲服)各12克,甘草3克。服1剂,频频矢气。知药已中病,犹有燥屎内结。乃于上方加厚朴、枳实各12克,1剂尽,果下干燥黑色粪块十余枚,自此热退神清,诸症悉减。其后,每日解污黑如泥之稀大便数次,颇健忘,口干不欲饮。知为热郁血分,瘀血未尽,改投生地24克,丹皮9克,茜草18克,赤芍、槐花、地榆各15克,甘草3克。3剂后大便复常,再予甘淡

微凉方药,调理月余康复。

[按语]本案初诊时未能洞悉"泻下无粪纯臭水"是热结旁流这一"独处藏奸"之症,几乎酿成败局。谢某患湿温,殆无疑义。病由酗酒啖肥,酿湿生热,脾胃受戕,复感时令暑湿,内外合邪而成。然湿温缠绵不愈,转化不一。在阳旺之躯胃热恒多,易从燥化,诚如章虚谷所言:"人身阳气旺,即从火化而归阳明……"(《医门棒喝》)。谢某患湿温迁延二旬,其泻下无粪纯臭水之时,已属湿温化燥,燥屎内结,"热结旁流"之阳明腑实证。初诊时不谙此情,惟据其渴不欲饮、苔白腻、脉濡滑而频投芳香宣化、化气利湿之品,再耗津液而增其燥热,且助其深陷营血,故而神昏谵语,入夜狂躁,大便下血。斯时方悟前非,投以《温病条辨》桃仁承气汤,攻下泻热,凉血逐瘀。喜得燥屎随之而下,热退神清,转危为安。其后又解污黑如泥稀便,颇善忘,乃据《伤寒论》"阳明病,其人善忘者,必有蓄血……屎虽硬,大便反易,其色必黑"(237条)之训,改予清热凉血祛瘀之品以收功。

录自《四川中医》1984年第1期32页

综述:在临床错综繁复、彰晦混淆的证情中,无论是脉、是舌、是症,凡见独特的、不合常理的特异现象,这或者正是问题的关键,正是病情的症结之处,正是病机之主要矛盾藏匿隐伏所在,即张景岳"乖处藏奸"者也。对此切切不可麻痹大意,马虎忽视,而当尤为警惕,谨慎对待,着意探寻,深层次分析。否则,将本末倒置,虚实混辨,导致不可挽回之败局。

"乖处藏奸"虽是张景岳在脉诊运用中所提出,然其对临床的指导意义却又绝非仅仅只适用于诊脉一项,对四诊的运用都是颇具实用价值的。徐灵胎在《伤寒论类方》中所说的"凡辨证,必于独异处着眼",讲的就是这样一个至关切要的道理。

弄清了"乖处藏奸"的道理,也就能明确其具体的运用。我们就能够在杂乱混陈的证情之中去分清主次、识别真假、排除疑虑,找出问题的实质要害之所在,这才是本谚"乖处藏奸"所蕴

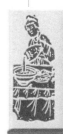

中医名谚阐释

涵的对临床所具有的根本指导意义。

金实不鸣,金破不鸣

语见《张氏医通·瘖》。原句为:"失音大都不越于肺。然须以暴病得之,为邪郁气逆;久病得之,为津枯血槁。……昔人所谓金实不鸣,金破不鸣也。"张氏论中有"昔人所谓"之说,可见非张氏之创,而早于张氏即有"金实不鸣,金破不鸣"之谚。前人多将肺与金器相联系,陈修园《医学三字经》即有"肺如钟,撞则鸣"之语。肺体属金,譬之如钟,撞击则可以发出鸣响。然若邪气犯肺,内有浊邪壅塞,则邪实闭阻而致声音嘶哑不鸣(属"金实不鸣");或由正气内亏,津气内伤,气虚、水亏者亦可声音嘶哑不鸣(为"金破不鸣")。即《柳选四家医案》之"咽痛声哑,有肺损肺闭之分。所谓金破不鸣,金实亦不鸣也。"

金:概指金属制成的乐器。郑玄注《周礼·春官》:"金,钟镈也。"《素问·阴阳应象大论》谓:"西方生燥,燥生金,金生辛,辛生肺……其在天为燥,在地为金,在体为皮毛,在脏为肺……"肺在五行属金,《灵枢·热病论》谓"金者肺也",故本谚的"金"是指代肺脏,主要是强调肺与发声的关系。"实"者,邪气壅实;"破"者,肺虚而损。不鸣,言失音。表现为发声幽咽,声音嘶哑,甚则口不能发声。古医籍称为"喑""瘖"等。

《灵枢·忧恚无言论》云:"喉咙者,气之所以上下者也。会厌者,音声之户也。……"喉为呼吸之气的必经之路,为肺之门户。声音是喉咙、口腔部的会厌、舌、唇等多个器官的综合作用的结果,而尤与肺的功能作用至关密切。肺气是发声的动力,所以《难经·四十难》说"肺主声",声音的发出必须凭借肺气通畅、鼓荡有力及肺之津气对相关器官的滋养润泽作用。肺病，或肺虚失所养，或肺窍为邪所壅，皆可造成声音嘶哑，甚至失音。这就是本谚"金实不鸣，金破不鸣"的机理所在。

张景岳《景岳全书》谓："音哑之病，当知虚实。实者其病在标，因窍闭而喑也；虚者，其病在本，因内夺而喑也。"汪切庵在《医方集解》中也说："肺属金，声之所从出也。有物实之，则金不鸣。燥湿除痰，则金清而声自开矣。有声嘶而哑者，是肺已损也，难治。"这些都提出了失音论治，当首辨虚实（即先辨其为"金实"抑或为"金破"）。

金实不鸣（失音实证）：

是由邪浊之气壅塞，阻遏气道，气门开合不利，而见声音嘶哑，乃至失音。此类失音，起病较急，大多突然发病，故又称为"暴喑"。

肺主气，外合皮毛。无论风寒、风热，外邪袭表，邪气外束，都可影响肺气宣畅而失音。此证必兼有表卫之症，如肺失肃降，兼见肺气上逆之咳嗽；鼻为肺之窍，故常伴见鼻塞、鼻痒、流涕等症。治疗当疏解外邪为务，兼以开音。由风寒外袭者，疏风散寒，宣肺开音，可选华盖散出入；由风热侵扰者，辛凉疏透，利咽开音，可选桑菊饮加减。更有燥邪犯肺一种，多见于秋燥季节气候干燥，或过食辛辣爆炒食物，燥热之邪劫伤津液，喉少濡养，声失滋润而导致声嘎嘶哑。初期用桑杏汤加味清肺润燥以开音；若声音嘶哑，渐形加重，甚而失音，咽痒咳嗽更加厉害，甚至咳出血丝，伴见失眠盗汗、大便干结者，此由燥热灼金，化热化火，又须清肺润燥，解毒开音，可选用清燥救肺汤。其由痰浊凝聚而失音者，或由水湿不化，痰湿结聚；或本痰湿素盛者，水湿郁滞，束肺困脾，痰湿过甚，阻遏咽喉，声门开合不利而发音嘶哑，重浊不清，此又宜健脾利湿、益气顺气以开音，选用四君子汤为主方加味（可加菖蒲、云苓、半夏、橘络、杷叶、生姜取汁）以治之；若痰湿浊滞过久，必碍血行，痰浊结块，脉络受阻，痰瘀搏结，留滞喉

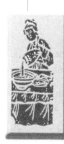

咙,闭塞声门而致失音者,笔者于临床所见中风后遗语言障碍者,多属此型。此证型的特点为突然声哑,逐渐加重,声哑而音沉,咽喉部有异物梗阻感。局部检查可能发现声带水肿、慢性充血、声带闭合不全,甚至见声带息肉等,可径投会厌逐瘀汤。唯此类证型,顽固难愈且反复发作,宜早作专科检查,明确诊断,中西结合,必要时尚须依赖手术治疗。

金破不鸣(失音虚证):

声之能发,必赖肺之气足津充,气足则鼓荡有力,津充则喉有所润。津气虚衰,则声音无从出也。此证型的特点是声嘶、音低、息弱,正气虚衰,驭气无力,旷日不愈,逐渐形成,逐渐加重,故又称为"久喑"。

声之能发,与五脏六腑皆所相关,而尤与肺、脾、肾关系最切。以肾者气之根,脾者气血生化之源,肺者气之所主。声音之发,受制于气,其能否正常,则受此三脏之制约尤其重也。魏之绣《续名医类案》说"肺金衰则金不鸣",声音之发虽为肺所主,然肺气之充足又需赖气之根的肾和气之源的脾的支持供养。肺气足则呼吸通畅,声音洪亮,虚则音怯而弱,声低息微,日久更见嘶哑、失音,常伴见短气懒言,四肢乏力,便溏纳少,宜补中益气以开音,补中焦之脾亦即补肺金之气(此亦补土生金之法),用李东垣之补中益气汤加味(常加诃子、北五味、百合、淮山药等,以收敛肺脾肾之气;酌加菖蒲以通窍开音)。论治此证型之失音,须注意两点:一是苦寒、咸寒之品所当忌用,通窍、开音之药亦不可过用,免致耗伤正气,加重病情;再者,治"久喑",应缓治徐图,力图治本为务,否则"欲速则不达",将致变证由生。喉咙各器官需赖阴津随时给以濡养,乃能声音清亮。若其人肺阴素虚,或热灼伤阴;更有肾阴不足,子盗母气累及于肺而成肺肾阴虚之证者。水火本乎相济,阴虚之甚,则水不济火,心火偏亢,喉失濡养,失开合之机,初则声音低微、嘶哑,久则终必失音。此证常伴咽喉干痒、微痛,干咳少痰,颧面潮红,五心烦热,潮热、盗汗,舌红少苔,脉细数等阴虚火炎之象。治宜滋养肺肾,可选百合固金汤加味,若阴虚而见火旺者,更可酌加知、柏、玄参。

〔典型案例〕

散寒除痰、养阴生津法治愈金实不鸣失音一案
蔡某某,男,42 岁。
初诊:1973 年 5 月 25 日。
主诉:咽干喉痛、失音五年,伴胸闷心烦、鼻阻,时有微恶寒发热。
诊查:咳吐黏痰,苔白腻,舌质红,脉浮滑,沉取虚细微数。
辨证:此系陈寒束肺,湿痰化燥。
治法:当先以散寒除痰为主,兼养阴生津,千金麦门冬汤化裁。
处方:蜜麻绒 3 克　生地 12 克　麦冬 15 克　玄参 15 克　苦桔梗 10 克　细辛 3 克　北五味 6 克　化橘红 6 克　石菖蒲 3 克　胆南星 6 克　甘草 3 克
二诊:6 月 6 日。服上方药 2 剂后,已能发语音,咽痛、胸闷、心烦、鼻阻、恶寒发热等症消除,但仍喉燥咽干,咳吐黏痰。舌脉同前。以前方去麻黄加润肺化痰之品。
处方:广玄参 12 克　生地 15 克　瓜蒌霜 10 克　海浮石 18 克　甜杏仁 10 克　苦桔梗 6 克　细辛 10 克　石菖蒲 10 克　麦冬 10 克　川贝母 12 克
三诊 6 月 20 日。服上方药 8 剂后,诸症若失,但又头昏眼花。舌质微红。以六味地黄丸三盒善后。
[按语]《仁斋直指方》说:"肺为声音之门,肾为声音之根。"本例因寒邪束肺,肺气郁闭过久,金实不鸣,故失音至五年之久;寒邪郁久化热,热蓄胸膈,胸闷心烦,又因病员说话过多,耗损肺肾之气阴,咽喉干燥疼痛,头昏眼花,舌质红;肺在窍为鼻,寒邪束肺,肺气不宣故鼻阻,时恶寒发热;舌苔白腻,脉滑,系痰湿为

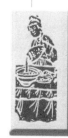

259

患。初诊时用麻绒、桔梗、细辛疏散寒邪;化橘红、菖蒲、胆星止咳化痰;生地、麦冬、玄参养阴清热。二诊即以养肺阴润肺燥,去黏固之痰以利咽喉。三诊时,肺寒已散,肺气得开,然其郁久化热,肺肾气阴伤耗过甚,故着力扶正,六味地黄丸滋养肾阴多服收功,肾精足则发声有根矣。

录自《中国现代名中医医案精华》(宋鹭冰)

综述:"不鸣"是指声音不鸣,即失音。古籍称作"喑"或"瘖"。"肺主声",发声与肺直接关联。肺属金,"金"者,肺也。邪遏肺闭者,可致失音;肺气虚怯,喉失润养,气乏鼓荡,亦致失音。此即本谚"金实不鸣,金破不鸣"之谓。

对于失音的辨治,首先是在辨虚实。只要辨证无误,治法准确,用药精当,多能获得满意效果,常能数剂而愈,"暴喑"者见效尤快。"金实不鸣"者,多暴喑属实,治以祛邪宣肺、散结开音为主,不可盲目使用滋补、收敛之品,以免闭门留寇,邪恋不去,肺气阻遏更甚而声音将更不出。"金破不鸣"者,多久喑属虚,其治又宜以治病求本之原则,当以补养扶正为主,缓图缓治,莫求速效,谨防事与愿违。我们临证尤当权衡者,须知"不鸣"之证证型单一者固然很多,而各证型绝非截然划分,一成不变。其间寒热错杂、虚实互见者更是不少,有本为实证,迁延日久而正气受伤者;有本属虚证,复感新邪者。标本之间,虚实互见,这就要求我们详审细察,强调辨证施治原则,知常达变,审标本,知权衡,万不可执一而为。

肺 主 治 节

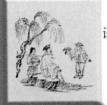

语出《素问·灵兰秘典论》。原文为:"肺者,相傅之官,治

节出焉。"

治节:治理、调节。相傅,古代官名,即相国、太宰一类。原文"相傅之官"是针对"心为君主之官"而言。相,佐助。傅,辅导。李中梓《内经知要》说:"位高近君,犹之宰辅,故为相傅之官。肺主气,气调则脏腑诸官听其制节,无所不治,故曰治节出焉。"肺与心,同居膈上。肺,辅心行事,犹相傅之辅君,是讲肺的重要作用。本谚指出肺有治理调节全身气血津液的功能,使气血津液流畅通顺,以保证各脏腑的需要而能发挥其各自的正常功能作用。

"肺主治节"的功能是通过肺主气、司呼吸、行宣发肃降、主管水道通调功能等来实施的,对全身脏腑都有治理、调节的作用。

(1)辅佐心君:《灵兰秘典论》云:"心者,君主之官,神明出焉。"心主神明是中医脏象学说对人体生理的独特认识。"血者,神气也"(《灵枢·营卫生会》),血为神之气,而"心主身之血脉",故心君为精神情志的主宰。而《素问·八正神明论》谓:"血气者,人之神。"又指明了气和血对人的精神世界所具有的同等的重要意义。心藏神,神赖气所养,神得其养,乃得安和;心主血,肺主气,心血需赖肺气之调节、统摄乃能得所运行,血乃能运达全身以供机体各部之需。若肺为邪郁,或肺被劫伤,气有所亏或气有所遏,则治节不行。气乏治节,血亦失营,则神失所养而神色萎靡、多寐、恍惚,甚而精神衰惫。

(2)调脾助胃:脾主运化,胃主受纳,脾气宜升而胃气宜降,而脾胃的这一升清降浊之能,有赖于肺的有节律的呼出浊气吸入清气的吐故纳新的呼吸运动形式。肺的正常呼吸运动,体现了气机升降出入的基本形式,肺的宣肃出入直接影响了脾升胃降的生理功能。设肺气虚衰,宣肃失职,则将升降失司,水液代谢紊乱,而致气湿停滞中焦,困顿脾阳,导致脾不运化,水肿、腹胀、便溏、疲乏诸症乃见;肺受邪郁,肺失肃降,则见咳逆,甚则势

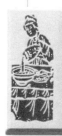

261

必影响胃之和降而见纳呆食少、脘胀、呕恶哕逆等症。

（3）协肝调血：肝以气为用而为藏血之脏。肝之所以能调节血液，乃为其本职疏泄功能之所为，而肝气之疏泄条达，亦需赖肺的治节作用。肺居上焦，为阳中之阴脏，性主肃降；肝居下焦，为阴中之阳脏，其性升发。二者阴阳相因，升降相召，才能和谐地协同维持机体气化活动的正常运行。若肺金失清肃之令，燥热下行，不能制肝，肝木失条达之性，不遂其疏泄之能，反侮其金，则咳逆乃作，或见胸肋引痛，甚则咳血（或血块、或血丝，其色鲜红）。

（4）辅肾行事：肾为人身之根，有主水、纳气、藏精之能，皆需肺之治节以相辅。①助肾主水：肾为主水之脏，肺为水之上源，有"通调水道"之能，通即输通，调即调畅。即是肺的宣发、肃降之能对体内水液的输布、运行、排泄起着疏通、调节的重要作用。若肺失治节，水道不利，肾亦将失主水之能，而见肺肾同病之水肿、水饮之证。此即《素问·水热穴论》所论"故水病下为胕肿大腹，上为喘呼，不得卧者，标本俱病，故肺为喘呼，肾为水肿，肺为逆不得卧，分为相输，俱受者水气之所留也。"（按：论中"分为相输"句，即是指肺与肾互为影响而发生水气停留之病）。②助肾纳气：肺为气之主，肾为气之根。肺主吸入清气，将所吸之清气下归于肾，充养先天之气，辅助肾主纳气的作用。若肺失宣肃治节之能，则影响肾之纳气之功，而见气短、喘累、干咳等症；肺之气久虚，穷必及肾而致肾不纳气，则见虚喘而动则尤甚。肺之与肾，乃金水母子关系，其功能一吸一纳，相互合作而使人身之气源源不绝而为机体所用。③助肾藏精：肾属水，肺属金，肺主治节者，还包括肺有输布津液以滋肾的功能，肺肾之阴互相滋养，此即金水相生之义。若肺阴虚亏不但无能资助肾阴，且将累及肾阴，母病及子而引肾中阴液以自救，而有肺肾阴虚之见证。

（5）制约膀胱：肺以其能通调水道、制约膀胱而被誉为"水

262

之上源"。肺气肃降则能将由脾输转而来之津液下输膀胱,再经过肾的气化作用之后,由膀胱将其中之浊物排出。若肺为邪郁,壅闭而治节不行,上源不通,下窍必闭而出现小便病变。此即唐容川《医经精义》之所说:"夫肺以阴气下达膀胱,通调水道,而主治节,使小便有度,不得有违。"

(6)督传大肠:大肠为传导之腑,与肺为脏腑表里关系。大肠的传导排泄之能直接受肺气的调节,肺之气足,其肃降之令行,则大肠传导正常;若肺金虚亏,治节不行,则大肠不能行传导之职而见不大便之证;若肺气遏闭,气不肃降,大肠亦失传导而出现排便障碍。

综上粗略的阐释,可见肺对诸脏腑都具治理、调节、辅佐之能,此即"肺主治节"者也。通过以上肺对其他脏腑的治节形式,可以将其治节作用归结为以下几个方面:

(1)表现在对气的主持和调节:"肺主气"者,主一身之气。由肺吸入之清气与水谷所化之精气及先天之精气相合而形成宗气。《灵枢·邪客》说:"宗气积于胸中,出于喉咙,以贯心脉,而行呼吸焉。"凡呼吸、声音、语言皆取决于宗气是否充沛,而肺吸入之清气实为宗气之主要来源,故有"肺为宗气之源"之说。宗气尚贯注心脉,通过心主血脉而布散全身,以维持各脏腑器官的正常功能活动。故称"诸气者,皆属于肺",肺气的呼吸调匀是人体之气的吐故纳新及气之生成和气机条畅的主要条件。若肺气失常,治节不行,则势必影响一身之气的生成和运行。

(2)表现在对水液代谢的调节:《素问·经脉别论》云:"饮入于胃……脾气散精,上归于肺,通调水道,下输膀胱。"肺的通调水道的功能是通过肺气之宣发、肃降来实现。通过肺气的宣发功能将来源于脾所生化的水谷之气敷布于全身各部以事滋养,部分从汗孔、口鼻达于体表;通过肺气的肃降功能将已被机体利用过的多余的代谢产物下输于膀胱排出体外,莫使其停蓄而为患。

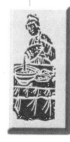

（3）体现在对血液运行的推动和调节：《灵枢·动输》云："其清气上注于肺,肺气从太阴而行之,其行也,以息往来,故人一呼脉再动,一吸脉亦再动,呼吸不已,故动而不止。"心脏的搏动、血液的运行全赖肺气的推动。因为肺气的贯心脉的功能,直接调控着心脏的搏动,呼吸不已,搏动不止;呼吸一停,搏动亦止,则生命夭亡。《内经》尚有"肺朝百脉"之论,乃是指肺受百脉所朝会,全身的血液通过百脉朝会于肺,经过肺的呼浊吸清进行净化,然后,再输运至全身各部为营养之用。肺气是血液运行的动力,肺气的盛衰直接影响着血液的运行、百脉的通畅、心脏的搏动。

"肺主治节"的功能主要是通过对气、血、津液的治理、调节得以体现。气、血、津液是机体赖以生存的物质基础,"肺主治节",调节、治理了气、血、津液,也就是调节、治理了全身各部。

〔典型案例〕

呕吐呃逆从肺论治——学习王孟英治验一得

王氏从肺治胃,方药清灵,理气习用枇杷叶、杏仁、紫菀、苏子、枳壳等;若气郁生痰者,常用贝母、竹茹、杏仁、橘红、雪羹等;若气阴不足者,常用沙参、麦冬、芦根、梨汁等;对邪气壅实者用桑白皮、枳实等泻肺安胃。笔者师法孟英,取得了较好的效果,兹择三例,简介于下。

例一：

李××,女,27岁。

1982年4月20日初诊:羑历3月,初由郁怒起病,症现头昏目眩,胸闷气短,噫嗳频频,两胁作胀。继则脘腹隐隐疼痛,泛泛欲呕,口苦,食欲不振,近半月来,得食其吐。曾作上消化道钡餐造影,诊断为:慢性肥厚性胃炎,轻度胃下垂。迭经中西药治疗,未见效果。刻诊脉象弦细,舌苔薄黄、根腻。证属肝胃不调,气失和降,拟肝胃同治。

处方:代赭石30克(打,先煎) 旋覆花10克(包) 潞党参15克 北沙参12克 法半夏10克 陈皮6克 茯苓15克 生甘草5克 左金丸8克(包,同煎) 生姜3片 2剂。

二诊(4月23日):服药后诸症未减,更见面部烘热,时觉气上冲胸,舌脉同前。余思其呕逆既久,中气必虚,土不生金则肺气不足而治节不行,降下失令,木强无制,气机乖悖。治当改拟养金制木,从肺治胃。

处方:潞党参15克 北沙参12克 茯苓15克 法半夏8克 杏仁8克 紫菀10克 炙苏子10克 陈皮6克 生甘草5克 枇杷叶2片(去毛) 2剂。

三诊(4月25日):吐逆始定,食下亦安,胸闷渐松,冲气已平,精神略振。唯仍感头昏,口干渴,脉细,苔薄黄。再以前法增损。

处方:潞党参15克 北沙参15克 大麦冬10克 干石斛10克 茯苓12克 杏仁8克 紫菀10克 炙苏子10克 生甘草5克 枇杷叶2片(去毛) 3剂。

四诊(4月29日):知饥能食,不复呕吐,胸闷渐宽。惟饮食略多则感上腹部撑胀,移时即消。觉咽部有痰,不易咯出,大便微溏,小便清白,带下量多而清稀。脉细软,苔白。中虚未复,予补益脾胃法以善其后。

例二:

吴××,女,24岁。

1982年9月8日初诊:泛泛作呕,晨起尤剧,腹胀肠鸣,大便干结难行2月,虽几经易医,然获效甚微。近旬来呕恶更甚,饮食稍多则呕,口干苦,胸闷不舒。刻诊脉细无力,苔白微腻。此中虚气滞,升降失衡使然。拟宣肺以斡旋气机,健脾以资助运化。

处方:杏仁10克 炒牛蒡子10克 化橘红8克 炙紫菀10克 太子参15克 生白术10克 炒枳壳6克 茯苓15克

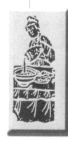

法半夏 8 克　生甘草 3 克　炙枇杷叶 2 片(去毛)　2 剂。

二诊(9 月 11 日):药后呕逆渐平,胸闷亦畅,唯晨起略感恶心,大便日一行,腹胀肠鸣十减六七,脉细,苔白。前法既效,毋庸更张,继服前方 2 剂。呕逆得止,食欲旺盛,精神日振,二便通调,腹胀肠鸣亦蠲,脉细,舌苔薄白。予健脾益气调理善后。

例三:

石××,男,26 岁。

1983 年 2 月 4 日初诊:10 天前畏寒发热,微咳。越 2 日寒热虽罢而时作呃逆,此后有增无减,剧时呃声连续不断,全身振摇,涕泪俱下,历三四小时方止,夜间亦常发作,致令不得安卧,胃不知饥,强食之则吐。曾服旋覆代赭汤、丁香柿蒂汤等方药及西药解痉镇静之剂,仅暂安一二小时,复而如故。刻诊脉来细数,舌苔薄白,舌质偏红。此风邪外袭,肺失宣肃、胃失和降也。予宣上和中、升降并施法。

处方:杏仁 10 克　桔梗 8 克　炒牛蒡子 10 克　紫菀 10 克　炙苏子 10 克　法半夏 10 克　代赭石 30 克(打,先煎)　旋覆花 10 克(包)　陈皮 6 克　生甘草 5 克　枇杷叶 2 片(去毛)　2 剂。

二诊(2 月 6 日):呃逆渐减,纳谷已安,微感口渴,食不甘味,脉细,苔白,以前法增损治之。

处方:杏仁 10 克　桔梗 8 克　紫菀 10 克　炙苏子 10 克　茯苓 15 克　法半夏 10 克　炒枳壳 6 克　姜竹茹 10 克　炙甘草 5 克　生谷芽 15 克

服药 2 剂,呃逆已瘥,纳增,别无所苦,脉细,苔白,嘱避风节食好自调养。

[按语]本文所举三例病案,例一为郁怒起病,木强土弱,土不生金,肺气虚衰。由是而治节不伸,气化不展,降下无权,致令木亢无制,有升无降,气机乖悖,故强欲镇降则格拒不应,唯使肺气清肃,肝木自平,胃气乃和。例二为中虚气滞,失于运化,大便

虚秘,浊气上逆,宣肺旨在通府降浊,不伐气而气自平。例三为风邪袭肺,肺气不利,胃失和降。予宣上和中、升降并施,则肺降胃和。

录自《中医杂志》1985 年第 4 期 25 页

综述:"肺主治节","治"是治理,"节"是调节,高度概括了肺在人体的综合生理功能。"肺主治节"指出肺对全身各脏腑都有治理、调节,使之发挥正常功能的重要作用。肺的这种治节功能主要是通过肺主气,司呼吸,行宣发、肃降,主通调水道得以实施的,而其对机体气、血、津液的调节、治理乃是"肺主治节"的具体体现。

肥 人 多 痰

语出陈士铎《石室秘录·痰病》。原句为:"肥人多痰,乃气虚也。虚则气不能运行,故痰生也。"本谚指出肥胖之人多为痰湿蕴滞的体质。肥胖是对外在形态的描述,多痰多湿是对内在体质的认识。朱丹溪《格致余论》谓"肥人湿多"。痰者,湿也。言多痰,言湿多,其义一也。

外观形体肥胖之人往往是痰湿内蕴的体质。《素问·奇病论》云:"此人数食甘美而多肥也。"肥胖之人大都由于过食膏粱肥美的食物所导致。肥胖产生之由,首先是不良的生活习惯,过食肥甘、过量饮酒、过少活动。过食肥甘,则生痰生湿,湿聚脂积;过量饮酒,则湿热内生,皆能伤及脾胃,导致肝之疏泄、脾之运化功能为之失职。更兼运动过少,气血不行,气滞血涩,气血瘀阻而肥胖乃成。其他如遗传因素、年龄因素及某些特殊药物(如激素类药物)等,皆肥胖所致之由。

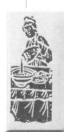

267

中医名谚阐释

肥胖之人，外形肥腴，脂厚如绵，内气亏虚，乃外强中干、本虚标实之质。本虚者，脾肾气虚，虚则水湿失于温煦运化而湿滞痰生；标实者，痰浊膏脂积聚，水湿痰浊阻遏。

　　张景岳《景岳全书》谓：“痰即人之津液，无非水谷之所化，此痰亦既化之物，而非不化之属也。但化得其正，则形体强，荣卫充，而痰涎本皆血气；若化失其正，则脏腑病，津液败，而血气即成痰涎。……盖痰涎之化，本因水谷，使果脾强胃健如少壮者流，则随食随化，皆成血气，焉得留而为痰？……但见血气日消，而痰涎日多矣。此其故，正以元气不能运化，愈虚则痰愈盛也。”张氏之论指出痰涎是由元气不足运化而成。运化之职，其任在脾，脾主运化，既输布水谷精微以供养全身之用，亦参与体内水液代谢以输运全身水液。脾气健运，则能将水谷生化之精微输运到全身，长肌肉，益气血，柔筋骨，养脏腑；脾失其运，则水湿停滞，津液不布，凝结而痰涎生。冯兆张《锦囊秘录》谓：“盖痰者，病名也，原非人身之所有，非水泛为痰则水沸为痰，但当分有火无火之异耳！肾虚不能制水，则水不归源，逆流泛滥而为痰，是无火者也……阴虚火动，则水沸腾动于肾者……水随波涌而为痰，是有火者也。”冯氏此论是将痰的生成，责之于肾。肾主水液，水液的流行、蒸化，皆须赖肾中阳气的温煦、气化之能，若肾中阳气不足，则不能制水而水泛为痰。结合张、冯二氏之论，痰涎的生成与脾肾之气的不足至为相关。即如陈修园所说：“痰之本水也，原于肾；痰之动湿也，主于脾。”痰涎之生成，重点责乎脾肾，诸家似无异议，谈到二者间的关系尤以刘仕廉《医学集成》之说为可取：“痰虽生于脾胃，其实由肾阳虚损，不能熏蒸脾胃，以致脾不纳涎而痰成矣。”痰涎的形成虽责之于脾的运化失职，但其根本乃是由肾之阳气虚衰不能温运脾土，故言肾为痰生之本，脾为痰生之主。即如陈士铎在《石室秘录》中说：“肥人多痰，乃气虚也。虚则气不能运行故痰生也。则治痰必须补其气而善消其痰耳。然补气又不可纯补脾胃之土，而当兼补命门

268

之火,盖火能生土,土自生气。"这就告诉了我们痰的生成在病理上脾肾相关,在治疗上亦应脾肾兼顾。赵晴初《存存斋医话稿》说:"痰属湿,为津液所化。盖行则为液,聚则为痰;流则为津,止则为涎。其所以流行聚止者,皆气为之也。……故善治痰者,不治痰而治气,气顺则一身之津液亦随气而顺矣。余谓不治痰而治气一语,为治痰妙谛。"讲治痰之法,首在治气。水湿之所以凝滞不行乃是由于气化不行。气化一行,水湿流动,则痰无以生。所以赵氏有"不治痰而治气为治痰妙谛"之论。

然而治气并非专指顺气、降气,而唯养气、益气才是通过治气以治痰证的根本之法。即如张景岳《景岳全书》所说:"故治痰者,必当温脾、强肾,以治痰之本,使根本渐充,则痰将不治而自去矣。"温脾则脾气健运,水湿得行;补肾则肾气强旺,气化行而水不泛滥,如是则不致痰湿凝积肌肤而病肥胖。健脾温肾为治痰之本,顺气除痰为治痰之标,临床当二者结合,标本同治。治本则水得流行,以杜绝生痰之源;治标则湿去痰除,气行而不致滞留为患。

〔典型案例〕

单纯性肥胖症

患者,男,24 岁。2000 年 1 月 12 日初诊。

患者就诊时形体肥胖,身高 176 厘米,体重 110 千克,多食嗜睡,神疲乏力,口干,大便干结难解,血脂偏高,舌苔黄腻,脉濡细,治从健脾益气,化湿祛痰,佐以清胃泻热。

处方:黄芪 20 克　党参 20 克　云苓 20 克　干荷叶 20 克　决明子 20 克　生山楂 20 克　生石膏 20 克　白术 10 克　泽泻 10 克　法夏 10 克　石菖蒲 10 克　生蒲黄 10 克　黄连 10 克　黄芩 10 克　苡仁 30 克　橘红 5 克　制大黄 5 克　生甘草 5 克

以上方药服 14 剂,每日 1 剂,水煎 2 次,饭后服。嘱患者自

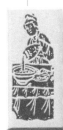

行饮食调理,加强体育锻炼,克服多睡、多吃、少动的习惯。

药后病人自觉身体轻快,无任何不适,唯大便干硬,因路途较远,就诊不便,电话嘱在当地再配原方药14剂,煎服。

二诊:体重减轻10千克,无任何不适症状,上方去制川军、黄连、黄芩、石膏,共服28剂,并坚持体育锻炼,控制饮食。

三诊:体重又减轻5千克,无不适症状,给予上方14剂煎服,嘱继续体疗、食疗,以巩固疗效。随访1年,体重无增加,无任何不适症状。

[按语]此例患者为脾虚痰湿兼有胃热。脾虚运化失职,痰湿内生,而痰湿致病重浊黏滞,临床上则见肥胖、多食嗜睡、神疲乏力;胃中热盛则消谷伤津,症见多食善饥、口干、大便干结、舌苔黄。方中黄芪、党参、云苓、白术健脾益气为主,配苡仁、泽泻、法夏、石菖蒲、橘红化湿祛痰,佐以生蒲黄、山楂、决明子、干荷叶活血降脂,降低血液黏稠度,改善局部微循环;石膏、制大黄、黄连、黄芩清胃泻热;四组药物伍用减肥降脂相得益彰。

录自《臧堃堂医案医论·医案精选》

综述: "肥人多痰"是通过外观形态对内在体质的一种认识。肥胖之人,形体肥腴,脂软如绵,正气内虚,外强中干。由于正气内虚,气机不运,水湿不行,痰湿凝滞,痰聚脂积而病肥胖。故其治益气养气以绝生痰生湿之源,除湿消痰以减肥胖之患。笔者治单纯性肥胖病,常以《金匮要略》外台茯苓饮,或以春泽汤合导痰汤为基本方,并每加苍术、菖蒲、炒莱菔子为用。基本方立足于肥胖乃由痰凝湿滞,气湿不行,故益气以行气,除湿以消痰,再辨病结合辨证加用对症药味。痰之为病,随气流行,无处不到,无所不至,若其上犯巅顶,见头晕、头痛者,加天麻、白芷;痰瘀闭阻心脉而见胸痛、心悸者,加重菖蒲、桂枝用量,更加丹参、薤白;瘀停肝脏,而见胁胀、肝痛,甚则为脂肪肝、早期肝硬化者,加郁金、泽兰、莪术、旋覆花;其留伏于皮里膜外而见皮下结节者(常可考虑皮下脂肪瘤),则加入皂刺、昆布、乌梅,重用白芥;见肾阳不足者,入补骨脂、菟丝子,甚则入桂、附;兼肝胆湿热者入胆草、山栀、茵陈、紫草(未育之妇女慎用);兼痰气上壅者,合三子养亲汤;兼胃中热蕴者,加知母、黄连、生石膏、熟大黄等等。临证加减,法无定法,总在抓住病机,随证变通。

肥胖不仅给患者个人带来生活、工作上的不便,其可能发生的多种并发症将会严重地危及患者的健康甚至生命。肥胖问题已不单纯是个人问题,已逐渐地成为一个严重的社会问题而引起社会各方面的关注。预防和抑制肥胖,靠药物也好,针灸也好,气功也好,都只能是起到辅助的作用。最重要的是对患者进行宣传教育,本《灵枢·师传》所传"告之以其败,语之以其善,导之以其所便,开之以其所苦",加强对患者的心理疏导,使患者认识到不良的饮食和生活习惯的严重危害,通过调整饮食,加强运动,从而减轻体重,抑制肥胖,避免诸多并发症的发生和可能造成的伤害,才是最根本、最积极有效的方法。

怪 病 多 痰

本谚语见元·朱丹溪《丹溪手镜》"诸病寻痰火,痰火生异证"。其后,明·张景岳《景岳全书》亦曾说:"痰为百病母","怪病之为痰者……正以痰非病之本,乃病之标尔。"清·周学海之《本草经疏》则更确切地说:"怪病多属痰,暴病多属火。"古人尚有"百病皆由痰作祟""怪病多从痰着手""顽痰怪证"等说法,其意皆在强调因痰致病的广泛性、复杂性、顽固性。故而龚廷贤《济生全书》谓:"凡奇怪之症,人所不识者,皆当作痰证而治之。"即明示了"怪病多痰"的内涵意义。

"怪病多痰",首先提示我们对待某些病,按常理进行辨证

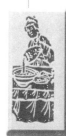

分析似乎难以说得透彻者,从痰病入手论治,常能获得意想不到的良效。这无疑拓宽了对疑难杂证的辨治思路。

沈时誉《医衡》谓"气者,痰之母也",皇甫中《明医指掌》说:"夫人之气道贵乎清顺,顺则津液流通,何痰之有也!若气血津液稍有一时不能运行,则隧道不通,凝滞而为痰、为饮。"此论指出了痰之生成与气不运行的直接关系。痰之所以生成,乃由机体气机的循环障碍,气血不能畅达通顺而造成,其中尤与肺、脾、肾三脏功能密切相关。脾主运化,脾失其运,则水湿不行,聚而为痰,故有"脾为生痰之源"之说。肺主气,主治节,为水之上源,有通调水道之能。肺失宣畅,津液不布,上源不行,津液等渗出物则停滞凝聚而为痰,故有"肺为贮痰之器"之论。肾主水,总管全身水液的调节而司二便之开阖。肾气不足,则开阖失司,脾、肺均将失其输运、治节之能,阳不化气,水湿停蓄而痰证由生,或者更加重痰证证情,此即所谓"肾为痰之本"。总之,痰是人体脏腑功能失调、气机混乱、津液不行、水湿凝结而成的病理性产物。这种病理产物的直接、间接负面作用又最易阻滞气机,影响脏腑气化功能,而成为导致多种病证的致病因素。

痰证既成,古医家有"有形之痰"与"无形之痰"之别。痰既为病变过程中的病理产物,其见于肺而咯出者,见于胃而吐出者,瘰疬、瘿肿之结于颈前者,癥积、结块之无名肿物以及臃肿肥胖之躯等,凡视之可见、触之有物者,皆谓之有形之痰;而留伏经络、脏腑、组织、器官之间,产生窍闭、疼痛、麻木、顽证、怪证者,内有所生之证,外无可见之形者,谓之无形之痰。

痰之为病,表现甚杂,而且常与同是病理性产物的湿、郁、火、瘀等狼狈为奸,相协并行,兼杂为患,共同对机体造成损伤。因此,我们对痰与这几种同属病理产物者间的关系也应该有一个基本的了解。

痰之与湿:两者同源共性,均为津液为病之病名,正则为津为液予人以用,淫则为痰为湿予人以病。两者证情类似,不易严

272

格划分,故常"痰湿"并称。湿为脾虚不运蕴滞而成,痰为湿邪凝聚胶结而成。赵晴初《存存斋医话稿》就说:"痰属湿,为津液所化,盖行则为液,聚则为痰,流则为津,止则为涎。其所以流行聚止者,皆气为之也。"湿为痰之本,痰乃湿之结;湿为痰之始,痰为湿之渐,二者只是在发病程度上有所差别。痰邪往往由湿邪酝酿而成,为湿邪的进一层发展,其为病常犯中焦脾胃及肌肤、经络、头目清空之地。其治亦常化湿祛痰同举,因其初生皆为脾肾之气不化,故化湿祛痰之时,常须兼顾脾肾之气。

痰之与郁:同为体内气机不畅所致。郁者,气之为病;痰者,气病而水亦为之病。郁多由七情内伤,肝失疏泄,气滞成郁;痰乃气机不畅,津液不行,凝结而成。气郁者痰多滞而成结,痰凝者气多郁而不畅,痰郁相干,互为因果。其治亦必须理气与祛痰兼而并用,乃能取得满意效果。

痰之与瘀:皆气机运行不畅所造成。气为血之帅,气之不行,阻滞血运而致瘀,不布津液则为痰。血瘀内阻,久必生痰;痰邪内着,更促血瘀。痰瘀互阻,胶结裹协,则更增加病证的绵缠难解之顽固程度。古人就有"怪病多由痰作祟,顽疾必兼痰和瘀"之说,临床上痰之与瘀每每常相结滞,相协为患。其治涤痰化瘀并举,同时还必须理气行气为之帅血逐痰。

痰之与火:气之有余便是火生之机,气之不行便是痰凝之处。故杨栗山《伤寒瘟疫条辨》有"痰之本水也,湿也,得火与气则结为痰"之说。七情化火,煎灼津液而成痰浊;痰气内蓄,久之亦必化火。二者相为挛生,互为其援,即如皇甫中《明医指掌》之谓:"火借气于五脏,而势始盛;痰借液于五味,而形乃成。气有余,则化为火;液有余,则化为痰。气能发火,火能役痰,故治痰者必降其火,治火者必顺其气也。"就从痰、火、气间的关系进行了论述。其治则又须降火祛痰、清化开结。

痰、瘀、湿、火、郁都是机体病变过程中的病理产物,同时,又都会成为产生疾病的致病因素。对于痰、瘀、湿、郁、火等能致人

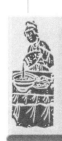

273

为病的诸般病理产物，古人有六郁之说。朱丹溪《丹溪心法》即专立《六郁》之论："郁者，结聚而不得发越也，当升者不得升，当降者不得降，当变化者，不得变化也。此为传化失常，六郁之病见矣。"该论论述了郁证发生的病变机理，论中还列有各郁证（湿、气、痰、热、血、食）之典型脉症。郁者，气化失司，气结不行，传化失常而致郁证成。气郁则痰、湿、瘀、火等各种病理产物相偕而成。各种病理产物之为病，并不孤立地单一发生，往往是几种致病因素复合而为。故其治亦当多层次进行辨证分析，朱丹溪创越鞠丸统治六郁，以方示法，临证又当察六郁之孰主孰次、孰重孰轻而有所调整为用。而临床辨治痰证时，又不可忽视了其他郁证的相兼相杂。

　　因气生痰，因痰为病。而痰之为病，最难归结。我们大体可以从以下几个方面去认识"怪病多痰"的所"怪"之处：

　　痰之为病，极具广泛性：李时珍《濒湖脉学》言"痰生百病"，严用和《济生方》更言："……调摄失宜，气道闭塞，水饮停于胸膈，结而成痰，其为病也，症状不一，为喘，为咳，为呕，为泄，为眩晕，心嘈怔忡，为惯懥（按：惯，习也，常也。懥，心动心惊貌。惯懥：常好为心动心惊。即唐容川《血证论》'痰入心中，阻其正气，是以心跳不安'之谓也），寒热疼痛，为肿满挛癖，为癃闭疮膈，未有不由痰饮之所致也。"孙文胤《丹台玉案》亦讲到："或吐咯上出，或凝滞胸膈，或聚积肠胃，或流注四肢，或在皮里膜外，或在胁下，或随气升降，遍身上下无处不到，其为病也，种种不一。"痰之为病，随气升降，外而经络皮膜，内而脏腑组织，遍身上下内外，无所不至。这就是因痰致病所具有的广泛性特点。

　　痰之为病，有其复杂性：因痰而为病者，变化多端，奇形怪状而不拘，故有"顽痰怪症"之说。《医理辨证》谓："凡病不可名目者，痰饮病也。"《冯氏锦囊秘录》亦谓"风痰多见奇症"。此皆说明痰之为病具有变动不拘的复杂性特征。故凡见某些疑难怪诞而迁延日久不愈之病证，若从痰病方面去论治多能取效。

因痰致病,有其难愈性:因病而生痰,又由痰而致生病患。痰性黏滞,为病缠绵,难于速愈,既能阻碍气血运行,影响脏腑气化,妨碍其功能的正常发挥,且其为病也,病机复杂,迁延隐匿,尚能深伏络脉之中,胶着不解,致成缠绵难愈的疑难证、顽固证,治疗时往往很难取得预期的疗效。

痰之为病,既怪且难,变化百端,症情复杂,随气流动而部位不居,并因其虚实寒热之属性不同而有不同的临床表现。虽说怪病多痰,痰多怪病,然临证辨析仍有要点可循,根据前人的论述,结合个人的经验,似可归结为以下几点:

(1)脉多沉,或沉滑,或沉弦,大小不拘。苔多厚腻、滑润,舌体多见胖大、舌色多见黯晦。

(2)皮下发现冷性结节绵软包块,肤色晦暗,不痛不痒。

(3)吐冷涎、绿水、黑汁,或咯吐之痰如煤尘烟熏、如破絮、如桃胶、如蚬肉。

(4)眼胞或眼下呈烟灰黑色,面色暗滞,服滋阴补肾之品,病情反见加重。

(5)表情呆滞,目睛转动不灵活,易发惊悸,失眠难寐,梦寐怪诞,或妄言妄见,且易发昏厥。

(6)出现诸多疑难怪症,病程绵长,且百药枉效。

(7)形体臃肿,日渐肥胖,虽久病而体形不至大衰,而肌肉松软如绵。

以上诸项可作为辨析痰证之参考。凡见以上诸端者,似可启迪从痰辨治的思路。

治痰之法,历代医家都总结出了颇多的经验。如《张氏医通》即谓:"治痰之法,曰驱、曰导、曰涤、曰化、曰理脾、曰降火、曰行气,前人之法,不为不详。"就其具体的治法言,大要总不越热痰宜清,寒痰宜温,湿痰宜燥,风痰宜散,郁痰宜开,食痰宜消,顽痰宜软(此说参《证治汇补》)。秦伯未将治痰之法高度概括为化、消、涤三法,其在《谦斋医学讲稿》中说:"痰病之治法,主

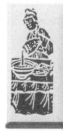

要分为:一化、二消、三涤三类。一般均用化,较重用消,留而不去则用涤。"这些治痰之法皆为前辈们的经验总结,亦为治痰之实用方法。"气者,痰之母也",气机逆乱,津液不布则凝滞聚结而痰生;气道清顺,津液流畅,则何痰之有? 通过治气而治痰,实为治痰之不二法门。诚如史堪《史载之方》所说:"欲除荆棘者,先断其根;善治风痰者,先顺其气。"治气是指调理气机,非专指降气、行气、导气等伐气之法。我们更应当认识到通过治气以治痰,乃是痰证的治标之法,治痰仍须本着《内经》"必伏其所主,而先其所因"之旨,不忘治本,不忘治生痰之由。当如叶天士《临证指南医案》所说:"痰乃病之标,非病之本也。善治者,治其所以生痰之源,则不消痰而痰自无矣。"治病求本,治痰亦当治其本,治其所以生痰之因。陈修园《医学从众录》说:"痰之本水也,原于肾;痰之动湿也,主于脾;痰之成气也,贮于肺。此六语,堪为痰病之纲领。"吴澄在《不居集》就指出了痰之生成与三脏的关系及其病变机理。吴氏说:"总不离脾肺肾三经之不足也。盖肺主气,肺金受伤,则气滞而为痰;脾主湿,脾土不运,则湿动而为痰;肾主水,肾水不足,则水泛而为痰。故痰之来也,无不在于肺;而痰之化也,无不在于脾;若论痰之本,又无不在于肾。故主此三法,以统痰之要也。"机体脏腑功能失调,气化失司,气机不行,水液停蓄,聚结成痰,机体内的水液代谢最相关连的主要脏器是肺脾肾,三脏功能失调,气化失司,才是水液停蓄、聚结生痰的根本原因。因此治痰在治其标时,还应着重分析其生痰之本而强调治之。其由脾胃受损,运化无权者,宜健脾化痰;肺脏受伤,宣肃失常,通调失利者,宜益肺气、助宣肃以去痰;肾气不足、水泛为痰者,又宜温肾、益肾以化痰。张景岳《景岳全书》就十分强调"五脏之病,虽俱能生痰,然无不由乎脾肾。……痰之化无不在脾,而痰之本无不在肾。""故治痰者,必当温脾、强肾,以治痰之本,使根本渐充,则痰将不治而自去矣。"

〔**典型案例**〕

彭履祥教授治疗疑难杂证验案(二、伏饮)

文某,女,63岁,居民。

因全身畏寒、胸腹灼热6年就诊。

自述1970年始畏寒怯冷,冬日需重衣厚被,闭户塞牖,向火取暖;夏月戴棉帽再围头巾,脚穿长袜,身着绒衣,避风独处。身虽恶寒,胸腹却灼热如火燎,恣食冷饮冰块,否则口燥咽痛,鼻塞不利,呼吸闷塞。起病以来,即觉纳呆气短,四肢厥逆,口唇发紫,项背强痛。历经省市医院检查,疑为"风心病""高血压""脉管炎"。屡用中西药治疗不解。于1976年7月26日,由亲友介绍,专程来诊治。除上述症状外,察见舌质正常,苔厚略腻,脉沉滑。据脉症分析,属寒饮留伏经隧,阻遏阳气外达,成为外寒内热之伏饮,故以阳和汤祛寒痰而通阳。

处方:麻黄3克,桂枝、白芥子各10克,熟地12克,鹿角霜30克,炮姜5克。

8月19日复诊云,上方带回,旁人见是治阴疽之阳和汤,劝其不宜轻用。但家属虑其久治不效,此方特异,不妨小量试服,以观病情变化。初饮一小杯,无任何不适。再服一大杯,便觉口燥咽痛、身寒等症减轻。于是守服6剂,各症消失。

[按语]此证外寒内热达6年之久,屡治不效,又无其他恶候,故以怪病多痰考虑。以寒饮阻滞经脉,留伏经隧,郁遏营卫之气,不得敷布外达,营灌全身,迫使气血内郁,故见外寒内热之证。徒用苦寒清里,则外寒反甚,愈使营卫郁滞,水津不布,聚而生痰,加重病情;若用辛温散寒,则胸腹灼热,不得下咽。在通阳清里相互妨碍之际,使用通阳祛痰之法,使痰饮下行,营卫畅通,诸症可望缓解。阳和汤虽是治阴疽专方,其主要功用在于温经散寒,涤饮通阳,与本证相宜,故服药6剂,一切寒热症状消失。

录自《新中医》1984年第8期31页

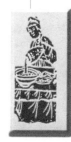

综述:"因气成积,积气成痰"(戴元礼语)。痰是由于脏腑功能不足,体内水液代谢紊乱所产生的病理产物。虽因气而成痰,却又因痰而致病。痰之为病,千奇百怪而无可以名目,表现奇特而无处不在,故自来就有"顽痰怪症""怪病多痰"之说。

总之,痰因气而生,故治痰当治气。然气有气虚、气滞之别,治有补益、疏理之异。痰之为病,本虚标实,故治痰在强本的同时,再根据痰之寒、热、郁、火、燥的不同属性及痰凝部位的不同而投以治痰之剂,如是标本兼治,乃臻至善。

实践证明临床上凡见用常理辨证难以解析透彻的"怪病",若从本谚"怪病多痰"去论治,往往能取得意外之佳效。这无疑能够帮助我们在辨治疑难顽症时拓宽思路,有益于消除困惑、提高疗效。

治上焦如羽,非轻不举;治中焦如衡,非平不安;治下焦如权,非重不沉

语出《温病条辨·治病法论》。原文为:"治外感如将(兵贵神速,机圆法活,去邪务尽,善后务细。盖早平一日,而人少受一日之害),治内伤如相(坐镇从容,神机默运,无功可言,无德可见,而人登寿域),治上焦如羽(非轻不举),治中焦如衡(非平不安),治下焦如权(非重不沉)。"本谚意为:温病在上焦,邪处肺卫,宜采用轻清宣透之法,祛邪外出为治;温病在中焦,邪在脾胃,宜调治脾胃,正邪同治,使脾胃升降出入功能恢复正常,使之平衡,发挥枢机斡旋之能;温病在下焦,邪入肝肾,治宜厚味滋补,重镇潜降,以辅正却邪而调其邪少虚多之证。

本谚乃吴鞠通在叶天士卫气营血辨证、薛生白湿温病脏腑辨证的基础上,扬长避短而创立的温病三焦辨证和治疗原则。

三焦学说肇始于《内经》,如《素问·灵兰秘典论》之"三焦者,决渎之官,水道出焉",《灵枢·营卫生会》之"上焦出于胃上口,并咽以上贯膈而布胸中……中焦亦并胃中……下焦者,别回肠,注于膀胱而渗入焉。""上焦如雾,中焦如沤,下焦如渎。"《内经》之论主要是指三焦的功能作用在疏通沟渠,通行水液,以及人体上中下三个部位的个别的气化功能。上焦的作用是输布水谷精气,像雾露一样弥漫,灌溉全身;中焦的作用是腐熟、运化水谷,像沤渍食物一样使之变化为营养精微;下焦的作用是泌别清浊,排泄废物,像沟渠排水一样。自《难经·三十八难》提出三焦"有名无形"之论后,中医学界对此产生了众多争议,实难评说是非,争论到现今为止,仍似无结果。虞抟《医学正传》之"胸中肓膜以上曰上焦,肓膜以下,脐以上曰中焦,脐以下曰下焦",指出了三焦的具体部位,亦提出了三焦有形之说。

吴鞠通在《温病条辨》提出的三焦之说,概念已不同于《内经》的三焦为六腑之一之说,更有别于《难经》三焦"有名无形"之论,吴鞠通说:"温病由口鼻而入,鼻气通于肺,口气通于胃,肺病逆传则为心胞,上焦病不治则传中焦,胃与脾也。中焦病不治,即传下焦,肝与肾也。始上焦,终下焦。"(《温病条辨·中焦篇》)吴氏的三焦之说,既概括了其所属脏腑的病理变化和证候表现,更以之作为温病的辨证纲领,其精神实质是用以归纳症状,辨别病势深浅,了解病变传变规律,指导温病的治疗原则、处方用药和预测温病预后等,是对温病学的重大贡献,完善和充实了温病治疗学,补充和丰富了祖国医学的辨证体系,对临床治疗温病具有极重要的指导意义和实用价值。

治上焦如羽,非轻不举:

如羽:羽者,羽毛。如羽,是言上焦病邪在浅表,像羽毛样轻浅;轻:言治上焦病的用药宜轻清宣透为主,忌用苦寒沉降之品。

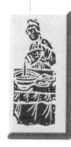

"凡病温者,始于上焦,在手太阴","太阴之为病,脉不缓不紧而动数,或两寸独大,尺肤热,头痛,微恶风寒,身热自汗,口渴,或不渴而咳,午后热甚者,名曰温病。"(《条辨·上焦篇》)吴氏将这一系列温热病的初期症状归纳为温病的上焦病证。手太阴者,肺也,其言"始于上焦,在手太阴",很明显地是继承了叶天士的学说观点,脱胎于叶天士《外感温热论》"温邪上受,首先犯肺"之论。吴氏自注其脉曰:"不缓,则非太阳中风矣。不紧,则非太阳伤寒矣。动数者,风火相煽之象,《经》谓之躁。两寸独大,火克金也。"上焦温病,为温病之初始,邪在肺卫。肺为清虚之脏,病邪犯表,内应于肺,病邪轻浅,只宜用辛散轻透之品以祛邪外出,使祛邪而不伤正。《温病条辨》银翘散、桑菊饮乃为"治上焦如羽,非轻不举"的代表方剂。温热之邪,初犯表卫者,用辛凉轻剂之银翘散;温邪犯肺者,用辛凉平剂之桑菊饮。吴氏在其方论中说得非常明白:"纯然清肃上焦,不犯中下。无开门揖盗之弊,有轻可去实之能。""肺为清虚之脏,微苦则降,辛凉则平,立此方所以避辛温也。"即如银翘散所提示的用法:"鲜芦根煎汤,香气大出,即取汤服,勿过煮。肺药取轻清,过煮则味厚而入中焦矣。"不但药物的选用要求轻清,剂量要求轻灵,连煎煮方法亦要求时间短以取其气之轻清而避其味之厚。这些都是吴氏谨遵《内经》"风淫于内,治以辛凉,佐以苦甘",取轻清之气以达位高之处的"非轻不举"之法的体现和具体措施。

　　"温病最善伤阴","初受之时,断不可以辛温发其阳",其治首忌辛温发汗之剂,"常见误用辛温重剂,销铄肺液致久嗽成劳者",此皆缘于"温病伤人身之阴"。其次,"病在上焦,只宜轻清易举易透之品,毋犯中下二焦",清透上焦,毋犯中下,不可使用苦寒沉降之品,以苦寒易化燥伤阴而犯中焦脾胃;而沉降之品无疑地直犯下焦,皆非治上焦病所宜。这些又都是在运用"治上焦如羽,非轻不举"治法时宜诚宜慎之处。

治中焦如衡,非平不安:

如衡：衡者，秤杆，比喻治之以平。上焦不愈，则传入中焦，邪入中焦，病在脾胃。中焦邪盛，正邪斗争较剧，其治邪正并重，祛邪扶正，邪正合治，而使之衡平；其湿热者，当视其湿与热之孰轻孰重、孰主孰次而取清热、化湿两相兼顾，此亦平之之义。

"面目俱赤，语声重浊，呼吸俱粗，大便闭，小便涩，舌苔老黄，甚则黑有芒刺，但恶热，不恶寒，日晡益甚者，传至中焦，阳明温病也。"（《温病条辨·中焦篇》）吴氏将这一系列温热病的极期症状归纳为中焦温病的典型，并作自注曰："阳明之脉荣于面，《伤寒论》谓阳明病，面缘缘正赤，火盛必克金，故目白睛亦赤也。语声重浊，金受火刑而音不清也。呼吸俱粗，谓鼻息来去俱粗，其粗也平等，方是实证。若来粗去不粗，去粗来不粗，或竟不粗，则非阳明实证，当细辨之。粗则喘之渐也。"它如头痛、身重痛、脘痞不饥、身热不扬、苔白滑腻等，则又属于湿温病在中焦的特征。

温病在上焦不解，则传入中焦。病在中焦，邪已入里，是为温病的极期阶段。邪处中焦，病在脾胃，直接影响脾胃的升降、输转之能，以及湿与燥的相对平衡状态失衡，从而产生吴氏所归纳的一系列症状。在此温病的极期阶段，正盛邪旺，邪正纷争，阴阳杂处，湿热混陈，其辨证首在辨邪之在脾在胃，其次辨正之伤阴伤阳及湿温证之湿热孰轻孰重。病在胃，热甚伤阴者，治以清热保津之辛寒之剂如白虎汤之类以"达热出表"；见腑气不通者，以增液通便为治；至若腑热燥结之甚"非夺下不可"者，则选用承气汤类攻下逐热以保津。设病在脾，湿热蕴阻中焦者，宜以清热化湿为治。此又须辨湿之与热孰轻孰重而分别用药，"徒清热则湿不退，徒祛湿则热越炽"，清热除湿两不可误，宜兼顾并治。三仁汤、黄芩滑石汤可随（病）机选用。

对中焦温病的治疗，总以调畅气机，导邪外出，恢复脾胃升降的平衡为目的。故吴氏提出了"治中焦如衡，非平不安"的总的治则。吴氏还提出了中焦之治的白虎四禁（"白虎本为达热

281

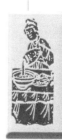

出表,若其人脉浮弦而细者,不可与也。脉沉者,不可与也。不渴者,不可与也。汗不出者,不可与也。"《温病条辨·上焦篇》);承气三不可与("阳明温病,下后脉静,身不热,舌上津回,十数日不大便,可与益胃增液辈,断不可再与承气也。下后舌苔未尽退,口微渴,面微赤,脉微数,身微热……勿轻与承气"《温病条辨·中焦篇》及参第十一条之"阳明温病……若其人阴素虚者,不可行承气");湿温三禁("湿温,汗之则神昏耳聋,甚则目瞑不欲言,下之则洞泄,润之则病深不解"《温病条辨·中焦篇》)。本谚"非平不安",其总的意义均在中病即止,以平为期。通过调整、恢复脾胃气机升降功能的平衡,既要照顾上、下二焦的平衡,更要兼顾邪正间的平衡。这些都处处体现了"治中焦如衡,非平不安"的精神之所在。

治下焦如权,非重不沉:

如权:权者,秤锤。秤锤本重。重:意指对下焦病的治疗当以重镇滋填、质重味厚之品,才能直达下焦病所。用药之质重、味厚、量大,煎煮宜久、宜长(以取其味厚),皆是"重"的体现。

凡汗下后,或已下而热久不退,脉尚躁盛;或汗后脉大,手足心热;或汗后舌强,神昏耳聋;或因阴津将涸,而形成厥、哕、痉等以及脉结代、心烦不得眠等等,这一系列温病后期的虚象和险情,吴氏归纳为下焦温病的证候。

"中焦病不治,即传下焦",下焦温病乃由中焦温病传变而来。下焦为肝肾之所居,病在下焦,邪入肝肾,为温病的终极阶段。下焦温病,邪少虚多,温邪久羁,阴液损伤严重,病情危重是其特点,顾护阴液、扶正以却邪是其最紧要处。阴精内耗而见肾阴亏损之证,治用滋养肾阴的加减复脉汤;而阴虚火炽,呈心肾不交者则用滋阴降火的黄连阿胶汤为治;阴虚而虚风内动者,则用养阴息风的大定风珠。若温病后期,邪伏阴分者,又须治以养阴清热、凉营透邪之剂如青蒿鳖甲汤。总的是邪入下焦,病在肝肾,虚多实少,用药以滋填重镇之品为主,乃可以其沉降厚重之

282

味,直达下焦病所。此类药物除质重味厚外,同时用量皆宜大,煎煮均宜久。这都体现了治下焦温病的用药"非重不沉"的特点。

由于下焦病的用药多为质重味厚,均非胃气弱者所宜,故吴氏在《温病条辨·保胎论二》有"胃弱者不可与,恐不能传化重浊之药也"之诫,而其《医医病书·无论三因皆以胃气为要论》中更是强调"必须一眼注定胃气,多方以调护之,方为正法",反对使用黄柏、知母之类,而提倡使用淡菜、海参、龟板、乌鸡、介类潜藏、血肉有情之品。其意总在时时兼顾胃气,此又为下焦用药"非重不沉"之需要谨慎处。

〔典型案例〕

风温犯肺(腺病毒肺炎)

张某,男,2岁,1959年3月10日因发热3天住某医院。

住院检查摘要:血化验:白细胞总数 27 400/mm^3(27.4×10^9/L),中性76%(0.76),淋巴24%(0.24),体温39.9℃,听诊两肺水泡音。

诊断:腺病毒肺炎。

病程与治疗:住院后,曾用青、链、合霉素等抗生素类药物治疗。会诊时,仍高烧无汗,神昏嗜睡,咳嗽微喘,口渴,舌质红,苔微黄,脉浮数,乃风温上受,肺气郁闭,宜辛凉轻剂,宣肺透卫,方选桑菊饮加味。

处方:桑叶一钱　菊花二钱　连翘一钱五分　杏仁一钱五分　桔梗五分　甘草五分　牛蒡子一钱五分　薄荷八分　苇根五钱　竹叶二钱　葱白三寸

以上方药共进2剂,药后得微汗,身热略降,咳嗽有痰,舌质正红,苔薄黄,脉滑数,表闭已开,余热未彻,宜予清疏利痰之剂。

处方:苏叶一钱　前胡一钱　桔梗八分　桑皮一钱　黄芩八分　天花粉二钱　竹叶一钱五分　橘红一钱　枇杷叶二钱

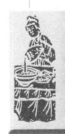

再服 1 剂。微汗续出而身热已退,亦不神昏嗜睡,咳嗽不显,唯大便两日未行,舌红减退,苔黄微腻,脉沉数,乃表解里未和之候,宜原方去苏叶加枳实一钱、莱菔子一钱、麦芽二钱。

服后体温正常,咳嗽已止,仍未大便,舌中心有腻苔未退,脉滑数,乃肺胃未和,拟调和肺胃,利湿消滞。

处方:冬瓜仁四钱　杏仁二钱　苡仁四钱　苇根五钱　炒枳实一钱五分　莱菔子一钱五分　麦芽二钱　焦山楂二钱　建曲二钱

服 2 剂而诸证悉平,食、眠、二便俱正常,停药食养痊愈出院。

[按语]叶天士谓"风温上受,首先犯肺",故以桑菊饮清轻辛凉之剂,宣肺以散上受之风,透卫以清在表之热。2 剂即得微汗,3 剂即身热已退,慎勿见其为腺病毒肺炎,初起即投以苦寒重剂,药过病所,失其清轻透达之机,则反伤正阳,易使轻者重,重者危,因思吴鞠通所谓"治上焦如羽",实为临床经验之谈。

录自《中国百年百名中医临床家》(蒲辅周)

综述:吴鞠通《温病条辨》创立了三焦辨证纲领(三焦者,上、中、下三焦。上焦病不治,则传入中焦;中焦病不治,则传入下焦。自上而下,始于上焦,终于下焦),用以阐明温病的传变规律。上焦病为温病初期,中焦病为温病极期,下焦病为温病终期。三焦辨证亦同时概括了温病证情由浅入深、由轻到重的三个分期、三个阶段。

由于温病有上、中、下三焦的受邪部位的不同,感邪深浅有异,病情轻重有异,所属脏腑不同,其病机变化和症状表现必然也不一样,则其治疗的目的和治疗的方法、治疗的要求、治疗的原则以及具体方药的选择和注意事项等等,都是截然有异的。故吴氏《温病条辨》提出了本谚"治上焦如羽,非轻不举;治中焦如衡,非平不安;治下焦如权,非重不沉"的三焦分治原则。这一治则对于温病的临床治疗具有极强的指导意义和实用价值,为后世医家所推崇和施用，被誉为"治温之津梁"。

吴氏在《医医病书》中尚有"必究上、中、下三焦所损何处。补上焦以清华空灵为要；补中焦以脾胃之体用，各适其性使阴阳两不相妨为要；补下焦之阴以收藏纳缩为要，补下焦之阳以流动充满为要。……补上焦如鉴之空，补中焦如衡之平，补下焦如水之注"之论，并提其名为《治内伤须辨明阴阳三焦论》。可见本谚三焦病治则同样适用于杂病的治疗，只要辨明三焦位置及所属脏腑体用，也可以作为杂病的辨证论治纲领。

治风先治血，血行风自灭

语出李中梓《医宗必读·真中风》。本谚意为：凡因血病而见风证者，宜治其血，血病愈则风证自愈。

《内经》有"风为百病之长""风者，百病之始也""风者，善行而数变"之论。指出了风邪为病，四时皆有，是六淫为病之首，各种外邪致病多依附于风邪而侵袭人体，故称风为"百病之长"；风邪致病，有发病急骤、证情多变、侵袭机体上下内外无所不至、病位游移、走窜不定的特点，故谓其"善行而数变"。

风，有外风、内风之异。风邪从外侵袭肌体者，是为外风。风自内生，风气内动者，是为内风。

外风：外风袭人，内外上下，皆可为患。扰外则伤人气分，动内则每伤血分。气血因其侵扰而不畅，经脉不利，营卫不行，则发为痹证；风中于络，则为面瘫之口眼歪斜等；风中血脉，则为血痹之肌肤不仁。风为阳邪，风胜则燥，风扰血分，易于伤血动血。风毒入血，或外泛肌肤，则发为斑疹瘙痒；或凝滞血脉，阻遏气血，可见关节红肿热痛；风扰血燥，可发为毛发枯萎脱落之"游

285

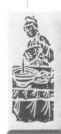

风"。风邪侵袭,易扰血分,风之与血关系密切。故治风在祛风的同时常须配伍养血、凉血等治血之品以提高疗效。如治风痹的蠲痹汤,就在使用羌、防疏风除湿的同时,配入了当归、赤芍、姜黄等养血活血;它如在治疗肤表瘾疹瘙痒之症,就常加入赤芍、丹皮、生地、紫草之类以活血凉血。此皆"治风先治血,血行风自灭"之理的运用。

内风:虽有风之名,实无风邪可散,只因其具有发病急骤、善行数变的风邪为病的特征而称为风,与外风相对而提,叫做内风。其非外来之六淫致病,实乃体内脏腑之阴阳气血失调所产生的一种病理性的亢动状态,即"风从内发"者也。叶天士《临证指南医案》有言:"内风,乃身中阳气之变动。"同时他还认识到"阳化内风"与肝脏的密切关系(《临证指南医案》谓"此水亏不能涵木,厥阴化风鼓动")。宝辉《医医小草》亦谓:"风有内外,内动之风病于肝。"以风性主动,肝为风木之脏,体阴而用阳,肝阳素盛,肝气化火,则阳从风化;或肝阴不足,阳失其制,肝阳亢动而风生。故此内风证多责之于肝,亦即《素问·至真要大论》"诸风掉眩,皆属于肝"之理。

前辈医家依据内风证的病因、病机及证候特点,概略地将常见的内风证归纳为肝阳化风、热极生风、阴虚风动、风由血动四类证型。

素体肝阳亢盛,或郁怒伤肝,肝气化火,肝阳鸱张,火随气逆,血随气升,横逆络道者,发为阳盛风动之证。其症常见眩晕、瞀冒、中风等。阳盛动风者,主要责之于肝阳妄动,故亦称为肝阳化风。治宜镇肝息风,张锡纯《医学衷中参西录》之镇肝息风汤、建瓴汤是其代表方剂。

温热病邪,内传厥阴,邪热亢极而风阳内生者,是为热极生风。症见壮热、神昏、烦躁不安;肝阴劫灼,筋脉失养者,尚可见肢体抽搐、拘急收引甚则角弓反张等症。此由热极之甚,故常伴舌多干绛,脉弦数有力。治宜凉肝息风,《通俗伤寒论》之羚羊钩藤汤是其代表方剂。

阴阳之气宜于平衡共济,倘其共济失衡,阴虚于内,阳失其制而上亢,亢极风动,是为阴虚风动者,即王旭高《王旭高临证医案》之所说:"肝之所以生风,由肾水不足灌溉,致木燥火生,火生风动。"症见眩晕、昏瞀,筋失所养,更见抽搐拘急、震颤摇掉。治宜育阴潜阳,《温病条辨》大定风珠是其代表方。

因血病而风生者,最常见的有因虚、因热、因瘀三者。

血虚生风:血乃人生之精,"气主煦之,血主濡之",血具有滋脏腑、养筋脉、濡肌肤、润毛发的作用,其为病易虚易滞。或素体血虚,或汗下失宜,或妇人崩漏、产后失血,血液过失而枯少,则失其濡润滋荣之力,脏腑筋脉失其柔养,乃生虚风内动之证,此即涂学修《推拿抉微》之所说:"肝风之所以抽掣者,则多由于血虚不能养筋也。"血虚生风者,症见眩晕,震颤,手足颤动、拘急、搐搦,常伴风疹瘙痒、大便干结等。宗叶天士《临证指南医案》"肝阳虚风上巅,议养血熄风"之说,治宜养血以息风。四物汤是为通用之剂,秦伯未在《谦斋医学讲稿》指出:"(四物汤)这是补血和血的通用方……本方的配合,熟地、白芍是血中的血药,当归、川芎是血中的气药,阴阳动静相配,故能补血,又能和血。假如只用地、芍便守而不走,只用归、芎便走而不守。"血贵流畅,血虚者多兼滞涩,故养血多须佐以行血之品,四物汤之用归、芍就非惟养血补虚,且有行血活血之意。

血热生风:脏腑结热,深入血分,血躁风动,内风由生。症见肢体抽搐,昏瞀、躁扰,或见发斑。治宜清热凉血,热清火降,血得安宁,风证自止,可选犀角地黄汤之类;血热则燥,血燥风生者,风胜则痒,症见皮肤皲揭,干燥起屑,瘙痒起疹,筋急爪枯,毛发枯萎脱落,或消渴,或便秘。治宜滋燥养营,凉血消风,可选《证治准绳》滋燥养营汤(生地、熟地、当归、白芍、秦艽、防风、黄芩、甘草)。

血瘀生风:血宜畅行无所阻,其或由气滞不运,或由气虚不

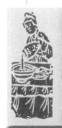

行,血失畅行,滞而成瘀;或离经之血不能及时消散、化解,亦必凝而成瘀。瘀结既成,阻滞经隧,内风乃生,诚如杨时泰《本草钩玄》所说:"人第知血虚生风,而不知血滞亦能生风。盖化者生之机,旧血不化则新血不生,因之风虚鼓焰。"《金匮要略·血痹虚劳病脉证并治》之"内有干血,肌肤甲错,面色黯黑","干血"者,血脉凝积,即瘀血也;其"肌肤甲错"乃为瘀血内阻,新血不生,燥风内生而形之于外者。血瘀生风者,症见肢体麻木,半身不遂,口眼歪斜,肢节抽搐、颤动等,且必有瘀血内阻之伴见症。行气以活血、化瘀以息风,势在必行,瘀血化,新血生,其风自息。轻者桃红四物汤,甚则王清任血府逐瘀汤;由气虚不行而瘀者,补阳还五汤实为益气以行血、血行瘀化而风证得去之方。

因血病而生风者,宜养血、凉血、活血。欲息其风,必先治血,此即"治风先治血,血行风自灭"的临床意义之所在,此即禀于《内经》"必伏其所主,而先其所因"的治本之法。虚者养之,热者凉之,瘀者化之,血病愈,致风之由去,则其风易息。

〔典型案例〕

面痛(三叉神经痛)

王某,女,45岁,农民。门诊病历。

1993年7月12日初诊。

主诉:双面颊发作性剧痛3年。

患者三年前无诱发因素开始双侧面颊疼痛,尤以右面为重,每日数发,疼痛如刀割样或针刺样,难以忍受,手不能触摸,每次持续半小时左右。先后服去痛片(索米痛片)、痛可宁(荷包牡丹碱)、多种维生素等西药及当地中药数10剂不效,乃来京诊治。今经本院神经内科确诊为三叉神经痛,求治于祝师。

现症:右面颊发作性剧痛,放射至齿龈及右颊,每日数次,张口受限,刷牙及咀嚼不能,触之痛剧,甚则痛如闪电样、刀割样或针刺样,流泪流涎,影响饮食及睡眠。口干苦,烦躁易怒,失眠多梦,大便干结,数日一解。舌质淡,脉沉细。

辨证立法:血虚肝旺之体,风阳上扰,火逆于面,内风窜络。治宜养血柔肝,解痉止痛,方用逍遥散合四物汤加减。

处方:川芎 10 克　白芷 10 克　生地 10 克　细辛 3 克　钩藤 10 克　柴胡 10 克　薄荷 10 克(后下)　当归 10 克　白芍 30 克　炙甘草 16 克　茯苓 15 克　白术 10 克　菖蒲 10 克　佩兰叶 10 克

以上方药每日 1 剂,水煎服。

治疗经过:服药 20 剂,右面颊疼痛程度及次数明显缓解,张口咀嚼已不痛,唯仍不能刷牙。进食增加,大便畅通,入睡较安。舌质淡,脉弦细。守方去菖蒲、佩兰叶,加菊花 10 克,炒枣仁 15 克,继服 20 剂,面颊疼痛基本控制,刷牙时偶痛,仍有心烦,眠差。因患者欲返当地,嘱其带药 14 剂继服。

[按语]本案为阴血不足,郁怒伤肝所致。阴不制阳,肝经风火上逆于头面,经络不通是故面痛频作。祝师以逍遥散合四物汤养血柔肝,息风解痉,重用白芍不但养血解痉,而且润肠通便。川芎、白芷、钩藤、细辛、薄荷均为轻清上浮、散风止痛之要药。而四物汤养血活血,补肝活络,深合"治风先治血,血行风自灭"之旨。

录自《祝谌予临证验案精选》

综述:"治风先治血"是临床治疗风证时处方用药的一个重要指导原则,为历代医家所重视和习用。临床实践证明,这一原则是行之有效的。

虽然本谚每用于血病而生风者,然肝为风木之脏,又主藏血,调血即可调肝,治肝即所以息风。故凡对风木之证都具有临床指导意义。此因风为阳邪,易伤血分,治风先从血治,风无所藏而易息。而由外风之袭人者,以风邪易扰血分,留伏血分更难剔除,故在祛风的同时,配伍相应的治血之品,则外来之风亦容易得到解除。此皆本谚"治风先治血,血行风自灭"在临床实践

中医名谚阐释

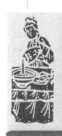

中的运用。

"治风先治血,血行风自灭",并非是说在治疗风证的时候单纯治血而置风证于不顾,是因为风性开泄,常伤阴血,而治风之品,又多属辛燥,故治风证时宜随时考虑配伍运用养血、凉血、行血等治血之品,治风与治血两相兼顾。如是血病得其所治,则外风易解,内风易息,乃是对本谚正确的理解运用。

治病必求于本

语出《素问·阴阳应象大论》。原句为:"阴阳者,天地之道也,万物之纲领,变化之父母,生杀之本始,神明之府也,治病必求于本。"本谚指出,论治疾病必须掌握遵循和利用阴阳这个变化规律。

"治病必求于本",是治疗疾病必须遵循的准则、规范,为历代医家所重。然而,这里的"本"究竟所指为何,历代医家各有不同的见解,由于讨论的角度有不同,对其含义在认识、理解上也就有所差异。

有的以精气为"本"。张景岳《类经·运气类》云:"人生之本,精与气耳。"此说源出于《素问·金匮真言论》之"精者,身之本也"。林珮琴《类证治裁》释之谓:"一身之宝,惟精气神。神生于气,气生于精,精化气,气化神。故精者身之本,气者神之主,形者神之宅也。"此说认为精气是生命活动的物质基础,故视以为"本"。

有的以病因为"本"。朱丹溪说:"疾病之源,不离于阴阳二邪也……夫风、热、火之病,病本于阳;湿、燥、寒之病,病本于阴。"周慎斋说:"种种变幻……皆宜细心求其本也。本必有因,或因寒热,或因食气,或因虚实,或兼时令之旺衰。"又说:"物必先腐,而后虫生也。病之起也,有所以起因,治之必有其本。"此说是以病之源、病之因为"本"。

有的以脏腑之气为本。黄承昊《折肱漫录》谓:"治病必以脾胃为本……胃为水谷之海,六腑之大源也,故人生以胃气为本。"李中梓《医宗必读》更有名论:"'治病必求于本',本之为言,根也,源也,世未有无源之流,无根之水。……故善医者,必责根本。先天之本在肾,后天之本在脾……"此说当源于吴普《难经集注》"五脏者,人之根本也"之说,乃是因脾肾为性命之根,生命赖此得以维持,治病须强调顾护脾肾二脏,以其在生命存在中的重要性而视之为"本"。

有的以六变为本。持此说的代表人物是张景岳。其在《景岳全书》中说:"万病之本,只此表里寒热虚实六者而已。"六变是指证情的六种变化形式,故又叫六要、六化。张景岳在《类经·运气》亦说:"凡治病必求其本,六化是也。"徐灵胎在其《杂病源》中专立"六要"一条而谓:"六要者,表里寒热虚实也。此医中最大关键。明乎兹,则万病皆指诸掌。"疾病发生的过程,就是邪正斗争的过程。在这一复杂的过程中,必然有很多错综复杂的"证"的表现,将疾病的这些表现形式归类起来,总不越表里寒热虚实六个范畴,故张氏称其为"万病之本"。临证将"治病求本"的原则与此六者有机地结合起来,当然是非常具有临床实际意义的。

有的以病机为本。张珍玉教授说:"治病是为了解除疾病的痛苦,'求本'是探求致病的各种因素和疾病的关系。……病机不全相同,其表现症状也就各异,因此,在临床上辨证就是求本,施治就是治本,求本是诊治的目的,治本是诊治的原则。"又说:"治病求本之本,本于辨证……因此,辨证论治是求本治本的真正含义。"(《中医杂志》1986年4期73页)此说是讲探求疾病的病机变化(即辨证)是为"求本","求"是探求、辨析,而所

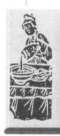

探求的对象(病机变化)是为"本"。对此张景岳《类经·论治》有一段洋洋洒洒的论述,节其论曰:"本者,原也,始也,万事万物之所以然也。世未有无源之流,无根之木,澄其源而流自清,灌其根而枝乃茂,无非求本之道。……随机应变,必不可忽于根本,而于疾病尤所当先察得其本,无余义矣。惟是本之一字,合之则惟一,分之则无穷。……凡事有必不可不顾者,即本之所在也。姑举其略曰……"张氏之论将病机("万事万物之所以然","而察其所以然")视为求本之道,而要求"随机应变,不可忽于根本",接着张氏列举了死生、邪正、阴阳、动静、气血、脉证、先后、缓急、内外、上下、虚实、真假等多种"求本"之妙,最后强调"求本(病机)之道无他",目的是很明确的,"知病之所从生也"。将探求病机之所在,作为辨证之"本",这对于指导临床的辨证论治无疑是极其重要的。

其他尚有将"治病必求于本"之"本"作为与"标"相对而提出来的。如方药中之《辨证论治研究七讲》指出:"所谓'标',就是标志或现象。所谓'本',就是根本和本质。"

以上列举了诸家的多种见解认识,虽未必尽备,但就其具有代表性者也就大致如此了。诸家之论,见仁见智,各具其理,然或有失于宽泛而不够严谨,或失于局限而有碍视野,总之是众说纷纭,莫衷一是。笔者认为要弄清"治病必求于本"之"本"的真实含义,还是应该从《内经》原文中去寻求答案。"治病必求于本"源出《素问·阴阳应象大论》:"阴阳者,天地之道也,万物之纲纪,变化之父母,生杀之本始,神明之府也,治病必求于本。"《内经》在这段文字里指出:阴阳是存在于宇宙间的普遍规律,是一切事物的纲领和归纳,万物的变化从这里开始产生,是生死存亡的根本所在,万物的运动变化和形象表现无不涵盖其中,凡疾病的医治也必须遵循、掌握、利用和推求阴阳这个规律。通观全段行文,一气贯穿,从"阴阳"起始,由"求本"反顾,则"求本"者,是求"阴阳"这个"本"。全段经文,气势贯通,当不难理解,求本者求阴阳之本也。对此,诸家何以会出现分歧? 笔者认为是因为想阐述的对象、想阐述的目的和所阐述的角度有所不同而造成结论的不同。张景岳《类经·阴阳类》在注这段经文时,其结语就说:"此自首节阴阳二字,一贯至此,义当联玩。……本,致病之原也。人之疾病……皆不外阴阳二气,必有所本。故或本于阴,或本于阳,病变虽多,其本则一。知病所从生,知乱所由起,而直取之,是为得一之道。"张氏之说,不但明确了求本就是推求阴阳这个本,同时还指出了治病必须推求阴阳这个规律的意义之所在。掌握了阴阳这个规律就能够纲举目张,执简驭繁,"而直取之,是为得一之道"。

阴阳是古代哲学用以认识世界、解释自然的方法,中医学借用来作为一种说理方法,形成了一套完整的阴阳学说。"从阴阳则生,逆之则死;从之则治,逆之则乱。"(《素问·四季调神大论》)阴阳学说贯穿在中医学中,无论是机体的健康、疾病的发生,还是病证的治疗,都运用阴阳这个普遍规律给以阐述和概括,在整个中医学领域,随处可见而无处不有。

《易经·系辞》中说:"一阴一阳之谓道。"道,就是规律、准则、规范、标准。道之所在即阴阳之所在,道是由一阴一阳所构成,只能是一阴一阳,不能是一阴二阳或一阴多阳,也不能是二阴一阳或多阴一阳,如"一阴一阳"发生了增损,就意味着阴阳的偏胜偏衰,就不能成其为准则、规范的"道"。只有阴阳的存在、阴阳的互倚互抱、阴阳的对立统一、阴阳的千变万化、阴阳的相对平衡才能构成"道"这个准则、规范。《内经》就是全面运用阴阳学说的最好典范,无论是对生命的生成、健康、疾病、治疗,一切生理、病理的问题都是运用阴阳学说来加以阐述和概括。《内经》阴阳学说的基本概念是"阴阳者,天地之道也",亦即张景岳《类经》所说:"道,阴阳之理也。阴阳者,一分为二也。……故阴阳为天地之道。"故张元素《医学启源》谓:"一阴一阳之谓道,偏阴偏阳之谓疾。阴阳以平为和,以偏为病。"生命的

293

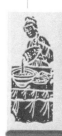

根本在阴阳,阴阳的偏胜偏衰则导致疾病的发生,阴阳的变化构成了包括人在内的天地之道。

"生之本,本于阴阳"(《素问·生气通天论》),"人生有形,不离阴阳"(《素问·宝命全形论》),生命的起源是在于阴阳,生命既已形成就离不开阴阳二气的变化。

"阴平阳秘,精神乃治"(《素问·生气通天论》),阴阳处于相对的平衡就是机体健康的保证。张景岳释之谓:"人生所赖,惟精与神,精以阴生,神从阳化,故阴平阳秘,则精神乃治矣。"

"阴胜则阳病,阳胜则阴病"(《素问·阴阳应象大论》),疾病的发生就是阴阳平衡失调的结果。张景岳在《类经》中谓:"阴阳不和,则有胜有亏,故皆能为病。"其在《类经附翼》中亦谓:"阴阳二气,最不宜偏。不偏则气和而生物,偏则气乖而杀物。"讲的就是阴阳之气失去相对的平衡,为疾病发生的根本因素。

"善诊者,察色按脉,先别阴阳"(《素问·阴阳应象大论》),"微妙在脉,不可不察,察之有纪,从阴阳始"(《素问·脉要精微论》),对于疾病的辨证诊断其基本原则就是先别阴阳,后人创立的八纲辨证就是以阴阳为总纲。

"阴阳离决,精气乃绝"(《素问·生气通天论》),生命的夭亡就是阴阳离绝的结果。即刘完素《素问病机原病式》之"阴中有阳,阳中有阴,孤阴不长,独阳不成",张景岳亦谓:"有阳无阴则精绝,有阴无阳则气绝,两相离绝,非病则亡。"阴阳相偏则病,阴阳相离则亡。

"审其阴阳,以别柔刚,阳病治阴,阴病治阳,定其血气,各守其乡"(《素问·阴阳应象大论》),"谨察阴阳所在而调之,以平为期"(《素问·至真要大论》),即张景岳《类经》所谓:"医道虽繁而可以一言蔽之者,曰阴阳而已。""证有阴阳,脉有阴阳,药有阴阳。"(《景岳全书·传忠录》)医治疾病的根本手段和目的全在于恢复阴阳的相对平衡状态。张仲景据《经》旨,乃有

294

"阴阳自和者,必自愈"之说(《伤寒论·第58条》),只要阴阳达到调和、平衡,就意味着疾病的痊愈。阴阳达到调和、平衡是疾病痊愈的标准。

　　阴阳学说是《内经》主要的说理方法。其相关论述,自始至终贯通于全书,举不胜举。人毕其一生,从生到死,包括调摄、养生、疾病、治疗和治疗所用的方法、手段,无不体现对阴阳的应用,无不与阴阳之气的变化相关。所以"治病必求于本"之"本",实乃是指阴阳。诚如张隐庵《黄帝内经素问集注》所说:"本者,本于阴阳也。人之脏腑气血、表里上下,皆本乎阴阳。而外淫之风寒暑湿、四时五行,亦总属阴阳二气。至于治病之气味,用针之左右,诊别脉色,引越高下,皆不出于阴阳之理。故曰治病必求于本,谓求其病之本于阳邪或本于阴邪也,求其病之在阳分、阴分、气分、血分也。"喻嘉言《医门法律》亦谓:"万事万变,皆本阴阳。而病机药性,脉息调治,则最切于此。"

　　中医基础尚有"治病求本"这一提法,似乎将之作为"治病必求于本"的简述,前引诸家论中所求之"本",皆是"治病求本"之"本",而非《内经》"治病必求于本"之"本"。两者之间应该是有一定差异的。对此,周学海《读医随笔》中有一段精辟的论述:"治病必求于本,所谓本者,有万病之公本,有各病之专本。"所谓"治病求本",即张珍玉所述"治病求本之本,本于辨证",亦即周学海之"各病之专本"之谓,此所遵奉的是《素问·至真要大论》"必伏其所主,而先其所因"之旨。当然,"治病求本"是中医学的重大特色之一,对于临床辨证施治是极具指导意义而不容疏忽的。但同时我们也应该清楚这与《素问·阴阳应象大论》"治病必求于本"是推求、遵循和利用阴阳这个规律的"本"之《经》旨,亦即周学海所说之"万病之公本",是不完全等同的,是有一定的差异的。或者说"治病求本"是对辨治疾病的要求,而"治病必求于本"则是论治疾病必须遵循的规范。

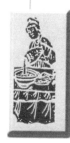

〔**典型案例**〕

济生肾气丸治愈难治性心力衰竭一例

李×,男,62 岁。

主诉:心悸,喘咳。浮肿十余年,加重半月。

患者十余年前已罹有风湿性心脏病,平素每因感冒或劳累等诱发心力衰竭,屡用西药强心剂即能控制。近两年来病情加重,发作频繁;半月来,心悸、喘咳、浮肿明显,经用西药镇静、强心、利尿等常规治疗,未能控制,病情渐重,求诊于周老。心悸不宁,喘促不得卧,倦怠乏力,畏寒肢冷,食欲不振,头晕恶心,尿少色黄,口干,腹胀不敢饮,大便不畅,2~3 日一次。

诊查:体温 36.4℃,血压 13.3/12.6kPa,脉搏 132 次/分。神智清,痛苦貌,颈静脉怒张,面色苍灰,口唇青紫,心尖区双期杂音,舒张期奔马律,肺底闻及湿啰音。肝大剑突下 5 厘米,质较硬,有腹水征,下肢水肿,按之没指。血红蛋白 105 克/升,红细胞数 3.2×10^{12}/升,白细胞数 6.5×10^{9}/升,中性粒细胞 0.64,血沉 15 毫米/小时,X 线:左心房及双心室扩大,肺瘀血。心电图:左室大及劳损。舌紫暗苔白滑,脉细数无力。

辨证:肾阳虚衰,水湿内盛,水气凌心犯肺。

治法:温阳利水,降逆平喘。

处方:熟附子 9 克　白术 15 克　茯苓 30 克　白芍 9 克
猪苓 12 克　泽泻 15 克　桂枝 9 克　葶苈子 12 克　生姜 3 片
大枣 5 枚　水煎服,每日 1 剂。

二诊:服药 3 剂,全身水肿未减,证情加重。上方加防己 12 克,黄芪 15 克,人参 9 克,甘草 3 克,熟附子增至 12 克,水煎,服 3 剂,每日 3 次,两天服完。

三诊:症仍不消退,尿量反而减少,上方去白芍、甘草,猪苓改为 15 克,泽泻改为 30 克,加冬瓜皮 30 克、车前子 30 克、赤小豆 30 克,服 3 剂,煎服法同前。

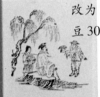

四诊:诸症仍有增无减,考虑到唇青舌紫,面色灰暗,颈静脉怒张,肝大癥积,改用桃花化浊汤。

处方:桃仁9克　红花9克　赤芍12克　归尾12克　泽兰30克　泽泻30克　车前子30克　丹参18克　赤小豆30克　冬瓜皮30克　煎服1剂,观察疗效。

五诊:服上方后症无增减,继服1剂后,患者感觉腹胀加重,烦躁不安。

处方:熟地黄18克　山药30克　丹皮9克　泽泻15克　茯苓30克　山茱萸肉12克　炮附子9克　牛膝12克　肉桂6克　车前子30克　水煎服1剂,煎500毫升,分两次服。

六诊:患者服上药250毫升后,小便通利,尿量明显增多,一次约300毫升。夜半温服药两次,一夜尿量约2 000毫升。上药继服6剂。

七诊:水肿基本消除,心悸、喘促消失,心率85次/分,血压16/11kPa,心衰得到控制。上方改车前子12克,泽泻12克,阿胶9克(烊化),人参9克,黄芪15克,水煎服12剂后,患者症状全部消失,各种检查结果正常。

[按语]周老先生行医五十余年,临床经验丰富,本例患者从临床症状看,证属"肾阳虚衰,水湿内盛,水气凌心犯肺"似无疑义,但采用温阳利水、降逆平喘复加参、芪扶正化水、分消宣化、通利小便,以及活血化瘀等法,在论理之中,法度之内,真武汤、五苓散、葶苈大枣泻肺汤的组合,也胜于济生肾气丸温阳利水的功能,为何适得其反呢?《景岳全书·传忠录》云:"阴阳原同一气,火为水之主,水即火之源,水火原不相离也。"石寿棠《医原》也说:"阳不能自立,必得阴而后立,故阳以阴为基,阴不能自见,必得阳而后见,故阴以阳为统。"其原因就在于病变日久,阳虚及阴,阴虚损阳,阴阳双方无力相互滋生,结果两败俱伤,最终导致肾气衰竭。真武汤虽能"益火之原以消阴翳",而济生肾气丸"从阴补阳,阳得阴助,生化无穷"的作用是真武汤

297

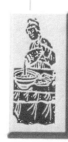

所不及的。对此例患者的治疗,以往围绕阳的问题采取本而标之、标而本之之治法,终不见效,说明病之本不单在阳;加之患者常年服用大量强心、利尿和温阳利水、耗气伤阴的药物,以往大便稀而近来大便秘结不爽,以往口干不欲饮、小便清利而现在口干思饮不敢饮、小便不利而色黄,这些情况说明本病已从阳虚发展到"无阴则阳无以化,无阳则阴无由生"的地步,济生肾气丸的效应也证实了这一点。

录自《中国现代名中医医案精华》(周次清)

综述:阴阳是存在于宇宙间的普遍规律,是万事万物的纲领和一切变化的起源,是生死存亡的根本所在,寓含着层出不穷的巨大哲理。论治疾病也必须推求阴阳这个根本,必须遵循和利用这个规律。《素问·至真要大论》"谨察阴阳所在而调之,以平为期",就是遵循这个规范而提出的,恢复阴阳的协调平衡,是治疗疾病的基本原则和根本目的。

阴阳本是古代哲学的宇宙观和认识、分析事物的思想方法。中医学借用来作为概括、归纳人体生理、病理,生、老、病、死,摄生、调养及疾病论治的思想方法和规范。治病就必须掌握这种思想方法,利用这种规律,遵循这种规范。此即《素问·阴阳应象大论》"治病必求于本"的意义之所在。

历代医家都很重视"治病求本"这个辨证施治的原则,讲究的是辨证就是求本、治病就讲治本。这与"治病必求于本"之《经》旨本意似乎有一定的差异,不是完全等同的,但这并不影响"治病求本"这一原则对临床实践所具有的重要指导意义。

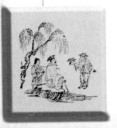

治痿者独取阳明

　　语出《素问·痿论》。原句为："论言治痿者独取阳明何也？岐伯曰：阳明者，五脏六腑之海，主润宗筋，宗筋主束骨而利机关也。冲脉者，经脉之海也，主渗灌溪谷，与阳明合于宗筋，阳明总宗筋之会，会于气街，而阳明之长，皆属于带脉，而络于督脉。故阳明虚则宗筋纵，带脉不引，故足痿不用也。"《痿论》原文以问答的形式对为什么"治痿者独取阳明"作了层层的剖析和回答。本谚指出：对痿证的治疗，着重从脾胃入手考虑。

　　"痿"，指痿证。是以肢体痿软无力，关节弛纵，肢体运动出现功能障碍，甚而痿废不用为特征的一种病证。以下肢运动障碍较为多见，故又有"痿躄"之称；更因为临床表现的不同，而有脉痿、肉痿、筋痿、骨痿、皮痿之别。"独"，不能作仅仅、单独讲，应作副词"特"解，引申为重点、着重讲。《痿论》有"五脏使人痿"之句，即谓五脏皆可以使人发生痿证，五脏使人发生的痿证，各有其不同的辨证治疗（"各补其荥而通其俞，调其虚实，和其逆顺……"），又岂能仅仅从阳明论治？故本谚"独取"之"独"，是因为"阳明多血多气"，故为《内经》所重视，尤为看重而已。"治痿者独取阳明"之论还见于《灵枢·根结》之"故痿疾者取之阳明"，通观该篇是论述针灸治疗，则该篇之论乃是指的治疗痿证取穴应以阳明经穴为主。张子和《儒门事亲》说："诸痿独取阳明。阳明者，胃与大肠也。此言不止谓针也，针与药同也。"用本谚指导痿证的药物治疗，则"阳明"是指代整个中焦脾胃。以脾主四肢，脾主肌肉，脾胃为后天之本，为气血生化之源，直接关系到筋脉肌肉的能动力。

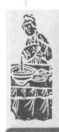

《痿论》对何以治痿独重阳明的问题进行了层层剖析。

首先,是从"阳明"(包括整个中焦脾胃)的功能讲。"阳明"为水谷之海,脾胃为后天之本,为气血生化之源,五脏六腑之营养都需赖脾胃吸收运化之水谷精微以供给,脾胃健运,生化有源,气血充盈,则五脏六腑皆所得益。《素问·太阴阳明论》说:"四肢皆禀气于胃,而不得至经,必因于脾,乃得禀也。今脾病而不能为胃行其津液,四肢不得禀水谷气,气日以衰,脉道不利,筋骨肌肉,皆无气以生,故不用焉。"这就指出四肢是依靠胃的水谷精微的濡养,但胃气的营养精微是不能直接到达的,必须依赖脾气的转输之能,才能运达而营养四肢,如果脾气因虚而不能为胃输转水谷精微,四肢就得不到营养,时日一久,四肢就会失去正常的功能作用,筋脉失养,纵缓不收,则发为肌肉关节痿软不用之痿证。即如秦伯未《清代名医医案精华·叶天士》之所说:"阳明者,五脏六腑之海,主束筋骨而利机关。阳明不治,则气血不荣,十二经络无所禀受而不用矣。"故《内经》治痿重在治阳明。

其次,从诸筋脉间的关系讲。宗筋,指众筋汇聚的地方,又泛指全身之筋膜。宗筋"主束骨而利关节",具有约束骨骼、滑利关节的功能。"阳明者……主润宗筋",宗筋的营养主要来自"阳明",脾胃之气旺,则气血充足,筋脉得其濡养,关节亦自滑利。《痿论》又说:"冲脉者,经脉之海也,主渗灌溪谷,与阳明合于宗筋。"冲脉为十二经脉气血汇聚之海,具有将气血渗灌到肌肉关节的作用,"阳明"得养,就可通过冲脉把气血直接渗灌到肌肉关节,以保证其正常活动的营养需要。凡阴阳诸经脉皆为带脉所约束,其又与督脉相联络,如阳明失所能,经气不足,带脉也就不能收引以约束诸经而致痿证生。阳明为五脏六腑之海,冲脉为十二经脉之海,二者与全身诸经脉相连属,通过经络的连属关系,可使全身诸经的经气总会于宗筋。其间,尤其是阳明起着关键的决定性作用,阳明能养,宗筋得润,带脉亦就能发挥约束诸经的作用,而无痿废之证的发生。诚如高士宗《黄帝内经素问直解》所说:"阳明者,胃也,受盛水谷,故为五脏六腑之海。皮肉筋脉骨,皆资于水谷,故阳明主润宗筋。……痿,则机关不利,筋骨不和。皆由阳明不能濡润,所以治痿独取阳明也。"

《内经》提出治疗痿证,应着重从脾胃入手考虑,这是十分宝贵的经验,对于临床具有极为重要的指导意义。但是,对"治痿独取阳明"在临床运用时,还有以下几点值得注意:

1. 痿证与痹证当明确地进行辨识

痿证与痹证均为肢体运动障碍上的病证,但二者在病因、病机及辨证治疗上皆大相径庭,不容混淆,须严格辨别。古代医家在很早就注意到了二证的疑似辨别,如《儒门事亲》《证治百问》等皆有所辨。尤其是郑树珪之《七松岩集》指出:"痿之与痹,二证天渊不同。痿本虚证,有补无泻,虽久痿于床褥者,其形神绝无病状,惟有软弱无力,起居日废,行步艰难,并无痛楚也。若痹证者,因风寒暑湿之气,合而为痹,有泻无补,形神色脉皆枯,必为麻木痛苦,举动艰难者也。故痹病在表,本风寒湿之外感受病,在经络血脉之中,由气血闭塞之故;痿证在里,属精神气血之不足,受病在六腑五脏之中,由气血不得充周之故。所以治道迥异。"郑氏之论,将痿证、痹证从病因、病机、病位、病证特征以及治疗原则,作了较为全面的鉴别比较,尤其是强调了痿证的"惟有软弱无力……并无痛楚"与痹证之"必为麻木痛苦"相鉴别,疼痛与否是二证的鉴别要点。

2. 治疗痿证并非仅仅"取阳明"一法

着重从脾胃论治痿证这一原则,既有理论上的论证,也是经得起几千年来的临床实践的检验的。但造成痿证的原因甚多,并非仅有脾胃亏乏一项,因此,痿证的治疗亦非仅治脾胃一法。孙一奎《赤水玄珠》就指出:"《内经》皮、肉、筋、骨、脉五痿,既分属五脏,然则独取阳明,只可治脾、肺、皮、肉之痿,若肝之筋痿、心之脉痿、肾之骨痿,受病不同,岂可仅取阳明而已乎? 故治筋

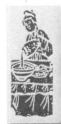

301

痿宜养其肝,脉痿宜养其心,骨痿宜滋其肾,未可执一而论。"《素问·痿论》有"五脏使人痿"之说,并对五脏之痿的不同病因、病机、病证进行了描述。即如孙一奎之所说,五脏之痿既有不同,其治疗当然亦有不同,"未可执一而论"。何况诸痿每多兼夹湿热、寒湿、燥热、瘀阻等证情,病因、病机不同,其治亦当有别,"岂可仅取阳明而已乎"?临证在《痿论》"各补其荥而通其俞,调其虚实,和其逆顺"的治疗原则基础上,当审证求因,审因论治,全面分析,随证而治。

3.治痿取阳明,并非全在事补

孙一奎《医旨绪余》有言"故治痿独取阳明……此'取'字,有教人补之意,非所谓攻取也"。此说未免有失片面。《灵枢·根结》谓:"痿疾者取之阳明,视有余不足。"则痿证有有余、有不足可知。有余则泻,不足则补,其治疗原则应该是"调其虚实,和其逆顺"(《痿论》)。故知《经》所谓"独取阳明"者,非专指教人补之意。张景岳《景岳全书》云:"当酌寒热之浅深,审虚实之缓急,以施治疗,庶得治痿之全矣。"笔者认为张氏之论才是善体《经》旨者,此亦张氏丰富的经验总结之论。

4.痿证不可妄用风药

《丹溪心法》有言"痿证断不可作风治而用风药",张景岳《质疑录》评之曰:"丹溪亦云治痿以清热为主,不可作风治用风药,诚得取阳明之义者矣。"周仲瑛《中医内科学·痿证》更分析了不可妄用风药之理:"痿证不可妄用风药,这是另一治痿的原则。因治风之剂,皆发散风邪、开通腠理之药,若误用之,阴血愈伤,酿成坏病。"这些都是前辈们的经验总结,须得认真领会和学习。

〔典型案例〕

养阴化湿清补肝肾法治愈痿躄一例
荣××,男,37岁。

初诊:1958年7月7日。

诊查:左足痿软酸楚,不能步履,溲黄咽干。脉细左沉,舌苔黄腻。

辨证:阴亏之体,湿热下注,痿躄之象已见。

治法:拟予养阴化湿热,补肝肾,强筋骨。

处方:北沙参四钱　酒炒川黄柏一钱　川牛膝三钱　厚杜仲三钱　酒炒陈木瓜一钱半　桑寄生三钱　生薏仁四钱　晚蚕砂四钱(包煎)　酒炒丝瓜络三钱　虎潜丸三钱(包煎)　5剂

二诊:左足痿软酸楚、不能步履见减,溲黄已清。仍拟养阴化湿热,强筋骨。

处方:北沙参三钱　米炒麦冬三钱　酒炒川柏一钱半　川牛膝三钱　炒薏仁四钱　炒杜仲三钱　酒炒木瓜一钱半　桑寄生三钱　威灵仙钱半　晚蚕砂四钱(包)　虎潜丸四钱(包煎)　6剂。

三诊:左足痿软酸楚、不便步履均见轻减,咽中干燥。前法奏效,原方加减。

处方:北沙参四钱　泡麦冬三钱　酒炒川柏一钱半　川牛膝三钱　威灵仙一钱半　酒炒陈木瓜一钱半　炒杜仲三钱　桑寄生三钱　晚蚕砂四钱(包煎)　虎潜丸五钱(包煎)　6剂

[按语]《内经》云:"阳明虚则宗筋纵,带脉不引,故足痿不用也。"宗筋属肝肾。本例肺胃阴虚,即失"肺朝百脉"和"阳明主润宗筋"的功能,而肝肾阴虚则精血不足,筋骨亦失其濡养;加以湿热流于下,浸淫筋骨,筋骨纵弛而不能用,所以成为痿躄也。

治疗痿证,《内经》以"独取阳明"作为主要治则,因为"阳明者,五脏六腑之海,主润宗筋,宗筋主束骨而利机关也"。本例即是以润阳明、补肝肾、强筋骨、化湿热的治法而取效的。

录自《中国现代名中医医案精华》(程门雪)

综述:五脏六腑之精血津液皆有赖于脾胃的生化。若脾胃

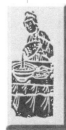

虚弱,运化功能失常,则气血生化乏其源,筋骨肌肉失其营养,则肢体痿软不用之痿证乃生。"治痿者独取阳明"者,是在强调调治脾胃在痿证中的重要作用。治痿着重从调治脾胃入手是有其深意的,脾气虚者,健脾益气;津不足者,益胃养阴。使脾胃健,运化行,生化有源,气血充盈,脏腑得养,宗筋得润,筋骨肌肉得其濡养,则痿躄之证何由而生?此亦李中梓《医宗必读》之所说:"阳明虚则血气少,不能濡养宗筋故弛纵,宗筋纵则带脉不能收引,故足痿不用,所以当治阳明也。"

"治痿者独取阳明"者,是强调从脾胃着手,健脾益气,益胃养阴,固然是治疗痿证的重要方法,但却绝不是唯一手段。导致痿证之因甚多,其病机、病证亦异,其治疗岂可执一而为。临证当"酌寒热之浅深,审虚实之缓急,以施治疗",在拟定好基本治疗原则的基础上,再随证处理。其间,尤当注意的是与痹证的证治相鉴别和不可作为风证而用辛温燥烈治风之药,否则阴血更其受伤而致痿躄将更其严重。

宜行血不宜止血,宜补肝不宜伐肝,宜降气不宜降火

语出缪仲淳《先醒斋医学广笔记·吐血三要法》。原句为:"宜行血不宜止血。血不行经络者,气逆上壅也。行血则血循经络,不止自止。止之则血凝,血凝则发热、恶食,病日痼矣。宜补肝不宜伐肝。经曰:五脏者,藏精气而不泻者也。肝为将军之官,主藏血。吐血者,肝失其职也。养肝则肝气平而血有所归;伐之则肝虚不能藏血,血愈不止矣。宜降气不宜降火。气有余

304

即是火,气降即火降,火降则气不上升,血随气行,无溢出上窍之患矣。降火必用寒凉之剂,反伤胃气,胃气伤则脾不能统血,血愈不能归经矣。"通读谬氏原文,对本谚当不难理解。本谚指出:凡治吐血,不能见血就止血,否则将造成血瘀凝滞,更生变证;应该与化瘀行血之品相配伍,血循归经,不止血而血自止。吐血每由肝虚失藏血之能所致,应使用养肝之法,使肝气平而血有所藏;不能妄用伐肝之法,否则肝越虚越不能行藏血之职,血越不止。吐血多由气逆于上、引动血升所致,故宜降气,气降则火降,气降血宁而不溢出上窍;不能一见出血便谓火盛,而用降火。降火之品,必为寒凉,过分寒凉反伤胃气,更致脾气伤而不能行统血摄血之能,血若不能归经则妄行。

缪仲淳在学术上特别重视气血的作用。"吐血三要法"是其重要的代表论述,对吐血证用降气、行血、补肝之法为治,甚有见解,堪为临床采用,后世医家每多遵循,奉之为圭臬,誉之为"三要诀""三条原则"。

朱丹溪《金匮钩玄》谓:"血者,神气也。持之则存,失之则亡。"血液的盛衰盈亏直接关系到生命的存亡,是尔张景岳《类经》诫之曰"慎无出血"。造成出血证的原因甚多,不能见血就止,强行止血决非治血证之善策。对于出血证单纯地使用止血之品,不去除产生出血的根本原因,是为治标的权宜之法。出血的病因没有得到解决,是不能达到真正止血的。过分地使用收涩止血之品,反而会影响气血正常的运行,形成瘀血。瘀血阻滞,阻碍脉络通畅又将变成出血的新的病理因素。即陈修园《金匮要略浅注》之所说:"吐血无止法。强止之,则停瘀而变证百出。唯导其归经,是第一法。"缪氏治血三要法首列"宜行血不宜止血",就是主张通过活血行血(即指化瘀),导血归经,不止血而血自止,缪氏倡用丹皮、郁金、蒲黄、茅根、牛膝、童便之类。再者缪氏之所谓"行血"(乃指化瘀去瘀),其使用方法是非常广泛的,诸如热毒则清解、气郁则疏理、气虚则补气、阴虚则养

305

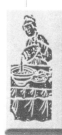

阴、血虚则补血、血热则凉血等等,其目的总在解除病因,去除造成气血运行不畅的因素,使瘀血化散,经络疏通,血液能循经运行而不致外溢。当然,对缪氏提出的"宜行血不宜止血"之说,又当活看,不可胶柱鼓瑟。唐容川对此就有不同的见解,他认为:"今医动言止血先要化瘀,不知血初吐时,尚未停蓄,何处有瘀?若先逐瘀,必将经脉中已动之血尽被消逐,则血愈枯而病愈甚,安能免于虚损乎?惟第用止血,庶血复其道,不至奔脱尔。故以止血为第一法。"(《血证论·吐血》)。对于出血之证,出血是属于现象的标症,自有造成出血之(本)因。一切以出血见症为重者,由血不循经,渗流外溢,最易耗伤元气,以致气血两伤。尤其是出血量大而情势急迫者,很容易造成气随血脱之证,此时又当依唐氏之说"止血为第一要务",然后再继之宁血、养血,扶正调治其本。临证之际务必审明证候,辨明标本,知所缓急,当止则止,宜行则行,不可胶着一见,而贻误病机。

肝为藏血之脏,体阴而用阳。体阴者,以其藏匿血液,调节、控制血液的输运;用阳者,肝以气为用,禀升发条达之性,具疏泄气机之能。在病理上往往呈现肝气有余之象。肝失藏血之职而出血者,乃是肝之阴血虚亏而见肝阳肝气偏亢之气血逆乱所造成。此际宜补养肝之阴血,柔以济刚,恢复肝之阴柔藏血之能,缪仲淳提出的"宜补肝不宜伐肝"即针对此情。缪氏认为"伐肝则肝虚不能藏血,血愈不止",通过补养肝之阴血以平肝气,肝气平则血有所归(藏)而不致泛溢。缪氏倡言用白芍、炙草、枣仁、枸杞,酸甘化阴以缓急补肝,禁用辛温香燥或苦寒沉降之品以伐肝(辛温香燥疏肝则损肝之阴血,苦寒沉降则折肝升发条达之本性)。然临证若见阴虚火旺、迫血妄行者,则又不可固执"宜补肝不宜伐肝"之法,而应以疏泄平降肝气为治。即张景岳《景岳全书》所说:"血有因于血实者,宜行之降之。"其在《质疑录》更析其理谓:"肝血虚,则肝火旺,肝火旺者,肝气逆也;肝气逆则气实,为有余,有余则泻,举世尽曰伐肝,故谓肝无补法,不知肝气有余不可补,补则气滞而不舒,非云血之不可补也。"缪、张之论看似有所冲突,实则可互补互证,互相完善。缪氏之"不宜伐肝"是不宜伐肝之阴血,故倡补肝阴、养肝血使肝气得平而血有所归;张氏言"有余则泻",是指"肝气有余不可补,补则气滞而不舒"。缪、张论中的"补肝"是补肝不足之阴血,肝血足则行藏血之职;"伐肝"是伐有余之肝气,气有余便是火,气火有余则乱血,故泻之,"非云血之不足补也"。如是则明当补则补者肝之阴血也,当泻则泻者肝之气火也。若应补而泻,必然克伤阴血,助长有余之气;若应泻反补,助其猖獗之气,反将资邪益疾。缪氏之论是处处强调维护肝之阴血,目的就在阴血足则肝气平而血自归藏。

"气为血之帅",血依气而行,气有率血、摄血的作用。两者之间,关系至密,气病血必病,气乱血必乱,气逆血必逆,气和血亦调。故调气即是调血,治血必先治气。气平和顺则血不逆乱而得安宁,正气充裕则能摄血而血不散溢,故缪氏提出"宜降气不宜降火"。一者,气有余便是火,降气即是降火,治气即是治火,"气不上升,血随气行",通过治气而治火以达到治血的目的,降气之品缪氏倡言用枇杷叶、橘红、麦门冬、韭菜、降香、苏子之类。二者,"降火必用寒凉,反伤胃气,胃气伤则脾不能统血,血愈不能归经矣"。缪氏这里是强调顾护脾气,莫伤胃气。降火之用苦寒必然伤及胃气,脾之与胃,脏腑相连,表里相合,胃气受伤必使脾气亏败,脾有统血之能,脾气伤败则失统血摄血之能,故缪氏谓"脾不能统血,血愈不能归经矣"。其实,就临床言气逆血乱者固宜通过调气以治血,然若火热旺盛、迫血妄行者,又非一概拒清火凉血于不用。吐血之或由气逆或由火热所致者,其病机及临床表现皆有不同,张景岳之《景岳全书》即有所辨:"气逆于脏,则血随气乱,而错经妄行,然必有气逆喘满,或胸胁痛胀,或尺寸弦强等症,此当以顺气为先。""火盛迫血妄行者,或上或下必有火脉火证可据,乃可以清火为先,火清而血自

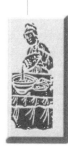

中医名谚阐释

安矣。"此又当知气逆血乱者与火热迫血者,其病机病证皆有不同,降气与降火亦是有甚大差异的。固然气降火亦降,但降气之法绝不能替代降火之法,火热迫血妄行者,不折其火,徒执降气之法,也是很难奏效的。

〔**典型案例**〕

祛瘀宁络法治愈咳血一例

叶××,男,成人。

初诊:1935 年 6 月 20 日。

诊查:苔薄,脉弦带数。咳嗽痰红,红虽暂止,咳嗽痰多未清,仍防复吐,不可忽也。

辨证:肝火扰犯肺络,络伤血溢。

治法:姑与清肝肃肺,祛瘀宁络法。

处方:水炙桑叶、皮各三钱　粉丹皮一钱半　黛蛤散四钱(包煎)　甜杏仁三钱　象贝母三钱　瓜蒌皮三钱　茜草炭一钱半　鲜竹茹三钱　十灰丸三钱(包煎)　清炙枇杷叶三钱(去毛包煎)　广郁金一钱半

二诊:咳嗽痰红,再次举发。气上则咳,咳后红至,膺肋引痛,脉弦数。此肺金清肃不行,络损血溢也。肝火未平,痰瘀未清,难期速效。再以肃肺宁络之法进治,须安静怡养为佳。

处方:甜杏仁三钱　川象贝各二钱　水炙桑叶、皮各三钱　炙苏子二钱　抱茯神三钱　黛蛤散四钱(包煎)　粉丹皮一钱半　茜草炭一钱半　侧柏炭一钱半　鲜竹茹一钱半　冬瓜子三钱　广郁金一钱半　清炙枇杷叶三钱(去毛包煎)

三诊:咳血已止,肋痛亦除,近有心悸虚汗。再以培土生金养肺化痰柔肝宁络而敛虚液之法,复方继进,以资调复。

处方:淮山药三钱　湘莲肉三钱　白扁豆三钱　南沙参三钱　茯苓神各三钱　炙远志八分　炒白芍一钱半　炙甘草五分　淮小麦四钱　蜜水炒陈广皮一钱　肥玉竹三钱　清炙枇杷叶

中医名谚阐释

三钱（去毛包煎）　糯稻根须一两（煎汤代水）

[按语]症由肝火犯肺，肺气失于肃降，咳震损络；肝火亦伤阳络，而致咳血。肝火是其主因，脉弦不平，可见主因未去；咳嗽或气逆不止，则络道不宁，络不宁则血亦不止。膺肋为肝肺之分野，若肝火窜络，络道有瘀，痰热阻肺，肺气失肃，均可引膺而痛。凡膺痛未止，再见脉弦不平，或痰有腥味，或头痛面赤，或烦躁失眠等症，咳血虽暂止，常易复发。同时也须劳逸适度，不犯情志，以免触动已损而尚未恢复的络道，故程老于此例一再叮嘱之。

程老治咳血，颇重视缪仲淳三法，即"降气（即肃肺）不宜降火，补肝不宜伐肝，行血（祛瘀）不宜止血"。此例用桑皮、苏子、杏仁、枇杷叶等以降气；仅用青黛、丹皮清肝，避免大苦大寒之品，不犯"伐肝"之戒；亦不过早用白及、阿胶等止血药，以免留瘀，均是缪氏之法。如本例用黛蛤散清肝化痰热，治肝火犯肺；瓜蒌、贝母合用则清肺化痰解郁；十灰丸凉血止血，而能祛瘀（亦即十灰散，其中大黄炭、茜草、茅根、丹皮等有祛瘀作用），均是程老常用的方药。

三诊乃善后调复之方。白芍、甘草，缪氏称为"制肝之专药"，亦即补肝法。茯神、淮麦、湘莲养心安神（缪氏治吐血也用安神法），具有宁络之意。培土不用党参、白术，而用山药、扁豆以养其脾阴，避免甘燥动血，考虑可谓周到。

录自《中国现代名中医医案精华》（程门雪）

综述：本谚"宜行血不宜止血，宜补肝不宜伐肝，宜降气不宜降火"，即著名的"吐血三要法"，实为缪仲淳主要学术成就之一，对后世影响甚大，有医家甚至称其为"吐血三要诀"、"治血三原则"。

"吐血三要法"实为缪氏的经验总结，有其相当的实用价值。三要法体现了缪氏处处顾护正气（"宜补肝"即注重养藏肝之阴血；"不宜降火"即顾护脾胃之气）、强调降气调气，不唯治吐血可遵循，但凡其病机为阴虚内热、气火逆乱、肝不藏血之各

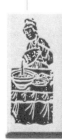

种出血,都可仿此而用。但缪氏之论也不是十分完善的,并非能概括吐血的一切治法,作为一个治疗原则也有其不全面之处,临证还应当与其他医家之论(如唐容川《血证论·吐血》所论"一止血、二消瘀、三宁血、四补血"之治血证法)有机地结合起来互参互证,权衡所宜,辨明标本缓急而为之。重读前录程老"治叶某咳血案",对本谚如何灵活地运用于临床,有颇多的启迪和指导,值得细心地玩味品读。唯处方中所用"水炙桑皮、桑叶",笔者感到迷惘,尚待请教于高明。为保持原案风貌,不敢擅为改动,存留待查。

胃不和则卧不安

语出《素问·逆调论》。原句为:"阳明者胃脉也,胃者六腑之海,其气亦下行,阳明逆不得从其道,故不得卧也。《下经》曰:胃不和则卧不安。此之谓也。"《玉篇·卧部》云:"卧,眠也。"杨琼注《荀子》:"卧,寝也。"古文眠、睡、卧、寐同义。卧不安即不得安卧,即睡眠不安,亦即失眠之意。《内经》原文意为:所谓阳明者是指阳明胃的经脉,胃主受纳水谷,是五脏六腑之海,阳明之气以和降为顺,若阳明经脉之气不循常道运行,逆而不降,就会影响睡眠,人就不能得以安卧。

睡眠是人体自我保护性调节的正常活动。对于失眠的机理,《内经》主要是从阴阳消长、营卫运行、脏腑功能与神志的关系几个方面进行论述的。本谚"胃不和则卧不安"出自《素问·逆调论》,对不寐,就是从脏腑功能混乱的角度进行阐述的,因为阳明经脉之气的逆乱就会导致失眠证的发生。篇名《逆调》,张志聪释之谓:"调,和也,顺也,言人之阴阳水火、营卫气血、表

中医名谚阐释

310

里上下,皆当调和,逆调则为病矣。"所谓逆调,就是失于调和,失于调和就会导致疾病的发生。

人的神志活动,总统于心,即《素问·灵兰秘典论》所说:"心者,君主之官,神明出焉。"人之精气充裕,气血调和,神志活动正常,其睡眠亦就安然平稳。若脏腑功能失调,扰及心神,神志不宁,则导致失眠。李中梓《医宗必读·不得卧》对失眠一证的病因进行了概括:"不寐之故大约有五:一曰气虚,一曰阴虚,一曰痰滞,一曰水停,一曰胃不和。"造成失眠的原因甚多,"胃不和则卧不安"仅是诸多因素之一。

六腑以通为顺,胃以纳降为和,若邪气壅滞阻塞,胃失通降之和,则上逆而碍阴阳交通之道,扰及心神,心神不得安宁,则病不得卧。即如沈金鳌《杂病源流犀烛》所说:"……有由胃不和者,胃之气本下行,而寐亦从阴而上下,非若寤之从阳主上,今胃气上逆,则壅于肺而息有音,不能从其阴降之道,故亦不寐。"诸如湿饮中阻、痰热内蕴、宿食积滞、阳明腑结皆可壅阻胃气,使其失和降之顺而成卧不安之由。《张氏医通》说:"五志不伸,往往生痰聚饮……而不得卧。是以《内经》半夏汤涤其痰饮,则阴阳自通,其卧立至。"半夏汤出《灵枢·邪客》:"补其不足,泻其有余,调其虚实,以通其道而去其邪,饮以半夏汤一剂,阴阳已通,其卧立至。此所谓决渎壅塞,经络大通,阴阳和得者也。其汤方以流水千里以外者八升,扬之万遍,取其清五升煮之,炊以苇薪火,沸置秫米一升,治半夏五合,徐炊,令竭为一升半,去其滓,饮汁一小杯,日三稍益,以知为度。故其病新发者,覆杯则卧,汗出则已矣。"从《经》文所述"以通其道而去其邪","阴阳已通,其卧立至",知不得卧是由于胃气失其通降之和,阻塞阴阳交通之道路,故以半夏汤"决渎壅塞,经络大通,阴阳和得者也。"其方意在散结降逆而和胃,交通阴阳而得卧。张锡纯《医学衷中参西录·医案·不寐病门》有这样一段议论:"其不能寐者,即由于阳气之浮越。究其所以浮越者,实因脏腑之气化有升无降也。

311

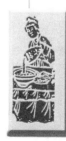

……《内经》治目不得瞑,有半夏秫米汤,原甚效验,诚以胃居中焦,胃中之气化若能息息下行,上焦之气化皆可因之下行。半夏善于降胃,秫米善于和胃,半夏与秫米并用,俾胃气调和而顺适,不失下行之常,是以能令人瞑目安睡。"张氏此论不但论述了半夏秫米汤的作用,还涉及该方治不得卧的机理。胃居中土,以下行为顺,胃气下行,上焦之气亦下行;胃气因邪所阻失下行之顺,则上焦(心、肺)之气亦不得下行,故而心神不得安宁以致失眠不寐。半夏、秫米皆善调胃,胃气和顺,气化能正常斡旋,上焦之气不得逆上而下行,故不得卧亦得愈。

湿饮、痰热、气滞、食积、腑实等皆为导致胃气阻塞、逆而不顺之因,故而治胃不和则非仅半夏秫米汤调胃一法。因于湿饮,胸膈不利,痞满呕哕者,可用小半夏加茯苓汤之类以温化涤饮,张石顽《张氏医通》所谓"水停心下不得眠,茯苓甘草汤"。因于痰热,壅遏胆胃,扰乱心神,呕恶心烦者,可用清热化痰、除烦安神之黄连温胆汤,此即张石顽所指"脉数滑有力不得眠者,中有宿滞痰火,此为胃不和则卧不安也。"因于宿食停阻,升降失司,不易入睡,虽睡易醒,睡中多梦者,可用消食导滞之保和丸;因于腑实,腹胀痞满,大便不畅,浊气上逆者之用调胃承气汤理气泄浊、通畅腑结(《伤寒论》第244条即有因阳明内结,腑气壅塞,火气上逆,用大承气汤通下燥屎而治"喘冒不能卧者"之例)等等,皆属通过调整腑气,使胃气顺降安和,目瞑入睡之法。

张景岳《景岳全书》说:"不寐证虽病有不一,然知邪正二字则尽之矣……有邪者多实证,无邪者皆虚证。"对于"胃不和则卧不安",历来皆多从胃实壅阻、其气不顺者论。临证又不尽然,亦有因虚而胃气失和者,如或由胃阴亏虚,或由脾胃气虚,皆可因其虚而致胃气不和。前者胃乏濡润,而失降纳,可见口燥舌干,口烂龈肿,甚则噎膈反胃,大便干结,舌红脉细等,可用益胃汤、麦门冬汤益胃生津,养阴和胃,胃之气阴复则胃气自和;后者气虚失运,可见疲乏无力,不思饮食,饮食不化,稍多则吐,时有嗳气,脉迟苔白滑,可用六君子汤加味扶正益脾,健运中土,胃气振奋,胃纳渐复,亦胃气和之征。调整胃气之逆顺,其证有因虚因实之异,治亦有或补或通之不同,目的总在调和胃气,使之恢复和降之顺,此又决不可挚一而论。

〔典型案例〕

辨证治愈失眠五例·例二～五

例二:

金××,女,21 岁。

初诊:1963 年 4 月 23 日。

主诉:久患失眠,每晚只能入睡三四小时。即寐亦多梦易醒,醒时口苦,但不干渴,痰多食少,食后嗳气,多食则吐,进干饭则梗阻于胃脘,大便隔日一行而硬结涩痛难下。

诊查:舌润,脉濡而稍数。

治法:投以《灵枢》半夏汤加味。

处方:半夏一两　糯米二两　夜交藤一两

连服 3 剂,失眠显著好转,每晚上床不久即能入眠直至天亮,只是稍有响动即被惊醒,但随醒随睡,不似过去醒则不能再入睡。大便虽仍硬但易出,不似过去艰涩难下。痰亦大减,食欲渐开,但食后仍感胃脘不适而时时噫气。复诊守上方加旋覆花、陈皮、甘草各五钱。再进药 3 剂,大便通畅,失眠痊愈。

例三:

董×,女,49 岁。

初诊:1963 年 10 月 22 日。

主诉:久患失眠,每晚只能入寐三四小时,即寐亦多梦易醒,口淡乏味,饮食大减,午后腹胀。

诊查:舌润,脉微弱。

治法:投以《灵枢》半夏汤加味。

处方:法半夏一两　糯米二两　夜交藤一两

313

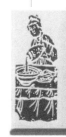

连服药 5 剂,失眠显著改善,每晚能安睡 7 小时左右。复诊时守方加减以巩固疗效。

例四:

徐××,女,51 岁。

1963 年 12 月 13 日。

主诉:患失眠症已十多年,每晚至多能入眠三四小时,甚至彻夜不寐。饮食大减,口淡出水而有时喉舌干燥,便结隔日一行,面色深黄。

诊查:晨起舌苔白厚,脉细弱稍数。

治法:投以《灵枢》半夏汤加味。

处方:法半夏一两　糯米一两　夜交藤一两　陈皮一两甘草五钱　生谷麦芽各一两

服上方药 20 余剂,失眠痊愈,未再复发。

例五:

初诊:黄××,女,44 岁。

主诉:久患失眠,近日加剧,每晚只能入寐二三小时,甚至彻夜不寐,即寐亦多梦纷纭。心下痞满,口淡乏味,不思饮食,食后梗阻于胃脘,有时胃中灼热,大便软色黄黑而二三日一行。

诊查:舌红,脉细弱。

治法:投以温胆汤合半夏汤加味。

处方:竹茹三钱　枳实五钱　法半夏五钱　陈皮五钱　云茯苓五钱　甘草二钱　糯米一两　川黄连一钱半　丹参一两夜交藤一两　合欢皮一两

连服 3 剂,心下痞满解除,失眠显著好转,每晚能入睡五六小时,而且梦少;但头剂未加糯米,服后胃感不适,二三剂加糯米则无此症。现觉胃中舒适,口味好转,食增神旺。复诊守上方加减以巩固疗效。

[按语]上述用半夏汤或用半夏汤合温胆汤以安眠的四例治验,都属和胃安神法。由于胃络通心,心胃关系密切,故胃不

和者,可使心神不安而见失眠。如《素问·逆调论》说:"不得卧……是阳明之逆也。……阳明者,胃脉也,胃者六腑之海,其气亦下行,阳明逆,不得从其道,故不得卧也。《下经》曰:胃不和,则卧不安。此之谓也。"又《灵枢》说:"或令人目不瞑不卧者……饮以半夏汤一剂,阴阳已通,其卧立至。……此所谓决渎壅塞,经络大通,阴阳和得者也。"或谓半夏味辛,辛能泄散;而多涎甚滑,则又速降。《灵枢》所云阳气满则阳跻盛,不得入于阴,阴虚则目不得瞑,饮以半夏汤通其阴阳,其卧立至。其实所谓阳跻盛者,只是阳升太过,阴不涵阳,故不得眠。唯此善降,则阳入于阴,此即其治不得眠之真旨。秫米即糯米,性味甘平,其有或云微温,或云微寒者,可能是按南北产地而分,即北糯性应微寒而南糯性应微温。因此,前人既说它能益气阴而利大肠,又说它能暖脾肾以止虚寒泄利。有人认为,半夏汤中的秫米,只有用甘而微寒功能益气阴利大肠的北糯米配合半夏开宣滑降,才能达到上述"决渎壅塞,经络大通,阴阳和得"的安眠目的,若用南糯米则不然,因为它甘而微温,功能暖脾胃,坚大便,不符合上述阳盛阴虚、夜不得瞑的病机之故。但从前人所谓糯米服之使人多睡来看,则南糯亦未尝不可用。其实糯米无分南北,都有平补脾肺气阴的作用,即既能益气,也能益阴,只是性味甘平属于平补罢了。糯米虽属黏滞之物,但又具有润滑之性,黏滞益气固能实大肠,润滑益阴则能利大肠,故与温补药同用可止虚寒泄利,而与滋补药同用又能通阴虚便秘。常见有些脾胃虚寒而大便失调之人,有食糯米而大便成形的,也有食糯米而硬便转软的。我脾胃素虚,消化不良,家人常禁止我食糯米,而我则喜食之而快然无所不适。可见脾胃虚弱者禁食糯米之说并不尽然。我认为糯米为平补脾胃的食品,在脾胃虚弱而无食积痰阻水停、脘腹胀满时,稍稍食之,实有利而无弊。又从糯米能治筋骨挛急和久食令人身软缓入筋来看,可见糯米有较强的柔缓作用。失眠为精神紧张所致,服之能使紧张的精神为之松弛,故能安眠。但寐安之

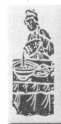

人过服之,又可使人多睡。由此可见,半夏汤是以半夏和胃安神为主,糯米缓急安神(并能养胃和中)为佐。半夏和胃,当是指其开宣泄降胃中浊阴之邪而言。至于上述半夏汤"治不得眠之真旨"是"阳升太过,阴不涵阳",半夏"善降",则"阳入于阴",其言似是实非。如果是属"阳升太过,阴不涵阳",那就成为阴虚阳亢的失眠证,必须采用滋阴潜阳以消火安神之法才能奏效,而决非半夏汤所能胜任。《灵枢》所谓阳跷盛不能入于阴而阴虚不得瞑,应该是指胃为浊阴之邪所壅塞而不和,以致心阳(火)阻于上(阳盛)而不能下交于肾,同时肾阴(水)阻于下而不得上交于心(阴虚),于是心肾水火不得相交而失眠(由此可以领会脾胃中土确为心肾水火相交之媒介)。因此,采用半夏以开宣泄降中阻于脾胃的浊阴之邪,即所谓"决渎壅塞"之意,而脾胃壅塞解除,"经络大通",心肾水火上下相交之路无阻,于是"阴阳和得","阴阳已通,其卧立至"。

录自《中国现代名中医医案精华》(万友生)

综述:胃以通和下降为顺,邪气壅塞,隔阻阴阳上下交通之道路,逆而上扰心神乃致失眠,故《经》有"胃不和则卧不安"之说。《灵枢》以半夏汤为治,其意义在降浊和胃,畅通阴阳上下交通之路。即所谓"决渎壅塞,经络大通,阴阳和得",故能"其卧立至"者也。

胃气不和,固多邪气壅塞阻滞,然因虚而不和者临证并不乏见。或脾胃虚弱,中土本病;或他脏久病,损及脾土;更有用药过当,脾胃受损者。此中有虚有实,或虚实相间。又不可不知,更不可不辨。

临床治疗失眠,半夏汤为笔者素喜之方。忆 2003 年炎暑之季,治远道慕名求医者,张××,男,43 岁。长期失眠,已逾半年之久,中西药枉效,每晚只能睡二三小时,甚则彻夜无睡意。笔者即以半夏汤加夏枯草、女贞子、百合、茯神为治。初服 6 剂,睡眠有所改善。效不更方,服至 15 剂,睡眠彻底改善,且能午休半小时左右。后因工作关系,急于返里,即予上方加夜交藤嘱连服20剂。药用之秫米,当为北方晋地之高粱米,因无法购得,笔者均以川南本地之高粱米用之,效果一样满意。本案之初仅用30克,后增至50~60克,其返里后甚至用到100克,亦无任何不适。病者2004年来电话告知,言其带走之方服25剂即停药,亦未用其他药物,睡眠情况一直良好,虽工作有所负担,失眠一直未曾反复。笔者治此例,即乃是宗《灵枢》交通阴阳道路之法而取效。

急则治标,缓则治本

语出龚信《古今医鉴·病机赋》。原句为:"病有本标,急则治标,缓则治本。法分攻补,虚则用补,实则用攻。"本谚指出:在错综复杂、驳乱纷纭的证情中,首先应归纳出哪些是属于本质的、内在的、主要的,属于"本"者;哪些是属于表象的、外在的、从属的,属于"标"者。分析出证情的主次、轻重、因果、先后,根据其轻重主次为施治方案的确立提供依据。对证情危重的、紧迫者则先予调治;证情轻微的、缓慢的则应给以从根本上的治疗。对复杂的证情指出了灵活应变的施治原则。

辨证施治是祖国医学的精髓。辨证必须准确精细,施治方案的确立必须认清标本先后、轻重缓急。标本是一个既对立而又颇多内涵联系的相对概念,对于指导临床施治方案的拟定是十分重要的(对此可参读前面"知标本者,万举万当,不知标本,是谓妄行"阐释)。

先辨明证情的标本关系,再进行论治,《素问·标本病传论》言之至详,述之至细:"先病而后逆者治其本,先逆而后病者

317

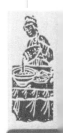

治其本,先寒而后生病者治其本,先病而后生寒者治其本,先热而后生病者治其本,先热而后生中满者治其标,先病而后泄者治其本,先泄而后生他病者治其本,必且调之,乃治其他病,先病而后生中满者治其标,先中满而后烦心者治其本。"经文中的"逆",是指气血逆乱。经文指出,有因病而气血逆乱的,有因气血逆乱而生诸病的,有因寒热而生病的,有因病而生寒热的,有因病而生泄泻的,有因泄泻而生他病的,凡此种种,皆先治其本,张景岳《类经》即谓:"直取其本,则所生诸病无不随本皆退。"本源得治,则所生诸病亦随之而愈。或有治其本源而标病不愈的,则先治其本源而后再调其标病。唯独中满者是例外,是先治其标。因中满之病,病阻肠胃,中满则升降失司,气血生化渐趋匮乏,脏腑将渐失所养,情势紧急,不容懈怠,所以先治其标之中满。即如张景岳《类经》所言:"诸病皆先治其本,而唯中满者,先治其标。盖以中满为病,其邪在胃,胃者脏腑之本也,胃满则药食之气不能行,而脏腑皆失其所禀,故先治此者,亦所以治本也。"《标本病传论》又有论曰:"人有客气,有同气。小大不利治其标,小大利治其本。"张景岳《类经》注之甚确:"客气者,流行之运气也,往来不常,故曰客气。同气者,四时之主气也,岁岁相同,故曰同气。气有不和,则客气同气皆令人病矣。无论客气同气之为病,即先有他病,而后为小大不利者,亦先治其标。诸皆治本,此独治标,盖二便不利,乃危急之候,虽为标病,必先治之,此所谓急则治其标也。凡诸病而小大利者,皆当治本无疑矣。"《内经》尚有言"治病必求于本",凡病皆当治其本,唯二便不利及中满者,皆为危急之证,故先治其标;二便通利,证情不甚急,乃宗求本以治之法。《内经》用实例指出了证情有标本缓急之异,施治有或先或后之宜。这应该是本谚"急则治标,缓则治本"的肇始之处,自《内经》提出了这一准则之后,历代医家无不奉为圭臬。

所谓"急则治标,缓则治本"者,乃指临床证情出现紧急、危

318

重,甚至危及生命时,必须抓紧时机从标入手,先治其标,控制住临床症状的恶化和发展;而对于轻缓迁延之疾,或虽紧急之证,在标象得到缓解之后;则宜缓图缓调,从本入手进行调理。即韦协梦《医论三十篇》所说:"病有标有本,不可偏废,而危急之际,则必先治其标。"如《伤寒论》第254、255、256条(阳明三急下),及第320、321、322条(少阴三急下),皆为邪热亢极、煎灼津液、肠道干涩而燥屎内结。水干而土燥,土燥水更涸,相与为害。当此火热燔灼、阴津被劫之际,无暇顾及其他,只能釜底抽薪,急下峻下以治其燥结之标证,以图救存阴液于万一。此即"急则治标"之治则,在阳明燥结大实、热伤津液、急下存阴中的实际运用。通下燥结之后,再议救阴气、扶阳气,"缓则治本"之法以徐图调理。

标本是一个相对的概念。"急则治标,缓则治本"的治疗准则,更是相对于证情的标本先后缓急而提出来的。以出血证为例,尤其是出血急骤、量多者,宜抓紧时间先行止血,血止之后再论其他。唐容川《血证论·吐血》就提出:"此时血之原委,不暇究治,惟以止血为第一要法。"其意就在"急则治标",乃强调"留得一分血,保得一分命"者也。血止之后,再考虑消瘀、宁血、补虚之法,"即血既循经,一如平人,前次所吐之血,已属有去无回。其经络脏腑,又系血所走泄之路,非用封补滋养之法乌能完全。"标急既得控制,则转而进入"缓则治本"的调理补救阶段。再以哮喘病为例,在其哮喘病严重的发作期,喘息欲脱,证情危急,自应"急则治标",以降气平喘、缓解证情为第一要务;在哮喘缓解期又宜以调理之剂,"缓则治本",求本而治其致喘之因。朱丹溪《丹溪心法》即谓:"诸喘不止者,用劫药,一二服则止,劫后因痰治痰,因火治火。""凡久喘之证未发,宜扶正为主,已发攻邪为主。"这些就都体现了"急则治标,缓则治本"在临床中的具体运用。

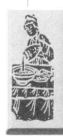

〔**典型案例**〕

痰喘

松江王孝贤夫人，素有血证，时发时止，发则微嗽。又因感冒，变成痰喘，不能落枕，日夜伏几而坐，竟不能支持矣。是时有常州名医法丹书，调治无效。延余至，余曰："此小青龙汤证也。"法曰："我固知之。但弱体而素有血证，麻、桂等药可用乎？"余曰："急则治标。若更嗽数日，则立毙矣。且治其新病，愈后再治其本病可也。"法曰："诚然，然病家焉能知之。治本病而死，死而无怨，如用麻桂而死，则不咎病本无治，而恨麻桂杀之矣。我乃行道之人，不能任其咎。君不以医名，我不与闻，君独任之可也。"余曰："然，服之有害，我自当之。但求先生不阻耳。"遂与服，饮毕而气平就枕，终夕得安。然后以消痰润肺养阴开胃之方，以次调之，体乃复旧。

法翁颇有学识，并非时俗之医，然能知而不能行者，盖欲涉世行道，万一不中，则谤者随之，余则不欲以此求名，故毅然用之也。凡举事一有利益关心，即不能大行我志。天下事尽然，讵独医也哉！

雄按：风寒外束，饮邪内伏，动而为喘嗽者，不能舍小青龙为治。案中云"感冒"，是感冒风寒。设非风寒之邪，麻桂不可擅用，读者宜有会心矣。

眉批：医者如是真知灼见，识得此证为何证，则放胆用药可也。设以利害关心，因循坐误，安得称之为良医！

录自《徐灵胎医书全集·洄溪医案》(广益书局，1936年版)

笔者志：在很年轻的时候，读徐氏此案，斯时似乎即感触甚多。数十年后又读此案，依然感慨系之。今天，我们主要是从标本关系的角度来学习此案。

本案例不失为"急则治标，缓则治本"的典型案例。

首先是患者"素有血证，时发时止"，旧病宿疾，此为其本；

320

"又因感冒,变成痰喘",后恙新病,是为其标。是时病人"不能着枕,日夜俯几而坐,竟不能支持","若更嗽数日,则立毙矣",可见喘息之甚,情势已属紧急。根据"急则治标,缓则治本"的原则,当先治其"标"证之痰喘。证属内有伏饮、新感风寒之痰喘,徐氏选用仲景小青龙汤自是的对之方。故而"饮毕而气平就枕,终夕得安",可见徐氏辨证准确,标本清晰,缓急果断,措施得当,药证相符,乃能取效甚速。此即《经》所谓"知标本者,万举万当"者也。

其次是颇有学识之常州名医法翁,却"能知而不能行",能够判断证情的标本,而未能按标本缓急的原则进行治疗,完全是由于"利益关心""乃行道之人,不能任其咎"(即责任心不强)所致。担心病家不理解,"万一不中,则谤者随之"(用现在的说法,就是担心医疗纠纷。凭借笔者从事多年医疗事故鉴定的体会,只要事前适当地对病家作一些疏导、剖析,晓之以理,说明利弊,病家一般都是能够理解的,是能够避免很多医疗纠纷的发生的)。医家和病家认识上出现了不统一,此亦即《经》所谓:"病为本,工为标,标本不得,邪气不服。"病家(本)和医家(标)产生的不协调、不配合,主要当责之在医家("工为标"者)。"标本不得",无怪乎"调治无效"。

最后,徐氏在认清标本先后的前提下,毅然采用"急则治标,治其新病,愈后再治其本病",先以小青龙汤外解风寒,内伏痰饮治其痰喘;待标病得到控制之后,再宗"缓则治本"的原则,"以消痰润肺养阴开胃之方,以次调之",治其宿疾。倘若照法翁之法,始终坚持治本病,则必然导致"治本病而死",又焉能"死而无怨"!

综观全案,标本关系贯彻始终。新病旧病,标本也;医者病家,标本也;治疗的缓急先后,标本也。徐氏认清标本,明辨先后缓急,有胆缘于有识,果断地采用了"急则治标,缓则治本"这一原则,果然取得了预期的效果。整个案例,实在是标本关系在临

321

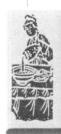

床运用的典型,很值得我们深思和学习体会。

综述:标本,原指树木之根干与枝梢。中医学借用以作为一种相对关系的概念,这种概念的内涵是非常宽广宏博的。《内经》用以表述疾病病变过程中的某些相关内容,特别是在错综复杂的证情中那些既相关又似乎对立的关系,辨析证情的主次轻重,为实施治疗的缓急先后提供依据。

"急则治标,缓则治本",其基本理念肇始于《内经》,经历代医家千百年来的实际运用和体会总结,已成为指导临床的切实可用的一个治疗准则,需要我们认真学习,仔细揣摩。

津枯肠燥,宜增水行舟

语出《温病条辨·中焦篇》第 11 条"增液汤方论"。原句为:"温病之不大便,不出热结、液干二者之外。……其偏于阴亏液涸之半虚半实证,则不可混施承气,故以此法代之。三药(玄参、麦冬、生地)合用,作增水行舟之计,故汤名增液。"本谚即"增水行舟法"。凡温病津枯液燥、无水舟停者,宜以增液汤行增水行舟法。

便秘一证,《内经》即有记载,作"大便硬""后不利""闭不通"等。《伤寒论》作"不大便""内实""脾约"等等。古今称谓虽多,然其所指病证则一。凡排便周期延长,或虽不延长,但粪质干燥、排出困难者都叫便秘。《温病条辨》原条文(中焦篇第11 条)之"数日不大便",即为便秘之证。造成便秘的病因、病机不同,治法当然有异。温病乃由温热之邪为患,其病理特点是最易伤津劫液,在病变过程中出现"数日不大便"者,乃如原句之"不出热结、液干之外"。

中医名谚阐释

对阳热炽盛、热结实秘之证，仲景《伤寒论·阳明病篇》创立了承气汤类以通腑泄热的攻下法。对通下燥结的适应证、使用范围、使用时机以及因证情病势的缓急轻重而依证选方，都作了极为详尽的论述。同时，还指出了攻下之法的诸多禁忌。如表证未解者慎用下法："阳明中风，口苦咽干，腹满微喘，发热恶寒，脉浮而紧。若下之，则腹满，小便难也"（第195条）；病在上焦者不可使用下法："伤寒呕多，虽有阳明证，不可攻下"（第209条），"阳明病，心下硬满者，不可攻之"（第210条）；津液内亏而非邪热内实者，不可用下："阳明病，自汗出，若发汗，小便自利者，此为津液内竭，虽硬不可攻之"（第235条）；邪热在经者，不可使用下法："阳明病，面合色赤，不可攻下"（第211条）。明了仲景《伤寒论》关于下法使用的基本精神，回过头来学习《温病条辨》，就能明白吴氏《条辨》是大大地充实和发展了《伤寒论》的攻下法，将承气汤推衍到十一首之多，从而更加扩展了通下法的临床运用和使用范围。

《温病条辨·中焦篇》第11条云："阳明温病，无上焦证，数日不大便，当下之。"所谓"上焦证"，即指温病初期，邪在肺卫。上焦不解则传入中焦，"无上焦证"，即指无外证，渺渺四字，直如点睛之笔，切不可淡淡读过。"数日不大便，无上焦证，当下之"，若有上焦证，虽数日不大便，仍不可下。此吴氏秉承仲景"外证未去者，不可攻下"之旨意（见《伤寒论》195条）。《伤寒论》第235条说"津液内竭，虽硬不可攻之"，而《条辨》说"若其人阴素虚，不可行承气者，增液汤主之。"二说何其相同，直是一脉相传。津枯肠燥，津液内竭，大便不下，仲景以蜜煎导而通之，《条辨》则创增水行舟之法，"寓泻于补，以补药之体，作泻药之用。既可攻实，又可防虚。"此皆吴氏承袭仲景之处，尤其是扩焉其义，补其方药，更是难能可贵。无怪有的医家说：《温病条辨》羽翼了《伤寒论》，实非溢美过誉之辞。

津枯肠燥而便秘者，《条辨》创增水行舟之法以增液汤为

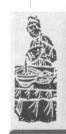

中医名谚阐释

治。对于增水行舟之法及增液汤之义,吴氏"方论"论之甚切,其论"温病之不大便,不出热结、液干二者之外。其偏于阳邪炽甚,热结之实证,则用承气法矣。其偏于阴亏液涸之半虚半实证,则不可混施承气,故以此法代之。独取元参为君者,元参味苦咸微寒,壮水制火,通二便,启肾水上潮于天。其能治液干,固不待言,《本经》称其主治腹中寒热积聚,其并能解热结可知。麦冬主治心腹结气,伤中伤饱,胃络脉绝,羸瘦短气,亦系能补能润能通之品,故以为佐。生地亦主寒热积聚,逐血痹,用细者,取其补而不腻,兼能走络也。三者合用,作水行舟之计,故汤名增液,但非重用不为功。"温病数日不大便,不外热结、液干。其由热结者,仿仲景承气汤类以通下燥结为用;其由液干而肠燥津枯者,则用增液汤增水以行舟。然而,该方重点在于增液养津,总是嫌其通下之力不足,只适用于肠燥津枯而便结不甚者。若既由津少,燥结已甚,则又非本方所能胜任,又当秉"服增液汤已,周十二时观之,若大便不下者,合调胃承气汤微和之"及第17条之述"津液不足,无水舟停者,间服增液,再不下者,增液承气汤主之"。增液承气汤即增液汤加大黄、芒硝,增强其通便之力,即其原注之谓:"其因阳明太热,津液枯燥,水不足以行舟,而结粪不下者,非增液不可。……竟有不下者,则以增液合调胃承气汤,缓缓与服。"可见吴氏之用增水行舟之法是十分注意掌握分寸和强调其灵活性的。

〔典型案例〕

春温2(重感冒)

宋某某,女,65岁。

初诊:

初春发病,身热20余日,体温38.5℃上下,形体消瘦,面色暗黑,舌干绛而有裂痕,苔垢厚焦黄,唇焦起皮,胃纳少思,脘腹胀满拒按,口干欲凉饮,咽红干痛,两脉沉细小滑,按之仍有力。

素患肺结核十余年,经常夜间有汗,有时低烧。近来感受温邪,屡投辛温解表,重亡津液,阴分过亏,津液大伤蕴热腑实,便秘不通。阴愈亏而热愈炽,肠愈燥而阴愈耗,必须顾津液而润其燥,通腑实求其热除。本虚标实之证,急以增液承气汤治之。

处方:元参45克　生地黄30克　麦门冬25克　白芍20克　川石斛25克　芒硝1.5克(冲)　大黄粉1.2克(冲)　1剂

二诊:

药后昨夜大便畅通一次,初干如羊屎,后则少缓,肛门破裂,微带血渍。今日体温37.5℃,舌干绛而有裂痕,胃纳渐开,脘腹胀满已减。咽仍红,干痛已见缓和。两脉沉细小滑,力量稍逊。素体阴分不足,血气热盛患温病又复伤阴,大便秘结,此液枯肠燥,无水舟停,故先用增水行舟而润肠通便法,今便已通热已减,再以甘寒润燥,以补药之体,作泻药之用,切不可再用硝、黄。

处方:北沙参30克　生地黄25克　白芍25克　清阿胶15克(分两次烊化)　黑木耳12克　炙鳖甲15克(先煎)　麦冬15克　2剂。

三诊:

身热已退净,体温37℃,舌苔已化,质绛干裂,胃纳如常,大便又行一次,便下正常了,腹不胀满,咽干痛已无,脉见细弦小滑,再以甘寒育阴,从本治疗。

处方:生地黄25克　北沙参25克　生白芍25克　生苡米15克　生白扁豆25克　清阿胶12克(分两次烊化)　天麦冬各10克　鸡内金10克　5剂

药后诸恙皆安,身热退净,饮食睡眠皆好,嘱平时忌用辛辣厚味,食以清淡为佳。

[按语]素患结核,知其为阴虚之体;初春即患温症,正合冬不藏精、春必病温之例,温邪又必伤阴,是二伤也;病后误用辛温,屡屡发表,过汗更必伤阴,是三伤也。阴津伤而燥热内结肠

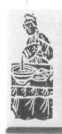

中医名谚阐释

腑,而成无水舟停之证。故首用增水行舟方法,得便通症减,即变为甘寒濡润,所谓以补药之体作泻药之用,唯恐久病年高之体,难当硝、黄之峻。其小心谨慎有如此者。终以甘寒育阴收功。可见治温病当以存阴为第一要义,此案可资证明。

录自《赵绍琴临证验案精选》

综述:吴鞠通《温病条辨》在继承和发扬仲景学说的基础上,对下法在温热病中的使用扩展了范围,拓宽了视野,灵活了用法。对温病伤阴,津液涸竭,肠燥便结者,喻为无水舟停,创增水行舟之法,以补药之体,作泻药之用,重点在回护其虚,务存津液。

"温病之不大便,不出热结、液干二者之外"。增液汤以"增水行舟"法,宜于津伤液干而热结不甚者,该方养津增液之力强,而通下之力稍嫌不足。若肠燥津伤又见热结之甚者,则当合以仲景调胃承气汤以增其通下之力而为增液承气汤以用。然病者总属阴亏液竭之体,硝、黄之用,自当慎用。

吴氏所创"增水行舟法",固为温病伤阴、阴亏液涸之不大便(便秘)而设。临证则不可为其所囿,无论温病杂病凡见因津伤肠燥之便难便秘者,皆可以"增水行舟法"予之。

留得一分津液,便有一分生理

语出吴鞠通《温病条辨·原病篇》第 8 条经文夹注。原句为:"若留得一分正气,便有一分生理,只在留之得法耳。"(按:据《条辨·汗论》有"本论始终以救阴精为主",中焦篇 15 条下有"正气日虚一日,阴津日耗一日,须加意防护其阴"之语。是可知津液、阴精即吴氏之正气,而正气亦即津液者也。提法虽不

326

尽相同,而其实质意义则完全是指的一个。而王孟英《温热经纬·内经伏气温热篇》引吴鞠通此论时则径为"若留得一分津液,便有一分生理。贵在留之得法耳"。)本谚强调存留津液在温热病病变过程中的重要性,阴液的存留、损耗程度,直接影响到温病的转归和预后。

"一切热性病,未有不灼伤阴液。"(蒲辅周语)温病是温热病邪为患,正气不足是发生温病的内在因素,《温病条辨》中焦篇第15条谓"正气日虚一日,阴津日耗一日",正气不足的表现主要在阴液亏虚。最易伤津耗液是整个温病病变过程中的基本病理特点,故吴氏指出"须加意防护其阴"。津液的耗损程度和津液的存留状况不但关系到温病治疗,而且直接影响到温病预后的吉凶,为历代温病学家所重视,故而乃有本谚"留得一分津液,便有一分生理"的提出。

保津、养液在整个温病证治过程中有特别重要的作用和意义,《温病条辨》即强调指出了本《条辨》始终是以救护阴精津液为主导。温热病之损阴耗液不外阳亢阴伤:或阳气过盛,灼伤阴液;或阴本伤耗,致阳热反甚。《温病条辨·原病篇》第8条下谓:"实其阴以补其不足者,阳盛则阴衰,泻阳则阴得安其位,故曰实其阴。泻阳之有余,即所以补阴之不足,故曰补其不足也。"温热病的病理特点是阳盛阴伤,阳盛必伤其阴,阴伤乃由阳盛。故救阴之法不外补其不足之阴(按:此补阴以抗阳之法),或泻其有余之阳而防阴液之损(按:此制阳以救阴之法)。

时时顾护津液,强调充津养液是温病证治的一大特点。温病初起,邪在肺卫,当从外解,吴鞠通恐汗伤阴津,故言"断不可以辛温发其汗",而立辛凉解表之法。尤在泾《医学读书记》谓:"温邪之发,阴必先伤,设当行解散者,必兼滋阴之品于其中。"俞根初《通俗伤寒论》即创加减葳蕤汤,立滋阴解表之法。叶天士《外感温热篇》指出:"风挟温热而燥生,清窍必干,谓水主之气不能上荣,两阳相劫也。"风与热,皆为阳邪,两阳相合,风火

327

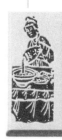

相炽,必劫伤津液而致口鼻等清窍乏津上承出现干燥之候,治宜以甘寒生津之法以补养肺胃之阴。即如叶氏所述:"……胃津亡也,主以甘寒,重则如玉女煎,轻则如梨皮、蔗浆之类。"亦即章虚谷所谓:"知其胃津亡,水不济火,当以甘寒生津。"吴鞠通《温病条辨》更有增液汤、清燥汤、益胃汤、雪梨浆、五汁饮等多首甘寒甘凉养阴充液之方。《温病条辨·下焦篇》第16条说:"热邪久羁,吸烁真阴……大定风珠主之。"温病后期,邪入下焦,病在肝肾,"此邪气已去八九,真阴仅存一二",邪少虚多,真阴劫伤,亟须用咸寒滋液之品,重剂以填补肝肾之阴,方如加减复脉汤,大、小定风珠等。其总的意义皆在"温病伤人身之阴,故喜辛凉、甘寒、甘咸,以救其阴。"(《条辨》中焦篇第1条)。时时注意充津养液,顾护阴液,补阴之不足以抗阳之有余,是整个温病证治中十分重要的一个环节。

《内经》有言:"阳胜则热","阳气有余则外热",温热病热邪侵袭,充斥内外,阳热甚必伤阴。充津养液,补阴之不足固为救护阴津之一法,清热除热,泻其有余之阳热,当是更积极、更重要、更常用之法,即吴鞠通《条辨》所说"泻阳之有余,即所以补阴之不足"。如温病在上焦不治传入中焦,《温病条辨·中焦篇》第1条云:"面目俱赤,语声重浊,呼吸俱粗,大便闭,小便涩,舌苔老黄,甚则黑有芒刺,但恶热,不恶寒,日晡益甚者,传至中焦,阳明温病也。"阳明温病,温热之邪,与阳明之热相搏,热势猖獗,自当急去其热,避免导致伤津劫液之危。故用去热泻热之法以泻有余之阳,或用辛凉重剂白虎汤撤热保津,或用承气汤通腑泻热以存津。两种方法使用的不同选择,其鉴别之处在于脉之差异,其"脉浮洪,躁甚者,白虎汤主之",邪气近表,"脉浮者,不可下,以出表为顺,故以白虎之金飚以退烦热"。其"脉沉数有力,甚则脉体反小而实者,大承气汤主之","若沉小有力,病纯在里,则非下夺不可矣,故主以大承气",此即所谓釜底抽薪之法。有余之阳热得到清泻则不致伤及常处不足之阴。此皆阳热甚而阴尚未明显受损者,故或以白虎撤热,或以承气通腑,以预护其阴。若阳热盛而阴津已见受损者,《温病条辨》又有白虎加人参汤、增液承气汤,去热与养阴并行共为之法。

温病是温热病邪侵害人体,去邪除热自是治疗的目的,保护津液,莫使损伤,是温病证治中须刻刻重视的一个重要环节。去邪莫忘顾阴,养阴意在去邪。温病初期,以去邪为主,透邪散邪不可用辛温发汗,《温病条辨》只以辛凉平剂的银翘散,"此方之妙,预护其虚。纯然清肃上焦……有轻以去实之能",在其方论中谓:渴甚者,加花粉。叶天士《温热论》亦谓:"在表初用辛凉轻剂。挟风则加入薄荷、牛蒡之属。"其旨皆在虽以去邪为主,仍不忘顾津。邪入中焦,正邪交争甚烈,攻泻阳热之际,更是不可或忘顾护其阴。病入下焦,邪少虚多,更应以存阴为主,然若尚有余邪者,又当先治其邪。整个温病证治过程,注意存留津液,是为其主线。唯当辨其邪正盛衰、阴阳进退而权衡为之。此即吴氏原句"贵在留之得法"之谓也。

《温病条辨·上焦篇》第11条谓:"细按温病死状百端,大纲不越五条",而归结所论:"化源绝,乃温病第一死法也。"温热病邪最易伤人之阴,阴津耗伤涸竭,化源殆绝,几有不死者?津液亡绝是温热病最主要的死亡原因,所以吴氏列为"温病第一死法",足见刻刻顾护津液在温病证治中的重要意义,故吴氏乃有"存得一分津液,便有一分生理"之论。而于本谚"留得一分津液,便有一分生理"之下,吴氏尚有"贵在留之得法"一句,此语实乃本谚的点睛之笔。顾护津液,并非是单纯地充津养液,其间是有方法可循的。何谓"留之得法"?吴氏在《温病条辨·原病篇》第8条下即指出:"实其阴以补其不足者,阳盛则阴衰,泻阳则阴得安其位,故曰实其阴。泻阳之有余,即所以补阴之不足,故曰补其不足也。"这就是顾阴气存津液的大法。温病,温热为患,阳热亢盛,必伤其阴,阳盛阴衰是其总的病理特征。阳热亢盛,故当泻之,除热泻阳之有余,即保护阴之不足;阳热去除

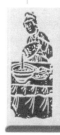

一分,即为阴气多争取一分存留的机会,故吴氏说:"泻阳之有余,即所以补阴之不足。"因此,泻阳热之有余、补阴气之不足都为温病证治过程中的重要之法。而泻阳热之有余,尤其显得积极重要。谈到充养津液的具体运用,《温病条辨·下焦篇》第18条谓:"在上焦以清邪为主,清邪之后,必继以存阴。在下焦以存阴为主,存阴之先,若邪尚有余,必先以搜邪。"这里吴氏就指出了泻阳热之有余、补阴津之不足的具体的使用时机问题。温病初期,病在上焦,邪气方盛而正气未虚,自以去邪为主,邪去之后,才考虑补其或损之阴,如是则可避免有恋邪留邪之弊;病在下焦,邪少虚多,自是以养精填补为主,然其尚有余邪者,亦当先除其阳热之残势,然后再议滋阴充液。总之是以泻阳热有余之邪为重为先为主导,然后再视有阴之不足者继以补之养之。方不失《内经》"必先去其血脉,而后调之"之旨。另外,对于湿温病,虽亦有养阴之议,"顾其津液"之论,然湿为胶滞阴邪,其湿邪未化者,养阴之法宜慎用。否则,即如《温病条辨·上焦篇》第43条之所说:"两阴相合,同气相求,遂有锢结而不可解之势。"津液与湿,同为阴物,湿热养阴,如油入面,势将胶结更难以分解,故湿温病证治使用养阴之法所当谨慎也。

〔典型案例〕

昏迷(尿路感染合并肺炎)

王××,男,79岁。

病史:持续性尿频尿急已两个月,近两周加重,于1980年2月8日入院。患者1977年9月忽然出现无痛性肉眼全程血尿,经膀胱镜检查诊为膀胱癌,1977年11月行膀胱部分切除术。近两月来尿频,两周前发烧39.5℃,五天后体温才有所下降,但咳嗽加剧,痰黄黏,呼吸不畅,诊断为肺炎。同时尿频愈甚,排尿困难,以膀胱癌术后尿路感染收入院。

有高血压病史二十余年,过去血压经常在200/100毫米汞柱,1963 年曾患右手麻木。

入院时体温 37.5°C,脉搏 84 次/分,呼吸 21 次/分,血压 134/74 毫米汞柱。发育营养中等,神清合作,表浅淋巴结不肿大,肝脾未触及,前列腺两侧叶增大,中间沟消失,表面光滑。化验:白细胞 4 500/立方毫米(4.5×10^9/升),中性粒细胞 72% (0.72),杆状核细胞 16%(0.16),单核细胞 9%(0.09),血红蛋白 11.3 克(113 克/升),血钠 134 毫当量/升(58 毫摩[尔]/升),血钾 3.67 毫当量/升(3.67 毫摩[尔]/升),氯化物 588 毫克%(166 摩[尔]/升),血糖 127 毫克%(7.0 毫摩[尔]/升),二氧化碳结合力 47 容积%(21 毫摩[尔]/升),非蛋白氮 46 毫克%(33 毫摩[尔]/升),尿检:蛋白(++),糖(+-),白细胞 50~60 个/高倍视野,红细胞 2~3 个/高倍视野。

心电图提示:间歇性频发性房性早搏,左前束支阻滞,弥漫性心肌改变。X 线检查:有慢性支气管炎伴感染表现。

入院诊断:泌尿系感染,前列腺增生,膀胱癌术后肺炎,冠心病。

治疗经过:入院后给抗感染治疗,先后用红霉素、白霉素、万古霉素及中药清热解毒,但感染未能控制,白细胞增至 $(9.4~11.0) \times 10^9$/升,中性粒细胞 0.82,尿检结果也未见改善,神志不清,重病容,心率 130 次/分,有停跳,血压不稳,忽高忽低,肺部病变亦未改善,2 月 17 日在痰里找到酵母样菌,病情重笃,于 2 月 17 日邀赵师会诊。

初诊:身热不退,面色黧黑,形体消瘦,神志昏沉,咳嗽痰黄,气喘气急,脉象细小沉弦按之不稳,且有停跳。舌绛干裂中剥,唇焦齿燥,七八日未进饮食,全靠输液输血维持。

辨证:患者年逾古稀,下元已损,热病已久,阴津大伤,痰热内迫,热邪深入营分,前所服药物全属寒凉,气机被遏,肺失宣降,郁热内迫,营阴重伤,致使昏迷谵语,舌绛唇焦,咳喘痰鸣,形消脉细,诸症丛起,暂以养阴之法求其津回而脉复,用宣气机开

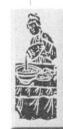

痰郁之药以冀营热外透。

处方：生白芍15克　天麦冬各6克　沙参20克　元参15克　石斛10克　前胡6克　黄芩10克　杏仁10克　黛蛤散12克(包)　川贝粉3克(冲)　羚羊角粉0.5克(冲)　服2剂。

二诊：服药后喘咳轻，神志苏，知饥索食，脉搏80次/分，患者欣喜万分，吃面汤两碗，蛋羹两份，西红柿加糖一碗。入晚病情突变，呕吐频作，头昏目眩，血压上升，阵阵汗出，遂陷昏迷，舌绛中裂，两脉细弦滑数。

辨证：此属食复，一诊神清知饥，营热已开始外透于气，是属佳象。然久病之躯，胃脾俱弱，饮食不慎，过食，滞于中焦，阻塞气机，壅遏生热，呕吐频频，复伤阴助焚，且郁热上蒸包络，与痰热相搏，上蒙清窍，内闭心包，致使病情急转，神志不清，舌绛中裂。再拟甘寒养阴，涤痰开窍，兼以化滞和胃、宣展气机仍希有透热转气之机。

处方：生地15克　玄参5克　麦冬10克　沙参15克　牡蛎30克　石斛10克　菖蒲6克　杏仁10克　黛蛤散10克(包)　珍珠母20克　焦谷芽20克　竹茹6克　服2剂。

另加安宫牛黄丸半丸，分两次服。

三诊：药后神志已清，体温正常，心率不快，血压平稳，两目有神，舌绛有津，薄苔渐布，两脉渐起，细数已减，咳喘皆平。此属内窍已开，营热开始外透，且胃津已回，痰热渐除，再以原方进退。

处方：沙参15克　玉竹10克　麦冬10克　石斛10克　五味子10克　远志10克　茯苓10克　黛蛤散10克　杏仁10克　鸡内金10克　服2剂。

四诊：舌绛已去，薄白苔生，神色皆好，二便如常，唯皮肤作痒，心烦难寐，此乃阴分未复，虚热扰神，拟复脉汤合黄连阿胶汤加减。

332

处方:白芍 15 克 山药 10 克 阿胶 10 克(烊化) 沙参 15 克 白扁豆 10 克 远志 10 克 马尾连 3 克 鸡子黄 2 枚 (搅匀冲) 服 3 剂。

药后已能下床活动,饮食及二便正常,X 线检查"两肺阴影吸收",血常规化验正常,调理数日痊愈出院。年后随访一切正常。

原按:本案患者年逾七旬,正气已衰;且膀胱癌手术后,气血大伤;热邪久羁,津液耗愈;近患肺炎、泌尿系感染,迭进中西药,全属寒凉,遏阻气机,肺不宣降,津液不布,遂成痰浊。本证属热邪入营,营阴重伤,且肺失宣降,痰浊阻滞气机。所以初诊即以白芍、生地、麦冬、元参、沙参、石斛等甘寒生津,即王孟英所说"阴气枯竭,甘寒濡润,不厌其多",因"若留得一分津液,便有一分生机",本案始终抓住这一点,"刻刻顾其津液",以保生机不绝。以羚羊角清营分之热。因痰浊阻滞肺失宣降,气机不畅,入营之热不得外达,故以前胡、杏仁、川贝、黛蛤散宣降肺气以化痰浊,黄芩清气分之余热,合以畅营热外达之路而透热转气。所以服后神清知饥,均为营热外透的标志。

二诊为食复。因食滞中阻,郁热上蒸,不仅阴伤,且有痰热蒙蔽心包之势,故除甘寒养阴之外,又加安宫牛黄丸以开内窍之闭,并加化滞和胃之品,宣畅气机,导营热外达,服后舌质虽绛有津,薄苔渐布,神志转清,均说明营热已开始外透。

两诊虽为同一病人,但因造成气机不畅、营热不能外透的原因不同,所以作为透热转气的用药也随之而异。营热一旦透转,则按其证辨证论治。

录自《赵绍琴临证验案精选》

综述:《高等医药院校教材·温病学·温病的治疗·滋阴法》(1985 年 3 月第 1 版)指出:"正如吴锡璜所说'存得一分津液,便有一分生机'。"考吴锡璜氏晚于王世雄,尤晚于吴鞠通。因此,笔者认为本谚当以出诸《温病条辨》为确。

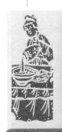

333

吴鞠通《温病条辨·原病篇》有言："盖热病未有不耗阴者，其耗之未尽则生，尽则阳无留恋，必脱而死也。"吴氏此论实乃是本谚的最佳诠释。温热病邪侵人为病，最易伤津耗液。火热过盛自能灼其津液，津液损伤更能增益火势，在整个温病证治过程中，养阴护液是切切不可忽视的重要环节。阴津的存留耗损直接关系到治疗的好坏和预后的吉凶，故有"留得一分津液，便有一分生理"的精辟之论。

确立养阴保津是始终贯穿在温病证治全过程的重要原则，不得稍有忽视。然救阴液有滋养补充和顾护珍惜之差异，以及运用时机的掌握。其邪热亢盛者，当以治热泻阳之有余为主。泻其阳之有余，即就是顾阴护液之不足，而泻阳热之时，万不可忘却顾护阴津。邪却正伤，津液耗损者，则自当以滋养补益为务，然补养津液之际，又须慎防余邪未尽。"存津液"的意义在于"存生理"，临床运用时亦当知所谨慎，总的原则是"清热而不凝滞，育阴而不碍邪"，能如是方称允当。

病痰饮者，当以温药和之

语出《金匮要略·痰饮咳嗽病脉证并治篇》。本谚"病痰饮者，当以温药和之"系该篇第 15 条。学习本谚，首先有几个概念必须明确。

痰饮：古称"澹饮"或"淡饮"。《活人书》谓："痰，徒甘切，胸上水病也。"日人丹波元坚《杂病广要》曰："痰，古作淡。淡，水动也。故水走肠间，名为淡饮。"痰饮，是指体内水液不得输化，停留或透注于某一部位而发生的病患。痰之与饮，虽常并称，然痰是痰，饮是饮，其间是有区别的。张景岳《景岳全书》

谓:"痰之与饮,虽曰同类,而实有不同也……饮清澈而痰稠浊;饮惟停积肠胃而痰则无处不到。"痰与饮同性同类,区别在于稠浊者为痰,而清稀者为饮。再者,痰饮有广义、狭义之分。《金匮要略》篇名痰饮者,是泛指一切饮病,即是其广义者;而该篇第 1 条:"夫饮有四,何谓也? 师曰:有痰饮,有悬饮,有溢饮,有支饮。"《金匮要略》本条指出痰饮病有四种,有痰饮、有悬饮、有溢饮、有支饮。本节的痰饮是其狭义者,是四饮中的一种饮病。该篇第 2 条即指出了四种饮病的主证,以资作为鉴别诊断(可参读《金匮要略》"痰饮病篇")。

温药和之:饮为阴邪,遇寒则甚,得温则寒消饮化,故治饮宜温药。而温有温开腠理、温阳化气、温化利水、温以通逐、温补脾肾等不同用法,总的皆属于以温药"和"之的范畴。使用"温药和之"的意义在于:①温阳化气,振奋阳气;②通达阳气,开发腠理;③输转气机,化气行水。总在使表里阳气宣通运转,而饮能化气,气化为液,水津四布,五经并行,旧饮去而新饮不留着。即如魏念庭《金匮要略方论本义》所说:"言和之,则不专事温补,即有行消之品,亦概其义例于温药之中,方谓之和之,而不可谓之补之益之也。盖痰饮之邪,因虚而成,而痰亦实物,必可有开导,总不出温药和之四字,其法尽矣。"痰饮为阳虚阴盛之证,用温药治疗是最佳方法。痰饮既成,非温不化,"温药和之"是痰饮病的治本方法。在"温药和之"的总原则下,再视其证情而选用开腠理、通水道、逐饮积、益阳气等具体不同治法。

本谚指出了痰饮病的治疗原则:对痰饮病的治疗应该采用温阳化气、利水去饮的方法。

痰饮的形成,总由脏腑功能不足,体内水液代谢混乱所致。关于机体水液代谢,《素问·经脉别论》有一段精辟的叙述:"饮入于胃,游溢精气,上输于脾,脾气散津,上归于肺,通调水道,下输膀胱,水津四布,五经并行。"(经文阐释见"肾主水液"谚条下)。体内整个水液代谢是多个脏器分工合作才得以完成的,

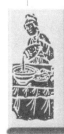

中医名谚阐释

其中尤与脾、肺、肾三脏最为密切相关。肺主气,行治节,为水之上源;脾主运化,主输转水湿与水谷精微;肾主水,为胃之关,水液之蒸腾、气化、开阖、排泄,无不由乎肾,三者之中又尤以脾的功能作用最为紧要。喻嘉言《医门法律》谓:"脾中之阳,法天之健,消化饮食,传布津液而运行于内。"吴光潜更谓:"脾为土脏,主乎运水,全身水道,赖脾为通调。"脾处中州,具升降之机,为大气斡旋之枢纽,水液之流行必赖脾气之输转。脾气虚则上不能输津以养肺,下不能助肾以制水。脾运失司,升降失序,水液停蓄,则痰饮由生。可见脾的健运与否与痰饮的生成是有直接关系的。故《金匮要略》治痰饮"以温药和之"的代表方是健脾渗湿、温化痰饮的苓桂术甘汤(见该篇第16条"心下有痰饮,胸胁支满,目眩,苓桂术甘汤主之")。

叶天士《临证指南医案·痰饮》云:"痰饮之作,必由元气亏乏及阴盛阳虚而起,以致津液凝滞,不能输布,留于胸中,水之清者悉变为浊,水积阴则为饮。"痰饮的生成总由阳虚阴盛,阳虚又重在中州脾土,脾阳不健,输运失调,水湿壅滞不行,发为饮邪内停。水为阴邪,饮积阴盛,又易伤阳气,阳损则更难开化调运。阳虚饮停,因虚致实,为本虚标实之证。饮本阴邪,得阳乃化,故仲景立"病痰饮者,当以温药和之"为痰饮病总的治疗原则,温阳化气,利水消饮为治饮之不二法门,苓桂术甘汤是这一治法最典型的代表方剂,足以体现"温药和之"的具体运用。

仲景《金匮要略·痰饮咳嗽病脉证并治篇》对痰饮病的辨证施治作了详尽的论述,既有原则性的指导,又有灵活而具体的运用。饮停中焦,缘于脾阳不健者,宜用苓桂术甘汤;若饮由下焦肾阳衰微不能化气行水者,又宜温养肾阳、化气行水,用肾气丸(该篇第17条"夫短气有微饮,当从小便去之,苓桂术甘汤主之。肾气丸亦主之"),法重温化是为痰饮病的正治之法。若饮停心下,泛溢于外,流行四肢,或兼有表证,而为溢饮者,则用大、小青龙汤温开腠理、发汗蠲饮(该篇第23条"病溢饮者,当发其

336

汗,大青龙汤主之,小青龙汤亦主之")。其他如温阳化气行水的五苓散、降逆逐水的甘遂半夏汤、温下逐水的己椒苈黄丸等等治法及代表方剂都属于"温药和之"的具体运用,均不离"治痰饮者,当以温药和之"的总原则。

饮为阴邪,阳虚乃成,不用甘温之品,则不能振奋阳气,阳气不复,饮终不化。故痰饮病治本之法,乃是"以温药和之",然后再视证情,兼以它法为用。然用温药以治痰饮,并非肆无忌惮,毫不顾忌。

一、"温药和之"非专事温补,其目的仅是在于振奋阳气,须慎防温之太过,恐伤正阴,宜以温和之剂,以化饮去饮为度。

二、脏虚不运,重点在脾。五脏相因,又常由脾虚而及乎肺、肾,故当察其波及犯溢而兼以相应治法。如饮邪日久,脾虚及肾,兼见肾气亏虚者,则可用温阳补肾以利水之剂,如肾气丸;而饮邪犯肺,气壅不降者,可用葶苈大枣泻肺汤泻肺逐痰。

三、饮之为病,本虚标实,临证又宜察其表里虚实之不同,而采用相应治疗措施,如发汗、攻逐、分利等治标之法,总在实者泻之,虚者补之,表者汗之,结者逐之,乃为至当。

〔**典型案例**〕

悬饮(渗出性胸膜炎)验案分析

曹某某,男,18岁,农民,1970年6月10日。

患者10多天来咳嗽、气短,咳嗽时牵引胸胁疼痛,尤以左胁明显,躺卧时只能向左侧卧,稍一行动则感到气短而喘。口干但不欲多饮,食欲不振,二便尚可。舌苔薄、浅黄,脉象沉细数。

辨证:据其咳嗽、胸胁痛、气短、咳唾引痛、口干不欲多饮、只能向一侧卧,知为胸、肺气机不畅,水饮停积于胸胁之证。脉象沉细而数。综观脉症,诊为"悬饮"。

治法:目前宜以消饮逐水为主。

方药:椒目瓜蒌汤加减。

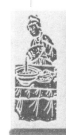

337

川椒目9克　全瓜蒌30克　桑白皮12克　葶苈子9克
广橘红9克　建泽泻12克　木猪苓15克　白茯苓15克　车前子12克(布包)　光杏仁9克　炒枳壳9克　水煎服,5剂。

附西医检查:发育正常,营养一般,重病容,神志清楚,说话气短。胸部叩诊,左胸部上、中、下均呈实音,心浊音界消失。听诊左胸呼吸音消失,心脏向右侧移位,在胸骨右侧才能听到心音,未闻杂音。胸部X线透视:"左侧渗出性胸膜炎,纵隔被迫右移。"

6月15日,二诊:药后诸症略有减轻。上方去橘红,加桂枝4.5克,冬瓜皮30克。再服5剂。

6月26日,三诊:患者服上方后效果好,又服了5剂,才来就诊。现在已不咳不喘,并已能向两侧卧。精神转佳,饮食增加。走1~2里路也不发生咳喘。舌苔已无浅黄,脉细数。胸部左侧上方,叩诊已有清音,听诊于左胸上部已能听到呼吸音,心音听诊区已恢复到左侧。胸部X线透视,左侧胸腔积液已明显消退。仍投6月15日方,改桂枝为3克,桑白皮3克,泽泻3克。服4剂。

7月1日,四诊:症状明显减轻,已近于消失。过去走十几步就气短而喘,现在走二三里路,也不感气短,曾试跑20多步,也未见气喘。过去只能向一侧卧,现在可以两侧自由躺卧。过去不能弯腰,现在可以自由弯腰。过去1天只能吃250~300克米饭,现在每日能吃1斤多。且不口干,饮水已正常。咳嗽、胸痛均消失。舌苔薄白,脉象滑、偏数。自服6月15日方以来,小便明显增多。仍投6月15日方5剂。

7月6日,五诊:近来精神更好,已无自觉症状,脉已不数。左侧胸部叩诊,浊音区已降到左乳下。再投6月15日方5剂(全瓜蒌改为瓜蒌皮18克)。

8月11日,约来复查,无自觉症状,已在家中干活劳动。舌、脉正常。X线胸部透视,左侧胸膜增厚,已无积液。病已痊愈,又投下方,巩固疗效。

瓜蒌21克　枳壳9克　茯苓9克　川椒目3克　桑皮9克　沙参9克　10剂。

自初诊之日起,同时配服雷米封(0.1克,3次/日),二诊后加服对氨柳酸纳(2克,4次/日)。最后一诊嘱其继服1个月。

理论分析:《金匮要略》痰饮篇中有"水流在胁下,咳唾引痛,谓之悬饮"的记载;《诸病源候论》中也有"痰饮者,由气脉闭塞,津液不通,水饮气停在胸府,结而成痰"的说法。本病人,水饮结积于左侧胸胁,是为"悬饮"无疑。《金匮要略》中虽有治悬饮的"十枣汤",但药有毒性,攻力猛峻,不适于常服及体弱者。参考历代医家的治疗经验,一般认为痰饮源于肾、动于脾、贮于肺,治疗痰饮要从肺、脾、肾入手。治肺是"导水必自高源",治脾是"筑以防堤",治肾是"使水归其壑"。所以要顺气、化湿、利水。对于水饮结积久者,还要兼用消饮破饮之剂攻之。前人有"治饮之法,顺气为先,分导次之,气顺则津液流通,痰饮运下,自小便而出"的经验,又有"及其结而成癖,则兼以消痰破饮之剂以攻之"的主张。本患者水饮积于左胸胁,虽未成癖,但积有这样大量的水饮,已使心脏右移,故应在顺气、分导的基础上,以消除水饮为当前之急。又考虑到本患者气短而喘,说话气怯,脉象细数,不宜用"十枣汤"毒峻之剂攻逐水饮。因而选用《医醇賸义》中治疗悬饮的椒目瓜蒌汤加减。方中用川椒目、瓜蒌、葶苈子、桑白皮逐水消饮;以杏仁、枳壳顺气降逆;茯苓、冬瓜皮利湿健脾;又以泽泻、猪苓、车前,导水下行自小便而出。《金匮要略》指出,治疗痰饮"当以温药和之",故又加桂枝助阳化气以导利水饮从膀胱气化而出。本例实践证明,自加入桂枝以后,患者小便明显增多,患者自诉曾有时一昼夜排尿约二三十次之多。本方采用了"导水必自高源"的精神,从治肺(顺气、消痰饮)入手,结合利水(治肾)、化湿(治脾),并运用"以温药和之"的经验,取得了满意的效果。除此例之外,我还曾运用本方

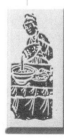

加减,治疗过四例悬饮患者,另有我院两位同学,也用本方加减,各治疗 1 例,均取得了满意的效果。

本例西医诊断为渗出性胸膜炎,有大量积液。从西医治疗经验来看,应服用雷米封,还应注射链霉素,一般还要做胸腔穿刺以放胸水。本例以中医辨证论治为主,取得了满意的效果,很值得深入研究。

录自《焦树德临床经验辑要·医理临床体验》

综述:痰饮是体内水液代谢失常,水液凝聚潴留而成的病理产物。痰饮的形成总由脏腑功能低下,尤其是肺、脾、肾三脏的阳虚气弱,气化失调,水液失于正常的输布排泄,潴留而成。饮由阳虚而聚,其为阴邪,又易伤人阳气,得寒则凝聚更甚,得温则化而流行。故仲景指出,"病痰饮者,当以温药和之",对痰饮的治疗,应采用温阳益气、化气行水之法,这是根据痰饮的性质、特点所决定的治本之法。

对痰饮病的治疗,在"温药和之"这个总原则下,临证又当视其所停蓄部位及临证的不同表现,兼以相应治法,或温而汗之,或温而利水,或温而攻逐等等。《金匮要略》对此有极详细又灵活具体的记载,千百年来一直指导着中医对痰饮病的辨证治疗,历代医家虽不断地有所发扬总结,然其大原则实无逾乎仲景"温药和之"之旨。

通则不痛　痛则不通

语出金·李东垣《医学发明·泄可去闭葶苈大黄之属》。原文为:"通则不痛,痛则不通。痛随利减,当通其经络,则疼痛去矣。"本谚指出了疼痛的基本病理和对疼痛治疗的基本原则。

凡脏腑经络发生阻滞不通,则会引起疼痛,治痛证以"通"立法,脏腑经络得其疏通,则疼痛自去。

疼痛,是临床上常见的一种自觉症状,它既是疾病发生的信号,又是危害机体健康的因素,涉及的范围相当广泛,为历代医家所重视。早在《内经》就有多篇论述了疼痛产生的机理,其中尤以《素问·举痛论》较为集中、完整。《素问·举痛论》说:"愿闻人之五脏卒痛,何气使然? 岐伯对曰:经脉流行不止,环周不休,寒气入经而稽迟,泣而不行,客于脉外则血少,客于脉中则气不通,故卒然而痛。"《内经》在该论中阐述了疼痛产生的机理。机体经脉之气血应该是周流不息、运行不止的,由于寒邪侵袭经脉之中,造成气血瘀滞不行,经脉气血凝涩,经气不通,乃发生疼痛。后人将这种机理归纳总结为"不通则痛"。

历代医家对《举痛论》疼痛产生机理的论述,均极其重视,其中尤以张景岳《类经·诸痛治法》最有发挥:"后世治痛之法,有曰痛无补法者,有曰通则不痛,痛则不通者,有曰痛随利减者,人相传诵,皆以此为不易之法,凡见痛证,无不执而用之……然痛证亦有虚实,治法亦有补泻,其辨之之法,不可不详。凡痛而胀闭者属实,不胀不闭者属虚;痛而拒按者属实,可按者属虚;喜寒者多实,爱热者多虚;饱而甚者多实,饥而甚者多虚;脉实气粗者多实,脉虚气少者多虚;新病壮年者多实,愈攻愈剧者多虚;痛在经者脉多弦大,痛在脏者脉多沉微。必兼脉证而察之,则虚实自有明辨,实则可利,虚者亦可利乎? 不当利而利之,则为害不浅。故凡治表虚而痛者,阳不足也,非温经不可;下虚而痛者,脱泄亡阳也,非速救脾肾,温补命门不可。"张氏此论从疼痛的症状差异、脉象特点、喜揉拒按、寒热爱恶的表现、饮食饥饱的影响、使用了攻补治法后的结果,以及痛之新久、年龄、体质差异等多个方面,对痛证进行辨证,分析了痛证的虚实病机特点。先辨其证,再议其治。在治疗上针对临床治痛不辨虚实,徒执通利一法者予以了抨击,提出了辨虚实分补泻而治痛的原则和方法。

341

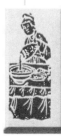

可以认为是对《举痛论》最好的阐述和发挥,迄至今日,对于临床痛证的辨证论治,仍有着极高的指导作用。

欲治其痛,必先辨其证。

辨疼痛的性质:产生疼痛的原因不同,病理变化不同,其表现特点自亦不同。通过对疼痛的表现特征进行辨析,将有助于疼痛性质的判断。痛而作胀者为胀痛,多属气滞;痛如针刺者,为刺痛,多是瘀血内阻所致;疼痛伴有冷感而喜暖喜温者,谓之冷痛,常为寒邪凝滞气机,或阳虚失其温养;疼痛伴有灼热感而喜凉喜冷者,谓之灼痛,多为火郁窜络,或阴虚阳亢所致;疼痛剧烈,如刀绞刀刺,难以忍受为绞痛,常为有形实邪闭阻气机(如瘀血、食积、虫积、结石等);疼痛隐隐,绵绵不休,痛而可忍者,为隐痛,多为气血不足,脏腑经脉失却温养。疼痛而伴见酸软感觉的叫酸痛,多为湿邪侵袭,气血运行不畅;惟其见于腰、胫部者,多属肾虚失养。痛而有空虚之感,叫空痛;抽掣、牵扯而痛的,叫掣痛,皆由经失所养、气血亏虚所致。疼痛部位游走不定,呈走窜样痛的叫窜痛或游走痛,见于胸、腹、脘、胁者,为气滞气窜;见于四肢肌肉关节者为风邪偏胜之行痹。疼痛部位固定不移者为定痛,见于胸、腹、脘、胁者,为内有实邪瘀阻;见于肢体关节者,多属寒湿痹证。总的说来,新病疼痛、痛势较剧、呈持续不解,或痛而拒按,属实证者为多;久病疼痛、痛势较缓,或有缓解,或痛而喜揉喜熨,多为虚证。

辨疼痛的部位:疼痛发生的不同部位,总是和该处的脏腑经络相联系。辨识疼痛出现的具体部位,对了解病变所在脏腑经络,是有相当意义的。全身各部都可能产生疼痛,现仅就其常见而典型者简述如下:

头痛:头为诸阳之会,脑为髓之海。全身诸经络、经脉都与头部关联,尤其是手足六阳经皆循行头部。头痛的原因极多,无论外感、内伤,虚证、实证均可引起头痛。根据不同的疼痛部位,可以确定其病在何经。如头项痛属太阳经,前额痛属阳明经,两

342

侧痛属少阳经,巅顶痛属厥阴经,此皆为其常论。

胸痛:胸为清高之地,乃心肺之所居,心肺病证,常伴胸痛。如阳气虚怯、寒邪乘袭、瘀血阻滞、痰浊停阻、火热伤络等,皆可导致胸部气机逆乱而痛。不同原因引起的胸痛,必有相关的不同兼证,故辨胸痛辨其相关脉证尤显重要。就具体部位而论,胸膺部痛多在肺,心前区痛,痛引臂内者多在心,痛连腋下肋间多考虑痰饮为患。

胁痛:肝胆位于胁下,其经脉分布于两胁,胁为肝胆之分野,故凡肝胆病变都可能引起胁痛,发现胁痛首先就要从肝胆病变考虑。

脘痛:脘指上腹部,即胃脘痛,俗称心口痛、心下痛。上腹脘部乃胃所居之处,诸凡寒、热、食积、气滞均可成为胃痛之因。重点在通过其兼证的辨析以求胃痛之因。如纳食后痛剧者多属实证,纳食后痛减者多属虚证,得温痛减多属寒,得凉痛减多属热。脘虽有上、中、下脘之分,但统称为胃痛、脘痛或胃脘疼痛,其疼痛部位泛指上腹脘部。

腹痛:凡剑突以下至耻骨联合以上都为腹部,范围最广,关联脏器最多。脐以上为大腹,属脾胃;脐以下至耻骨毛际处为小腹,属膀胱、胞宫、大小肠;小腹两侧为少腹,为厥阴肝经循行部位。根据疼痛的具体部位,可以察知病变所属脏腑。

背痛:手三阳之经循行于肩背部,户背痛连及颈项者,一般考虑风寒客于阳经致其经输不利。背中之脊为督脉循行之处,为督脉所主,中脊疼痛,难以俯仰者,应考虑督脉损伤。

腰痛:腰为肾之外府。故凡腰痛诸疾首先考虑的就是肾之病。另带脉环腰循行,故腰痛而连腹者,又要考虑带脉是否受损。

疼痛的部位不同,关联的脏腑经络自也不同。通过对疼痛部位的探查,可以察知有关脏腑经络的病变所在。再结合疼痛的性质、现象及脉症,就可以探求出病因、病性,从而指导施治。

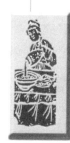

对于痛证的治疗,本谚"通则不痛"指出了治痛的要领在"通"。《举痛论》云:"寒气入经而稽迟,泣而不行,客于脉外则血少,客于脉中则气不通,故卒然而痛。"疼痛产生的根本病机变化是由经脉气血不行,滞涩不畅,不通则痛。故其治立法在"通",如治头痛之川芎、白芷、羌活,治胸腹诸痛的延胡、姜黄、香附等,皆以通脏腑经络之气血为用,重在止痛而非治痛,着眼依旧在以通止痛。固然"通则不痛",然须明了"通"之之法非仅指以通为通,更非仅指攻逐泻下之谓,这就很有必要深入体会张景岳《类经·诸痛论治》中的"然痛证亦有虚实,治法亦有补泻"之论。致痛之因有虚有实,治痛之法亦当有补虚泻实之别。试观仲景《伤寒论》,其治身体疼痛,固有麻黄汤开表发汗、通泄腠理而治痛(第35条),亦有桂枝加芍药生姜各一两人参三两新加汤补营阴、益卫阳以治痛(第62条)。对腹痛之治更是方法甚多,固有桂枝加大黄汤导滞通结(第279条),三承气攻下逐实、通腑泄热(见阳明病篇),桃花汤温中散寒、补虚固涩以治痛(第307条);亦有桂枝加芍药汤和中止痛(第279条),四逆散宣郁散滞以止痛(第318条);更有小建中汤平补阴阳、调和气血以治痛(第102条),理中丸加人参补中益气、温中散寒而止痛(第385条);尤有四逆辈扶阳逐寒、温脾建运而止痛(第273、277条)。由此可窥仲景治痛之法有补有泻,用药有寒有热,非徒执一"通"字,更非单一讲究"痛随利减"。

"通则不痛",固是针对疼痛产生的病变机理乃是脏腑经络阻滞、气血不通而提出的治疗原则,但对"通"之法,不能狭隘地理解为仅指逐利开泄而已,应该认识到所谓"通"是有其广泛的意义和运用的。诸凡散寒、泄热、消食、化瘀、除湿、疏风、温养、养阴等等凡能使气血流通、不致阻滞瘀塞者,皆谓之"通",皆属以通法治痛。诚如高士宗《医学真传》所说:"通之法,各有不同。调气以和血,调血以和气,通也;下逆者使之上行,中结者使之旁达,亦通也;虚者助之使通,寒者温之使通,无非通之之法也,若必以下利为通则妄矣。"高氏之说,应该对我们有很大的启发,高氏非常灵活地看待了"通"的含义,提示了众多的手段和方法(按:文中提到的"虚者助之使通",即世所谓"不荣则痛,荣则不痛"。因为脏腑经脉失其濡养则造成不通而痛,营养其脏腑经脉,则气血流通而不痛,故高士宗谓其"虚者助之使通",亦即"荣则不痛"之谓),对我们正确理解和运用"通则不痛",是非常具有实际价值的。

〔典型案例〕

雷诺氏综合征(痹证)

陈某,女,51岁,护士,门诊病历。

1991年11月6日初诊。

主诉:双手指遇冷变紫、疼痛8年。

患者于8年前冬季始,双手十指遇冷后变紫发凉,有麻木感且疼痛如针刺,在协和医院诊为"雷诺氏综合征",虽经中西药治疗,疗效一般。近两年来,病情逐渐加重。不仅冬季发作,其他季节遇冷亦发作,与精神紧张有关。多则一天发作3~4次,持续时间数秒钟至十余分不等,不敢触及冷水、凉物,甚则不能触水管,痛如针刺,苦不堪言,前来诊治。

症状:双手十指遇凉则麻木变紫,疼痛如针刺、锥扎。精神抑郁,疲乏无力,口、鼻、目干,舌质暗苔薄白,脉沉细。

辨证立法:气血不足,脉络痹阻。治宜益气养血,活血通络。方用圣愈汤加减。

处方:炙芪40克　当归20克　川芎15克　红花10克丹参15克　生地20克　白术15克　坤草15克　枸杞15克　全蝎6克　鸡血藤15克　赤白芍各15克　7剂,水煎服。

二诊(1991年11月13日):服上方7剂后自觉体力增加,手指疼痛减轻,大便溏,日1~2行,舌质暗苔薄白,脉细。守方加丹皮12克。7剂,水煎服。

345

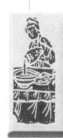

三诊(1991年11月20日):药后诸证减轻,手指疼痛次数减少,日发作1~2次,每次发作5~7分钟,大便不成形。舌暗苔白腻,脉细。11月6日方加苍术10克、制附片9克(先入),加强健脾利湿、温阳暖经之功。7剂。

四诊(1991年11月27日):手指疼痛基本消失,偶有发作,手凉转温,大便仍不成形,舌暗苔薄,脉细。上方去当归加肉豆蔻12克。14剂。

五诊(1991年12月11日):手指疼痛消失,精神体力好,大便已成形,舌脉同前。上方去坤草、附片,加桂枝10克。每日1剂,巩固疗效。

[按语]雷诺氏综合征又称"肢端血管痉挛症",因血管神经功能紊乱所致。其主要症状为:发作时指端缺血,皮肤苍白,逐渐发生冷痛、麻木等,多由气温、环境、情绪波动而诱发。色紫为气血不和,血瘀为主;色白为阳气不足,寒凝为主。本案患者发病时,手指色紫而无苍白,乃气虚血弱,气滞血瘀使气血不能荣养筋脉,肢端失养所致,治疗时根据"不通则痛,通则不痛;不荣则痛,荣则不痛"的原则,予益气养血、解痉通脉法。方中重用黄芪补气养血,壮气以行痹;当归、白芍、生地、枸杞滋阴养血,活血去瘀;川芎、丹参、坤草、赤芍活血通络去瘀;全蝎解痉止痛为李师治疗血管痉挛性疼痛必备用药。诸药合用,功专力强,7剂后患者体力增加,疼痛减轻。再诊时,患者大便溏稀为病久气虚及阳,加之血有遇寒则凝,得温则行的特点,而以附片温阳益气健脾温经,苍术、蔻仁燥湿健脾加减调治3月余,予补益与活血,温经与通络贯穿始终,使经脉通,气血达,冷痛麻木久恙自除。

录自《李介鸣临证验案精选》

综述:根据《内经》寒气稽留,涩而不行,气血不行,经脉不通而发生疼痛的病变机理,后人归纳为"痛则不通";疏畅经络,气血得以流通,则疼痛得以解除,指出了"通则不痛"是对痛证的治疗要领。

但是,对"通"之之法,不能狭隘地理解为通下开泄之法(即所谓"痛随利减")。疼痛的发生有因虚、因实之异,治疗亦当有用补、用泻之别。诸凡一切能使脏腑经络疏通、气血流畅之法,即可谓之"通"之之法,所以我们应该从积极的角度去认识本谚在临床的具体运用。

通阳不在温,而在利小便

语出叶天士《外感温热篇·论湿》。原句为:"热病救阴犹易,通阳最难……通阳不在温, 而在利小便,然较之杂证,则有不同也。"湿温病的特点是湿热交混,气机郁闭,阳气闭阻,不得宣通。治宜宣畅阳郁,有利于湿去热除。然通畅阳气,不在于使用性味甘温之品,而在于用淡渗之药通利小便以化气利湿。

陈光淞注曰:"盖此语(即本谚)专属湿温。热处湿中,湿蕴热外,湿热交混,遂成蒙蔽。斯时不开,则热无由达,开之以温,则又助其热。然通阳之药不远于温,今温药既不可用,故曰'通阳最难'。"在温热病辨证论治的过程中,滋阴之法使用较多,通阳之法则较少使用。滋阴之品性偏甘寒、甘凉,用于温热之证,是所适宜;而通阳之品,性多偏温,不免于温以助热,则非温热病之所宜。故该篇有"热病救阴犹易,通阳最难"之说。"湿温病为湿与热合,胶固难解。湿若不去,热则难除。故治疗当以祛湿为先。宜用芳香宣化、辛开苦降、淡渗分消等法,当先调畅气机,宣通三焦。"(《赵绍琴临证验案精选·湿温》)湿温病湿热蕴结,阳气被湿热阻遏而不得舒展,故通达阳气实为必行之举。湿温病通阳之目的在于化气利湿,使气机宣畅,水道通调。湿为阴邪,其性黏滞缠绵,最易阻滞气机、遏伤阳气。阳气被遏,湿郁不

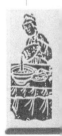

化,外不能运达于肌表,内不能通彻乎上下,则浊不降而清不升,故见头重、身困、身热不扬、胸痞纳呆、呕逆泛恶、口干不欲饮、苔腻脉濡等症。治疗须运化湿浊、通畅阳气,此正通阳之法的运用时机。使用"通阳"之法,使小便通利,湿郁得开,则热势自孤而易清,"湿若不去,热则难除",甘露消毒丹、茯苓皮汤、三仁汤是常用的代表方剂。

通阳不是温阳,更非扶阳、补阳,用药虽不免于温,但其意义却绝非在温。此与《金匮要略》"病痰饮者,当以温药和之"之治痰饮杂证以苓桂术甘汤辈温阳益气、化气行水者,自是大相径庭;与《伤寒论》之用通脉四逆汤大辛大热散阴通阳以治阴寒过盛、格阳于外者,更是截然有异。此乃湿温为病,阳气闭阻,宣畅阳气,淡渗利湿,使湿有去路、热势孤立则热势易除,湿热得除,则阳气亦舒。故叶氏说"通阳不在温,而在利小便"。

已故名家何绍奇先生在《读书析疑与临证得失·淡以通阳》中有这样一段发人深省的回忆:"1968年,笔者曾就这个问题请教过蒲辅周先生。蒲老精辟地指出:这里有个讲究,我把它概括为'淡以通阳'。病属湿热,不能用温药,只能用药味淡薄者,如芦根、茯苓皮、滑石、通草、苡米之类渗利小便,湿去热孤,阳气自通。在蒲老医案中,治疗乙型脑炎之暑湿并重或湿甚阳郁者,以及腺病毒肺炎之痰热蒙蔽者,常可见到'淡以通阳'法的运用。"(回忆同见于《中医杂志》1992年9期59页)蒲老全面理解了叶天士"甘淡祛湿"之论,且发挥其说谓:"通阳利湿一法,是治疗'乙脑'的重要一环。……治湿之法,宜用淡渗以通其阳,通阳不在温,而在利小便,即通阳利湿也。"(《蒲辅周医疗经验·乙型脑炎的治疗经验》)诚如何先生之所说:"'淡以通阳',可以说是蒲老对叶天士'通阳不在温,而在利小便'这句话的极好解释。"

"通阳不在温,而在利小便",讲的是"通阳"不是在于使用温补、温燥之品,在于淡渗利湿,达到宣畅气机、舒展阳气的目

中医名谚阐释

的。"不在温"是说其目的不是在于温,但并非是摒弃一切性温之品不可用,试观治湿温常用诸方:湿温初起,湿热交阻于卫气所用之藿朴夏苓汤,湿热中阻所用之王氏连朴饮,著名的清暑泄热、化气利湿之桂苓甘露饮(《宣明论》方)以及邪在气分、三焦升降失司所用之诸加减正气散,均不同程度地运用了芳香性温之品。湿温病常用藿、朴、陈、苓、杏、蔻诸药,皆辛苦温燥之属,其理气、化湿、通阳之力皆强,与淡渗之品相伍,实为湿温病所常用。于此可察湿温病并不是摒弃一切性温之品不用,而是要搞清其目的是通过通畅阳气、舒展气机、渗利小便,而去湿浊,使湿邪去热势孤而易于清解。然芳香苦燥总属温药范畴,热病用温药,总非所宜而亦当谨慎。否则,湿邪未除,阴液先伤,此又为治温病之大忌。

〔**典型案例**〕

辛开苦降、芳香淡渗法治疗湿温一例

李××,女,30岁。

初诊:1982年9月30日。

主诉:患者于8月5日自觉恶寒发热,体温在37℃~39℃之间。经某医院诊为病毒性感冒,曾服解表药,热势不退。因持续发烧19天收住院治疗。经西医系统检查,诊为发烧待查。历用液体支持疗法、复方新诺明、青霉素、卡那霉素及雷米封等药治疗,中药曾用清营汤、调胃承气汤、白虎汤、紫雪、至宝以及秦艽鳖甲汤等方药,其效不佳。体温仍在38℃左右,9月30日请我会诊。

诊查:证见发热,午后热重,汗出热不解,头晕而沉,口渴不欲饮,胸闷纳呆,周身疲乏倦怠。

辨证:湿遏热伏,午后热甚汗出而热不解;湿热下注,小便色黄。病在中焦,弥漫上下。

治法:拟辛开苦降,佐以芳香淡渗之味。

349

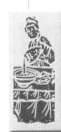

处方:佩兰10克(后下)　藿香10克(后下)　杏仁10克 淡豆豉10克　半夏10克　黄芩10克　木香6克　马尾连10克　前胡6克　大腹皮10克　炒麦芽10克　栀子6克

3剂,水煎服。忌食腥荤、油腻。

二诊:10月4日。服药后热势稍减。因湿热之邪难以速祛,故再守原方服药4剂,以冀全功。

三诊:10月7日。体温已退至37.1℃,唯觉颈部疲痛。继服原方药两剂,遂诸症若失,于10月12日痊愈出院。

[按语]湿温病为湿热里结,清热犹易,去湿最难;湿去则热不能独存,故治湿温病,重在祛湿。此案为中焦气分湿温证,初病曾用发汗、攻下、清营、开窍、滋阴等法治疗,非但寒热不去,反使湿热积滞肠胃,阻滞气机,湿不得化,热则不去。而紫雪丹更非湿阻所宜。唯辛开苦降,芳香淡渗,宣畅三焦,方为合拍。方中藿、佩、前、杏芳香化浊,宣通肺气;肺主一身之气,气化则湿亦化也。栀子、豆豉清宣郁热。半夏、芩、连辛开苦降,燥化湿邪,以畅中焦。麦芽助脾运化,木香理气行滞,腹皮、栀子分消走泄,清热渗湿。诸药共奏展气机、畅三焦、辛开苦降、分消走泄的功效,故湿去热清而病愈。

[编者评注]赵老先生是著名的温病学家,长于湿温病治疗。本例湿温患者恶寒发热,体温37℃~39℃之间。前医见热即用清营汤、调胃承气汤、白虎汤、紫雪、至宝以及秦艽鳖甲汤等治疗,效果不好,可见辨证不妥。赵老会诊以发热午后热重,汗出热不解,头晕而沉,口渴不欲饮,胸闷纳呆,周身疲乏倦怠,诊为湿温病,病在中焦,弥漫上下,投以辛开苦降、芳香淡渗之品,使湿热祛除,痊愈出院。所用之藿香、佩兰、前胡、杏仁芳香化浊,宣通肺气;半夏、黄连、黄芩辛开苦降,燥化湿邪,以畅中焦;腹皮、栀子清热渗湿,肺、脾、胃、膀胱同治,发展了湿温理论。

录自《中国现代名中医医案精华》(赵绍琴)

《温病条辨》化湿法的运用·通阳化湿法

350

马安赵,湿热伤气,寒热交作,肢冷呕逆,便利,脉沉弱,舌黄滑,两边白,脘闷,宜宣明桂苓甘露饮,尤防昏厥之变。

处方:茯苓10克　泽泻10克　半夏5克　藿香6克　桂枝2克　猪苓5克　黄芩10克　神曲10克　苍术5克　滑石12克　大豆卷10克　煎2剂。

[按语]湿壅气分,阻遏清阳,故仿桂苓甘露饮意,借渗湿清热以通阳,是为正治。河间桂苓甘露饮原是分消宣化、通利小便之方,既可使三焦弥漫之湿得以从膀胱而去,又可使阴霾湿浊之气既消后而热邪自透,从而阳气得通。于此可见,通阳化湿仍不失为湿温治疗中一大法则。

转录自《中医杂志》1983 年第 6 期 55 页

综述:通阳之法在湿温病病程中是时有运用的。以湿为阴邪,其性黏滞,易于阻遏阳气。湿温病,湿热交混,阻滞气机,三焦通调混司,阳气郁闭而不得宣通,外不能运行于肌腠,内不能通彻乎上下,清者不升,浊者不降,而致生诸证。此时宣畅郁阻之阳气,斡旋中焦之升降,通调三焦之气化,使小便通泄,湿有去路,正通阳去湿法之使用时机。宣通阳气不是说运用性温之品,乃是讲通过渗利小便以达到"通阳"。故叶氏有"通阳不在温,而在利小便"之论。

叶氏"通阳不在温",是"通阳",而非助阳,更非温阳、壮阳,用药的目的意义不在于用温。以温病而用温热,药证相悖,多非所宜,故叶氏强调其"不在温"。然通阳之药多不免偏温,要点在于通阳的目的是使湿去热透而不伤乎阴,无怪乎叶氏有"通阳最难"之叹。亦可见蒲老发挥、归结其说为"淡以通阳"的精辟可贵。

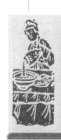

救阴不在血，而在津与汗

语出叶天士《外感温热篇·论湿邪》。原句为："热病救阴犹易，通阳最难，救阴不在血，而在津与汗，通阳不在温，而在利小便，然较之杂证，则有不同也。"本谚指出温热病的救阴方法不是在补养阴血，而是在于充津养液和慎防汗出过度而津液流失。叶氏这里指出了温病救阴（与杂病不同）的使用特点。

温病即感受时令温热病邪而为病者之总称，整个病变过程中最易化燥伤阴是其特点。温病伤阴是由邪热灼伤津液和火热迫津为汗而过分流失，养阴滋阴是温病治疗的最常用方法，故前人有"留得一分津液，便有一分生机"之论（参见该谚阐释），此可见滋养阴液在整个温病治疗过程中的重要意义。滋养阴液之品，或甘寒生津，或酸甘化阴，性多酸甘寒凉，用治于温热病证，毫无冲突矛盾，例属正治，即乃叶氏所谓"热病救阴犹易"者也。

温病救阴之法首先考虑的是充养阴津，"救阴须用充液之药"，如五汁饮、增液汤及其类属。早于叶氏之先，医家每每把养阴之法和补血之法相互混称，如岐伯天师等的《外经微旨》即有"补血以生阴者，言其常补阴也"，"阳旺阴消者当补其血"之说。更如朱丹溪言养阴，其用药则多属于补血之品。津之与血同属同源，然却源同流异，补血与养津，其间毕竟是有相当的不同，血浓稠而液淡薄，故王孟英乃谓："救阴须用充液之药，以血非易生之物，而汗需津液以化也。"叶氏后文亦有血药滋腻难散之诫。温病乃感受外邪之病，与杂病无外邪者不可类比，补血之药多滋腻厚重，不利于温热之邪的清解透散，此所以叶氏着重提出"较之杂证，则有所不同也"。叶氏还顾及到一提"救阴"便枉用补血之药,故特别强调:"救阴不在血,而在津与汗",即是说温病救阴在于充养津液而非如杂病救阴之在补血填精。

温热病伤津耗液,一是火热内盛,煎灼津液;一是火热内扰,迫津为汗外泄而耗损。

汗者,人之津液。《灵枢·决气》云:"腠理发泄,汗出溱溱,是谓津。""津脱者,腠理开,汗大泄。"《素问·宣明五气》谓:"五脏化液:心为汗,肺为涕……是谓五液。"《内经太素》亦云:"精微,津液也","津液,即泣、汗、涎、涕、唾也","通而言之,小便、汗等,皆称津液也"。温热病热邪充斥内外,最易迫津为汗而泄,汗出过多,实为津液耗损之重要一途。在整个温病证治过程中防护汗津莫使无谓妄泄,是顾护阴液十分重要的一个环节,而且还可通过出汗的有无、出汗的多少来了解津液的存亡丧失情况。叶氏"救阴不在血,而在津与汗",所谓"在津与汗","在津"者,就是指津液的充养润泽是救阴之一法;"在汗"者,是言顾护汗液莫使妄泄而防津液流失亦是救阴之一法。

吴鞠通《温病条辨》就温病之汗专立《汗论》及《六气当汗不当汗论》两篇进行讨论。论中即有"汗也者,合阳气阴精蒸化而出者也""盖汗之为物,以阳气为运用,以阴精为材料""温热升发之气所铄,而汗自出,或不出者,必用辛凉以止其自出之汗,用甘凉甘润培养其阴精……本论始终以救阴精为主,此伤寒所不可不发汗,温热病断不可发汗之大较也"之说,从中可明温病学家们对温病之汗的重视、审慎态度。

《温病条辨·汗论》谓:"汗也者,合阳气阴精蒸化而出者也。……阳气有余,阴精不足,多能自出,再发则痉,痉亦死。"汗为津液,汗多必伤阴亡阳,欲发其汗必先养其阴,生其津,充其汗之源。俞根初《重订通俗伤寒论》有加减葳蕤汤方,融生津充液之品与解散外邪之药于一炉,解表透邪之中入养液之品预护其阴。温热病用药重点在甘凉濡润,甚至咸寒增液,其意义就在随时顾护阴津。《外感温热篇》云"在卫汗之可也",邪在卫分即

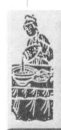

是表证,宜用汗解,而《温病条辨·上焦篇》第4条方论按:"温病忌汗,汗之不惟不解,反生他患。"故温病汗解不可用辛温之剂,为顾忌汗伤津液而仅取辛透,叶天士《外感温热篇》说:"在表初用辛凉轻剂。挟风则加入薄荷、牛蒡之属,挟湿加芦根、滑石之流,或透风于热外,或渗湿于热下,不与热相搏,势必孤矣。"温邪感人,常兼风或挟湿,其治温宜辛凉轻透;风宜疏散,故加薄荷、牛蒡透散之品;挟湿则加芦根、滑石淡渗之品,使风邪外解,湿邪下泄,不致与温热之邪搏结而邪势孤立易于解除。若误用辛温,必大汗而重伤津液,温邪化火化燥,多急转而入气分,即如叶氏该篇接下来所说:"不尔,风挟温热而燥生,清窍必干,为水主之气不能上荣,两阳相劫也。"风温在表,宜以辛凉透解,否则必化燥伤津,风与热皆为阳邪,两阳相合,风火交炽,则劫伤津液,津液劫伤,必出现口鼻等清窍干燥之象,这就是温邪在表不用辛凉清透而致津液损伤之例。温邪在表,因腠理闭塞或见无汗,宜用辛凉透表以解;更有气阴亏损,舌燥口干而无汗可出者,又宜在透散法中兼顾气阴,加入芦根、麦冬、花粉之类,使透解外邪而不伤津液,护阴而不恋邪,《温病条辨·上焦篇》第16条即有银翘散去豆豉加细生地、丹皮,倍用玄参之法。邪入气分,热邪鸱张,充斥其内,最易迫津为汗外泄,多见身热、自汗之症,吴鞠通《温病条辨·上焦篇》第7条云:"太阴温病……渴甚,大汗,面赤,恶热者,辛凉重剂白虎汤主之。"吴氏在其自注中谓:"大汗,热逼津液也。……非虎啸风生,金飚退热,而又能保津液不可。"即陈平伯《外感温病篇》所言:"风温证,身热,自汗……温邪内逼阳明。精液劫夺,神机不运,用石膏、知母、麦冬、半夏、竹叶、甘草之属泄热救津。"温热之邪,内逼阳明,自汗出而津随汗泄,津液劫夺,严重耗损,故以甘凉之品撤热止汗以救阴,是而有辛凉重剂白虎汤之用。其后第8条之白虎加人参汤证,乃由热气逼津外泄,而见汗大出,脉浮大而芤,喘且鼻煽,此因汗大出津液大泄,损伤甚重者,若脉见散大者,其虚而近脱,故更"急用之倍人参"。吴氏自注云："浮大而芤,几于散矣。阴虚而阳不固也。补阴药有鞭长莫及之虞,惟白虎退邪阳,人参固正阳,使阳能生阴,乃救化源欲绝。"汗出过多,津伤太甚,有阴液将绝而阳气随之将亡、阳随阴脱之势,仅用白虎汤撤热去汗以救阴,已嫌力有不逮,故更加人参以救将脱之阴阳,固正阳,救化源,使阳能生阴,其义仍重在顾阴救阴。尚有《温病条辨·中焦篇》第12条:"阳明温病,下后汗出,当复其阴,益胃汤主之。"此病在中焦气分,下后邪解病去,然汗出阴液受损,故吴氏谓当复其阴。吴氏自注谓:"此阴,指胃阴而言……欲复其阴,非甘凉不可。"故选甘寒濡润之益胃汤以充养肺胃之阴液,此亦可说是病后救阴之法,与仲景《伤寒论》竹叶石膏汤有异曲同工之妙。

〔典型案例〕

导化湿浊、散解郁热法治愈湿温一例

王××,女,16岁。

主诉:暑月暴发湿温,起病壮热无汗,胸高气喘,鼻翼煽动,面颊红赤,大渴引饮,谵妄不识人,病势急剧。

诊查:脉浮洪数疾,启齿见舌上有白点满布如珍珠状。正如《疫证条辨》所载"较之紫赤黄黑芒刺者更重"。

辨证:断为湿热闭于气分不得开泄,郁蒸肺胃,内逼营血,灼胃迫肺,逆传心包。

治法:法当导化湿浊,解散郁热,顾护津液为治。方用自定清胆解营汤。

处方:生石膏12克　鲜竹茹10克　瓜蒌仁10克　瓜蒌根10克　连翘心10克　润玄参10克　鲜芦根10克　生知母10克　苦杏仁7克　淡黄芩10克　川贝母7克　牛蒡子7克　香青蒿7克　广郁金7克　炒山栀10克　益元散(鲜荷叶包,刺孔)10克

再诊:满舌苔黑如煤,齿燥而垢,喘促痰鸣,涎液黏滞,表闭

355

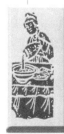

汗不得出,湿无外泄之机;大便欲解不解,热无下夺之路。邪热方张,津液劫夺,法当泻热存阴。原方去青蒿、牛蒡子,加锦纹大黄、元明粉各10克。

三诊:服药后,苔仍焦黑,脉仍洪数,喘促仍急,神识昏乱,循衣摸床,二便不知,热邪进犯营血,蒙蔽清阳,急需泻热解毒,增液清神。方用自定清温滋液汤。

处方:生石膏15克　鲜生地12克　瓜蒌仁10克　润玄参12克　麦门冬12克　生知母10克　连翘心10克　天花粉10克　鲜竹茹10克　鲜芦根12克　鲜石斛12克　川贝母7克　牡丹皮7克　紫雪丹(兑服)2克

四诊:一昼夜连进药两剂,舌尖黑苔退去,舌质稍润,但语言不清,仍觉胸高鼻煽,呼吸粗促,口渴不止,入夜懊憹尤甚,胃津被灼,营热已深。方中加鲜枇杷叶(刷净)10克、安宫牛黄丸(泡兑)1粒。

五诊:服药后神志稍清,大便溏黑极臭,舌上黑苔尽退。因思黑苔始退,大便秽浊而腑气下通,神志渐清,虽然呼吸粗促,肺胃湿热余邪壅滞。细察胸膺部有白痦透出,是湿热化而营血清。前方虽是一派甘寒滋养肺胃津液,大便转变溏黄,但夹有热结旁流现象,仍入元明粉7克润化肠燥。

六诊:余热内陷,沉困乏力,肺气已虚,难以鼓邪外出,方中去石膏、知母,加北沙参12克以益肺气,羚羊角12克以清营热。

七诊:在胸膺部出现无数白痦后,觉皮肤漐漐潮润,这是起病以来第一次透汗。呼吸渐匀,舌质转润,脉象濡数,嗜睡懒言,委顿不堪,皆以为病情恶化。综合脉症分析,断为邪去正衰,不是败象。议用养肺气,济胃阴法。

处方:北沙参12克　鲜石斛10克　麦门冬10克　枇杷叶10克　生谷芽10克　当归身10克　川贝母7克　广郁金5克　广陈皮3克　粉甘草3克

连服药数剂,热退身安,食欲增进,继续扶元,调以甘药。

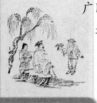

356

[按语] 此例是热邪从营分进入血分的严重病变，舌苔焦黑，神志不清，表示热势极盛，兼之腑气不通，必须釜底抽薪，急下存阴，故用硝黄下夺。及至发生循衣摸床等险恶症状，表现热灼津液，气阴两竭，当以救阴为急。"救阴不在血，而在津与汗。"治当清营增液，使津复液滋，阴血渐生。可见治湿温病有卫气营血浅深传变的不同，而治则，就有达卫、转气、清营、凉血、培元、增液的主次和特点。正确识别病变的脉证反映，就能正确掌握辨证施治的规律。

录自《中国现代名中医医案精华》(李聪甫)

　　综述: 温热病邪未有不伤阴耗液者，滋阴养液始终贯穿在整个温病的证治过程中。而温病之救阴乃在充津补液，与杂病之在滋阴补血迥然大异。养血补血之品虽亦属阴类，然其稠浊滋腻，难散难化，不利于温热病之外邪的清散透解。故叶氏乃有温病救阴"较之杂证，则有不同也"的提示。

　　温病证治始终强调养津护液。而救阴之法，一是充养已损将损之津液，一是顾护津液莫使随汗亡失。汗乃津液所化生，慎防汗出过多，津液亡泄，实乃是救阴护阴之重要一途，故叶天士有救阴"在津与汗"之论，此亦温病学家们时时处处关注温热病病变过程中的汗出情况的缘由所在。病在表卫，仅取银翘散、桑菊饮辛凉轻剂以透解疏风于热外，重点在一个"透"字，慎用汗法，恐汗多津液亡失。邪入中焦气分，热甚迫津为汗而耗，故用白虎汤辛凉重剂撤热止汗而救阴。慎防汗出过多，即是防津液外泄损耗。故叶氏乃有救阴"在津与汗"之论。

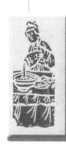

虚则补其母，实则泻其子

语出《难经·六十九难》。原句为："虚者补其母，实者泻其子，当先补之，然后泻之。"本谚是《难经》针对针灸治疗，根据五行相生规律，随证情虚实变化而提出来的治疗方法。本谚是说，凡是虚证当取母经、母穴用补法进行治疗；凡实证，当取子经、子穴用泻法来进行治疗。《难经·六十九难》还有言："《经》言虚者补之，实者泻之，不虚不实，以经取之。"此处"《经》"言之《经》，当指《黄帝内经·灵枢·经脉》，该篇有"为此诸病，盛则泻之，虚则补之，热则疾之，寒则留之，陷下则灸之，不盛不虚，以经取之"之语。《灵枢·经脉》乃是言"禁脉之言，凡刺之理"，即讲的是针灸治疗取穴之法。《难经》本难既源于《灵枢·经脉》，则其补母泻子之法讲述的原本是：以五行学说的相生规律确立的针灸取穴原则。此原则是通过调节各脏腑经络间的平衡，达到治愈疾病的目的。后世大大地扩展了这一治法的应用范围，将其用以指导临床治疗，作为遣方用药的一个原则。

五行学说，是中医学基础理论中的一个重要组成部分。五行中的"五"，是指木、火、土、金、水五种基本物质元素；"行"，是指这五者之间的相互关系和运动变化的内涵。五行学说起源于古人在生产斗争、生活实践中对自然现象的观察、探索和归纳，以后逐渐形成了理性化认识。中医学引用了五行的概念，用以作为一种说理方法，借五行的相互联系、相互作用的概念作为一种方法一种理论用以阐述人体结构、生理功能、病理变化，并用以指导临床辨证论治。中医学将五行学说与阴阳学说等同重视，而成为中医学的基础理论的一部分。

《灵枢·阴阳二十五人》篇说:"天地之间,六合之内,不离于五,人亦应之。"包括人在内的天地六合一切事物,都离不开五行这个道理。于是以五行学说为理论依据,将人体与自然界各种事物进行了类比和归纳,将人体的五脏进行了广泛的联系和沟通,《灵枢·热病》有"火者心也""水者肾也""木者肝也""金者肺也""土者脾也"的记载,从而构建了以五脏为中心的五个既独立又密切关联的人体生理病理系统。《素问·宣明五气》篇即是以五脏为中心,阐述其生理病理的特点。篇中就有"五脏所恶""五脏化液""五脏所藏""五脏所主""五脏应象"等关于五脏生理的记载,以及关于五脏病理的"五脏所病""五精所并""五病所发""五邪所乱""五邪所见""五劳所伤"等,更有言五脏之五味宜忌的"五味所入""五味所禁"等等。凡五脏生理、病理,篇中皆用五行归类之法,以五脏为中心进行了阐述。这对于认识疾病、掌握疾病变化规律,正确进行辨证起到了提纲挈领的作用。

五行间的运动变化规律,可以用生、克、乘、侮四者概而统之,即五行间存在着相生、相克、相乘、相侮规律。"虚者补其母,实者泻其子"这一治疗原则的提出,就依据的是五行的相生规律。根据五行的相生规律,其内配的五脏中的任何一脏均有生我、我生的母子关系。《素问·玉机真脏论》即指出:"五脏受气于其所生","气舍于其所生",如"肝受气于心……气舍于肾……心受气于脾……气舍于肝……"等等,就是五脏类比于五行,五行递相资生的记载。五脏配五行,其相生的规律是这样的模式:肝(木)生心(火),心(火)生脾(土),脾(土)生肺(金),肺(金)生肾(水),肾(水)生肝(木),依次递生,如环无端。五行间,既有相生,便存母子,徐灵胎《医经经释》说:"母,生我之经……子,我生之经。"生我者为母,我生者为子。以土为例,火生土,土生金,则火为土之母,金为土之子,余项相同。在正常的生理情况下,相关连的母子之脏,总是和平、融洽相处的,一旦出

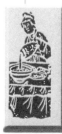

现"母子相干"，母病可以波及子脏，子病可以犯逆到母脏，就会出现或虚或实的异常状态。这种五行相生的异常状态，统称为"母子相传"，必然会产生病变。这里的实，是言邪气实；虚，是言正气虚。由于"母能令子实""子能令母虚"，《难经》"虚则补其母，实则泻其子"的治则就是针对这种病理现象而提出来的。

虚则补其母：

无论是由母病及子，还是子病及母，或子脏自虚，凡母子两脏的虚证，由于"母能令子实"，均可使用"补母"之法，使母实则母子皆实。

常见者如：滋水涵木，通过滋肾水以养肝阴，适用于肾阴不足，水不涵木，无以制阳而肝阳偏亢者，或肝阴亏虚，日久累及肾阴致肝阳上亢者，代表方如六味地黄汤，《温病条辨》下焦篇之加减复脉汤。濡木生火，通过滋养肝血以生心血，适用于肝血虚不能濡养心血或心血虚不能充养肝血的心肝血虚证，代表方如《伤寒论》炙甘草汤(后世又名复脉汤)。益火补土，通过补火壮阳以温煦脾土，适用于阳虚不能温暖脾土而土失健运。这里的阳虚，从五行相生讲主要是指心阳，后来也扩大而指命门之火，以命门藏身之真阳，故临床运用此法，亦指温补肾中阳气以温煦脾土。前者(补心阳者)如仲景桂苓草枣汤，后者(补肾阳者)如附子理中汤、四神丸。培土生金，通过补益脾土之气以补养肺气，适用于脾气虚怯，运化失职，生化乏源而致肺气不足，或肺病日久，肺气虚衰进而累及中土的脾肺俱虚之证，代表方如参苓白术汤和(李东垣)调中益气汤。金水相生，通过补肺达到补肾，适用于肺津亏虚不能充养肾阴，肾阴亏虚不能滋养肺津所致的肺肾阴虚之证，代表方如七味都气丸、八仙长寿丸等。

"虚则补其母"，是通过"补母"治疗母子两脏的虚证，然并非是只讲补母而弃子脏的虚弱于不顾。正确的应该是母子兼顾，在重点补养母脏的同时兼补子脏。"虚则补其母"在临床每多运用，笔者就经常运用此一治则，尤其是对那些证情复杂、缠绵顽固的慢性疾患,常通过辨证从脏象学说的五行相生关系入手,采用"补母"之法治疗以提高疗效。

实则泻其子:

无论是母病及子,还是子病及母,凡母子两脏皆实者,或单纯母脏亢盛者,由于"子能令母虚"(按:此处之"虚",非"精气夺则虚"之虚,乃是不实者为虚之意,即指子能令母不实,子能令母之实得以消减、减除之谓),均可使用"实则泻其子"之法,泻其子脏则母脏亦平。

临床常用者有:泻火靖木,通过清泻心火以安靖肝气,适用于心火亢盛,引动肝火,或肝火上亢,引动心火,以及单一的肝火亢旺之实证,如安宫牛黄丸、黄连温胆汤。泻土泄火,通过清泻脾土以清泄心火。即《医学指归》所谓"土为火之子,泻脾胃之火,而心火自清"。适用于脾胃火郁,胃火上亢,引动心火上炎之心胃火旺之证,如清胃散、牛黄承气汤。宣金澄土,通过祛除肺中蕴结以恢复脾胃输布功能,适用于肺失宣降,水饮痰湿聚肺的肺壅肺闭而有碍脾运者,或脾阳失运,水湿痰饮上聚胸肺之证,如《金匮要略》厚朴麻黄汤。蠲水平金,通过祛除寒水以平降肺金气逆,适用于水饮上犯肺金(水寒射肺)之证,通过蠲除在下之水饮,以平息上犯壅肺之患,如《伤寒论》真武汤加减法之咳加干姜、细辛、五味。

"实则泻其子"是用于治疗母子两脏皆实的实证,通过泻法治子脏而达到母子两脏俱平。其用又并非是只泻其子而置母脏不问,而应该是以泻子脏为主,在泻法治理子脏的盛实时,同时兼理母脏而母子皆治。

〔**典型案例**〕

赵××,男,24岁,未婚。1990年9月2日诊。患者近一年来出现遗精,起初每周一、二次,半年来加重,每周三、四次,甚者有时一夜两次,曾用固涩之品,疗效不佳。经追查病史,患者有

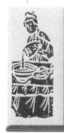

三年肺痨病史。患者自诉遗精频作，晨起腰酸痛明显，伴头晕耳鸣，倦怠乏力，盗汗，手足心热，时有干咳，咯痰不多，饮食少，睡眠多梦，便干溲赤。查体：精神萎靡，形体消瘦，面色黄红，两颧潮红，皮肤及毛发憔悴，枯槁无泽，舌质红，苔少薄白，脉细数。此证属肺阴亏虚，肾水不足。治宜滋肺益肾，佐以涩精。自拟"滋肺止遗汤"。

处方：沙参 50 克　二冬各 30 克　百合 25 克　玉竹 25 克　五味子 20 克　益智仁 20 克　山药 20 克　蛤蚧 1 对　阿胶 15 克(烊化)　覆盆子 35 克　山萸肉 10 克　甘草 10 克

水煎服，一日 1 剂。服 30 剂后，诸症悉除，后以百合固金丸送服蛤蚧粉(每次 3 克)以巩固疗效。随访两个月，未见复发。

〔体会〕重症肺痨，始为气阴两亏。病在于肺，肺体受损，肺阴虚，金不生水，母病及子，肺虚而肾失资生之源，久病及肾，导致肾水渐亏，肺肾阴虚，虚火妄动，精关不固，封藏无能，导致遗精，故单纯应用固涩之剂罔效，今用沙参、天门冬、百合、玉竹以滋养肺阴；麦门冬、山药、阿胶、山萸肉以滋肾润肺；益智仁、五味子以温肾益肾；蛤蚧以补肺肾、益精气；佐以覆盆子补肾涩精；甘草调和诸药。全方以滋肺益肾为主，佐以固精之品，诸药配伍，标本兼顾，肺阴得以滋养，肾水得资生之源，阴虚既除，精室乃安，遗精之疾即愈。

录自《四川中医》1991 年第 2 期封三

综述：人体是一个有机的整体，各脏腑之间是相互联系、相互影响的，一脏有病往往影响到它脏，而它脏之疾亦势必影响本脏，这就是常说的五脏相因、脏腑相传。中医学是运用五行学说来解述其间的关系。"虚则补其母，实则泻其子"这一治疗法就是根据脏腑间的五行相生关系而提出来的。本谚所倡"补母""泻子"之法，虽源出于《难经》，然其本意乃是指导针灸治疗的取穴方法，后世已大大超越原意的局限，扩展地运用以指导临床遣方用药。该法临床应用较为广泛，且有其独特的指导意义。

但临床具体运用时切忌用固定模式硬套,必须灵活对待,根据临床实际进行辨证运用。

脾　主　运　化

　　脾主运化:运,转输、运送之意;化,消化、变化之意。本谚指出了脾以消化、吸收、转输、运送为其主要生理功能。《内经》虽无"脾主运化"之说,却不乏脾的运化功能的论述,如《素问·五脏别论》之"胃者,水谷之海,六腑之大源也";《素问·太阴阳明论》之"四肢皆禀气于胃,而不得至经,必因于脾,乃得禀也。今脾病不能为胃行其津液,四肢不得禀水谷气,气日以衰,脉道不利,筋骨肌肉,皆无气以生,故不用焉……脾脏者常著胃土之精也,土者生万物而法天地";《素问·玉机真脏论》之"五脏者皆禀气于胃,胃者五脏之本也""脾脉者土也,孤脏以灌四旁者也";《灵枢·营卫生会》之"中焦亦并胃中……此所受气者,泌糟粕,蒸津液,化其精微,上注于肺脉,乃化而为血,以奉生身。"凡此等等从多个侧面多个角度阐述了脾的运化功能,尤其是《素问·灵兰秘典论》之"脾胃者,仓廪之官,五味出焉",更是用形象的比拟,将脾胃比作储藏米谷的仓廪,比做国家物资的储藏供给之地。综合《经》文所记载,其对脾的运化功能已是作了非常彰明的揭示,后世医家乃能将《内经》之论概括地归纳为"脾主运化"一语。张景岳《类经》注《素问·灵兰秘典论》之"脾胃者,仓廪之官,五味出焉"句,即谓:"脾主运化,胃司受纳,通主水谷,故称为仓廪之官。五味入胃,由脾布散,故曰五味出焉。"张氏就明确提出了"脾主运化"之言,其言"五味入胃,由脾布散","布散",实乃运化之另说。

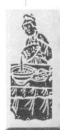

脾的运化功能主要是通过以下两方面得以体现：

一是输布水谷精微。水谷等饮食物在脾升胃降的作用下，经胃的通降而受纳、腐熟、消化，其糟粕经肠道的传化，最后排出体外；其精微由脾吸收，上输于肺，布散于全身，"以奉生身"，是化生营卫气血、滋养全身各部、充养肾精的主要物质基础，生命亦赖此才得以维持。《素问·经脉别论》指出："食气入胃，散精于肝，淫气于筋。食气入胃，浊气归心，淫精于脉。脉气流经，经气归于肺，肺朝百脉，输精于皮毛，毛脉合精，行气于府。府精神明，留于四脏，气归于权衡。"食物入胃，经过消化，其部分精气输布于肝以濡养筋膜爪甲；其浓浊厚重者则上注于心，输送于脉，朝会于肺，藏匿于肾，濡养全身，保障生命活动的需求。由此可见五脏六腑四肢百骸的物质所需，皆来源于脾胃的生化输运。所以称脾为营卫气血生化之大源，为"后天之本"，即如李中梓《医宗必读》之所说："一有此身，必资谷气，谷入于胃，洒陈于六腑而气至，和调于五脏而血生也，故曰后天之本在脾。"

脾主运化的另一表现是运化水湿。脾有运导、输布水液，防止水液在体内积聚，从而维持体内水液代谢正常、平衡的作用。《素问·经脉别论》云："饮入于胃，游溢精气，上输于脾，脾气散精，上归于肺，通调水道，下输膀胱。水精四布，五经并行。"人体的整个水液代谢，虽然是在多个脏腑分工合作下才得以顺利完成，然脾的运化功能在整个代谢活动过程中的确起着至关重要的输转、运化作用。

脾属土，秉坤土之德，具坤土之性。《易经》云："地势坤，君子以厚德载物。"脾土敦厚，包容万物，滋生万物。对于脾主运化的功能作用，中医学给予了极高的评价，赋予了极高的地位。《灵枢·本脏》云："脾坚则脏安难伤。"《素问·太阴阳明论》谓："脾脏者常著胃土之精也，土者生万物而法天地，故上下至头足。"《素问·玉机真脏论》亦曰："脾脉者，孤脏以灌四旁者也。"此处"孤脏"之"孤"，非言其孤单、孤独，乃言其独特、特别，以脾土的滋生万物之能,是言其坤厚载物的至博至广之性。脾土位居中州,输运水谷精微,外以营养四肢百骸,内以营养脏腑全身,故而称其为孤脏以灌四旁。《素问·五脏别论》更高层次地说:"胃者,水谷之海,六腑之大源也。五味入口,藏于胃以养五脏气。"李东垣《脾胃论》亦谓:"胃虚则脏腑经络皆无受气而皆病","百病皆由脾胃衰而生之",五脏之气(五脏的功能作用),皆须由脾胃所养,此可证脾在五脏六腑四肢百骸中所居的极重要地位,故李中梓《医宗必读》称其为"后天之本在脾,脾为中宫之土,土为万物之母"。

整体观是中医学的一个重要特色。祖国医学认为机体是一个统一的整体,《素问·灵兰秘典论》就说:"凡此十二官者,不得相失也。"指出了人体各脏腑的功能必然相互依赖,相互影响,必须密切配合,才能维持机体的健康正常。江笔花《笔花医镜》说:"脾属土,中央黄色,后天之本也,下受命门之火,以蒸化谷食,上输谷食之液,以灌溉脏腑,故人生存活之原,独脾土之功为最大。"脾的功能作用直接关系到全身各部的营养供给,脾的运化一旦出现虚衰不健,必然影响其他脏腑的功能发挥,而其他脏腑的功能失常,也必然妨碍脾的运化功能的正常运作,即如方隅《医林绳墨》所谓:"脾胃一虚,则脏腑无所禀受,百脉无所交通,气血无所营养,而为诸病。"周子干《慎斋遗书》说:"诸病不愈,必寻到脾胃之中,方无一失。何以言之?脾胃伤,四脏皆无生气,故疾病日多矣。万物从土而生,亦从土而归……治病不愈,寻到脾胃而愈者甚多。"诸家从疾病的发生、论治论述了脾与它脏间的密切关系。

(1)脾之与心:心属火,脾属土,火生土,属母子关系。《素问·经脉别论》说:"食气入胃,浊气归心,,淫精于脉。"脾所运化的水谷精微主要是通过心、肺布达于全身各部。脾不健运,气血生化乏源,首先就影响到心,导致心血亏虚。若心阳不足,火不生土不能温煦脾土,则致脾失其运,或生化不足,精微亏

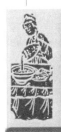

乏而成心脾两虚之证;或水湿失于输运而停聚为水饮之证。此皆母病及子,心脾同病。

(2)脾之与肺:肺属金,土生金,亦母子关系。肺吸入之清气与脾运化之谷气是机体元气的重要组成部分,脾的行运化、升清气直接影响着肺的司呼吸、主肃降之能,脾虚中气不足,土不生金,导致肺气亦虚而成脾肺气虚之证。相应的肺气若虚,不能正常完成其主肃降、司呼吸之能,亦必然影响脾之升清气、主运化之职。肺主宣肃,通调水道,为“水之上源”;脾主运化,有输运水液之职,为水之中转,二者同为维持机体水液代谢的重要脏器,只有二者相互协调、共同合作才能完成水液的正常代谢。如肺虚宣肃不司,必水湿停阻中焦,湿困脾阳,阳虚失运则饮病由是而生。

(3)脾之与肝:肝属木,体阴而用阳,体阴是指其藏血之能,用阳是指其疏泄之功。肝能藏血而不能生血,肝所藏之血,需赖脾的健运所生化之营血充填,乃有所藏。脾的运化需借肝的疏泄、条达之助,《素问·宝命全形论》云“土得木而达”之论,就讲的是脾土对肝木疏泄、条达之性的借重。在正常生理状态下是为木疏土,是肝木对脾土的疏达作用。而出现病变状况时,肝病可以及脾,脾病亦可以及肝,《金匮要略》“见肝之病,知肝传脾”,就指的是肝木之病对脾土的必然的病理损害。肝木疏泄太过,必然影响脾土,即“木克土”也,反之,脾失其运,水湿内停,湿困气滞,亦将导致肝失疏泄之能,即所谓“土壅木郁”之“土反侮木”者。

(4)脾之与肾:同为生身之本(一为先天,一为后天),同为生命之至重。然先天肾所藏之精,需赖后天脾胃对饮食物的吸收生化之精微时时给以补养填蓄,而脾的运化功能能够正常发挥更须仰仗肾中阳气的熏蒸、温养。脾与肾,先后天互为资生,不可相失,即古人所说“后天养先天,先天生后天”之谓。若肾中阳气不足,火不暖土,脾失其运,乏腐熟水谷之能,必致形疲腹满,下利清谷。即如黄承昊《医宗摘要》之所说:"凡人肾气怯弱,真阳虚衰,坎水不温,不能上蒸脾土,是以饮食不进,或食而作胀,大便溏泄。"再体内水液的正常代谢活动,与肺、脾、肾三脏功能至为相关。肾主水,水唯畏土,肺属金,为土之子,土旺则如堤固制水,若脾阳脾气虚损,输运失职,上不能生金,致肺虚失宣肃气机、通调水道之能,下则不能制水,致水液泛溢,代谢失常,而发为水肿、痰饮之证。此皆由脾虚失运,不能正常履行斡旋气机、调整上下之职能所造成。

张景岳《景岳全书》说:"脾为土脏,灌溉四旁,是以五脏中皆有脾气,而脾胃中亦有五脏之象。此其互为相使,有可分而不可分焉。"脾的运化之能与其余四脏是互为相使,相互合作,而对六腑的功能亦起着致密的影响。无论是胃的降纳,胆的疏泄,大肠的传导,小肠的受盛,膀胱的开阖,三焦的通利,都无不与脾气的健运息息相关。清升浊降,相反相成,浊阴之降可以促使清阳之升,而只有清气之升才能引致浊物之降,六腑以通降为顺,而其通降之能,又全赖乎脾的升清作用。六腑之中,又尤以胃与脾的关系最为密切。脾之与胃,以膜相连,脾脏胃腑,相为表里。叶天士《临证指南医案·脾胃》说:"纳食主胃,运化主脾。脾宜升则健,胃宜降则和。"黄坤载《伤寒悬解》亦谓:"脾主升清,胃主降浊。清升浊降,腹中冲和,是以不满。脾病则清阳不升,脾病累胃,胃病则浊阴不降,中气凝滞,故腹满也。"脾气唯升则健,胃气以降为和,胃降乃能受纳腐熟,脾升乃能运化输运。脾"受气于胃",胃有所纳,脾乃有所运;而"脾为之行其津液",胃所摄纳、腐熟之精气又需赖脾的运化乃得输送运达于全身。二者阴阳相合,脏腑相协,共同完成水谷营养的摄纳、吸收、运化、传输的整个过程,完成营卫气血的生化,故称其为营卫气血之大源,为"后天之本",二者一如唇齿,不可须臾相失。

五脏、六腑、四肢、百骸,全身各部的营养皆来源于脾的生化,而脾的运化之能又须赖其他脏腑的通力协作才能得以实施。

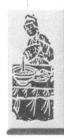

367

脾病必然影响其他脏腑,其他脏腑之疾亦必然影响及脾,此即如《素问·灵兰秘典论》说:"凡此十二官者,不得相失也。"也即张景岳《景岳全书》所论:"五脏中皆有脾气,而脾胃中亦有五脏之象。"五脏病必影响到脾,脾病则五脏亦必病。张氏有识于此,就提出了只要善于治理脾胃,就能够调和五脏:"能治脾胃而使食进胃强,即所以安五脏也。"突出强调了调理脾胃以安和五脏的重要思想。当然调理脾胃并不等于就是替代对五脏的调理,故张氏同时还指出:"如肝邪之犯脾者,肝脾俱实,单平肝气可也;肝强脾弱,舍肝而救脾可也。心邪之犯脾者,心火炽盛,清火可也;心火不足,补火以生脾可也。肺邪之犯脾者,肺气壅塞,当泄肺以苏脾之滞;肺气不足,当补脾以防脾之虚。肾邪之犯脾者,脾虚则水能反克,救脾为主;肾虚则启闭无权,壮肾为先。"如是立足于整体观,辨证地提出了或"治脾胃以调五脏",或"调五脏以治脾胃"的治疗思想。这对于在临床通过调理脾胃而调理全身机能是颇具指导意义的。

　　脾为后天之本,为气血生化之源,脾的运化功能是否能正常发挥是机体健康的关键。李东垣、张景岳、叶天士诸大家对脾胃学说各有发挥,各有创建。脾胃一病,则全身皆病,故调治脾胃关系重大。对于调治之法,笔者尤其服膺周子干《慎斋遗书》之述:"调理脾胃,有治、理、调、和、养、补之不同。用消克之药,以攻其病,是治贼邪也,故云治。用四君子汤谓之理,是清理之也,故云理。用参苓白术散加益智谓之调,此药能上、能下、能中,故云调。用四君子汤,寒加干姜,热加川连,谓之和,有热去热,有寒去寒,故云和。四君子汤等分用之谓之养,等分均平,不攻不入,故云养。补者不必正治,但补肾令脾土自温,谓之补。补者,补其母也,土之母,命门火是也。"对于周氏的学说观点,后人虽有责其泥于补益而偏于扶阳抑阴倾向之议,然若能循此蹊径,拓展思路,正确对待,灵活采用,再能参合诸家,辨证施为,对于指导临床也是大有帮助的,是能起到挈简驭繁、提纲挈领的作用的。

〔典型案例〕

辨证治愈痞满两例·例一　健运中焦法

蔡××,男,53 岁。

初诊:1984 年 9 月 4 日。

主诉:患慢性胃病已十余年。1983 年初在北医三院作纤维胃镜示"萎缩性胃炎"。1984 年初又在该院作胃镜,诊断同前。

诊查:刻诊症见胃脘痞闷,时作疼痛,嗳气不舒,纳食欠佳,大便时溏,精力疲顿,身畏风寒,亦怕凉食。舌质淡胖,苔白,脉弦细。

辨证、治法:证属脾胃虚弱,拟健运中焦。

处方:连皮苓 30 克　苍白术各 10 克　台党参 15 克　陈皮 10 克　炙草 10 克　法夏 10 克　焦六曲 12 克　覆花 10 克　生赭石 10 克　冬瓜皮 30 克　大腹皮 10 克

以上方为主,并随时据证稍事出入,服药约 60 剂。诸症悉除,一如常人。1985 年初复查胃镜,显示"浅表性胃炎"。此后一年未服用任何药物,无特殊不适,饮纳如常。

[按语]此证乃脾胃虚弱,据证不难辨识,但辨证要点在身畏风寒、怕凉食等症,乃脾虚湿盛之象,因湿属阴邪,遇寒则凝,得温则化,故亦有喜温恶寒的特点,不可以寒贼之。对湿与寒二者之鉴别在于四诊合参,二者治疗亦有别,故方中重用茯苓皮、冬瓜皮各 30 克,旨在利湿以解脾之困,用苍术苦温燥湿,复用六君汤健脾胃,强运化。对于脾胃虚弱者,步老强调通补,即在补益之中加用通调气血之品,这是因为虚证虽以正虚为本,但脾胃主运化,虚则运化无权,而因虚致实,终见虚实互见之证,值此纯补则有壅邪之虑,纯攻难免有伤正之虞。治疗时每多选用六君子汤加减,使补而不壅,通勿伤正。此外,本例能获良效,还在于认证准确,守法守方,对于慢性病的治疗尤其如

369

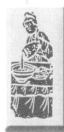

此。倘若朝订暮改则欲速不达矣。

录自《中国现代名中医医案精华》(步玉如)

综述：脾胃为后天之本，营卫气血生化之源，直接关系到人体健康，乃至生命的存亡。前辈医家，自《内经》、仲景而下，历经李东垣、张景岳、李中梓、叶天士等已逐渐形成并完善为一门完整的脾胃学说。其中"脾主运化"为其重要论述，为诸家所重视。

"脾主运化"，是通过其运化水湿和输运水谷精微得以体现的，是脾的最主要的生理功能。其与脾"主肌肉""主四肢""主升清""脾统血"等其他诸功能，不但并无冲突，毫不矛盾，而且还存在着相使相助的密切关联，脾的这些功能要在"脾主运化"这一主要功能得以正常发挥的情势下才可能得以体现。即如《素问·太阴阳明论》之所说："脾病而四肢不用何也？四肢皆禀气于胃，而不得至经，必因于脾，乃得禀也。今脾病不能为胃行其津液，四肢不得禀水谷气，气日以衰，脉道不利，筋骨肌肉，皆无气以生，故不用焉。"由于脾病失其健运，水谷精微不能输转供给四肢肌肉，营养匮乏，乃至肌肉痿软不用，四肢倦怠无力。又如脾之能"统血"，依然需要脾气健运，才能统摄血液循脉道正常运行而不致外溢，脾病失运，气血无以生成，气血虚衰，气不摄血，失其所统而妄溢，是谓"脾不统血"。这些都与"脾主运化"这一主要功能密切关联，亦可说明"脾主运化"这一功能所占的重要位置。于临床对脾病所生诸疾，虽或各有侧重，然均需在健脾助运这个大前提下给予兼顾。吴澄《不居集》言："凡察病者，必先察脾胃强弱，治病者必先顾脾胃勇怯，脾胃无损，诸可无虑。"可谓知其要者，一言而终。

"脾主运化"是指脾有运行水湿、输运水谷精微的主要生理功能。然人身是一个整体，《素问·灵兰秘典论》云："凡此十二官者，不得相失也。"脾主运化的功能与其他脏腑的功能作用紧密相关，密切相连。脾的运化功能既直接影响其余脏腑，而其功能能否得以正常发挥,又直接间接地受到其他脏腑的干预或协调。

对于脾病的调治,总在健脾助运,以恢复其主运化的功能为主要目的。然其治又并不局限于本经本脏的治理,当知既可治脾以治它脏,亦可通过调治它脏达到治脾,要在审证求因,审因论治。牢记《内经》"必伏其所主,而先其所因"的治病求本之旨,尤其是治脾莫忘调胃。脾之与胃,脏腑相连,胃纳脾运,胃有所纳,脾乃有所受而运,脾健能运,胃始善纳,二者相须相使,共同完成生化气血、营养全身的后天之本的重要职能。

微者逆之,甚者从之

语出《素问·至真要大论》(本节以下简称《大论》)。原句为:"寒者热之,热者寒之,微者逆之,甚者从之……适事为故。"《内经》原文意是指出寒性的病证用温热方法予以治疗,热性病证用寒凉方法给予治疗;病势轻浅、证情单纯的使用逆治法,病势严重、证情复杂的使用从治法。

《大论》提出的本谚"微者逆之,甚者从之",这是中医的两大治疗大法。

"微者逆之",是说对于病情轻、病势微的要逆其病气,采用与证情表现相对逆的治疗方法,治疗的用药趋向是逆病证表现而为的,即"逆治法"。《大论》以下有"逆者正治"之论,故又称为"正治法"。张景岳《类经》注谓:"病之微者,如阳病则热,阴病则寒,真形易见,其病则微,故可逆之。"对于此种治法,《大论》举例如"寒者热之,热者寒之","坚者削之,客者除之,劳者温之,结者散之,留者攻之,燥者濡之,急者缓之,散者收之,损者

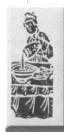

温之,逸者行之,惊者平之",均属于此类常规的治疗方法,这种治法较之"甚者从之"似更容易理解和掌握运用。

当疾病发展到一定程度时就会表现出一些与病理实质不相一致的假象、伪证,即如《素问·阴阳应象大论》之"重寒则热,重热则寒"以及后世之"大实有羸状,至虚有盛候"就属于这种范畴。对于这类证情,《内经》指示用"从治法",即《经》所谓"甚者从之"。"甚者从之"是说对证情复杂、病势严重的要采用顺从病证证情表现的治疗方法,即从治法。《大论》下文有"从者反治"之说,故又称为"反治法"。张景岳《类经》注谓:"病之甚者,如热极反寒,寒极反热,假证难辨,其病则甚,故当从之。从,即下文之反治法。"《大论》云:"反治何谓? 岐伯曰:热因热用,寒因寒用,塞因塞用,通因通用,必伏其所主,而先其所因,其始则同,其终则异,可使破积,可使溃坚,可使气和,可使必已。"《内经》列举了四种反治法的运用,并且指出使用反治法的意义目的:"必伏其所主,而先其所因,其始则同,其终则异。"《大论》在这里提出了,要想治疗疾病的根本,就必须先探寻疾病发生的根本原因。反治法的使用,初看起来,用药似乎与病情相同,而其结果药性与疾病病情却是相逆反的。

热因热用,寒因寒用,塞因塞用,通因通用,是该论对反治法的使用提出的四种范例。四范例中前一字表示用药,后一相同的字表示证情的表现。如寒因寒用,前一寒表示的是用寒凉之药,后一寒表示的是证情表现,就是说用寒凉之药治疗有寒象表现的病证。

热因热用:用温热的药物治疗有热象表现的病证。如《伤寒论》第 317 条云:"少阴病,下利清谷,里寒外热,手足厥逆,脉微欲绝,身反不恶寒,其人面色赤……通脉四逆汤主之。"该汤证虽有"不恶寒""面色赤"之热象表现,但病证之实质是"手足厥冷,阳气外虚,脉微欲绝,则生机内陷"(张隐庵语),阴寒极盛,格阳于外之危重证候。仲景遵"甚者从之"之旨,顺从外证之热象表现,以重剂辛热回阳之剂以救。他如李东垣所创之"甘温除热法",亦是以甘温之药治发热之证。此皆属"热因热用"之例。

寒因寒用:用寒凉药物治疗有寒象表现的病证。如《伤寒论》第350条云:"伤寒,脉滑而厥者,里有热,白虎汤主之。"《伤寒论》对于厥逆的辨析是极其慎重的,今见厥冷而用清泄里热的白虎汤,似乎很难理解。然若能明了此"厥"是由于"郁热之邪在里,阻绝阳气,不得畅达于四肢而厥"(钱天来语),则可以明白,此乃仲景"甚者从之"之用,以白虎汤清泄里热,里热清,气机条达则厥逆自解。

塞因塞用:用补涩的药物治疗表象壅塞的病证。如《金匮要略·腹满寒疝宿食病脉证并治》篇第14条云:"心胸中大寒痛,呕不能饮食,腹中寒,上冲皮起出见有头足,上下痛而不可触近,大建中汤主之。"其证腹中满痛,病势急剧,程度剧烈,已达痛连心胸、不可触近的地步,实乃《经》所述之"甚者"也,故仲景遵"甚者从之""塞因塞用"之法,以大建中汤主之。该方中之饴糖乃极甘助满之品,仲景"以专用助满之味(指胶饴),引领椒姜人参,为泄满之通使也"(张路玉语),实属"塞因塞用"的典范。其他如以补中益气汤治疗虚气痞满、中虚便秘、气虚癃闭以及月经愆期甚而经闭者,皆属"塞因塞用"之法的临床运用。

通因通用:以通利作用的药物治疗有通利现象的病证。仍以《伤寒论》为例,第321条云:"少阴病,自利清水,色纯青,心下必痛,口干燥者,急下之,宜大承气汤。"已经下利,复用攻下,且"急下之",此即"通因通用"之法。要点在"自利清水",所谓自利清水,是所下少见渣滓,纯为清水,是由于少阴病化燥入腑,胃腑大实大热,即后世"热结旁流"者。所下之水越多,则燥屎内结越甚,故仲景提出"急下之"。它如饮食积滞之腹泻以消食导滞为治;湿热蕴滞之下痢,当清热通肠,调气活血("调气则后重自除,行血则便脓自愈");瘀血内阻之出血,产后胞衣不尽之

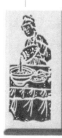

恶露淋漓,皆治以活血化瘀之法,通过活血达到止血。凡此种种皆属于"通因通用"之法在临证中的实际运用。

《大论》"甚者从之"是针对病情复杂、病势较重的情况,在治疗上采用顺从病证外在表现所进行的治疗,《大论》还列举了热因热用、寒因寒用、塞因塞用、通因通用等四种从治之法的运用范例。"甚者从之"(即"从治法"、"反治法")是针对特殊证情的特殊处理手段,因为其证情和治疗措施的特异,在具体运用时,对其中的很多环节是必须明了掌握的。

(1)"甚者从之"。"甚",指证情,是指病情复杂,病势严重。"从之",指治法,是指以"从治法"治之。疾病在发展变化的过程中(特别是病势严重者),可能会出现一些与疾病本质不相一致的证情(假象、伪症),这时候宜采用顺应其表现而用药,即是从治、反治之法。

(2)《经》谓"其始则同,其终则异"。所谓从治,初看起来,用药的药性似乎是与证情表现相一致、相顺应的,而其治疗的目的和结果却是与证候本质相悖的,仍然是本"必伏其所主,而先其所因"的。从这个意义上讲,仍然是属于"正治法"。根据病情变化的需要,运用寒热温凉相应药物去挫败病势,各随所宜而使气血平和,祛除病患,恢复阴阳之气的和谐平衡,这才是治疗的目的。即《大论》所说:"寒热温凉,衰之以属,随其攸利,……气血正平,长有天命。"

(3)"甚者从之",是顺应症状的表象而用药,其实质意义仍然是逆其病证之本质。这就需要从错综复杂的证情中去辨别真伪,去伪存真,透过现象,判明实质。对此,前辈医家积累了相当丰富的经验,如《伤寒论》第11条断寒热之属表属里,350条和351条之认厥证是属寒属热属虚属实,以及张景岳、李中梓等诸多名家的相关论述(此点可参读相关名谚,如"至实有羸状,大虚有盛候"条之阐释)。

(4)《大论》对"甚者从之"还提出了"从多从少,观其事

374

也",对于反治法的具体运用,要根据病情而决定其使用程度。如前举《伤寒论》遵"寒因寒用"之法以辛寒重剂白虎汤清里除热以治厥,然若见脉沉实而小,大便闭结,腹满硬痛而厥者,则是其热郁更甚于前者又属"当下之"(见该论第335条)。同样是热郁于里,阳气不得外达而致厥,同样是使用"甚者从之"的反治法,然以其热郁程度之深浅,而有或清或下之不同选择。又如前述"塞因塞用"之以补中益气汤治虚秘,其中白术、当归之量就有斟酌,笔者于临床对此等证情白术用量往往用到50克上下。笔者认为《大论》"从多从少,视其事也"的指示,在具体运用"反治法"这个大准则时,应该包含根据病情需要而灵活立法、选方、用药、酌量。

(5)关于反佐与反治。《大论》尚有"奇之不去则偶之,是谓重方。偶之不去,则反佐以取之,所谓寒热温凉,反从其病也"之说。"所谓寒热温凉,反从其病"即是《内经》对"反佐"所下的定义。在治疗中凡见有与主病相反的证情表现,则在治疗方剂中加入与其治相反而顺从疾病寒热温凉之性的药物,是为反佐。如《伤寒论》第389条云:"吐下已断,汗出而厥,四肢拘急不解,脉微欲绝者,通脉四逆加猪胆汤主之。"是证阳亡阴竭,阴寒内格,故用通脉四逆汤峻复其阳,急祛阴寒之邪,但恐辛热太甚,反被阴寒格拒,故加一味咸寒苦降的猪胆汁从阴引阳而和真阴为之反佐。即如尤在泾注所说:"阴无退散之期,阳有散亡之象,于法为较危矣,故于四逆加干姜一倍,以救欲绝之阳,而又虑温热过甚,反为阴气所拒而不入,故加猪胆汁之苦寒,以为向导之用,《内经》'甚者从之'之意也。"在大辛大热的组方中加一味顺从病势至寒之猪胆汁以为反佐,即《大论》所说之"寒热温凉,反从其病也"。后世尚在药物的服用上提出热药冷服,寒药热服,就都取的是反佐的意义。于此似可知"反佐"亦属"反治"范畴,但"反佐"是指组方的结构形式和用药的变通,"反治"是指的治疗大法,二者在实质意义上是不能并提的。

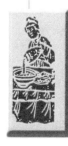

［典型案例］

辨证治愈鼓胀四例·例一

陈××,男,48岁。

初诊:1981年12月22日。

主诉:1976年发现肝肿大,右胁经常疼痛。1978年1月曾出现黄疸(黄疸指数39单位,谷丙转氨酶400单位),在当地作急性黄疸型肝炎治疗,2月后恢复正常。1981年9月初,持续高热,胁部刺痛;继则有腹水,腹围达115厘米,小便量每天200毫升。肝功能:麝浊度18单位,锌浊度22单位,黄疸指数10单位;蛋白电泳:白蛋白40.1%,球蛋白 $\alpha_1$12.9%、$\alpha_2$29.5%、β12.7%、γ34.8%。西医诊断:肝硬化腹水。在当地治疗无效,转至上海中山医院就治于中医。

诊查:症见形体瘦削,言语轻微,面色赭黄,腹痛且胀,腹大如瓮(腹围118厘米),胸颈有几处蜘蛛痣,目赤唇干,大便不通,小便量少,苔黄而干,脉弦细数。

辨证:瘀热互结,水湿壅阻,中气虚惫,不耐峻攻。

治法:治宜益气健脾,活血化瘀,清热泄水。

处方:黄芪30克　白术60克　党参15克　生军9克　䗪虫9克　桃仁9克　山栀9克　连翘9克　炮山甲9克　鳖甲15克　大腹子皮各9克　木通9克　茯苓皮15克　枳实12克　茅根30克

另用皮硝60克外敷。

二诊:上方药服14剂后发热已退,大便转通,小便量增至每天1 200毫升左右,腹胀痛减轻,略能进食。苔薄白,脉弦细。热去湿重,气虚血瘀,前法参以燥湿之品。

处方:黄芪60克　白术15克　苍术15克　黑大豆30克　桃仁9克　大腹子皮各9克　炮山甲9克　鳖甲15克　木通6克　茅根30克　服7剂

376

三诊：大便不通，上方加川军9克。服7剂。

四诊：大便已通，小便尚少（每天1 200毫升左右），胃纳已正常。苔薄白，脉弦细无力。

处方：黄芪30克　白术60克　黑大豆30克　生川军9克　䗪虫9克　桃仁9克　木通9克　赤苓15克　茅根30克　陈葫芦15克　虫笋30克　服14剂

五诊：大便日行两次，小便量多（每天2 500毫升左右），腹围减至95厘米，形肉渐丰，纳食颇馨，腹痛腹胀已平，尚有目赤唇干，夜眠不佳。苔白舌略红，脉细弦。前法参以清心益阴。上方加川连1.5克，阿胶9克，夜交藤15克。服7剂。

六诊：症状全部消失，蜘蛛痣亦隐而不见，腹围87厘米，精神面色明显好转。肝功能：麝浊度8单位，锌浊度12单位，黄疸指数6单位；蛋白电泳：白蛋白58.4%，球蛋白 α_1 12.4%，α_2 24.6%，β 12.3%，γ 22.3%。唯睡时梦多，原方加枣仁12克。服药14剂后，患者已康复，带药回甘肃续服。不久停药，肝功能及蛋白电泳稳定。

［按语］此证由黄疸成积，导致臌胀。瘀血热毒郁结于肝，隧道闭塞，水湿壅聚，日久戕伐元气，脾虚斡旋无力。姜老认为：肝硬化腹水严重时中气虚惫，黄芪、白术需要用大剂量，取《内经》"塞因塞用"之意，且能防止肝昏迷和增加活血破瘀的功能。瘀而有热，可加入山栀、连翘、茅根清热凉营，减少出血倾向和蜘蛛痣。山甲、鳖甲、黑大豆有增加白蛋白的作用，能调整白球蛋白的比例，有利于恢复肝脏代谢功能。陈葫芦、虫笋、茯苓皮、木通能加速利尿，清退腹水。患者恢复期出现阴虚火旺、心神不宁，故加黄连、阿胶。有效的中药治疗，不仅能使臌胀消失，并且可使化验指标恢复正常。

录自《中国现代名中医医案精华》（姜春华）

综述："甚者从之"讲的就是"从治法"，是顺从疾病病变过程中出现的特殊表现所采用的一种特殊的治法。之所以又叫

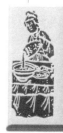

中医名谚阐释

"反治法",是相对于"正治法"的常规治法而提出的。要正确使用好"甚者从之"的"从治法",在临证中有很多环节必须认真掌握,细心观察,认真分析,才能认证详实,选法准确,不误治疗。

疾病的发展变化总是错综复杂的,临床表现有时真假混淆,当病证发展到严重危急的时候,物极必反,往往会出现一些与疾病本质不相一致的特殊体征(假象、伪证),给辨证治疗带来相当大的困难。如是情况就不可因循"寒者热之""热者寒之"的常规之法议治。《内经》的"甚者从之",就是面对证情的特殊现象提出来的特殊治疗大法,称作"从治法",也叫"反治法",即顺从其临证表现而用药。这种治法表面上似为顺从病情表象而用药,而其实质与正治法的目的意义是一致的,都是逆病势病气的本质而为的("必伏其所主,而先其所因")。这种特殊的治法是针对特殊的证情而采用,这就更要求我们通盘考虑,谨慎辨析,寻根究底,找出病因,弄清实质,制伏病根。而且,这种"从治法"的运用还应该根据病证的具体情况而确定其使用程度("从多从少,视其事也")。

魄门亦为五脏使,
水谷不得久藏

语出《素问·五脏别论》。该论主要讨论五脏六腑、奇恒之腑的概念及其各自的功能特点,本谚乃是其论"传化之腑"中的一句。本谚指出饮食物经过代谢,营养被吸收之后,其剩余之糟粕,即形成粪便最后经由肛门及时地排出,这些糟粕是不能在体内过久地存留的。而肛门的启闭、粪便的排出须得接受五脏之气的指令和调控。

378

魄门:《难经·四十四难》云:"七冲门何在?……下极为魄门。"所谓"下极"是言大肠末端,即言肛门。何以说魄门即言肛门? 一者,肛门为大肠末端出口,肺与大肠相表里,大肠属肺,肺藏魄,故言魄门即指肛门。张景岳《类经》说:"魄门,肛门也。大肠与肺为表里,肺藏魄而主气,肛门失守则气陷而神去,故曰魄门。"其二,古字"魄"与"粕"相通假,肛门为糟粕排泄之门,故称粕门,亦称魄门。徐灵胎《难经经释》即谓:"魄门即肛门也。饮食至此,精华已去,止存形质,故曰魄门……"

水谷不得久藏:水谷,此处应该是指水谷饮食之物经消化、吸收后所留之残渣糟粕。即徐灵胎所说之"精华已去,止存糟粕"者,实际上就是指粪便。而这些糟粕的能否定时及时地予以排泄,将影响着脏腑气机的升降,故言其"不得久藏"。藏是藏匿、贮藏。"不得久藏"是说已是糟粕之粪便不能在体内过长时间地存留、藏蓄,应定时及时地排出。朱丹溪《格致余论》说:"五味入口,即入于胃,留毒不散积聚既久,致伤冲和,诸病生焉。"这里指出糟粕不得久藏,应及时排出肠中糟粕,保持肠道清洁畅利,从而可以减少疾病,延缓衰老。"久藏"者,不按时、不及时的排泄,即便闭、便难、不大便、便秘之属。凡排便次数减少,排便周期延长,或三五日,或七八日,甚至十余日;亦或排泄周期虽然正常,但粪质干硬燥结,排出艰难;或粪质虽不燥结,仍感排泄困难,努责无力,而致每次排便时间较长。凡此种种,皆为便闭、便秘之属。即《经》所谓"久藏"之列。故"水谷不得久藏",当解为:已成糟粕之粪便,不应在体内过久存留,应及时排出。因为粪便的排出,直接反映着和影响着脏腑气机升降状况。

该论尚有言:"凡治病必察其下。"(按:下者,前后二阴。指代前后二阴之排泄物,即大、小便)强调论治疾病,必须注意观察病人二便的变化。"察其下",即观察了解前后二阴的排泄情况,前阴指代尿液排泄,后阴指代粪便排泄。二便为五脏代谢后的浊物,其排泄受五脏之气的指令和调控,了解二便的排泄状

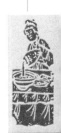

况,对了解脏腑功能,分析疾病归属,指导临床用药都是具有极其重要的意义的,所以问二便是为中医问诊的重要内容之一。张景岳对此有深刻的体会,其在《传忠录》中就说:"二便为一身之门户,无论外感内伤,皆当察此,以辨其寒热虚实。……后阴开大肠之门,其通与不通,结与不结,可察阴阳之虚实。"此可见"察其下"的重要及其意义之所在。

"便秘是大便秘结不通,排便时间延长,或欲大便而艰涩不畅的一种病证。"(全国高等医药院校使用教材《中医内科学讲义·便秘》),即《经》所谓"久藏"者也。粪便乃五脏对饮食物代谢后剩余的须经由肛门排出之浊物,肛门的启闭,糟粕的排泄,是受五脏之气的役使、调控。反之,从粪便是否及时地正常地得以排泄,可以分析、判断出五脏之气的虚实。五脏功能一有失调,必然会影响肛门的启闭功能而出现排便障碍。我们既可以察魄门功能以判断五脏之气,更可以通过调理五脏来治疗肛门启闭功能的失常和排便障碍。因此,就有必要先了解五脏之气与肛门启闭、大便排泄的关系。

(1)心主神明,为十二官之主,魄门亦为其所主。心神正常,则魄门之启闭亦有所主;神志失常之人,大便多见失控自遗。中风昏厥,神失其主,就常以二便之通与结作为鉴别脱证、闭证的重要依据之一。中风闭证,多见便干秘结,此乃瘀热腑结,气血并走于上,病机属实,可采用承气汤法通腑泄热而平降气血之逆;脱证则又常见二便自遗之症。

(2)肺主气,其气肃降,肺合大肠,与大肠为表里,大肠的传导需赖肺气的肃降乃能传送通降。大肠传导不行,与肺脏关系最切。唐容川《血证论》谓:"肺与大肠相表里,肺移热于大肠则便秘,肺津不润则便秘,肺气不降则便秘。"肺脏之疾最易引起大肠传导失常而产生排便障碍。如若肺气壅闭,治节失职,肃降不行,大肠则气滞闭塞而便闭不下;而大肠传导不行,气滞不通,也影响肺气的肃降之能而发为喘息。前者可宣降肺气以行魄门之开启,后者可通腑导浊以利肺气之肃降。陈自明之《妇人良方》即谓:"盖肺气之不降,则大肠不能传送,以杏仁、枳壳、诃子等药是也。"吴鞠通《温病条辨》有宣白承气之法,即为肺壅腑气不通,腑结而气壅于上之证而设。更有肺气虚怯,肃降不行,大肠传导无力而便闭者,则又不可专事通便,而当补益肺气以助其肃降传导之职。

(3)肝主疏泄,主管全身气机的调畅疏达,大肠的传导,魄门的开启,皆受其制。肝气郁阻,大肠滞塞不行,可致便闭不下,古人"五秘"之论,就有气秘一类,戴思恭即有"有气作疼,大便秘结,用通剂而便愈不通。又有气秘,强饮通塞虽通复闭,或通之使通,因时下血者。此惟当顺气,气顺自通"之言,此即言气结郁阻,疏泄失司,浊物不得通降,因气滞而便闭不下者,当以解郁顺气为治,临床家即有以四逆散、逍遥散、六磨汤行气导滞以通便之例。

(4)脾主运化,胃主降纳,脾升胃降,中焦脾胃乃全身气机升降的枢纽所在。六腑皆以通降为顺,其浊气之降需赖脾气升清之力,只有脾气之升乃成浊气之降,浊气降糟粕乃能得以排泄。脾胃气虚则运化不行,脾之清气不升,则胃之浊气难降,如是,上则膈阻而痞闷、呕逆,下则传导失司而便闭、便结。《灵枢·口问》就有说:"中气不足,溲便为之变。"脏病而便闭便秘之证,脾病尤多。或脾运不健,胃不通降而气滞便难,临床有枳术丸加味之用;或胃强脾弱,脾不行津,但输膀胱而小便数,肠失濡润而大便难,是为脾约之证,《伤寒论》(249条)有麻子仁丸之方。脾健气盛则清气能升浊阴乃降而能行传导排糟粕,故有补中益气汤加味治便秘之举。此类病者,便质并不干燥,虽有便意,却努责无力,临床尤以年高、久病、体虚者多见。

(5)肾开窍于二阴,主司二便,肾病则二阴病。魄门的启闭,实赖肾气的封固、调摄。"人年六十,法苦大便艰涩秘结。"人到六十,步入老年,精衰气虚,肾病而失主司之职故常病便结。

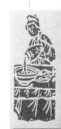

李东垣《兰室秘藏》谓："肾主大便,大便难者取足少阴。"《诸病源候论》说："邪在肾,亦令大便难。所以然者,肾脏受邪,虚而不能制小便,则小便利,津液枯燥,肠胃干涩,故大便难。"此属肾虚津液干竭而秘。又有素体虚弱,阳气不足,或年高体弱,肾气渐衰,气虚阳微,津液失于温化,阴寒凝塞,气机不调而致肠失传导,此又阳虚之寒秘、冷秘者。即《景岳全书》"凡下焦阳虚,则阳气不行,阳气不行,则不能传送,而阴凝于下,此阳虚而阴结也"之属。《沈氏尊生书·杂病源流犀烛》更径直地说:"大便秘结,肾病也。经曰:北方黑水,入通于肾,开窍于二阴。盖以肾主五液,津液盛,则大便调和。"论其治,阳虚气化失常者,有景岳济川煎温阳通便之用,惟其用时当体察原方加减(气虚甚者,但加人参无碍;如有火加黄芩;言肾虚加熟地。虚之甚者枳壳不用);阳虚脏寒之冷秘者,则又有半硫丸之选。

　　魄门的启闭,粪便的排泄,需赖心神的主宰、肺气的宣肃、脾气的输转、肝气的疏达、肾阳的气化,五脏有损,势必波及影响魄门的功能,只有五脏之气正常发挥,体内气化正常升降出入,魄门才能得以正常运作。故《内经》乃有"魄门亦为五脏使"之论。魄门所排者为饮食物经代谢后剩余之浊物,故《经》谓"不可久藏"。魄门行浊物之排泄,既受五脏之气的指令和调控,同时亦反映五脏之气的寒热盛衰。本谚从另一个侧面提示了对肛肠和排便病证应从全身整体状况进行辨证处理,绝不能一见便闭便难,便言硝、黄、枳、朴,仲景《伤寒论》有诸承气汤、麻子仁丸之别,吴瑭《温病条辨》更是有甚多承气汤运用之异,足可为鉴。《谢映庐医案》就有言:"治大便不通,仅用大黄、巴霜之药,奚难之有?但攻法颇多,古人有通气之法,有逐血之法,有疏风润燥之法……气虚多汗,则有补中益气之法,阴气凝结,则有开冰解冻之法,且有导法、熨法……岂仅大黄、巴霜已哉!"便结之证,《景岳全书》以阴结、阳结为辨证纲领("秘结一证……阴结、阳结尽之矣"),而《济生方》以风、气、寒、热、湿五者分证("夫五秘者,风秘、气秘、湿秘、寒秘、热秘是也"),后世多宗此说。《济生方》又有言:"《素问》云:大肠者,传导之官,变化出焉。平居之人五脏之气贵乎平顺,阴阳二气贵乎不偏,然后津液流通,肠胃益润,则传导如经矣。摄养乖理,三焦气涩,运掉不得,于是乎壅结于肠道之间,遂成五秘之患。"细品《经》旨,本谂所议便结,肛肠之患实须从五脏之气审察论治。

〔典型案例〕

便秘(习惯性便秘)

李某,女,29岁,工人。门诊病历。

主诉:大便秘结2年。

患者2年来大便秘结,干燥难下,每隔5~6天始解1次,痛苦难忍,由于长期排便困难,导致痔疮和肛裂,曾服麻仁润肠丸等泻药,终无显效。

现症:大便干燥难解,脘腹胀满,两胁胀痛,口干苦,纳食不甘,月经量少。舌暗红,苔白腻,脉细弦。

辨证立法:肝肾阴虚,津亏失润,肠枯不便。治宜滋补肝肾,润肠通便,方用四物汤加减。

处方:当归15克 白芍30克 生地30克 制首乌15克
女贞子10克 火麻仁10克 郁李仁10克 肉苁蓉20克
黑芝麻15克 桔梗10克 枳壳10克

以上方药每日1剂,水煎服。

治疗经过:服药2周,便秘好转,腹胀减轻,每1~2天排便1次,但停药后便秘复作。舌暗红,苔白,脉细滑,守方肉苁蓉加至30克,再加草决明30克,续服14剂。8月24日再诊云大便通畅,每日一行,腹胀、胁痛均愈。嘱守方加白术30克配制蜜丸服用,以巩固疗效。3月后复诊,便秘之苦已解,无不适感。

[按语]经云:"大肠者,传导之官,变化出焉。"便秘一证,虽责之于大肠,但与肺、肝、脾、肾关系密切。一般分为热秘、冷

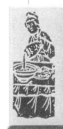

秘、气秘、虚秘随证治之。祝师认为，习惯性便秘主要是因血虚阴亏，肠道无血以滋，无津以润，传导失职所致。治疗当以滋阴养血、润肠通便为原则。如本案用当归、白芍、生地、制首乌、女贞子滋阴补血；火麻仁、郁李仁润肠通便；桔梗配枳壳调气机升降；上开下导。而肉苁蓉配黑芝麻乃祝师治疗便秘经验对药之一，肉苁蓉咸温，入肾、大肠经，滋肾润燥，滑肠通便；黑芝麻甘温，入肝、肾经，质润多脂，润肠解燥，二药相伍，相互促进，滋补肝肾，养血润燥，滑肠通便的力量增强，临证每每取效。

录自《祝谌予临证验案精选》

综述：水谷饮食物经消化、吸收等代谢活动之后，其所余之糟粕乃即粪便，须经由肛门及时地排泄，不能让其在体内过长时间的留滞、停积，而为便闭、便结之证。然肛门的启闭开合，粪便得以及时排泄，与心、肝、脾、肺、肾诸脏功能密切相关。从粪便所排出的是五脏之浊气，同时也反映了五脏之气的盛衰。如五脏有疾，则大肠的传导、肛门的启闭失其常度而为便闭便结之证，而浊气壅结不得通降排泄，则必然上逆，熏扰五脏，或上干清窍，或闭阻心包，或化燥伤阴，甚而昏厥夭折，危及生命，此亦本谚"魄门亦为五脏使，水谷不得久藏"的意义之所在。梁章钜《退庵随笔》有言："欲得长生，肠中当清；欲得不死，肠中无滓。"就指出肛门的开合有度，粪便的顺畅排泄，对疾病的防治，对养生保健都是有十分重要的意义的。这种观点，已经得到现代科学研究所证实。现代研究业已证明，大肠中毒是人体衰老的主要原因之一。若粪便贮积的时间过长过久，饮食物之糟粕在大肠经细菌作用所产生的毒素，将会被吸收到血液，使人产生慢性中毒，而引起疾病、衰老。因此保持魄门通畅，糟粕顺畅排泄，对于排除五脏浊气，抗病抗衰老都十分重要。

便结便闭之证，乃由五脏之气的功能失常，导致大肠传导不行，魄门启闭失衡所成。故其论治不可徒执通腑下结一法，当从五脏之气而论，辨其寒热虚实而调之。

附：几种通便药的用药心得

通便药并非仅指通泻药,是指某些药物的主要功能之外,尚兼有通利大便的作用,或者说是在发挥其自身功效的情况下尚兼有通便的作用。如吴鞠通《温病条辨》之增液汤,方中玄参、生地、麦冬,皆为养阴增液之品,而吴氏"以补药之体,作泻药之用",就是利用了三药养阴增液的功效而达到增液通便的作用。

白术:甘、苦,性温,主入脾、胃二经。《本经》载"久服轻身,延年不饥",是讲它的益气健脾、补养后天的功能,即如《本草求真》所说"为脾脏补气第一要药"。白术健脾益气、燥湿和中为世所熟知,然白术通便之能,则多所轻忽。仲景《伤寒论》第179条谓:"……若其人大便硬,小便自利者,去桂加白术汤主之。"即白术具通便作用的最早记载,而白术的通便作用后人甚少论及。《本草求真》谓:"白术味苦而甘,既能燥湿实脾,复能缓脾生津……生则较熟性更能补不滞腻。"现代药理研究亦证明,白术对肠肌有双向调节作用。白术补不滞腻,强中助运,补脾生津,既能通溺、止泻,复能助运、通便,为笔者临床最常用的通便药,特别常用于老年体虚、小儿虚弱者。唯需注意的是,用作通便当用生白术,以生者能生津,且其用量皆较大。笔者常用量为50克,甚至用80克(小儿酌减)。本品单用即有通便作用,临床运用最好是根据辨证施治的原则配伍相应药物,如气虚甚者,可加参、芪;血虚者,配熟地、首乌;兼肾虚者,配肉苁蓉、菟丝;气滞者,配枳、朴、苏子、莱菔;热实甚者,也可配硝、黄。《灵枢·口问》谓"中气不足,溲溺为之变"。脾为气机之枢纽,脾虚则大肠传导无力,糟粕不行,而便涩便闭。白术因其补中益气,健脾助运,生用尚能生津而具通便作用,单用即有效,临床若能根据便秘之阴阳气血、寒热虚实、五脏归属而配伍相关药物则效果更佳,也更趋完善。

莱菔子:辛、甘、平,入脾、胃、肺经。该药生用能涌吐痰涎,炒用则降气祛痰。《本草衍义补遗》谓其"治痰有推墙倒壁之

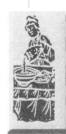

功"，用以降气祛痰，行滞消胀，而具通便作用。《本草纲目》即有"下气定喘治痰，消食除胀，利大小便"的记载，即是指消食化滞、降气除胀而具通便作用。现代药理研究表明，用治顽固性便秘效果较好，尤对老人、小儿及痰涎壅滞者为宜。

牛蒡子：即大力子。辛、苦而寒，入肺、胃二经。本为疏散风热、利咽散结之品，以其寒能清热，苦能泻下，辛以疏散，调畅气机，下行糟粕而具通便作用。且其散解热毒、质润多脂而有滑利大肠、通便治秘之能。本品味虽苦而不若大黄、黄连之甚，且尚具辛凉性味，通便作用平和，所解多为软便、稀便，尤以风热外袭、热毒内结、便闭之不甚者为宜。

紫菀：辛、苦，温，入肺经，以止咳化痰为功。早在宋代即有用紫菀通便的方法，施彦执《北窗灸輠录》即载"蔡元长病大肠秘固，医不能通……市紫菀二十文末之以进，须臾即通"。天津名家赵恩俭即据此而用紫菀（30克）配入益气养血、宣肺润下法中治80岁高龄体虚便秘十几年（加重一年）患者，数剂而效，连用近十剂竣功。《程门雪医案》析便闭"是由于肺气不宣，肃降不行，上下失其协调"。紫菀开泄肺郁，消痰止咳，宣通壅滞，开泄肺气，肺之上窍开泄则下窍自通，开上通下，此紫菀能通便者一也。《药品化义》说："紫菀，味甘而带苦，性凉而体润……因其体润，善能滋肾，盖肾主二便，以此润大肠燥结，利小便短赤，开发阴阳，宣通壅滞，大有神功。"紫菀辛润，善能滋肾，肺肾金水互为滋养，此紫菀性凉体润而具通便作用者二也。现代药理研究表明，紫菀通便，用于肺心病、肺气肿而兼见便秘者最为适宜，且可较长时间地使用。

苏子：辛，温，入肺经。功能消痰平喘、降气润肠具通便作用，而能治肠燥便秘。对此诸家本草多有记载，如《日华子本草》言："主调气，益五脏，下气……利大小便。"《本草汇言》谓："苏子，散气最捷，最能清利上下诸气，定喘痰有功，并能通二便。"大肠者，肺之腑。苏子祛痰降气于胸膈，故具宽肠通便作

386

用。《医学纲目》及徐灵胎《女科要旨》皆载有苏麻粥,用治产后汗多大便难。《医学纲目》并谓:"此粥不唯产后可服,大抵老人诸虚风秘,皆宜服之。"

葶苈:辛、苦,大寒,入肺、膀胱经。功能泻肺行水,祛痰定喘。现代药理研究表明,本品有显著的强心作用,而适用于肺心病水肿。然以其大寒,医家多所畏惧。其通便作用,诸家更是甚少论及,李东垣《医学发明》有言:"葶苈不减大黄,又性过于诸药,以泄阳分肺中之闭也。亦能泄大便,为体轻象阳故也。"葶苈以其苦寒滑利,开泄肺气,能通泄大肠传导而具通便作用。然总以其性大寒,"不减大黄,性过于诸药",故临证使用极宜审慎。特别要注意使用剂量的掌握,证情严重时,不妨重用;证情一旦缓解,即宜减量。

《朱良春用药经验集》紫菀治二便不利条下有言:"推之凡清金润肺,消痰降气药,皆具有通利二便之功用,如瓜蒌、苏子、马兜铃、杏仁、桑白皮皆然。此说颇能开人悟境……"我们可以举一反三地进行类推之、省悟之、实验求证之。

决明子:即草决明。味甘、苦、咸,性微寒,入肝、大肠经,功能清热明目,兼能润肠通便。决明子是一味很好的清热明目之品,《本草正义》即说:"决明子明目,乃滋养肝肾,以镇潜补阴为义,是培本之正治,非如温辛散风、寒凉降热之止为标病立法者可比,最为有利无弊。"《本草求真》谓:"此苦能泄热,咸能软坚,甘能补血,力薄气浮,又能升散风邪。"凡药诸子多降,决明子秉清阳之气,能升能降,更以其苦能泄热,咸能软坚,甘能补血,有助肝血益精水之能,而兼通便作用。且此物通便而不泄下,寓降于升,更有别于泄下药之荡涤导滞。

代赭石:赭石味苦,性寒,入肝、心经,功能平肝潜阳,重镇降逆。因其性寒,重镇降逆,而具通便泄浊的作用。张锡纯就很赏识此药,对其使用较为广泛,在其《医学衷中参西录》中谓:"其质重坠,又善镇逆气,降痰涎,止呕吐,通燥结,用之得当,能建奇

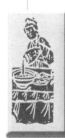

功。"并谓其"性甚和平,虽降逆气而不伤正气,通燥结而无开破"。但是赭石总是属于重镇的矿物类药物,虽张锡纯倡有参、赭同用之法,临床运用仍当谨慎。又现代药理研究表明,赭石含有微量砷,长期使用或大量内服,可能导致砷中毒,此又不可不知,不可不慎。

女贞子:味甘、苦,性凉,入肝、肾经。以滋补肝肾、乌发明目为其主要功能,历代均视为养阴之佳品,笔者常以配百合、夜交藤(各30克)为养心安神之用,以治血虚有热之失眠多梦。因其滋养肝肾,滋而不腻,生津养液、润滑肠道而具通便作用,尤其适用于老年肾精亏虚者。本草虽未言其通便,然从《本草逢源》"性寒纯阴,味偏寒滑,脾胃虚人服之,往往减食作泻"句,可知女贞性味寒凉,纯阴滋养,确有润滑肠道以通便作用。只是,女贞的通便作用缓慢,需久服且量大始可见效,故尤适于老年精血亏虚之便秘,笔者则常伍生白术、桑葚子为用,以增药力。

桑葚子:性味甘,寒,入心、肝、肾经。本品为较平和的滋阴养血之品,因其滋养阴血,生津润燥,而具润肠通便的作用,适用于血虚便燥者。历代皆盛赞其滋养之能,对肝肾阴虚者尤为适宜。焦树德《用药心得十讲》载:"可用于阴虚津少所致的口渴舌燥、大便干涩等症。"实验证明,本品有促进肠蠕动的作用,且性味平和,疗效可靠,可熬膏久服,用治血虚所致之习惯性便秘。

其他如地黄、首乌、当归、黑芝麻等,皆为补血养阴而具润燥通便作用者,为临床家所熟知、习用,此不赘述。

菟丝子:味辛、甘,性温,入肝、肾、脾经,以滋补肝肾、固精缩尿为其功能。《本草汇言》盛赞此药:"菟丝子,补肾养肝,温脾助胃之药也。但补而不峻,温而不燥,故入肾经,虚可以补,实可以利,寒可以温,热可以凉,湿可以燥,燥可以润。"以其补肝肾、益精血而具通便之能,对治疗老年习惯性便秘伴有肝肾阴虚的疗效较为确切。《本草述钩元》即谓其能"治鹤膝风,大便不通",本品以其辛润甘补多脂而润燥通便。

补骨脂：味辛、苦，性温，入脾、肾经，功能暖肾固精，纳气定喘。"肾司二便，为开合"。肾阳虚衰不能温化开启后阴，魄门糟粕难以排出，故用本品温肾助阳，对阳虚寒积之便秘可通，对老年便秘患者，病程长，属脾肾阳虚、肾气不固者宜。

小结：《素问·五脏别论》言"凡治病必察其下"。下者，前后二阴；察下者，察二阴之排泄状况。二阴所排泄的皆为机体代谢吸收后之废物浊物。若仅以后阴为示，该论说"魄门亦为五脏使，水谷不得久藏"，就指明因为水谷等饮食物经五脏代谢活动后，营养已被吸收，所余皆为"仅留形质"之糟粕浊物，而这些浊物（粪便）的排泄既受到五脏之气的调控、指令，亦展示了五脏之气的正常运作，需要及时排出体外，不得让其在体内存留。否则即发生便闭、便结之证，从而对五脏之气产生影响，甚至引起五脏之气的逆乱。

便结、便闭之证，既然与五脏之气密切关联，非大热大实大聚者，不可一见便闭就行通泻攻下。即如《谢映庐医案》所言："治大便不通，仅用大黄、巴霜之药，奚难之有？但攻法很多，古人有通气之法，有逐血之法，有疏风润燥之法……气虚多汗，则有补中益气之法；阴气凝结，则有开冰解冻之法，且有导法、熨法……岂仅大黄、巴豆而已哉！"这就为通便药的临床选用提供了广阔的空间。

以上介绍了个人临床较为常用的几种通便药。通便药不等于泻下药，不是以通泻为其功能。通便药的主要功用不是通便，而是有其各自的功能作用，只是在充分发挥自身功能的基础上兼有通便的作用。对于通便药的使用，绝不能盲目选择，恣意堆砌，而更应该立足于辨证施治这个原则，辨明证情的阴阳气血寒热虚实证型及五脏之气的归属（此诚古人"先议病，后议药"之谓），而严格地选择相适宜的药物配伍入辨证施治的理法之中。这一点是通便药在使用时必须严格遵循的。

以上介绍的几种通便药，或以其建中助运而具通便作用，或

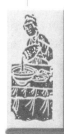

以其调气除胀而具通便；或以其降气祛痰而兼通便，或以其重镇降逆而通燥结；或补血养阴以通便，或温肾开结以通便。其本身所具有的主要功效不同，产生通便作用的机制也有差异。中医治病强调理、法、方、药，对于药物选择一项，吴鞠通《温病条辨·万物各有偏胜论》有言："用药治病者，用偏以矫其偏，以药之偏胜太过，故有宜用，有宜避者。合病情者用之，不合者避之而已。无好尚，无畏忌，惟病是从。"吴氏这里提出了用药治病，"有宜用者，有宜避者。合病情者用之，不合者避之而已"，总以适合病情需要者用之为宜。对于通便药的使用也不能有悖这个原则，应该在随证情的需要选择外，更应随证情表现而有所慎重。如《金匮要略·五脏风寒积聚病脉证并治篇》之甘草干姜茯苓白术汤(肾著汤)，本为寒湿积聚肾之外府阳气不化之肾著病而设，其中干姜茯苓白术的使用意义，恰如尤在泾之所说的"煖土以胜水"。若兼见便结便闭者，则白术(生)之量无妨加重加大以强中助运而通便，甚至还可加入菟丝子、补骨脂、肉苁蓉以增强其温开通便之作用；但若不便结便闭，更见便溏便稀者则又非其所宜，其通便作用的生白术也就不适用，宜用健脾燥湿的土炒白术，且更应该加重干姜、茯苓的用量，调整其煖土渗湿之力。此中干姜、苓、术的剂量调整，即展示了通便药的使用，不但要随证情选择，还应随证情而有所斟酌。又如肺失肃降、痰多喘咳而兼便结便闭者，止咳除痰而兼通便的紫菀、苏子是为择优之选；然虽咳喘痰多而便不结闭，甚而稀溏者，则又非其所宜。

　　总之，通便药的使用，既要严格遵循辨证施治这个大原则，又要注意到随证情的差异而有所取舍。即吴鞠通所说"合病情用之，不合者避之"，"惟病是从"乃是正确的选药用药之道。

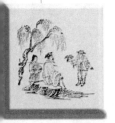

癥瘕尽而营卫昌

　　语出张子和《儒门事亲·凡在下者皆可下式》。原句为："《内经》之所谓下者,乃所谓补也。陈莝去而肠胃洁,癥瘕尽而营卫昌。不补之中,有真补者存焉。"本谚指出:只有癥瘕积聚能够彻底地去除,营卫气血才能得以化生而昌盛。癥瘕积聚病证不彻底根除,则机体虚弱羸瘦的状态势难康复。

　　"中医的癥瘕痞块、痈疽岩肿、恶疮等,有些可包括在肿瘤范围之内。"(《谢海洲医学文集》)癥瘕,大抵积聚一类,与石瘕、肠覃、疝癖、痞块性质相类,症状相似,乃为同病异名。然癥之与瘕,其间却是大有区别的。即如杨旭东《杨氏提纲》之所说:"癥瘕之病,即积聚之别名也。盖癥者成形而坚硬不移,瘕者无形而可聚可散,成形者乃食与血二者互结,无形者乃气滞则聚,气行则散,此癥瘕之辨也。至于息奔、伏梁、痞气、肥气、奔豚气等说,不过因其形而名之异耳。"杨氏之论即指出了癥瘕、积聚、伏梁、痞气等皆属病同而名不同者。同时,癥与瘕、积与聚虽往往相提并论,其间却是大有区别的,诚如陈德求《医学传灯》之所说:"血之所积,因名曰积,积久而后发也。气之所聚,因名曰聚,聚散不常之意也。癥者,坚也,坚则难破。瘕者,假也,假血成形。疝者,左右或有一条筋,脉拘急,大者如臂,小者如指,如弦之状,故名曰疝,因气而成也。癖者,隐在两胁之间,时痛时止,故名曰癖,痰与气结也。"对于各病名称之由来及各病之形象特征都说得非常清楚,很易明了。早在《难经·五十五难》就有"病之所积名曰积,气之所聚名曰聚,故积者五脏所生,聚者六腑所成也。积者,阴气也,其始发有常处,其痛不离其部,上下有所终始,左

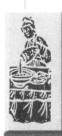

右有所穷处;聚者,阳气也,其始发无根本,上下无所留止,其痛无常处,谓之聚。故以是别知积聚也"之说(同读五十六难)。仲景《金匮要略·五脏风寒积聚病脉证并治篇》秉《难经》之说,集五脏风寒之"肝着""脾约""肾着"等于一篇,并提出了相应治法和方剂。该篇谓:"积者,脏病也,终不移;聚者,腑病也,发作有时,辗转痛移。"指出了积、聚病证的鉴别要点:其痛有定处,推之不移,有形可征者为癥、为积;痛无定处,推之可移,时聚时散者为瘕、为聚。

　　人身之气宜调畅条达,血贵循环有序,正气虚衰则气血之运动必因其无力运导而有所滞碍。张景岳《景岳全书》有言:"凡人气血犹源泉也,盛则流畅,少则瘀滞,故气血不虚则不滞,虚则未有不滞。"正虚之体,无论是痰、是食、是血、是气、是寒、是火,邪气乘虚而留着,久则必成癥瘕积聚之证。李用粹《证治汇补》谓:"壮实之人无积,虚人则有之,皆因脾胃虚衰,气血俱伤,七情恼郁,痰挟血液凝结而成。"又说:"积之始生,因起居不时,忧恚过度,饮食失节,脾胃亏损,邪正相搏,结于腹中。或因内伤外感气郁误补而致。"李氏之论即明确指出:癥瘕是由邪气与正虚相结乃成,尤其是脾胃虚衰者。脾胃为气血生化之源,为大气之所主,为气机升降斡旋之枢纽,脾胃一虚,运化不行,升降混司,气血不得正常运动,一与邪气相结,留着体内,久则癥瘕积聚乃生。而癥瘕既成,则更伤脾胃,更碍饮食吸收运化,扰乱五脏功能的正常发挥,机体更趋衰弱。正如《肘后备急方》所说:"腹中癥有结积,便害饮食,转羸瘦","癥瘕不除,则生祸疾。"癥瘕不去,正气更虚,千般疢难,由是而生。即如王敬义《疫痢溯源》之所斥:"有邪不除,淹缠日久,必致尪羸。庸医望之,辄用补剂。殊不知无邪不病,邪去而正气得通,何患虚之不复也。投补则邪气益固,正气日郁……转热转瘦,乃至骨立而毙。"邪气不去,正气不通,虚羸不复。故仲景在《金匮要略》鳖甲煎丸条下强调"此结为癥瘕……急治之"。急者,抓紧之谓,强调抓紧时机,急

392

速治疗其癥瘕、疟母者也。

对癥瘕之治,是重在逐邪,还是重在养正,前辈医家是各有不同见解的。

强调养正者如张石顽《张氏医通》:"壮人无积,惟虚人则有之。皆由脾胃怯弱,气血两衰,四气有感,皆能致积。若遽以磨坚破积之药治之,疾似去而人已衰,药过则依然。气愈消,痞愈大,竟何益哉?善治者,当先补虚,使气血旺,积自消也。不问何脏,先调其中,使能饮食,是其本也。"龚廷贤《医学入门万病衡要》更谓:"大抵脾胃乃聚痞块之根,宜以大补脾胃为主,脾胃之气一旺,则邪气自消,故洁古有养正积自除之说。"持这种观点者,是立足于癥瘕多见于体质虚弱之人,更因癥瘕积聚而伤饮食,妨碍脾胃运化,亏乏气血,养正的目的是使脾胃健运,气血旺盛,通达流畅,有利于消解排除癥瘕之积。即《证治汇补》"养正积自除"之谓。

强调攻邪逐邪者,典型的首推张子和《儒门事亲》之说:"下之攻病,人亦所恶闻也。然积聚陈莝于中,留结寒热于内,留之则是耶,逐之则是耶?《内经》一书唯以气血流通为贵……岂知《内经》之所谓下者,乃所谓补也。陈莝去而肠胃洁,癥瘕尽而营卫昌,不补之中,有真补者存焉。……大积大聚,大病大秘,大涸大坚,下药乃补药也。"持这种观点者,是立足于癥瘕积聚留存体内,阻滞气血流行,妨碍脏腑功能的正常发挥。癥瘕不去,正气难复;癥瘕一去,脾胃得运,气血有源,营卫通行,羸瘦的身体状况才能得以康复。即所谓:祛邪即是补正,攻积就是扶正,邪去则元气自复,"不补之中,有真补者存焉"。

以上两种见解,看似不同,其实并不矛盾。对于癥瘕积聚,养正也好,攻逐也好,都是治疗中必然采用且必不可少的手段。问题是使用的尺度和运用的时机,须得严格把握。张景岳《景岳全书》即谓:"治积之要,在知攻补之宜,而攻补之宜,当于孰缓孰急中辨之。凡积聚未久而元气未损者,治不宜缓,盖缓之则

393

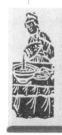

养其势,反以难制,此所急在积,速攻可也。若积聚渐久,元气日虚,此而攻之,则积气本远,攻不易及,胃气切近,先受其伤,愈攻愈虚,则不死于积而死于攻矣,此其所重在命,不在乎病,所当察之。故凡治虚邪者,当从缓治,宜专培脾胃以固其本,或灸或膏,以疏其经,但使元气日强,经气日通,则癥结自消。斯缓急之机,即万全之策也。不独治积,诸病皆然。"用补法以养正,用攻法以散积,都是治疗癥瘕积聚常用的必然手段。张氏所说:"治积之要,在知攻补之宜。"所谓"宜",即适宜,指攻补之法在运用时应该把握的最恰当时机。"元气未损,治不宜缓……速攻可也","元气日虚,此而攻之……愈攻愈虚",治疗过程中是用攻法还是用补法,应以元气受损与否为标准,正气未损者则宜"速攻",正气已经受损者则当"缓治"。程锺龄《医学心悟》则以初、中、末三期分治之法论:"治积聚者,当按初、中、末之三法焉。邪气初客,积聚未坚,宜直消之,而后和之。若积聚日久,邪盛正虚,法从中治,须以补泻相兼为用。若块消及半,便从末治,即住攻击之药,但和中养胃,导达经脉,俾荣卫流通,而块自消矣。更有虚人患积者,必先补其虚,理其脾,增其饮食,然后用药攻其积,斯为善治,此先后攻补之法也。……予尝以此三法互相为用,往往有功。"细析程氏之论,总的仍然是强调重视正邪之间的盛衰状况而选择攻补之法的使用。正盛而邪未大实者,直消之;正虚而邪实者,补泻相兼为用;正虚而邪不甚坚者,先补后攻。程氏之论更切合临床需要,对癥瘕积聚的治疗更具有实践指导意义。

中医对癥瘕积聚的有关文献记载,实包含了肿瘤等病证在内。当代名家何任教授根据癥瘕病证正虚邪实、证情复杂的特点,对癥瘕的论治提出了颇具指导意义的"不断扶正,适时祛邪,随证治之"的十二字治癌原则,很值得我们深入学习,细心体会,大胆实践。通过对何老原论的学习,我们可以这样去认识体会:

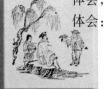

"不断扶正"：古人说："善为医者，必贵根本。"何为根本？无论是言肾为先天之本，抑或是言脾为后天之本，总在人身之正气、元气。所谓"不断扶正"，就是指在治疗的全过程中自始至终注意维护正气，通过培元益本使病员提高抗病能力。何老提醒：不论何种癌证，"不断扶正"是主要的。"扶正"，即是增强机体对"邪"的防御能力，使各脏腑功能达到正常，从而达到"正气存内，邪不可干"的目的。

"适时祛邪"："适时祛邪"又作"适时攻邪"，攻逐邪气即消散癥瘕，是以治疗癥瘕积聚为根本目的。何老提示在治疗中选择适当时机使用攻逐癥瘕积聚（抗癌）之药，当病人处于正气尚旺、机体尚健的情况时，可以适当地多用一些攻逐（抗癌）之品，何老认为很多药物是具有既能扶正又可祛邪的双向作用效应的。同时，"扶正"与"祛邪"二者又不可偏废，其间仅仅存在一个主次问题。在扶正的同时，配以祛邪治病（抗癌）药，选用较有针对性的药物，将扶正的补益药与抗癌（癌）药同用，比单纯地使用抗癌药似乎更为有效，副作用更少。扶正可以加强祛邪的作用，祛邪是为了更好地保存正气，这是相互促进、相互完善的。

"随证治之"：所谓"随证治之"，是指随癌肿病人证情发生的变异而灵活使用相应药物。何老指出：病人出现的证，多数是癌肿本身病变过程中出现的症状，是不可不知和不可不辨的，在对癌肿的治疗过程中，由于症状的轻重、病程的长短，以及年龄、性别、饮食、环境等差异，出现的症状多种多样，不尽相同。当视病情出入认真仔细地选用方药，在"不断扶正，适时祛邪"的原则下掌握好"随证治之"，有助于了解癌肿的好、坏、进、退等情况，亦能更有益于提高施治效果。

何老精研了前人的诸多理论和经验，结合自身多年的临床经验，提出了"不断扶正，适时祛邪，随证治之"的肿瘤治疗十二字原则，是对前人理论和经验的继承和发展，辩证地论述了"扶

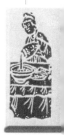

正"与"祛邪"的主次关系,以及"随证治之"的意义和作用。若能将何老之论细读深思,对我们治疗癥瘕(癌肿)的水平必有促进提高。笔者认为如能将何老之法与历代名家之论同参共研,必能相得益彰,更增启迪。(按:何老之论主参《何任临床经验辑要·治肿瘤之经验心得》)

〔典型案例〕

胆囊癌慢性肝浸润

沈某某,男,45 岁,职工,1991 年 6 月 6 日初诊。

患者因右上腹持续性疼痛 4 月,伴恶心、呕吐、发热,于 1991 年 4 月 13 日住当地医院检查、治疗。经 B 超、CT 等检查,初诊为肝癌晚期。半月后在硬麻下做剖腹探查,确诊为胆囊癌晚期肝浸润(癌肿 12 厘米×10 厘米),并认为已无法医治,未做切除手术,缝合后 3 天送上海某医院,检查结果完全一样,亦认为晚矣,无法医治。并预言只能存活 20 天左右。患者与其家属深感绝望,回家后准备后事。无奈中其在杭的亲戚在朋友介绍下,怀着试试看的心情,前来代患者求诊。笔者根据其家属代诉及综合嘉兴、上海两地医院的病案记录、检查结果,经熟虑后,诊断:证属肝郁气滞,血瘀热毒内积,日久正虚不胜邪而发,治宜蠲痛祛邪,佐以扶正。

处方:白芍 15 克　炙甘草 9 克　延胡 9 克　川楝子 9 克　金钱草 20 克　海螵蛸 9 克　石打穿 15 克　半枝莲 15 克　白花蛇舌草 15 克　党参 15 克　黄芪 15 克　猪苓 18 克

10 月 21 日复诊,患者一人亲自来杭复珍,谓服上药 7 剂后,疼痛、恶心等减轻,自感有效而用原方连服 3 剂,体征消失,精神振奋,饮食、二便正常,体力渐复,并于 10 月 12 日、10 月 15 日先后到当地及上海原检查诊断医院进行复查。经 B 超、CT 等检查,两个医院结果一样:癌肿未见。当时,当地及上海医院的医生们感到很惊讶,认为这不太可能。但看到患者与原来检查时判若两人，身体恢复得这样好，也随之为其感到高兴。并谓"你遇到了一位医术高明的医生"。现未感任何不适，效不更方，以原方续服。

12月12日，沈某专程来杭道谢，说服药后一切稳好。经嘉兴及上海两地医院再次B超、CT等复查，癌肿消失，未见异殊。病得治愈，已于12月2日上班工作。其家属及其单位领导和同厂职工，无不为沈某康复感到高兴。沈某真诚地说："是何教授给了我第二次生命！"追访至今，沈某全日上班，康安无恙。

［按语］胆囊癌是死亡率较高的恶性肿瘤之一，有80%患者于诊断后1年内死亡。本病的发病原因，现代医学一般认为与慢性胆囊炎、胆石症有密切关系。本病的临床表现，其起病隐袭，早期大多无症状，主要表现为疼痛，位于中上腹或右上腹，可呈间隙性或持续性，钝痛或绞痛，进行性加重。消瘦、黄疸也是主要表现，并可有食欲不振、软弱、恶心呕吐等。现代医学对本病的治疗主要采用手术切除，或手术后配以化疗等。

本病属于中医学"癥积""肝积""黄疸"等范畴。其发病多由情志抑郁，气机不畅，肝胆失于疏泄，气滞血瘀，或湿郁化热，热毒内蕴，而正气内耗，邪盛正虚而发。治疗主要采用扶正祛邪与辨证施治相结合。本案例患胆囊癌晚期伴肝浸润，病属重笃。析其尚未做手术切除，且原来身体尚可，正气尚未虚甚，故治疗以攻补并施，攻邪兼扶正，辨治确切，用药精当，虽非峻猛之剂，却收效显然。如此绝症，竟奇迹般治愈康复。

录自《何任临床经验辑要·治肿瘤之经验心得》

综述：人身气血贵流通畅达，正气虚怯，则气血流行必见涩滞，若更逢邪气侵扰，留阻蓄积，日久必为癥瘕积聚之证。癥瘕既成，势必影响脏腑功能的正常发挥，损害脾胃运化，妨碍饮食摄纳消化，造成气血生化乏源，致营卫渐形不足，身体渐形羸瘦，故对癥瘕积聚，仲景强调"急治之"。只有癥瘕积聚得以根除，脏腑功能才能恢复正常，脾胃健运，饮食渐增，气血乃生，营卫充

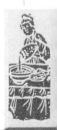

盈,羸瘦虚衰之体才能从根本上得以改善。经亦本谚"癥瘕尽而营卫昌"之说的精神所在。

扶正养正与祛邪散结是治疗癥瘕积聚不可或缺的重要手段,但对于补与攻使用的时机,必须严格把握,掌握分寸。何任教授提出的"不断扶正,适时攻邪,随证治之"的十二字原则,可谓权威之论、金针之语,非常切合临床应用。我们只要仔细阅读,深度思索,不断实践,就能察其个中三味而用以指导临床运用。

附：医谚运用实例

医谚,皆为前辈医家睿智和经验的积累,寓涵着极强的理论底蕴,沉淀着丰富的经验。留存于心,常思常悟,多有启迪;明识其理,用于临床,每能触机挈要。能对其潜心钻研,悉心体会,深刻认识,对我们在理论的研讨和实践的运用都将起到提高、促进、升华的作用。学习的目的在于运用,而如何将医谚用以指导临床运用,是医谚学习的重要意义之所在。今就笔者实践运用医谚临证实例附于篇末。

由于平日病人较多,诊务较忙,对一般病例皆乏记载,甚少有文字记录而存留者。偶有记录且稍显完善者,略事整理而附录于后。

1. 以"久痛入络"为指导治疗颊部持续性剧痛案

彭××,男,54岁,区乡街村居民,1986年初夏门诊。左侧耳前颊部持续性疼痛已半年,近月来逐渐加重,疼痛如针刺,每日靠止痛片止痛,疼痛稍缓时则痉挛如掣。口干苦,大便微结,诊得脉弦细而数,舌苔薄黄。此少阳经输不利,病久入络。以小柴胡汤疏解少阳郁热合以叶天士搜剔活络之法,药用:柴胡 15 克,黄芩 15 克,半夏 15 克,白芷 15 克,桃仁 12 克,白附子 12 克,僵蚕 15 克,全蝎 12 克,川芎 15 克,玄参 15 克,白芍 30 克,甘草 8 克。连服 5 剂,疼痛大减。已停用止痛片。大便仍干结,原方加重玄参量为 21 克,并加熟大黄 12 克,再服 5 剂。疼痛消失,翌春问其子,言疼痛未再发作,已能参加街道公益活动。

[按语]凡病初在气,久则入血,故叶天士《临证指南医案》提出:"初病在经,久病入络。以经主气,络主血。"病久邪气由气入血,凝涩阻滞于络道。故治络之法,多为活血行血之品。叶天士倡重在"缓""通"二字,"络以辛为泄",创辛润通络、辛温通络、辛甘通络、搜剔通络等治法。此例病者,性情急躁,失于调理,致外风侵扰少阳经脉,久之其邪入络。故其治在疏解少阳郁火的同时加用搜络活血止痛之品而迅速取效。

2. 以"通因通用"法治疗小儿久泄案

程女,3 岁半,腹泻年余。其父母系地质一三五队队员,对其治疗已丧失希望,在保姆的极力推荐下,求治于余。1973 年春,邀至其家,见患儿虽 3 岁多,形体瘦小若 1 岁多状,尖嘴猴腮状若猕猴。询知腹泻年余,日数行,八方求治,中西药皆无改善。视其所下,水谷杂呈,多为未消化食物残渣,色黄,无黏液白冻。扪其腹稍胀大,有微痛,叩之膨膨然,未闻及肠鸣。脉沉紧弦数,苔厚腻而黄。此内有积滞,妨碍气机升降而泻下。土郁夺之,当予通泻之法。然患儿羸瘦,岂能再下? 踌躇再三,很难下药。其父见状,说:只请用药,成败不计。于是以调胃承气汤合保和丸意予之,药用:白术 12 克,茯苓 12 克,厚朴 8 克,枳实 5 克,生军 2 克(后下),楂肉 8 克,神曲 6 克,炒莱菔子 6 克,榔片 3 克,半夏 5 克,胡黄连 5 克,甘草 2 克。服 2 剂。

4 日后,其保姆告,初服无任何反应,2 剂后腹泻更甚,日十余行。嘱原方不变,再服 2 剂。

1 剂后,所下夹有粉红色渣滓;2 剂将尽,泻下二三枚如蚕豆

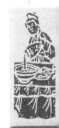

大肉丸子样物。保姆惊惶,吾告曰:此积滞之所由,今病根已去,以后只需善为调理则可。乃予香砂六君子汤加用淮山药18克、生麦芽15克,嘱其长期服用,并注意饮食控制,最好是半流质饮食。照方服用近三月,饮食渐增,腹泻亦止。

[按语]《素问·至真要大论》云:"微者逆之,甚者从之。"提出了"从治法",即是说病势危重、证情复杂紧急者,可运用"从治法"(亦叫"反治法")。所谓"从治法"即是顺从病情外在表现而用药,"通因通用"乃是《内经》例示的几种从治法之一种。

病儿腹泻经年,以至形瘦羸弱,经察知是由中有积滞使然,法当先去其积。然患儿羸弱,不堪再攻。在此不得不泻,泻之又恐病体不堪承受的情况下,故用药踌躇犹豫。于是只好将情况向病家讲清楚,征得病家理解,然后再果断用药。此亦《内经》"病为本,工为标,标本不得,邪气不服",标本相得,邪气乃去之意。据其父事后回忆,患儿发病之因,是在一岁多时,其奶奶喂食肉丸五六个后即发腹泻(当知此乃中有积滞之由)。小儿肠胃脆弱,脾常不足,过食肉丸,致成积滞。六腑以通畅和降为顺,今中有积滞,清气不升而泻下无休,浊阴不降则纳食不馨,脾胃由是虚而不运,泻下多于摄纳,气血生化乏源,故形瘦体弱。张子和有言:陈莝去而肠胃洁,癥瘕尽而营卫昌,不补之中,有真补焉。积滞不除,气机升降终难恢复正常,泻下不止,摄纳不馨,羸瘦终难改善,势非通泻其积滞不可,于是以调胃承气汤合保和丸意,行"通因通用"之法,通下肠胃积滞,积滞去肠胃洁则泻利止,然后再行健脾开胃,助其清升浊降,作善后调理。1982年初,其保姆携该女近期照片专访,言孩子已上小学,身体健康,活泼可爱,其父母很是感谢云云。

3.以"怪病多痰"为指导治疗男性乳房结节案

郑××,男,38岁,农民,1984年秋门诊。自诉端午节前后与家人因意见不合,发生争执而胸闷不舒,继则发现两侧乳部作胀,微有痛感。初不为意,近月发现情况加重,疼痛明显,乃求医治。查及双侧乳部凸起,尤以右侧为甚,凸起有如乒乓球大小,按之边缘清楚而感疼痛,外观皮色不变,双侧腋下未扪及淋巴结。诊得脉沉紧弦数,苔薄腻微黄。此为男性乳房结核症(属"乳癖"),乃肝气内郁、痰凝气滞为患。治以疏肝解郁,消痰散结,用逍遥散加减。药用:柴胡15克,当归15克,白芍21克,茯苓15克,青皮15克,陈皮15克,半夏15克,白芷12克,僵蚕15克,昆布18克,橘络12克,夏枯草15克,浙贝母15克,瓜蒌壳25克,连服15剂。服后证情有所缓解,结核见小,痛感减弱。嘱原方不变,再服15剂。结核消失,痛感全无而愈。随访20年,未见复发。

[按语]朱丹溪《丹溪手镜》有言:"诸病寻痰火,痰火生异证。"即周学海谓"怪病多属痰"者也。凡疑难怪证,用常理难以解析透彻者,若从痰证去辨析论治,往往能收到意料之外的效果。

此例因七情而气郁不舒,气郁而痰生,痰凝成核,结于乳部而成"乳癖"。本"怪病多痰"之论,以疏肝解郁为治,重点在消痰散结为治而取效。

4. 以"肾主水液""肾者胃之关"为理论指导治愈高龄危重水肿证

张×,男,75岁,叙永县退休老干部,2002年4月26日门诊。反复水肿半年余,自去秋即发现下肢水肿,经中西治疗(用药不详),水肿时缓时剧,曾经某上级医院诊断为"肾病综合征"。经亲戚(本院职工)介绍,慕名跨县求治。由家属搀扶就诊,时已春末夏初,尤畏寒怯冷,尚着棉衣棉裤、围巾手套。病员双下肢从足踝至大腿根部肿势弥漫,稍按之则凹陷久久不起,小腹及阴部亦见肿势,畏寒怯冷,冷至肘膝、阴囊,面色晦滞,神气委顿。询知(家属代诉):小便色清,涓滴短少,大便稀溏,日二三次,食纳不佳,懒于行动,索居闲处。诊得六脉沉弱之极,两尺尤沉弱几近于无,舌质淡胖,苔薄滑润而白。脉见无根,此正气

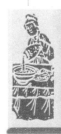

虚极,生命危在旦夕,所幸脉证相符,急以补气壮阳、挽救性命为首要之务。处以参附汤加味,药用:人参21克(另烹兑服),炮附片12克(先熬),枣皮25克。水煎2次,分2次温服,日1剂,连服5剂,观其效果,再行处理。

方解:《删补名医方论》云:"补后天之气无如人参,补先天之气无如附子,此参附汤之所由立也。"枣皮又名山萸肉,张锡纯《医学衷中参西录》甚赞之,推崇其为"救脱之功较参、术、芪更胜。救脱之药,当以萸肉为第一。"此时生命垂危,力图挽救生命之危为首务,故首诊方虽药仅三味,补先天、后天之气,重用枣皮以救脱,冀其味少力专,力专效速,此亦《内经》"甚者独行"之意。

"五一"长假,吾怜其年老病危,接受邀请,出诊叙永。见其神色较前稍佳,能自述病情,询知小便较前稍多,自觉精神亦见好转。诊其脉仍甚为沉弱,舌淡白胖,苔白滑润如嫩豆腐样。此生命体征虽得以改善,然肾气虚衰,寒水泛滥依然严重,急宜补肾壮阳,化气行水,以真武汤合春泽汤为治,药用:炮附子15克(先熬),人参15克(另烹兑服),茯苓25克,泽泻18克,白芍12克,炒白术15克,生苡仁30克,仙茅15克,淫羊藿15克,补骨脂15克,汉防己15克,山药30克,桂枝10克,生姜(连皮)5片。水煎2次,分3次温服,日1剂,连服15剂。

方解:患者经服上方(参附汤加味)5剂后,生命体征虽有所改善,然阳虚水泛之本病证尚未得以治疗,证情仍属危重。"肾主水液",诸液皆主于肾,又"肾者胃之关",水液皆以肾为关隘,肾阳温暖,则阳旺关开而水道通利,温补肾阳,强壮正气以化气开关利水仍不容稍待。故处以温肾助阳之真武汤合以化气行水之五苓散加味,通过温阳化气,使关门畅通,水邪得去。以水肿之病,其本在肾,强肾益气,使肾中阳气旺盛,则能温化寒水,行气化之职,令关门通启,水液乃有去路。加仙茅、淫羊藿等药皆是为增强温肾助阳之力,加用人参是因为生命体征尚不稳定,仍需进一步巩固。

5月下旬其亲戚告之,上次方已服16剂,畏寒怯冷基本消失,小便增多,水肿明显消退。嘱照原方再服5剂。另处以下方续服。药用:黄芪18克,仙茅15克,淫羊藿15克,枸杞15克,枣皮18克,山药30克,炒白术15克,茯苓18克,生苡仁21克,红枣15克。煎服法同前,每日1剂,连服20剂。

方解:肾气虚衰是本病的主要病机,然过久使用壮阳利尿之剂,难免伤及肾中阴液,因此,在畏寒消失、水肿有所消退后,又当顾及肾阴,故本次方在温阳化气行水的基础上加入枸杞、枣皮以兼顾肝肾之阴从而达阴中生阳之作用。

7月初因故赴叙永,其婿知之,邀余至其岳父家为其岳父诊疗。见患者与前判若两人,神气虽感疲乏,然已清爽多多,水肿已基本消失。询知饮食、二便尚可,已偶能外出参加老年棋牌活动。诊其脉虽仍沉而弱,但伏象已去,舌质稍见红润,苔仍白而润滑。此脾肾仍处亏虚,大邪虽去,阳气尚未全复,仍议春泽汤加味以温肾益气,扶本固正。药用:人参12克,黄芪21克,茯苓15克,泽泻10克,炒白术12克,桂枝10克,熟地18克,炮附子8克(先熬),嘱隔日1剂,连服。上方坚持服用50剂左右,诸证悉除,改用中成药峻功。嘱朝服补中益气丸,暮服五子衍宗丸(3克)加六味地黄丸(6克)。

随访至今,身体康安,旧病未见复发。

[按语]"肾主水液",诸凡体内一切液状物质,皆为肾之所主。水液经胃的摄纳进入体内,整个水液代谢过程,需赖多脏腑的分工合作才能得以完成,其中肺、脾、肾三脏的功能是否正常至关重要。若阳气虚衰,脏腑功能不足,代谢失常,则水液停蓄而为水肿。三脏之中,尤以肾为重中之重,故《素问·水热穴论》有言:"其本在肾,其末在肺";"肾者胃之关,关门不利,故聚水而从其类也。"水液的代谢必赖肾中阳气的温煦气化作用。故水肿之证,首先当责之在肾,肾中阳气强旺,则关门通利,水邪

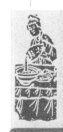

有所去路,世所习用之济生肾气丸、真武汤皆为代表。

此例患者乃本院职工之亲戚,其病情既久且重,年高病危,治疗十分棘手(家属其实也明了此情),所谓"跨县慕名求治"者,实乃抱侥幸的心理。初诊之时,阳气虚衰之极,生命处于危在旦夕之际,挽救生命乃是第一要务,故处以补气壮阳之参附汤加"阴阳气血将散者,皆能敛之"之最善救脱的山萸肉,冀其味少力专气宏,挽救危殆之生命于顷刻,此《经》所胃"甚者独行"者也。所幸,方服5剂后,生命体征有所改善,此诚一幸事也。

"肾者胃之关",在其后的治疗中始终抓住温阳化气行水这一治疗水肿的重要环节。然机体是一个整体,体内阴阳更是一个整体,阴阳的偏盛偏衰是可以互相转化的,阴损可以及阳,阳损也可以及阴,阴阳相抱、阴阳互根之理,确然不可忽视。因此,在整个治疗中不仅使用了诸多温阳益气之品(附子、仙茅、淫羊藿、补骨脂、桂枝、人参、黄芪),强调温补肾阳,借以化气开关利水,同时还考虑到治疗中长期使用补阳、利尿药对阴液的损害而加入枸杞、枣皮、山药等滋阴养阴之品(善后调理还使用了六味地黄丸),目的就是从阴生阳,生气于精。即张景岳之所说:"善补阳者,必于阴中求阳,则阳得阴助,生化无穷;善补阴者,当于阳中求阴,则阴得阳升,源泉不竭。"张氏还创设了以阴阳相育相生理论为指导的左归、右归等著名方剂。这也同时提醒我们,在运用医谚"肾者胃之关"时,要密切注视肾中阴阳的平衡协调。

5. 宗缪仲淳"治血三要法"治暴吐血

胡××,男,41岁,厂长,就诊于1979年春。前一夜过量饮酒致醉,今晨7时许,先觉心内潮热,随即吐血两大口,然后小口零星吐出。询知既往未有吐血史。所吐血色鲜红,未见瘀块及成形点状物,亦未见食物残渣。诊得:脉浮大弦数,舌微红苔黄厚,二便尚可,口微干苦,心内泛恶欲呕。此肝火犯胃,宜降气凉血,以犀角地黄汤合旋覆代赭石汤加减。药用:川郁金15克,生地黄 30 克,牡丹皮 15 克,赤芍药 18 克,旋覆花 12 克(包煎),半夏 12 克,竹茹 15 克,白茅根 25 克,藕节 18 克,酒军 12 克,代赭石 30 克(先熬),枇杷叶 10 克,生甘草 8 克。服 1 剂。

二诊:三日后复诊,谓服上方 1 剂后,吐血已止。唯觉心内烦热,口尚干。脉仍浮大而数,舌尚微红苔仍黄。此余热未尽,法宜再事清解,方用温胆汤合栀豉汤。药用:竹茹 18 克,黄芩 15 克,枳壳 12 克,半夏 12 克,茯苓 12 克,陈皮 12 克,栀子 15 克,淡豉 6 克,旋覆花 6 克,天花粉 25 克,酸枣仁 18 克,生甘草 8 克。服 2 剂。

三诊:5 日后复诊,除尚口干、头微眩晕外,余无不适。脉见弦细而数,舌微红苔干微黄。此病虽已去,阴液内伤,以一贯煎加味滋养阴液善后,服 5 剂。药用:北沙参 25 克,生地黄 25 克,麦门冬 21 克,杭白芍 21 克,枸杞子 18 克,天花粉 25 克,肥玉竹 18 克,怀牛膝 12 克,冬桑叶 15 克,杭菊花 15 克,蔓荆子 15 克,生甘草 8 克。嘱忌辛热燥火之品,并注意情绪稳定。

[按语]该患者与余数年私交,性情耿直,生平从不饮酒,发病前晚,接待客人(既是客户,又是战友),宴席上不经劝酒,多饮几杯,而致醉。次晨即发吐血,本"急则治标"的原则,当先止血为要。宗缪仲淳"宜降气不宜降火",故主以犀角地黄汤合旋覆代赭石汤为用。

吾用犀角地黄汤,多以郁金易犀角(源于尤在泾《静香楼医案》用法),以郁金较犀角价廉而易得,且郁金辛苦而寒,行血兼能降气,凉血兼能散瘀,缪仲淳推崇其为"治吐血之圣药"。至若竹茹、枇杷叶清降胆胃,茅根、藕节、大黄,止血而不凝滞,为吾治吐血所喜用。酒秉火热之性,过量饮酒,损伤胃络,"阳络伤则血外溢",血随火气上冲而出,故以旋覆代赭石汤降气以降血,亦即缪仲淳"宜降气不宜降火"之意。如此立法处方,可称周全,故能一剂而安。

血本阴精,更兼因火热而失,血止之后,阴气难复,故二诊、

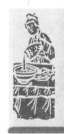

三诊皆用甘寒、酸甘以益肝胃之阴,此亦宗缪氏"宜补肝不宜伐肝"之意。其中白芍、枣仁酸甘化阴,亦宗缪氏所倡用。

终观全案治疗,总不离缪仲淳"宜行血不宜止血,宜降气不宜降火,宜养肝不宜伐肝"之"吐血三要法"。此亦可证缪仲淳"吐血三要法"的临床实用价值。

6. 通补结合治疗"冠心病""胸痹"心痛

王××,女,64 岁,区乡街村居民,1998 年 9 月门诊。

自诉:左胸闷痛多年,经心电图检查诊断为"冠心病",一直以西药治疗,效果尚可,然终未根治,甚感焦虑。近月来疼痛加重,始求中医治疗。目下左胸闷胀作痛,日发 2~3 次或 4~5 次不等,自觉胸闷如室,如压重物,憋气,呼吸不畅,咯吐痰多,痰色白清稀,喜卧,又不能平躺,是以心情极度焦忧烦恼。饮食较差,二便尚可。脉沉紧而弦,舌淡胖苔薄白而微腻。此胸阳不振,痰浊壅滞。宜温阳通阳,宣痹去浊而止痛,方选《金匮要略》瓜蒌薤白桂枝汤合蒲辅周双和散出入。药用:潞参 25 克,桂枝 10 克,蒌壳 30 克,薤白 10 克,半夏 15 克,茯苓 15 克,苏子 10 克,白芥子 10 克,血竭 10 克,琥珀 12 克,菖蒲 12 克,远志 15 克,丹参 18 克。服 3 剂。

二诊:上方 3 剂后,胸闷、室痛、多痰均有不同程度缓解。原方再服 3 剂。

三诊:上方又服 3 剂后,胸闷、疼痛消失,吐痰明显减少,心情已较前舒畅,脉仍沉弦而紧,通阳宣痹之法不变继进。药用:炙黄芪 30 克,正潞参 21 克,桂枝 12 克,薤白 10 克,蒌壳 25 克,半夏 15 克,茯神 21 克,丹参 25 克,郁金 12 克,菖蒲 12 克,枳壳 12 克,远志 15 克,鸡血藤 30 克。连服 7 剂,诸症俱失。为巩固疗效,以上方 2 剂量合而为散,日 3 次,每次 5 克,白开水送服。

随访至 2004 年逝世前,心痛证一直未曾复发。

[按语]《素问·痿论》说:"心主血脉。"心气、心血、脉管,

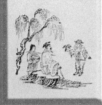

中医名谚阐释

是心主血脉的三大要素。只有心气旺盛、心血充盈、脉管通畅才能保证心主血脉的正常功能,三者之中任何一者发生异常,均会影响心主血脉的功能作用。因此,心的功能异常常通过这三者表现出来,而通过对这三者的调治,也就是对心的功能作用的调治。

本例患者,形体肥腴,"肥人多痰",乃外强中干,气虚体质之人。"气为血之帅",气虚则血行不畅,更兼水湿乏运而多痰湿内滞。此本虚标实,本虚者胸阳心气虚惫,标实者痰浊壅闭。阳气虚惫易致痰浊壅闭,而痰浊壅闭更致阳气闭阻不宣,故而发为胸痹心痛。因此,其治疗宗《金匮要略》通阳开结、逐痰下气为治,方选瓜蒌薤白桂枝汤、瓜蒌薤白半夏汤合而为用(早期治疗中,因其咯吐痰涎较多而加用苏子、白芥合菖蒲、远志以豁痰祛痰)。"通则不痛,痛则不通",阳气得宣,痰阻得散,故心痛得以迅速缓解。已故名家蒲辅周说:冠心病属虚者多,属实者少。所治当以补为主,以通为辅。故在使用宣阳逐痰的瓜蒌薤白类方的同时还加用了蒲氏补虚泻实、益气和血、健强心脏、调其不平的双和散(改为汤剂而用)。如是以补气通阳、益气和血为主,以宣痹散结为辅,通补结合,调其不平而使胸痹心痛得以迅速控制,直至最终痊愈。事后长期使用之散剂,实亦本以"以补为主,以通为辅",通补结合的原则。

7.强调注意"虚则补其母"之法治疗肺痨

覃××,女,61岁,退休职工,2001年春门诊。旧有肺结核史已十多年,去秋外出探亲,旧病复发,返里调治。

病者形销骨立,骨瘦如柴,大肉尽脱,体重仅70余斤。行动困难,稍动则喘。饮食甚差,每日不足半斤之数。颜面潮红,两颧娇嫩色艳,午后及夜间自感手足心发热,口干咽燥,咽痒间有干咳,咳甚则见少许血丝,色红。脉沉细而数,舌红而干,绝无津液。此痨虫蚀肺,肺阴严重损伤,阴虚则燥,故见一派肺阴亏虚之象。治宜滋阴润肺,止咳杀虫。方用治肺痨之专方月华丸出

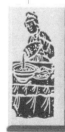

入。药用:沙参18克,二冬各25克,玉竹18克,百合30克,杏仁12克,川贝12克(分四次吞服),百部21克,山药30克,茯苓12克,白及18克,白薇12克,银柴胡12克,地骨皮12克,枇杷叶18克,桑叶12克。日1剂,煎2次,分4次服。服8剂。

二诊:服上方后,咳嗽咳血已止,仍口燥咽干,食纳乏进。治法不变,改用下药:太子参12克,麦门冬21克,天门冬18克,玉竹18克,知母15克,百合30克,山药30克,茯苓12克,扁豆15克,谷麦芽各10克,银柴胡12克,陈皮12克,西瓜翠衣25克,鲜梨5片。隔日1剂,煎2次,分5次服。服15剂。

三诊:时入初夏,天气转热,此非阴虚之体所宜,故以补益气阴为主。方选吴鞠通甘寒养阴之沙参麦冬汤加减出入,药用:沙参31克,麦冬21克,玉竹18克,扁豆15克,花粉25克,石斛25克,白薇12克,百部18克,太子参15克,生山药30克,茯苓12克,芦根25克,桑叶12克。以上方为基本方,随证加减,兼外感加连翘、牛蒡;咳嗽加杏仁、川贝、枇杷叶;热重加知母、地骨皮;食纳不健加陈皮,谷、麦芽;胸闷加瓜蒌壳;呕恶加竹茹、枇杷叶;便干加玄参、蒌仁。

从入夏至初秋,上方坚持服用数月,证情平稳,未见大的波动。其后用健脾开胃、增食助运之法。方选唐容川《血证论》正元汤,药用:山药30克,黄芪21克,潞参18克,白术15克,茯苓15克,陈皮12克,谷、麦芽各6克,沙参18克,玉竹15克,百合18克,桔梗10克,砂仁3克(后下),炙甘草12克,红枣15克,长期服用。并嘱常以生山药、百合、红枣熬粥食用,或常用银耳羹。

[按语]肺结核属中医痨瘵。中医认为是瘵虫传染,其初病变部位主要在肺,瘵虫蚀伤肺之气阴,朱丹溪即有"痨瘵主于阴虚"之说。对于其治疗,古人提倡一杀虫,二固本,如《医学正传》即指出:"一则杀其虫以绝其根本,一则补虚以复其真元。"补虚则以补肺之气阴为主体。

本例患者,久年肺痨,值春暖阳气升腾之季而旧病复发,肺之气阴损伤特甚而见阴虚肺燥之证,故早期治疗主要是以滋阴润肺、止咳杀虫之专方月华丸为用。待阴复燥去,则以健脾补气、强运补中为治疗重点。

脾主运化,为后天之本,气血生化之源,全身各脏腑皆需依赖脾所生化、输转的营卫气血以滋养。肺痨既久,五脏辗转受损,尤以脾肾损伤最为显著,"有胃气则生,无胃气则亡",脾胃一伤,百病由生,胃气无损,诸证无虑。所以临证治疗都十分强调顾护脾胃之气。再者,肺属金,脾属土,根据五行相生关系是(脾)土生(肺)金。肺金为脾土之子,根据"子能盗母气"及"虚则补其母"之理,子之肺虚当补其母之脾。因此,本案整个治疗都十分强调健补脾胃之气。所谓"虚则补其母",本乃《难经》运用五行相生理论对针灸治疗选经取穴提出的原则方法,然后世已极大地扩展其使用,用以作为指导临床用药的准则、方法。

本案治疗,早期立足于滋养肺阴,然对地黄、当归等,因其滋腻有碍脾运,故不用而选甘寒养阴之品,如二冬、玉竹、花粉等药,目的就是顾护脾气运化之能,避免药物可能造成的负面影响,此亦"上工治未病"之意。阴复液回,燥热已息,则急速强调以健补脾胃之气为重点(偏重使用补脾胃、助消化、补土生金的生山药),此又肺虚必补脾,补脾即所以补肺,此又回复到"虚则补其母"的治疗原则上了。

8. 以"决渎壅塞,交通阴阳"之道治失眠

张××,男,43岁,2003年6月门诊。

病员来兴文探亲,经亲友推荐而来治。言患失眠已近一年,经中西药治疗均无任何改善,很是痛苦忧伤。询及除失眠之外,其他无任何不适。失眠已近一年,每晚只能睡三四小时,虽感觉困乏,亦难入睡,晨起感口淡乏味。诊得脉濡稍数,苔薄微干,二便、饮食尚可。询其所服方,所言皆养血安神、滋阴定志之类。余思此乃阴阳之气隔阻,不得交通所致。处以《内经》交通阴阳

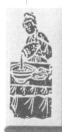

的半夏秫米汤。药用:夏枯草 15 克,女贞子 25 克,百合 25 克,茯神 28 克,半夏 21 克,秫米 30 克,每二日 1 剂,煎 2 次,分 3 次温服。此方连服 3 剂,未见改善。加大原方剂量:夏枯草 18 克,女贞子 30 克,百合 28 克,茯神 30 克,半夏 31 克,秫米 50 克。煎服法同前,再服 5 剂。复诊言睡眠有所改善,每晚能睡五六小时。效不更方,原方继服 15 剂。睡眠彻底改善,且可午休半个小时。心情亦因睡眠改善而十分高兴,言及单位来电话催促,近日将离兴文返回,要求携方继续治疗以求巩固,即予原方易秫米为 60 克,加夜交藤 35 克,嘱连续服用一个月。

2004 年春节患者电话拜年,言照原方仅将方中秫米用 100 克,服用 25 剂,即停药,并言虽工作有所不愉快,失眠亦未复发。

[按语]《内经》论失眠,大致是从阴阳消长、营卫之气的运行规律和脏腑之气的逆顺进行讨论。《素问·逆调论》提出了"胃不和则卧不安"之论,脾胃为气机升降的总枢机,脾气升则肝肾之气能升,胃气降则心肺之气能降,六腑以通为顺,胃以纳降为和,今胃气失下行之顺,逆而不降,不从下行之道,阴阳交通之路受阻而发失眠,故非养血、滋阴、安神、定志可取效,余乃宗《灵枢·邪客》:决渎壅塞,交通阴阳之道路,并用其所载半夏汤治愈张××严重失眠。

该方所用之秫米,据文献资料记载,当为晋省之高粱米,因一时无法购得,只好以川南本地之高粱米代之,所取得的效果一样理想。

9. 宗"金郁泄之"治愈久咳

章××,男,61 岁,乡镇街村退休工人,2005 年初秋门诊。

反复咳嗽半年余,中药、西药及单方、验方交替服用无数,始终时缓时剧,未见愈时。曾经医院检查,诊为:慢性咽炎。检其所服方,无非散寒止咳的三拗汤,清宣凉润的桑杏汤,最多的是清燥润肺的清燥救肺汤。咳嗽发作频繁,少痰或无痰,胸闷不舒,诊得脉稍弦滑,舌正苔薄微腻。此气湿郁闭,肺气不宣,故苔见微腻,脉见弦滑,胸闷不适。宜开宣肺之郁闭,气顺湿除,其咳必止。方选《温病条辨·上焦篇》宣痹汤加味,药用:蒌壳 21 克,云苓皮 18 克,蝉蜕 15 克,射干 12 克,连翘 12 克,杏仁 15 克,前胡 15 克,桃仁 10 克,当归 12 克,郁金 12 克,桔梗 12 克,甘草 6 克,枇杷叶 30 克(单煎,以汤代水煎药),每日 1 剂,煎 2 次,分 3 次服用,连服 3 剂。3 剂后咳嗽大减,惟胸部尚感闷窒,原方加重蒌壳为 30 克,余均不变,再服 10 剂而咳嗽乃止。

[按语]肺主气,肺为病则咳,张景岳谓:"咳证虽多,无非肺病。"咳有内伤、外感之分,若由风寒外感、邪束气逆者则宜三拗汤、金沸草散、止嗽散等解表宣肺以止咳;外感风热所致者则宜疏风散热,宣肺止咳,如桑菊饮;燥气外袭者,凉燥用杏苏散,温燥用桑杏汤,此皆由外邪所伤而致咳嗽。治外感咳嗽以疏解外邪为重,外邪得解,肺复宣肃则咳嗽自止,切忌见咳止咳,更忌过早使用收敛镇涩之品。内伤咳嗽者,乃由五脏六腑之病气干犯于肺所引起,即《经》所谓"五脏六腑皆令人咳,非独肺也"。治内伤咳嗽,重在调整脏腑功能,解除干犯之病气,外邪需"驱",干犯肺气之病气得去,则咳嗽渐平,治内伤咳嗽宜补泻兼施。

本例咳嗽,非由外感,故三拗、桑杏无效;亦非燥热伤肺,故清燥救肺无功。此由湿壅气郁,肺失宣肃,气机不畅而咳,法宜宣痹顺气除湿,故借用《温病条辨·上焦篇》轻宣肺痹之宣痹汤加减为用。用蒌壳、蝉蜕、连翘、桔梗轻清开肺以宣痹;云苓皮、杏仁、前胡舒展三焦气机,除湿开痹;桃仁、当归、郁金降气和血以散痹;尤其重用枇杷叶,《成方便读》谓枇杷叶"苦平降气,使金令得以下行,则膹郁喘呕之证,皆可痊",为笔者治咳证所喜用。如此配伍,气顺湿除,肺痹得开,宣肃得复,咳嗽自止。肺气因郁而痹,宣痹泄郁为治,此实本《内经》"金郁泄之"之法。

10.**"发之""达之",从郁辨治胆石症术后右上腹闷胀疼痛**

先××,女,32 岁,居民,2004 年春末门诊。

患者于 2004 年 3 月末因"胆石胆囊炎"急性发作而住院手

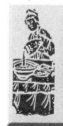

术治疗,经腹腔镜取出结石,手术过程良好。术后已二十余天,发现右上腹胆囊区闷胀作痛。出院后,要求中医治疗。

刻诊:病人自述手术后一周出院,其时一般情况尚可。然出院后三四天即发现右上腹作胀,随即作痛,至今已近十天,疼痛逐渐加重,乃求中医配合治疗。

询及:疼痛以胀痛为著,部位在右上腹,连接右胁,偶有波及胃脘部,口干微苦,不思饮食,稍多则作胀且痛,大便干结,二三日一次,脘腹亦闷胀,嗳气或矢气后稍宽。脉沉弦微数,苔薄黄微腻。此为胆胀,乃胆胃失和,气机郁滞,气滞热阻,法用通泻胆胃,调畅气机,两调少阳、阳明。方选大柴胡汤合升降散,药用:柴胡 12 克,黄芩 12 克,半夏 12 克,枳实 10 克,赤白芍各 28 克,川楝 15 克,姜黄 12 克,蝉蜕 12 克,僵蚕 15 克,熟军 10 克,甘草 8 克,隔日 1 剂,水煎 2 次,分 4 次温服。连服 2 剂。

复诊:证情未见好转,作胀且痛依然,大便仍三日未下。治法方药不变,进行药量调整:柴胡 15 克,黄芩 15 克,半夏 15 克,枳实 12 克,赤白芍各 31 克,川楝 15 克,姜黄 12 克,蝉蜕 12 克,僵蚕 15 克,甘草 8 克,仅改熟军为生军 8 克(后下),煎服法同上。再服 2 剂。

三诊:服后大便已下,初服为日行 2 次,后则每日 1 次。便后上腹部清爽,已不甚胀,疼痛亦随之缓解。脉舌依旧,以首诊方改熟军为生军 4 克(后下)继服 3 剂。

四诊:药后大便能保持一日 1 次,较顺畅,右上腹胀闷疼痛基本消失,饮食略有增进,偶有矢气嗳气,脉弦稍缓,苔仍薄黄。此阳明已通,气机升降未复。仍宗疏理肝胆、调畅气机为法,方选四逆散合升降散加味,药用:柴胡 15 克,枳壳 15 克,赤白芍各 25 克,腹皮 12 克,陈皮 15 克,半夏 15 克,姜黄 12 克,蝉蜕 12 克,僵蚕 12 克,熟军 10 克,川楝 15 克,生麦芽 21 克,甘草 8 克。

五诊:上方连服 10 剂,诸证平稳,右上腹疼痛作胀未再发作。惟饮食尚差,缺少食欲,精神状态较差,感到疲倦乏力。此

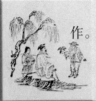

412

乃病去正虚,气机升降尚须进一步调整,治以调升降,畅气机,扶正气,助饮食,方用升降散合柴芍六君子汤加减。药用:潞参21克,白术18克,茯苓15克,蝉蜕12克,僵蚕12克,柴胡12克,白芍18克,川楝12克,半夏12克,陈皮12克,生麦芽25克,山药30克,炙甘草10克,红枣15克。以本方作为善后调理方,连服,并嘱其情绪稳定和饮食清淡。

数月后,偶遇患者,见其精神状态已非昔时,言腹胀腹痛一直未发,饮食、大便均极正常。

[按语]据《灵枢·胀论》记载:"胆胀者,胁下痛胀,口干苦,喜太息。"胆胀乃由胆腑气机通降失常,而致气郁不通,不通则痛。故本案右侧腹胁胀痛诊为胆胀,该论同时还说:"无论虚实,工在疾泻。"指出对胆胀的治疗是不论虚实,一律急用泻法。六腑以通降为顺,气郁不通则痛,气郁化热则口干苦,热结于肠更见便结不下,宗《经》旨,故本案一开始即采用通泻胆胃,两调少阳、阳明之法。一方未下,其力不足;二方调整剂量,加大通泻力度,乃得便下腑通,通则不痛,于是腹胁胀痛乃止。

中医是以气化言生理病理,气化的表现形式是升降出入,气化不行则气机阻结而郁证成。郁者,郁结不通,当升不升,当降不降,即叶天士所说:"邪不解散,即谓之郁。"对于五郁过甚,《内经》提出了发、达、夺、泄、折等多种治疗原则。胆在五行属木,内寄相火,其为郁则常为木郁、火郁之证,《内经》指出:"火郁发之,木郁达之",总在调畅气机,恢复升降之势。

赵绍琴的经验是:"治病之要,贵在疏调","解郁之法,首选升降散"。升降散见载于杨栗山《伤寒温疫条辨》,以其调畅气机、透泄郁热为世所常用。本案急性胆石胆囊炎,手术之后,结石虽去,气机升降严重受损,乃发胆郁胆胀而疼痛。其治则重在调畅气机以解郁,恢复升降以除胀,郁解胀除则疼痛自止。故本案坚持以升降散贯彻始终,僵蚕、蝉蜕以升清,清升则浊气乃降;姜黄、大黄以降浊,浊降以促清气之升,初期合以大柴胡汤重在

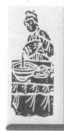

中医名谚阐释

通腑以降浊;后期则合以柴芍六君子汤重在扶正气以升清,如是气机调畅,脏腑气机恢复正常,当升者升,当降者降,其病乃愈。后期方中重用麦芽,非唯消食化滞,助消化,强摄纳,更用其补益脾胃,疏肝理气,为笔者所习用。

百姓口碑盈闾里

——名中医刘静远印象记

钱正杰

一

我与静远,从相识到相知,于今已是四十余年矣!最初当然是缘于医家与病家的接触开始。

20世纪60年代中后期,我尚服务于军旅。但凡回家,邻里乡亲常提及古宋医院(今兴文县医院)的刘静远,称其年纪虽轻,医术却很好,求其医治者甚众。乡亲们如是说,家里人亦如是说。我本喜好舞文弄墨,儿时同窗亦曾特意告称:其人勤奋好学,学识广泛,富才气,好诗文,尤写得一手好字,所开处方亦如硬笔书法,且待人真诚,可以结交……云云。

真可谓未见其人,先闻其名。

一次,小儿患病,我特意带孩子去了医院,也欲借此机会结识此君。在医院门诊部,我看到一位戴眼镜的年轻医生,身着中式对襟短衫,蓄着鲁迅式平头,上唇尚留有短须,正埋头凝神把脉诊断,真乃少年老成之态。见其处方,果然潇洒流利,颇具骨力。长长排队候诊的病人之多,亦足以说明乡亲们传言之不虚。

中医名谚阐释

的确,但凡静远上班之日,早早排队候诊者络绎不绝,诊室真是门庭若市,有人满之患。我家老小有病有痛,自也少不了烦扰于他。

上个世纪70年代,母亲脑梗中风,当然首邀静远上门诊治,并依其嘱,中西结合,配合针灸,使母病很快痊愈。80年代,我已从军旅解甲,举家迁居宜宾。母亲年过古稀,老病复发,宜宾的医疗条件虽然优于古宋,然母病却仅月余而不治辞世。两相比较,实令我感慨不已。

静远看病,从不过问病家地位高低,身份贵贱,亦从无生人熟人之分,城、乡之别。无论是达官大腕抑或是平民百姓,皆一视同仁认真对待,详细了解病情,凭借望闻问切准确诊断,很多疑难怪证,都能应手而愈。并且,力求开出既能治病又能省钱的药方——这大概就是静远长年病人不绝的重要原因。

无怪乎,古宋父老乡亲对其医术医德不绝于口。

也无怪乎,成都、泸州、宜宾、叙永,乃至川外病者,不远百里千里,慕名前来古宋求其诊治;或电话求教治疗方案,甚或亲临古宋请其远足出诊。

二

随着时间的推移,我与静远情感日深。尤因皆好评古说今,吟诗唱和,析书赏画,共同语言自也大增。但凡晤面,即交流学之所得,促膝相谈,酬唱诗联,互为勉励……我对其才智学识及医德医术,自是能了然于心。

诚然,我对医学乃至中医理论至今尚是外行,然与静远交往多年,长期耳濡目染,中医常识和有关医理也并非一无所知。凭借多年的接触了解,窃以为,静远的中医理论根基可称深厚扎实,临床经验尤为丰富,古典文学基础及文字表达能力远非常人可及,似当抽暇拨冗,归纳总结,给中医学界留下点有用的东西才是。为此,在其1995年5月晋升为副主任医师之时,曾多次

415

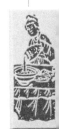

提及相关建议。静远亦认为，临床之外确亦应当有所作为，似乎也有动手著作的打算。然直至千禧年春，当其荣获宜宾市首届"十佳名中医"之誉以后，我赋诗为之祝贺时旧话重提，甚至追问大作何时可以问世，静远却苦笑摇头，似感精力不济而致无可奈何。

确实的，每天上班，病人了无间断，已然是十分疲累，下班后或节假日，上门求医者亦是常有；稍有闲暇，又忙于翻阅古今医籍，释疑解难，力求强化提高；城乡远近病家，突如其来求他出诊，不便尤不忍推拒……似此，堪称"眼睛一睁，忙到夜深"，又还有多少时间可以自由支配？以致历年间，除撰发几篇医学论文之外，又何来精力著书？

面对如此境况，我实也无话可说，只能为之扼腕叹息，为之深感遗憾。

三

好在是"有心人天不负"。静远于 2005 年退休以后，作为一方名医，当然不可能收刀敛卦，依然为满足群众要求，坐堂应诊。然毕竟不似往常忙累，终于有大块时间可以支配。于是得以将历年"凡有所见即录以备忘，学有所悟则附笔于后"的散页文字"积稿成册"，再用电脑手写版一笔一画地逐字录进电脑，而后几经推敲，几作增删，几度修改，几易其稿，于是才有《中医名谚阐释》的问世。

也许是鄙人对此著作的问世，似乎起过督促、催生的作用，在该书行将付梓之际，静远老弟提出，希望我能为之写点什么。

说实在话，我本一介医学外行，对此书的价值，实无资格说长道短。好在其早年恩师汪新象教授，在为其书所撰序言中已有中肯评价。称道此书"读后令人有'博览群书'之感，也有'读经典做临床'之意味"，"它将对振兴中医事业，起到积极作用"。我自不用在此不懂装懂，以免贻笑大方。

416

静远老弟虽是叙永人，可自 1962 年于泸州医专毕业后，一直在古宋工作，又在古宋成家，从未挪过窝儿。可谓既受香山宋水润泽滋养，亦为古宋百姓竭诚服务了一生。古宋乡亲，皆以有静远这等良医为幸。因此，对静远的希望实在不便推托，只好草成此篇短文，代表自己，亦代表受过其医惠之诸多乡里乡亲，说一声：谢谢！对其医术医德，简述些须直观的亦是客观的感受。

　　最后，仅用 2000 年 3 月所作"贺刘君静远荣获宜宾市十佳名中医之誉"一诗作为本文结语：

　　　　少小离家别永宁，香山宋水育刘君。

　　　　悬壶独诣寸关尺，济世惟识天地人。

　　　　百姓口碑盈闾里，满怀仁术惠斯民。

　　　　一生矢志追华扁，医德医术策后昆！

　　　　　　　　　　　　　　　　　2008 年 4 月于宜宾

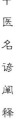

中医名谚阐释

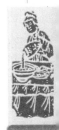

参考文献

［1］南京中医学院医经教研组.黄帝内经素问译释［M］.上海:上海科学技术出版社,1956.

［2］秦伯未.内经知要浅解［M］.北京:人民卫生出版社,1957.

［3］灵枢经［M］.北京:人民卫生出版社,影印版.1956.

［4］王 琦,等.素问今释［M］.贵阳:贵州人民出版社,1981.

［5］南京中医学院医经教研组［M］.难经译释.上海:上海科学技术出版社,1961.

［6］冉雪峰.冉注伤寒论［M］.重庆:科学技术文献出版社,1982.

［7］南京中医学院伤寒教研组［M］.伤寒论译释.上海:上海科学技术出版社,1959.

［8］李心机.伤寒论通绎［M］.北京:人民卫生出版社,2003.

［9］柯 琴.伤寒来苏集［M］.上海:上海科学技术出版社,1959.

［10］南京中医学院金匮教研组.金匮要略译释［M］.南京:江苏人民出版社,1959.

［11］张子和.儒门事亲［M］.上海:上海科学技术出版社,1959.

［12］李中梓.医宗必读［M］.上海:上海广益书局

［13］李 杲.内外伤辨惑论［M］.北京:人民卫生出版社,

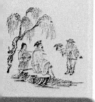

1959.

[14] 李 杲. 脾胃论[M]. 北京:人民卫生出版社,1959.

[15] 张介宾. 景岳全书[M]. 北京:人民卫生出版社,1991.

[16] 张介宾. 类经[M]. 北京:人民卫生出版社,1965.

[17] 周学海. 读医随笔. 见:沈洪瑞,梁秀清主编. 中国历代名医医话大观[M]. 太原:山西科学技术出版社.1996.

[18] 吴鞠通. 医医病书. 见:沈洪瑞,梁秀清主编. 中国历代名医医话大观[M]. 太原:山西科学技术出版社,1996.

[19] 叶天士. 临证指南医案[M]. 上海:上海锦章书局石印版.

[20] 叶香岩. 外感温热篇. 见:王士雄. 温热经纬[M]. 北京:人民卫生出版社,1956.

[21] 唐容川. 血证论[M]. 上海:上海科学技术出版社,1959.

[22] 吴鞠通. 温病条辨[M]. 北京:人民卫生出版社,1963.

[23] 徐大椿. 徐灵胎医书全集[M]. 上海:广益书局石印版,民国二十五年三月.

[24] 日·丹波元坚. 杂病广要[M]. 北京:人民卫生出版社,1958.

[25] 杨 璇. 伤寒温疫条辨[M]. 北京:学苑出版社,2006.

[26] 张锡纯. 医学衷中参西录[M]. 石家庄:河北人民出版社,1957.

[27] 张 璐. 张氏医通[M]. 上海:上海科学技术出版社,1963.

[28] 陈念祖. 医学三字经[M]. 上海:上海锦章书局石印版,

[29] 俞根初. 徐荣斋重订. 重订通俗伤寒论[M]. 上海:科技卫生出版社,1959.

[30] 何廉臣. 重订全国名医验案类编[M]. 上海:上海科学

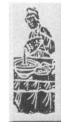

技术出版社,1959.

　［31］中医研究院.蒲辅周医疗经验［M］.北京：人民卫生出版社,1976.

　［32］秦伯未.谦斋医学讲稿［M］.上海：上海科学技术出版社,1966.

　［33］中医研究院.岳美中医案集［M］.北京：人民卫生出版社,1978.

　［34］中医研究院.岳美中医话集［M］.北京：中医古籍出版社,1981.

　［35］王少华.中医临证求实［M］.北京：人民卫生出版社,2006.

　［36］周仲瑛.中医内科学［M］.北京：中国中医药出版社,2004.

　［37］谢观.中国医学大辞典［M］.上海：商务印书馆,1954.

　［38］焦树德.焦树德临床经验辑要［M］.北京：中国医药科技出版社,2001.

　［39］何任.何任临床经验辑要［M］.北京：中国医药科技出版社,1998.

　［40］董建华,王永炎.中国现代名中医医案精华［M］,北京：北京出版社,2002.

　［41］刘渡舟,李介鸣,赵绍琴,等.全国名老中医药专家临证验案精华丛书［M］.北京：学宛出版社,1996.

　［42］全国中医教材会议审定.中医学院（各科）讲义［M］.上海：上海科学技术出版社,1964.

　［43］王志平,邹学熹.中医学谚语一百条［M］.成都：四川科学技术出版社,1987.

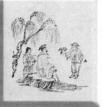